实用中西医结合肾脏病学

主审 —— 洪钦国　　主编 —— 汤水福

海峡出版发行集团 THE STRAITS PUBLISHING & DISTRIBUTING GROUP | 福建科学技术出版社 FUJIAN SCIENCE & TECHNOLOGY PUBLISHING HOUSE

图书在版编目（CIP）数据

实用中西医结合肾脏病学 / 汤水福主编 . —福州：福建科学技术出版社，2018. 8

ISBN 978-7-5335-5615-0

Ⅰ. ①实… Ⅱ. ①汤… Ⅲ. ①肾疾病 – 中西医结合 – 诊疗 Ⅳ. ① R692

中国版本图书馆 CIP 数据核字（2018）第 078503 号

书　　名	**实用中西医结合肾脏病学**
主　　编	汤水福
出版发行	福建科学技术出版社
社　　址	福州市东水路 76 号（邮编 350001）
网　　址	www.fjstp.com
经　　销	福建新华发行（集团）有限责任公司
印　　刷	福州万紫千红印刷有限公司
开　　本	889 毫米 ×1194 毫米　1/16
印　　张	40.5
字　　数	706 千字
版　　次	2018 年 8 月第 1 版
印　　次	2018 年 8 月第 1 次印刷
书　　号	ISBN 978-7-5335-5615-0
定　　价	298.00 元

编委会

FOREWORD 前言

由于社会环境、生活环境、生活方式等方面的变化，肾脏病患者逐年增多，目前我国慢性肾脏病患病率达10.8%，且有继续增高趋势。许多肾脏病患者经过数年、数十年的病程最终发展为终末期肾病患者，需要靠透析或肾移植来维持生命。肾脏病给患者个人、家庭带来巨大痛苦和负担的同时，也给国家、社会造成了很大的损失。肾脏患者逐年增多已经成为一个国际社会公共卫生问题。

虽然近年来肾脏病学发展迅速，特别是基础研究方面日新月异，但总体来说肾脏病的临床治疗进展仍旧缓慢，疗效并不理想。因此，如何进一步提高肾脏病的临床疗效，延缓慢性肾脏病进展，减轻患者的痛苦，是广大肾脏病相关工作者，特别是临床一线医师面临的严峻挑战。

中医、中西医结合诊治肾脏病是我国的一大特色和优势，在防治肾脏病方面发挥着重要而独特的作用，值得在临床大力推广应用。本书由广州中医药大学第一附属医院肾病科长期从事肾脏病医疗、教学、科研工作的专家共同编写，全书整理并归纳了专科成立40多年以来，利用中西医结合诊治肾脏病的经验成果，并结合了最新的研究进展。本书内容较全面，形式较新颖，着重临床实用性和有效性，每个疾病后还附有典型病例分析。编写本书旨在为广大中医、中西医结合肾脏病临床医师、研究生和医学生提供一本实用且有效的参考书。

限于水平和时间，本书内容错漏之处在所难免，敬请同道和读者提出批评指正。

汤水福

2018年3月20日

CONTENTS 目录

总　论/1

第一章　中医对肾脏病的认识与治疗/33
第一节　肾的生理功能/3
第二节　肾脏病的病因与病机/4
第三节　肾脏病的中医诊断要点/10
第四节　肾脏病的中医辨证概要/15
第五节　肾脏病的常用中医治法和方药/18
第六节　肾本质的研究/21

第二章　西医对肾脏病的认识和治疗/24
第一节　肾脏的解剖结构/24
第二节　肾脏的生理功能/26
第三节　肾脏病的临床表现/29
第四节　肾脏病的常用检查方法/31
第五节　肾脏病的诊治原则/42

各　论/45

第三章　原发性肾小球疾病/47
第一节　急性肾小球肾炎/47
第二节　急进性肾小球肾炎/55
第三节　慢性肾小球肾炎/63
第四节　IgA 肾病/71
第五节　肾病综合征/77
第六节　脂蛋白肾病/89

第四章　继发性肾小球疾病/96
第一节　狼疮性肾炎/96
第二节　紫癜性肾炎/112
第三节　糖尿病肾病/121
第四节　高血压性肾损害/131
第五节　乙型肝炎病毒相关性肾小球肾炎/140
第六节　肝肾综合征/149
第七节　心肾综合征/160
第八节　肺出血-肾炎综合征/169
第九节　抗中性粒细胞胞质抗体相关性血管炎肾损害/179
第十节　肾淀粉样变/189
第十一节　多发性骨髓瘤肾损害/196

第五章　肾小管-间质疾病/208
第一节　急性间质性肾炎/208
第二节　慢性间质性肾炎/216
第三节　梗阻性肾病/225
第四节　尿酸肾病/231
第五节　肾性尿崩症/241
第六节　肾小管性酸中毒/249

第六章　尿路感染性疾病/260
第一节　尿路感染/260
第二节　尿道综合征/270
第三节　肾结核/280
第四节　真菌性尿路感染/292
第五节　支原体尿路感染/300
第六节　衣原体尿路感染/304
第七节　滴虫性尿路感染/309
第八节　淋病/316
第九节　乳糜尿/324

第七章　肾结石/334

第八章　肾血管性疾病/342

第一节　肾动脉狭窄/342

第二节　肾动脉血栓形成/349

第三节　肾静脉血栓形成/354

第四节　肾静脉受压综合征/357

第九章　遗传性与先天性肾脏病/362

第一节　遗传性肾炎/362

第二节　薄基底膜肾病/370

第三节　多囊肾/377

第四节　髓质海绵肾/388

第五节　单纯性肾囊肿/397

第六节　肾下垂/403

第十章　肾脏肿瘤/411

第十一章　药物性肾损害/423

第一节　抗菌药物/423

第二节　对比剂/433

第三节　化疗药/441

第四节　中草药/450

第十二章　妊娠期肾脏病/458

第一节　妊娠期尿路感染/458

第二节　妊娠期急性肾小球肾炎/465

第三节　妊娠期肾病综合征/472

第四节　妊娠期急性肾衰竭/478

第五节　妊娠期高血压疾病/482

第十三章　老年肾脏病/495

第一节　急性肾小球肾炎/496

第二节　急进性肾小球肾炎/499

第三节　慢性肾小球肾炎/499

第四节　肾病综合征/504
第五节　尿路感染/505
第六节　高血压/509
第七节　急性肾损伤/513
第八节　慢性肾衰竭/518
第九节　老年人合理用药问题/522

第十四章　急性肾损伤/525

第十五章　慢性肾衰竭/539

第十六章　肾脏替代治疗/556
第一节　血液透析/556
第二节　腹膜透析/570
第三节　肾移植术后常见并发症的中医治疗/580
第四节　血液透析通路的建立与并发症处理/585

第十七章　免疫抑制剂的临床应用/593

第十八章　肾脏病临床常用中西医护理方法/598
第一节　普通肾脏病患者的护理/598
第二节　血液透析患者的护理/602
第三节　腹膜透析护理/631

总　论

第一章　中医对肾脏病的认识与治疗

第一节　肾的生理功能

肾位于腰部，左右各一，命门与肾关系密切，由于肾藏有先天之精，为脏腑阴阳之本，也是人体生长、发育、生殖之源，是生命活动之根本，故称为“先天之本”。肾中藏有元阴元阳，元阴属水，元阳属火，故肾又称为“水火之脏”；肾主水，以阳开阴合来维持人体水液平衡；肾主骨生髓，其华在发，从而使骨坚齿固，脑充发荣；肾主纳气，气根于肾而归于肺；故肾气之摄纳有助于肺气之肃降；肾水上济于心，心火下交于肾，心肾相交，水火既济，则阴阳平衡；肾属火，脾属土，肾阳的温煦能助脾之健运；肾又属水，而肝属木，肾水充足则肝木得养；肾脉络膀胱，与膀胱相表里，肾气之蒸腾可助膀胱之气化。

一、肾藏精，主生长、发育与生殖

藏精，是肾对于精气有闭藏的作用，不使精气无故流失，影响机体的生长、发育和生殖能力。精气是构成人体的基本物质，是人体生长发育及各种功能活动的物质基础。其包括禀受于父母的“先天之精”和源于水谷精微的“后天之精”。二者相辅相成，在肾中密切结合而组成肾中精气。《素问·上古天真论》中明确地指出了机体生、长、壮、老、已的自然规律与肾中精气盛衰密切相关。肾中精气的生理效应概括为肾阴和肾阳两方面。

二、肾主水

主水，是指主持体内津液的输布和排泄，维持体内津液代谢的平衡。肺、脾等内脏对津液的气化均依赖于肾中精气的蒸腾气化。另外，小便的开合在维持体内津液代谢中起着极其关键的作用，其生成与排泄又与肾中精气的蒸腾气化直接相关。

三、 肾主纳气

主纳气，是指肾有摄纳肺所吸入的清气，防止呼吸表浅的作用，从而使体内外正常交换气体。《类证治裁·喘症》说："肺为气之主，肾为气之根，肺主出气，肾主纳气，阴阳相交，呼吸乃和。"二者功能协调，使呼吸平稳、深沉，以吐故纳新。

四、 肾在志为恐， 在液为唾， 在体为骨， 主骨生髓， 其华在发， 在窍为耳及二阴

惊恐属肾，恐为肾之志。唾，肾精所化，有滋养肾中精气的作用。骨的生长发育与骨髓的充盈和其供给的营养关系密切。发的生长，全赖于精和血。发的生长与脱落、润泽与枯槁，与肾中精气充养及血液的濡养有关。听力是否灵敏，有赖于肾中精气的盈亏。二阴是指前阴（外生殖器）及后阴（肛门）。尿液的排泄须依赖肾的气化完成。排泄粪便亦与肾的气化有关。若肾阴不足，肠液枯涸而便秘；肾阳虚损则气化无权而致阳虚便秘或阳虚泄泻等。

第二节　肾脏病的病因与病机

一、 病因

导致肾病发生因素主要有外感六淫、内伤七情、饮食劳逸、先天不足，以及痰饮、瘀血、药毒等，其中病邪以风、寒、湿、热、瘀为主。

（一）外感因素

中医学认为风、寒、暑、湿、燥、火是自然界中六种不同的气候变化，对人体是

无害的，称之为“六气”。若气候变化异常，六气发生太过或不及，或非其时而发，或气候急骤变化，人体抵御外邪能力下降时，六气就会成为致病因素侵犯人体而发病。此时的六气被称为“六淫”。从临床上看，风、寒、湿、热之邪是肾病常见的外感因素，而外邪之间常相兼为病，如风寒、寒湿、湿热等，具体如下。

1. 风寒

风为百病之长，常为外邪致病的先导。风性善行数变，故风邪侵犯人体每见变化多端的现象。寒为阴邪，易伤阳气，使人体出现阳气衰退的寒象；又寒性凝滞，可致人体气血津液运行受阻，造成水湿弥漫，泛滥成肿。风寒互夹成为风寒之邪，阳虚阴盛之体遇邪可致肾风等病证。《素问·奇病论》：“有病庞然如水状，切其脉大浮，身无痛者，形不瘦，不能食，食少，一病生于肾，名曰肾风。”肾风包括了现代医学的急性肾小球肾炎、慢性肾小球肾炎急性发作等疾病。

2. 寒湿

寒湿均为阴邪，易伤阳气。寒性凝滞，湿性黏滞、重浊、趋下，易伤阴位。故寒湿兼夹之邪伤肾，易致肾阳衰惫，致肾着、肾泄、肿胀、痰饮、痞满等病变。《温病条辨》中指出：“其人身体重，腰冷如坐水中，形如水状，反不渴，小便自利，饮食如故，病属下焦，身劳汗出，衣里冷湿，久久得之，腰以下冷痛，腹重如带五千钱。辨证求因，寒湿已无疑义。当然，肾主水，脾主湿，水湿同类，湿久则脾阳消乏，肾阳亦惫。”故肾阳虚损者若感受寒湿之邪可致阴气更虚，水湿停滞浮肿难消。

3. 湿热

火热之邪易耗气伤津，消灼阴液，致小便短赤等津伤液耗之症。火易生风动血，可加速血行，灼伤脉络，甚则迫血妄行，致各种出血，如尿血等。在一些肾病的发病过程中，可由湿热之邪侵入，或感风邪夹湿，风邪离去，湿邪化热为患而致体内水液代谢障碍，饮食水谷不化，内生湿浊，郁结化热，内外结合，久则伤阴。《医方考》：“下焦之病，责于湿热。”而下焦病变多为肾病，如淋、浊、肿胀、遗精、阳痿、血精等。临床上如泌尿系统感染、泌尿系统结石、肾小球肾炎等，其发病多由湿热之邪所致。

4. 燥热

燥性干涩，易伤津液。燥易伤肺。燥邪袭人，先伤及肺，因肾主水液而恶燥，故又易伤肾。若燥与热互兼则更易灼伤阴液，致肾的真阴亏损。故临床上治疗离不开滋养肾阴、增液润燥等法。

（二）先天不足

肾为先天之本，藏先天之精。先天不足是导致肾病的重要原因。先天不足可因精气禀赋不足和妊娠失调所致。若先天禀赋不足，且后天失调，易致形体消瘦，发育迟缓，使脏腑失养，生机不荣，外则肌肤失温，卫阳失煦，卫气不固，易感受外邪。甚则生长发育迟缓，以致产生痿软、鸡胸、龟背、遗尿等。或因父母肾阴虚或肾阳虚的体质影响后代。另外，妊娠期间，其母若虚弱多病，阴血不足则胎气不充，或因房劳、操劳过度，或因早产，以致胎儿失养，婴儿出生后形体虚弱，脏腑不荣。若是近亲结婚，或是妊娠中服用禁忌药物，均可致胎儿发育生长不良，出生可见形体矮小，骨痿难行，遗尿等。故明绮石说："因先天者，指受气之初，父母或年已衰老，或乘劳入房……精血不旺，致令所生之子夭弱。"

（三）七情内伤

七情是指喜、怒、忧、思、悲、恐、惊，是人体对客观事物的不同反映，在正常情况下，不会使人发病。若突然、强烈或长期持久的情志刺激，超过了人体正常的生理调节范围，才会导致疾病的发生。《素问·阴阳应象大论》说，肾"在志为恐"，"恐伤肾"。情志失调与肾病的关系表现在两方面：一是肾主藏志，若肾精不足则意志消沉，健忘。恐惧易致肾气损伤，造成遗精、阳痿、胆怯等。二是情志失调使气机逆乱，气郁化火，损耗真阴。因此，情欲过度常致相火妄动，耗伤真阴而肾虚。

（四）劳逸过度

就肾病而言，劳逸过度主要是指房劳过度和闲逸过度。房劳过度是指性生活不节，房事过度，或早婚早育。肾藏精，主封藏，若房事过频则肾精耗伤，出现腰膝酸软，眩晕耳鸣，精神萎靡，性功能减退，或遗精，早泄，甚或阳痿等。闲逸过度是指长期不劳动，也不从事体育锻炼，易使人体气血不畅，使人出现精神衰减，意志消沉，脏腑失调，久则肌肤松弛，筋骨痿软，则易导致肾病的产生。

（五）饮食不节

饮食不洁，或饮食偏嗜，则又可导致疾病的发生。饮食不节使脾胃损伤，气血生化之源不足，后天之精不能滋养先天之精，而致肾精亦亏。脾胃运化水湿功能失常，气机升降紊乱，以致湿浊内聚，痰饮内生；或嗜食辛辣肥甘厚味之品，湿热内生，或湿郁化热，均可影响肾的气化。《素问·生气通天论》说："味过于甘，心气喘满，色黑，肾气不衡。"故饮食要有一定的节制，否则会影响人体生理功能，使气机紊乱或正气损伤，产生疾病。

（六）痰饮

痰饮是水液代谢障碍所形成的病理产物，反过来又是致病因素。肾主通调水道而司开合，故痰饮的产生与肾有着密切的关系。肾功能失调可以导致痰饮内生。如《景岳全书·痰饮》说："脾主湿，湿动则为痰，肾主水，水泛亦为痰。故痰之化无不在脾，而痰之本无不在肾。"《本草纲目》："肾主水，凝则为痰饮，溢则为肿胀。"而这些病理产物形成之后，反过来又可加剧原有的肾病病情。故《景岳全书》中道："水病而喘者，以肾邪干肺也，然水不能化而子病及母。"

（七）瘀血

瘀血是指体内有血液停滞，包括离经之血积存体内，或血运不畅，阻滞于经脉及脏腑内的血液，均称为瘀血。它是疾病过程中形成的病理产物，又是某些疾病的致病因素。在肾病的发病过程中，可由于各种原因产生瘀血。一旦瘀血产生可导致肾病的病情更为复杂，如瘀血与水湿痰饮互结，治疗更加困难。若瘀血伤络，可造成各种出血，使肾病水肿后期更难治。

（八）药物损伤

药物损伤是指药物本身或因使用不当产生疾病，或者加重病情。对于肾病来说，药物损伤是一个很重要的致病因素。肾病多虚证，阳虚的患者当用温补药治之。若误用苦寒药物则损伤阳气，使阳虚更重。肾阴虚患者若使用辛热温燥之品，易伤肾阴，使阴虚更甚。一些药物本身就具有一定的毒性。正如《儒门事亲》中所说："凡药有毒也，非止大毒小毒谓之毒，虽甘草、人参，不可不谓无毒，久服必有偏胜。”如关木通、马兜铃、雷公藤、防己、朱砂等中草药，若超量使用、炮制、配伍或服用方法不当、久服蓄积以及过敏体质等均会造成肾损害，从而影响肾的生理功能。西药如抗生素、止痛剂、造影剂、抗肿瘤药等也可引起肾损害。

二、病机

本病的病机非常复杂，临床多表现虚实夹杂、寒热错杂。主要病机有脏腑虚损、阴阳失调、邪正盛衰、气血失常等。

（一）阴阳失调

阴阳失调，即是阴阳消长失去平衡协调的简称。是指机体在疾病的发生发展过程中，由于各种致病因素的影响，导致机体的阴阳消长失去相对的平衡，从而形成阴阳偏胜、偏衰，或阴不制阳、阳不制阴的病理状态。

肾内寓元阴元阳，是一身阴阳的根本。肾阴和肾阳，是机体各脏阴阳的根本，二者相互制约、相互依存、相互为用，维护着各脏阴阳的相对平衡。肾阴对机体的脏腑器官起着滋养、濡润的作用。肾阳则对机体各个脏腑组织器官起着推动、温煦的作用。肾中阴阳失调主要体现在以下两方面。

1. 肾阴虚

又称为肾水不足，其结果是导致形体脏腑失其濡养，精血、骨髓失其充养，肾阳失其制约而发热、眩晕、耳鸣、腰膝酸软、尿血、紫癜、红斑、遗精、舌质红而少津等。

2. 肾阳虚

又称为命门火衰，可致温煦失职，气化无权，封藏不固，而疲惫乏力、形寒肢冷、腰膝冷痛和痿弱、小便清长或尿少、无尿，全身浮肿以下半身为甚，按之凹陷不易恢复，阳痿、早泄，遗尿、失禁，舌质淡胖。

（二）邪正盛衰

邪正盛衰是指在疾病过程中，机体的抗病能力与致病邪气之间相互斗争发生的盛衰变化。它关系着疾病的发生，并直接影响着疾病的发展和转归以及病证的虚实变化。若正气增长而旺盛，必然邪气消退；反之，若邪气增长而亢盛，必会耗损正气。而随着体内邪正的消长盛衰，就形成了病证的虚实变化。正如《素问·通评虚实论》中所说："邪气盛则实，精气夺则虚。"各种肾病的发生、发展和变化与邪正盛衰密切相关。如急性肾衰竭多以邪气壅盛为主，正气未虚。而慢性肾衰竭则常见正虚邪盛、虚实夹杂的复杂表现。

（三）气血失常

气血失常，概括了气和血的不足及其各自生理功能的异常，以及气和血互根互用的功能失常等病理变化。

肾主藏精，又"精血同源"，精与血之间存在着相互滋生、相互转化的关系。肾精充盈，则血有所养而充盛；血既充盛，则精有所资而充盈。肾主纳气，指肾有摄纳肺所吸入的清气，防止呼吸表浅，以保证体内外气体的正常交换的作用。肾主水，主通调水道，具有主持和调节人体津液代谢的生理功能。由于肾具有以上功能，故肾病的发生与气血失常密切相关。肾病气血失常主要表现在以下四方面。

1. 肾精不足

肾精不足影响生殖、生长、发育，并使诸窍失养，而出现眩晕耳鸣，腰膝酸软，脱发，足跟无力，思维不敏，性欲下降，遗精早泄，经迟经闭，舌淡，脉细，两尺无力等。

2. 肾气不固

肾气不固致肾不能固摄精微物质，不能固精涩尿，而出现小便频数而清，尿后余沥，或遗尿失禁，夜尿频多，遗精早泄，胎动易滑，或出现蛋白尿、血尿、乳糜尿等。

3. 肾不纳气

肾不纳气则肾失其摄纳肺气功能，而出现喘促日久，呼多吸少，动则喘甚，气不得续，舌淡，脉沉细等。

第三节　肾脏病的中医诊断要点

人体是一个有机的整体，局部的病变可以影响全身，内脏的病变也可以从五官、四肢、体表等各个方面表现出来。如《丹溪心法》所说：“欲知其内者，当以观乎外；诊于外者，斯以知其内。盖有诸内者行诸外。”所以通过四诊等手段，诊察疾病显现在各个方面的症状和体征，就可以了解疾病的病因、病机，从而为辨证论治提供依据。肾病的诊断包括望、闻、问、切四个方面。

一、望诊

（一）望神

神来源于先天之精，又靠后天之精来滋养。而肾主藏精，故通过望神可了解病人肾中精气的盛衰、病情的轻重及预后。若目光明亮，精彩内含，反应灵敏，动作灵活，体态自如，是肝肾精气充足的表现；若精神不振，健忘，多属肾阳不足，以致神气不旺；若精神萎靡，两目晦暗，动作艰难，是肾气衰败的表现。

（二）望面色

望面色是通过观察病人的面部颜色与光泽来进行诊断的一种诊法。肾主黑，有常变之分。若黑如乌羽，是主生的善色，是黑之常色，不属病态；若黑如炲，是主死的恶色，属病态。颧与颜黑为肾病。面黑而干焦，多为肾精久耗，虚火灼阴。黑而浅淡者，为肾病水寒。眼眶周围发黑，往往是肾虚或有水饮。面黑而手足不遂，腰痛难以俯仰，为肾风骨痹疼痛。面色晦暗或黧黑，为肾气衰败，湿浊、瘀血内阻之征。颧红多属肾阴亏虚，虚热内生。面部潮红或痤疮满布，多属阴虚火旺或热毒内蕴。面部紫暗，为热毒血瘀之征。

（三）望形态

望形态是通过观察病人形体与姿态，来进行诊断的一种诊法。主要观察病人形体的强弱胖瘦、肢体、体型、姿态等情况。若病人体形肥胖，肤白无华，精神不振，身倦喜卧，属于“形盛气虚”，多为肾中阳气不足之征；若形瘦肌削，皮肤干焦，面色苍黄，多为肝肾阴血不足之征；若肢体浮肿，兼咳喘不得卧，为水气凌心之征；若形体消瘦，大肉已脱，是为脾肾虚损，精气衰竭，预后不良；至于“鸡胸”“龟背”“O形腿”等畸形，多属先天禀赋不足，肾之精气亏损之征。

1. 望头颅、头发

头为诸阳之会，元神之府，脑为髓海，亦为肾所主；肾其华在发，所以头与发的状况与肾有着密切的关系。若小儿囟门迟闭，骨缝不合，多属肾气不足。若发黑稠密润泽，是肾气盛而精血充足的表现；若发黄稀疏干枯，为精血不足；若青壮年头发稀疏易落，多属肾虚或肝郁；若青少年白发而伴有肾虚症状，是属肾虚。

2. 望目

肾属水，主骨生髓，骨之精为瞳仁，故瞳仁属肾。所以观察瞳仁可以了解肾的病变。若瞳仁扩大，多属肾精耗竭，为濒死危象；若瞳仁缩小，多属肝肾劳损；若目不转睛，目光呆滞，多属肝肾俱败；若目睛上吊，多属肝肾阴竭。另外，若目胞色暗晦，多属肾虚。

3. 望耳

耳为肾之窍。正常人的耳，若肉厚而润泽，是先天肾阴充足的表现；反之，耳薄干枯，是先天肾阴不足的缘故。若耳薄而白，为肾败，见于垂危之人；若耳轮干枯焦黑，多为肾水亏极的象征；若耳瘦削，是正气虚，多属肾精亏或肾阴不足；若耳轮萎缩，是肾气竭绝。

4. 望齿、龈

齿为骨之余，而肾主骨，故《杂病源流犀烛》曰，“齿者，肾之标，骨之本也”。望齿可知肾的情况。若牙齿洁白润泽，是津液内充，肾气充足的表现，虽病而津未伤；若燥如枯骨，多属肾阴枯涸；若牙齿松动稀疏、齿根外露，多属肾虚；若小儿齿落久不生，多属肾气亏；若龈肉萎缩而色淡，多属肾气虚乏；若齿缝不痛不红微肿者，多属肾火伤络。

5. 望二便

若小便多泡沫，为蛋白尿；若尿色鲜红，是尿血或服用某些药物；若小便如脂膏，为乳糜尿、脓尿。若大便溏薄，为脾肾阳虚；若大便干结，是阴虚或燥热；若大便色黑如柏油样，多为消化道出血。

6. 望舌

舌和脏腑的联系，主要是通过经络和经筋的循行联系起来的。足少阳经挟舌本，所以肾病可以通过舌，尤其是舌根部反映出来。若舌淡白胖嫩，舌苔水滑，多属脾肾阳虚，津液不化，以致积水停饮；若舌红绛而光莹，是水涸火炎，多属胃肾阴液枯竭；若舌中根部少苔，是胃阳不能上蒸，肾阴不能上濡，阴精气血皆伤；若舌淡红嫩，光莹无苔，干湿适中，常见于胃肾阴虚之人；若舌质色赭带黑，是肾阴将绝的危候；苔白腻主湿盛；苔浊腻主湿浊；苔黄腻主湿热；苔燥而干主热盛；舌暗紫主瘀血。

二、闻诊

各种声音和气味都是在脏腑生理和病理活动中产生的，所以能反映出脏腑的生理和病理的变化。若久病音哑或失音，常是精气内伤，肺肾阴虚；若语声低微，气短懒言，动则喘甚，呼多吸少，形体虚弱，脉虚无力，是肺肾虚损，气失摄纳；若闻及尿臊味，多见于肾气衰败，浊毒内盛；口苦、口臭主胃热。

三、问诊

通过问诊可了解疾病的发生、发展、治疗经过、现在症状和其他与疾病有关的情况，以诊察疾病。

（一）问头身

若头痛连齿者属少阴经头痛，因少阴肾脉主骨生髓充于脑，脑为髓海；若头脑空痛、腰膝酸软者，属肾虚头痛，是肾精不足，髓海不充所致；若头晕耳鸣、遗精健忘、腰膝酸软者，为肾精亏虚所致，是因肾精不足，髓海不充，脑府失养所致；若头痛且见面红目赤，心烦易怒，口苦口干，舌红脉弦，为肝肾阴虚，肝阳上亢之征。若病人腰部绵绵作痛，酸软无力者，属肾虚腰痛，是肾精亏损，骨髓不充，腰府失养所致；若腰酸疼痛或向会阴部放射，肉眼血尿，多为石淋。

（二）问耳目

肾开窍于耳，耳为宗脉之所聚，五脏六腑之精气皆上注于目。故询问病人耳目情况，可以了解肾及其他脏腑的病变。若耳鸣声渐小，以手按之可减轻者，属虚症，多由肾虚精亏，髓海不充，耳失所养而成；若久病、病重出现耳聋，则为心气虚衰、肾惫精脱所致，病属危重；若老年耳聋，为气虚精衰。若目眩兼见头晕头胀、面赤耳鸣、腰膝酸软者，可为肾阴亏虚所致；若两目昏花、干涩、视物不清者，可见于久病、虚证及老年人，可由肾精亏耗，目失所养而致。

（三）问饮食与口味

大渴引饮，小便量多，兼见能食消瘦者，为消渴，是肾阴亏虚所致，是因肾主水液、主二便、司开合，肾阴亏虚则肾阳亢盛，故开多合少，小便量多，津液耗伤，故大渴引饮；口咸多属肾病及寒证，因咸味入肾，肾主水，肾病及寒水上泛皆可使口中味咸。恶心呕吐，口有尿味，为脾肾衰败，尿毒内攻所致。

（四）问睡眠

若病人不易入睡、兼见心烦多梦、潮热盗汗、腰膝酸软者，属心肾不交，是因肾阴亏虚，心肾水火不能既济，水亏火旺，扰乱心神，而致失眠；若病人极度衰惫，神识朦胧，困倦易睡，肢冷脉微者，属心肾阳衰，多为危重病人，是因心阳肾阳衰微，阴寒内盛，机体功能衰减而致。

（五）问二便

1. 问大便

若病人黎明前腹痛作泄，泄后则安，腰膝酸冷者，属肾阳虚，是因命门火衰，不能温煦脾土，脾寒运化失职所致；若大便中含有较多未消化的食物，可见于肾虚泄泻；若久泻不愈，大便不能控制、滑出不禁，属脾肾阳虚，肛门失约。

2. 问小便

若病人口渴，多饮，多尿，消瘦，属消渴，是肾阴亏虚，开多合少所致；若病人尿少浮肿，为水肿，是肺脾肾三脏功能失常，气化不利，水湿内停所致；若病人小便澄清，频数失禁，是因肾气不固，膀胱失约所致；若病人夜尿增多，小便清长，多见于老人及肾病后期，是肾阳亏虚，开合失度，膀胱失约所致；若老人排尿后小便点滴不禁，属肾气不固；若小便失禁，多属肾气不固，膀胱失约；若遗尿，则属肾气不足、膀胱虚衰；若小便点滴而出，甚则点滴不通，为癃闭；若小便赤涩疼痛，则为淋证。

（六）问妇女

月经衍期而经色淡红、质稀、量少者，属肾虚血亏。若妊娠后小腹部下坠疼痛，腰部酸痛，而兼见面色暗滞，头晕耳鸣、尿频者，为肾虚不能固护冲任所致。若服用药物后引起月经失调、闭经、不孕等，为药物副作用所致，如雷公藤制剂、环磷酰胺等。

四、切诊

切诊分脉诊和按诊两部分，两者都是运用双手对病人体表进行触、摸、按、叩，从而获得重要辨证资料的一种诊察方法。脉诊是按脉搏；按诊是对病人的肌肤、手足、胸腹及其他部位的触摸按叩。肾病切诊亦具有独自的特点。

（一）肾病的脉诊特点

1. 脉部特点

肾脏脉诊的特点是：以寸关尺三部而言，尺部候肾（左尺候肾，右尺候命门）；以浮中沉三候而言，沉候属肾。《医源》：“诸沉皆属肾脉。”

2. 审别阴阳

肾病多虚，其虚不外阴阳水火之偏，可从脉象上加以区分。若肾阴虚，则见脉细数；若肾阳虚，则脉微弱迟缓。左尺为阴属水，右尺为阳属火，欲定下部之阴阳，当察左尺与右尺。

3. 辨别虚实

肾病证虚者脉呈虚象，见尺部脉沉而无力。若脉沉细而涩，尺部明显，多为肾精亏损，下元虚惫；若脉沉细而迟，尺脉微，多为肾阳不足，下焦虚寒；若脉沉细而数，尺脉无力，为肾阴不足，虚火内扰。而肾病证实者其脉呈实象，见尺部脉沉实有力。若脉沉紧有力，多为寒在下焦，脐下疼痛，奔豚气等；若脉沉弦有力，多为水饮内盛；若尺脉沉滑或数，多为下焦湿热，或相火偏旺。

（二）按诊

按诊，是指医生用手直接触摸或按压病人的某些部位，以了解局部的异常变化，从而推断疾病的部位、性质和病情的轻重等情况的一种诊病方法。

一般来说，肌肤冰冷多属肾阳虚，肌肤灼热多属热邪内炽。若肌热，重手按至骨分，其热蒸手如火，多为阴虚发热。

若皮肤水肿按之如泥，凹陷不易起，是为阴水；若皮肤绷紧，按之凹陷易起，为阳水；若按之凹陷随手而起，多为气肿；若皮肤肿胀，按之不凹陷，多为黏液性水肿；若皮肤红肿，灼热疼痛，多为热毒；若皮肤增厚色暗，按之较硬，多为硬皮病；若皮下肿起，按之如石，常为痛风石；若肾区扪及包块，可为肾积水、多囊肾、肾肿瘤、肾下垂等；若腰部叩击痛或肋脊角、肋腰点压痛，多为肾脏病变。

若足胫热，属肾经虚火；若足胫寒，属火不归原；若足下热而痛，为足少阴肾病，甚则足心如烙，为肾中真阴火虚；手足心热，或五心烦热，亦多见于肾阴虚。

第四节　肾脏病的中医辨证概要

一、 辨证要点

传统上认为肾无表证与实证，肾之热，乃阴虚之变，肾之寒，由阳虚而来，但根据临床实际，肾的实证还是存在的，如湿热内蕴、瘀血阻络、砂石阻滞等，是肾的实证，或虚中夹实之证。

二、常见证型

（一）肾气不固

面白神疲，听力减退，腰膝酸软，小便频数而清，或尿后余沥不尽，或遗尿，或小便失禁，或夜尿频多，或见蛋白尿、管型尿。滑精早泄，带下清稀，或胎动易滑。舌淡苔白，脉沉弱。

（二）肾阳不足

腰膝酸软而痛，畏寒肢冷，尤以下肢为甚，头目眩晕，精神萎靡，面色㿠白或黧黑，舌淡胖苔白，脉沉弱。或阳痿，宫寒不孕；或大便久泄不止，完谷不化，五更泄泻；或浮肿，腰以下为甚，按之凹陷不起，甚则腹部胀满，全身肿胀，心悸咳喘。

（三）肾精亏虚

小儿发育迟缓，身材矮小，智力和动作迟钝，囟门迟闭，骨骼痿软。精少不育，经闭不孕，性功能减退。成人早衰，发脱齿摇，耳鸣耳聋，健忘恍惚，动作迟缓，足痿无力，精神呆钝等。

（四）肾阴亏虚

腰膝酸软，眩晕耳鸣，失眠多梦，阳强易举，遗精，经少经闭，或见崩漏，形体消瘦，潮热盗汗，五心烦热，咽干颧红，溲黄便干，舌红少津，脉细数。

（五）气血两虚

头晕目眩，少气懒言，乏力自汗，面色淡白或萎黄，心悸失眠，舌淡而嫩，脉细弱等。

（六）心肾不交

心烦不寐，心悸不安，头晕耳鸣，健忘，腰膝酸软，五心烦热，咽干口燥，舌红，脉细数。或伴腰部下肢酸困发冷。

（七）肝肾阴虚

头晕目眩，耳鸣健忘，失眠多梦，咽干口燥，腰膝酸软，胁痛，五心烦热，颧红盗汗，男子遗精，女子经少。舌红，少苔，脉细数。

（八）脾肾阳虚

面色㿠白，畏寒肢冷，腰膝或下腹冷痛，久泻久痢，或五更泄泻，或下利清谷，或小便不利，面浮肢肿，甚则腹胀如鼓。舌淡胖，苔白滑，脉沉细。

（九）肝阳上亢

眩晕耳鸣，头目胀痛，面红目赤，急躁易怒，心悸健忘，失眠多梦，腰膝酸软，头重足飘。舌红，脉弦有力或弦细数。

（十）膀胱湿热

尿频尿急，尿道灼痛，尿频黄赤短少，小腹胀闷，或伴有发热腰痛，或尿血，或尿有砂石，舌红苔黄腻，脉数。

（十一）水湿内停

面目、四肢、全身浮肿，尿少腹胀，甚则胸闷心悸，气促不能平卧，纳少便溏，舌淡胖，边有齿印，苔白，脉沉迟。

（十二）浊毒内蕴

面色晦暗或黧黑，恶心呕吐，口有尿臭味，尿少身肿，倦怠乏力，嗜睡纳呆，苔白腻，脉弦滑。

（十三）瘀血内阻

腰腹绞痛或刺痛，痛处固定，拒按，小腹胀满，或尿中有血块，舌紫暗或见紫斑，脉涩。

第五节　肾脏病的常用中医治法和方药

肾脏病的临床表现证型复杂多变，其治法与方药也多种多样，常见的有以下几种。

一、滋养肾阴

滋养肾阴法用于肾阴亏虚而见腰膝酸软，头晕目眩，耳鸣耳聋，口咽干燥，遗精盗汗，手足心热，小便淋沥，舌红无苔，脉象沉细或弦细等症者。本法主要用于急性肾小球肾炎恢复期、慢性肾小球肾炎或糖尿病肾病有肾阴不足的治疗。常用方有六味地黄丸、左归丸等。

二、温补肾阳

温补肾阳法用于肾阳虚衰，而见腰痛腿软，畏寒肢冷，少腹拘急，小便不利或小便反多，舌淡胖，脉虚弱者。本法主要用于肾病中因阳气虚衰、肾精亏损而致的阳痿、精冷、精少、肾衰竭等的治疗。常用方有金匮肾气丸、右归丸等。

三、和胃降逆

和胃降逆法用于脾肾亏虚，湿浊中阻，胃失和降，而致胃气上逆之证，临床可见呃逆，恶心，呕吐，反胃，嗳气，脘腹胀满，大便稀溏或秘结，纳呆，面色萎黄，舌质淡，苔腻，脉濡缓者。本法应用于虚劳、关格、癃闭，以及慢性肾衰竭、代谢性酸中毒等肾脏病的治疗。常用方有温胆汤、温脾汤等。

四、活血化瘀

活血化瘀法适用于肾病过程中瘀血内停，而见局部包块，固定不移，刺痛拒按，出血，唇舌紫暗，脉象细涩者。本法应用于各种急、慢性肾小球肾炎，肾病综合征的治疗，也可用于狼疮性肾炎、高血压肾病等继发性肾病的治疗。常用方有血府逐瘀汤、少腹逐瘀汤、膈下逐瘀汤等。

五、温阳利水

温阳利水法主要用于肾阳虚衰，不能温化水液，导致水液内停，而见全身浮肿，腰以下为甚，按之没指，小便短少，腰膝酸软，神疲乏力，形寒怕冷，面色㿠白，甚则腹部胀满，心悸气短，喘咳痰鸣，舌淡胖，苔白滑，脉沉细无力者。本法可用于水肿、虚劳，以及肾病综合征、慢性肾小球肾炎、慢性肾衰竭等多种肾脏病的治疗。常用方有济生肾气丸、真武汤等。

六、利水消肿

利水消肿法主要用于水湿内停，而引起面目、四肢、全身浮肿，尿少腹胀等。可有益气利水、行气利水、解表利水、宣肺利水、淡渗利水、育阴利水、活血利水、温阳利水、清热利水、攻下逐水等方法。常用方有五苓散、五皮饮、越婢汤、猪苓汤、实脾饮等。

七、平肝潜阳

平肝潜阳法用于肾精亏虚，水不涵木，致肝阳上亢，而见头目胀痛，头重脚轻，头晕目眩，面红目赤，烦躁易怒，腰膝酸软，心悸健忘，失眠多梦，舌质红，苔薄黄，脉弦或弦细数者。本法主要用于眩晕、癫痫，以及肾性高血压、肾病综合征、肾性脑病等多种肾脏病的治疗。常用方有天麻钩藤饮、杞菊地黄丸等。

八、清热解毒

清热泻火解毒法用于热毒入里，正邪交争，而见高热寒战，腰痛，皮肤疮疡，牙龈肿痛，口渴喜饮，烦躁不安，小便短赤，大便秘结，或小便淋沥涩痛，舌红，苔黄腻，脉滑数者。本法主要用于腰痛、淋证、肾风、肾热，以及急进性肾小球肾炎、慢性肾炎急性发作、急性泌尿系统感染等多种肾脏病的治疗。常用方有黄连解毒汤、五味消毒饮等。

九、 清热利湿

清热利湿法用于湿热下注，蓄于膀胱，水道不利之淋证。以尿频涩痛，淋沥不畅，有灼热感，甚或癃闭不通，小腹胀满，尿检常有脓细胞或白细胞，舌红，苔黄，脉细数等为主症。临床上可用于急、慢性肾盂肾炎，膀胱炎，尿道炎等证属湿热下注的治疗。常用方有八正散、革薢分清饮、石韦散等。

十、 交通心肾

滋肾清心，交通心肾法用于肾阴亏虚，水不济火，致心火独亢；或心火独炽，下降肾水，致肾阴耗伤，而见心烦失眠，心悸健忘，噩梦纷扰，头晕耳鸣，腰膝酸软，神疲乏力，五心烦热，口干咽燥，遗精滑精，舌红，少苔，脉细数者。常用方有黄连阿胶汤、知柏地黄丸、天王补心丹等。

十一、 补肾固涩

用于因肾虚不能固摄，而导致的遗精、早泄、遗尿、小便失禁、长期蛋白尿等。常用方有大补元煎、金匮肾气丸、水陆二仙丹等。但应注意，临床上许多滑泄之证，并非肾虚所致，而是因相火、湿热、郁滞等病邪袭肾使肾失固摄引起。临证时应认真辨析，不可一见滑泄，即投固涩之剂，以免闭门留寇。

肾脏病的常用治疗方法虽然有以上几种，但在临床上往往是根据疾病、证候、病期等不同，采用一种或多种方法灵活配合使用，方可达到较好的临床疗效。

第六节　肾本质的研究

有关中医肾本质的研究，上海医科大学沈自尹教授从20世纪50年代开始进行了长达40多年的基础和临床研究，取得了丰硕成果，出版2部专著，并因此而获得中国工程院院士称号，被称为研究中医肾本质“第一人”。肾本质的研究，主要有以下几个方面。

一、神经内分泌

对6种不同的疾病（支气管哮喘、功能失调性子宫出血、红斑狼疮、妊娠期高血压疾病、冠心病、神经衰弱），当发展到肾虚时用补肾法可以提高疗效，因此推测其有共同的物质基础。经研究发现，其24小时尿17-羟皮质类固醇（简称17羟）含量低下。经补肾治疗后随着临床症状好转，其尿17羟值均有所提高，这种情况在其他病种也得到重复。

给正常人和肾阳虚患者静滴促肾上腺皮质激素（ACTH），连续2日，结果正常人在滴注后的2日内，尿17羟明显升高，而肾阳虚患者在第1日反应性低下，第2日才达到正常的高峰，说明肾阳虚是继发于下丘脑-垂体功能低下。

为排除皮质激素代谢异常的可能性，又进行了肾上腺皮质合成代谢与分解代谢的动态观察，结果证明肾阳虚患者肾上腺内及肝内17羟代谢均正常，进一步旁证肾阳虚发病机制至少应包括垂体-肾上腺皮质轴，补肾法对调节肾上腺皮质功能是有用的。

对下丘脑的功能测定显示，肾阳虚患者存在下丘脑功能异常，说明下丘脑-垂体-肾上腺皮质轴功能紊乱是肾阳虚发病机制的一个重要环节。

此外，“肾”的范围很广，肾虚物质基础还应包括下丘脑-垂体-甲状腺轴、下丘脑-垂体-性腺轴等功能异常。如肾虚患者血清 T_3、T_4 低于正常，且以肾阳虚者为明显。肾虚证血浆T下降，E_2 升高，E_2/T 比值亦升高。用补肾法治疗可以恢复其异常指标，调节其功能紊乱。

二、 免疫

肾虚患者全血 T 细胞比值、玫瑰花结形成试验、淋巴细胞转化试验、NKC 活性低下，用补肾法治疗后各项指标明显提高。肾阳虚主要为血清 IgG 下降为主，而肾阴虚则以 IgM 升高为主。补肾药对血清 IgG 和 IgM 有调节作用，说明补肾药物能提高机体的免疫功能，肾与人体抗病能力密切相关。

三、 其他

（一）头发微量元素

肾病肾虚证头发微量元素锌、锌铜比值下降，经治疗后明显改善。说明“肾，其华在发”理论的物质基础之一，可能与头发微量元素变化有关。

（二）能量代谢

肾阳虚患者红细胞钠钾泵活性明显降低，说明 ATP 分解产热作用减少。

（三）其他

肾虚患者在水电解质代谢、自由基代谢、脂质代谢、微循环等方面也存在异常。

四、 动物实验

用长期小剂量皮质激素造成的肾阳虚动物模型，观察补肾药对其的影响，结果表明补肾药能保护肾上腺免受萎缩，肾上腺未见萎缩。

补肾药具有肾上腺皮质激素样作用：胸腺和体重下降更明显，恢复肾上腺对 ACTH 的反应。

补肾药是通过肾上腺或肾上腺以上系统发挥其肾上腺皮质激素样作用：切除肾上腺，再给补肾药，胸腺未见萎缩。

滋阴降火药（生地黄、知母、甘草）可以拮抗大剂量肾上腺皮质激素对下丘脑-

垂体-肾上腺皮质轴的抑制，还具有延缓肝脏对皮质激素的分解影响，以此来提高血中皮质醇水平。

目前临床上使用大剂量皮质激素而出现阴虚火旺时，应用滋阴降火药；长期使用皮质激素而出现肾阳虚时，应用温补肾阳药，均可获得较好的临床疗效，其应用的依据即是以上面动物实验结果为基础。

第二章　西医对肾脏病的认识和治疗

第一节　肾脏的解剖结构

一、肾脏的大体解剖结构

肾脏为成对的蚕豆状器官，位于腹膜后脊柱两侧的浅窝中，左肾位于第11胸椎下缘至第3腰椎上缘之间，右肾由于在肝脏下，比左肾低1～2cm，正常情形下肾脏可随呼吸上下移动1～2cm。肾脏中央有凹陷，叫做肾门，它是肾静脉、肾动脉、输尿管、神经淋巴管出入肾脏的部位。这些出入肾门的结构，被结缔组织包裹，合称肾蒂。肾脏长10～12cm、宽5～6cm、厚3～4cm、重120～150g，右肾比左肾略大。

肾脏内部的结构，可分为肾实质和肾盂两部分。

肾实质分内外两层，外层为皮质，内层为髓质。

肾皮质由肾小球和曲小管所构成，部分皮质伸展至髓质锥体间，成为肾柱。

肾髓质为10～20个肾锥体构成。肾锥体在切面上呈三角形。锥体底部向肾凸面，尖端向肾门，锥体主要组织为集合管，锥体尖端称肾乳头，每1个乳头有10～20个乳头管，向肾小盏漏斗部开口。

在肾窦内有肾小盏，为漏斗形的膜状小管，围绕肾乳头。肾椎体与肾小盏相连接。每肾有7～8个肾小盏，相邻2～3个肾小盏合成1个肾大盏。每肾有2～3个肾大盏，肾大盏汇合成扁漏斗状的肾盂。肾盂出肾门后逐渐缩窄变细，移行为输尿管。

二、肾的组织学

肾的基本组成和功能单位，称为肾单位。每个肾脏有约100万个肾单位。每个肾单位由肾小体和肾小管组成。

（一）肾小体

肾小体由肾小球和肾小囊组成，肾小体有两端或谓两极，微动脉出入的一端称血管极，另一端在血管极的对侧，肾小囊与近端小管相连接称尿极。

1. 肾小球

肾小体内有一个毛细血管团，称为肾小球，它由肾动脉分支形成。由入球小动脉从血管极处入肾小囊内，先分成4～5支，每支再分支形成许多相互吻合的毛细血管襻，继而再汇合成一条出球小动脉，从血管极处离开肾小体。电镜下可见内皮细胞上有很多小孔，有一层由糖蛋白组成的隔膜覆盖在小孔上。

2. 肾小囊

肾小球外有肾小囊包绕。肾小囊分两层，其外层为壁层，为单层扁平上皮，内层为脏层，紧贴毛细血管襻，脏层由形态特殊的足细胞构成。足细胞胞体凸向肾小囊腔，胞质内有丰富的细胞器，在扫描电镜下，可见从胞体伸出几个大的初级突起，继而再分成许多指状的次级突起，相邻的次级突起相互穿插成指状相嵌，形成栅栏状，紧贴在毛细血管基膜外面。突起之间有直径约25nm的裂隙，称裂孔，孔上覆盖一层厚4～6nm的裂孔膜。

3. 基膜

位于足细胞次级突起与毛细血管内皮细胞之间。基膜分三层，中层较厚而致密，内、外层较薄而稀疏。基膜内主要含有Ⅳ型胶原蛋白、糖蛋白和脂蛋白。由这些蛋白构成基膜的微细纤维网孔，上附有的糖胺多糖是以带负电荷的硫酸肝素为主，故基膜对血液中的带极性分子有选择性通透作用。

4. 滤过膜

毛细血管内皮细胞、基膜和足细胞突起间的裂孔膜共同构成肾小球滤过屏障，称为滤过膜。正常情况下，分子量7万以下的物质可通过滤过膜，如葡萄糖、多肽、尿素、电解质和水等，而大分子物质则不能通过或被选择性通透。基膜内还有带负电荷的硫酸肝素。这些负电荷的成分可排斥血浆内带负电荷的物质通过滤过膜，这对防止血浆蛋白质滤出具有重要的生理意义。

5. 血管系膜

位于肾小球毛细血管之间，邻接毛细血管内皮或基膜，主要由系膜细胞和系膜基质组成。系膜从血管极处广泛地联系着各毛细血管小叶，使肾小球维持其立体结构。系膜细胞呈星形，具有多个突起，胞质内有较发达的粗面内质网、高尔基复合体、溶酶体和吞噬泡等，系膜细胞能合成基膜和系膜基质的成分，还可吞噬和降解沉积在基膜上的免疫复合物，以维持基膜的通透性，并参与基膜的更新和修复。细胞的收缩活动可调节毛细血管的管径以影响血管球内血流量。

6. 球旁复合体

球旁复合体也称肾小球旁体，由球旁细胞、致密斑和球外系膜细胞组成。球旁细胞是上皮样细胞，可分泌肾素。致密斑是位于血管极处的一段近曲肾小管上皮细胞，呈紧密排列形成一椭圆形盘状隆起。致密斑是化学感受器，能感知肾小管中钠离子浓度和变化，并将这一信息传递给球旁细胞。球外系膜细胞位于出入球动脉及致密斑之间的三角部位，与球内系膜细胞相连，功能不明确，在一定条件下可转化为球旁细胞。

（二）肾小管

肾小管起于肾小囊，依次分为近端小管、细段和远端小管。近端小管和远端小管又都分为曲部和直部。近端小管直部、细段和远端小管直部构成“U”形髓襻，依其走行方向分为降支和升支，降支可伸入髓质，升支从髓质又进入皮质，与远端小管曲部相连，肾小管壁为单层立方上皮。肾小管除输送原尿外，还有重吸收、分泌及排泄功能，对尿的生成和浓缩起重要作用。

第二节 肾脏的生理功能

肾脏是人体最重要的排泄器官，可以排出体内的代谢产物、多余的水分、进入体内的药物和化学物质；可以调节细胞外液的电解质浓度、渗透压、pH 值等。因此，肾脏在维持机体内环境稳定方面起着极为重要的作用。此外，肾脏还有内分泌功能，可分泌多种生物活性物质，如肾素、促红细胞生成素等。

一、 肾小球的滤过功能

当血液流经肾小球毛细血管时，血浆中的水分子和小分子溶质（包括电解质、有机物和分子量较小的蛋白质），可滤过到肾小囊腔内形成原尿。而各种细胞的有形成分和大分子蛋白质则不能滤过。

二、 肾小管的重吸收与排泄功能

由肾小球产生的原尿进入肾小管，经肾小管的重吸收与排泄后汇入集合管，最后形成尿液，流入肾盏。

（一）近曲小管的重吸收和分泌功能

近曲小管重吸收了原尿中 100% 的葡萄糖、氨基酸，对氯离子和碳酸氢根离子（HCO_3^-）的重吸收高达 80%～85%，此外，对钾离子、钙离子、镁离子、磷酸盐和维生素也几乎全部重吸收。近曲小管还有分泌功能，可分泌氢离子、对氨基马尿酸以及进入人体的物质如青霉素、造影剂等。

（二）髓襻的重吸收和调节功能

髓襻可分为髓襻降支粗段、细段及髓襻升支粗段。原尿中的水分 80% 在近曲小管和髓襻降支粗段被重吸收，基本不受人体神经和体液因素的影响。髓襻升支粗段通过氯化钠的主动重吸收并进入间质，以及尿素的再循环，使髓襻降支粗段、细段的渗透压上升，这是尿液浓缩稀释功能的基础。

（三）远曲小管的重吸收和分泌功能

远曲小管主要受醛固酮的调节，可重吸收部分碳酸氢根离子，并可分泌氢离子、氨、钾离子，这对于调节体内酸碱平衡具有重要作用。

（四）集合管的重吸收作用

集合管在抗利尿素的作用下对水的通透性增强，这对于尿的浓缩稀释过程也有重要作用。

三、肾脏的内分泌功能

肾脏能产生多种生物活性物质，如促红细胞生成素、肾素、前列腺素等，对于肾脏及全身的生理活动都有重要作用。同时，肾脏也是一些激素的代谢器官，许多激素要经由肾脏降解。

（一）促红细胞生成素

可能产生于球旁细胞，使未分化的干细胞分化成红细胞系干细胞，使之变为前成红细胞，并促使其进一步再成熟为成红细胞、网织红细胞，以及对血红蛋白的合成和流入末梢血管等均有促进作用。

（二）肾素

由球旁细胞合成、储存和释放。肾素可分解肝脏产生的血管紧张素原，形成血管紧张素Ⅰ，可促进肾上腺素分泌，有轻微升血压作用。血管紧张素Ⅰ在肾脏和肺的血管紧张素转换酶作用下转化为血管紧张素Ⅱ，其收缩血管和升压的作用极强。

（三）前列腺素

肾脏各部位均可产生前列腺素，其中髓质的髓质间隙细胞产生的前列腺素比较多。其主要作用是使肾血管扩张，肾血流量增加；促进水钠排出；刺激肾素分泌。

（四）活化维生素 D_3

近球小管细胞含有羟化酶，可以使维生素 D_3 转化为有活性的维生素 D_3，促进肠道吸收钙、磷，促进肾小管重吸收钙，促进骨骼生长和软骨钙化。

第三节 肾脏病的临床表现

一、 尿量异常

（一）少尿和无尿

是指尿量小于 400ml/d 或小于 17ml/h；无尿时指尿量小于 100ml/d。造成少尿或无尿的主要原因，可分为三大类：肾前性、肾性、肾后性。肾前性少尿或无尿主要是各种原因引起的肾脏血流严重减少所致。肾性少尿或无尿是肾小球、肾小管、肾脏大血管的各种疾病损伤导致。肾后性少尿或无尿主要是输尿管、膀胱、尿道的梗阻导致。

（二）多尿

是指尿量大于 2500ml/d，大于 4000ml/d 为尿崩。肾脏病、中枢性疾病、药物、精神因素均可导致尿量增多。肾脏病主要见于肾间质或肾小管的疾病。

（三）夜尿增多

指夜间睡眠时尿量大于 750ml 或大于日间尿量。引起夜尿增多的常见病因：慢性肾脏病；机体有水钠潴留；精神因素。

二、 尿成分异常

（一）尿颜色异常

正常尿液呈淡黄色，深浅与尿浓缩程度有关，也与某些食物、药物有关。如尿液呈红色，可能是血尿、血红蛋白尿或某些药物的作用；黄褐色可见于各种黄疸；乳白色可见于乳糜尿或脓尿等。

（二）血尿

如在高倍镜视野（HP）下红细胞超过 3 个而尿液外观无血液颜色，称为镜下血尿；如尿液呈红色或者洗肉水样，则称肉眼血尿。引起血尿的病因包括：各种肾小球疾病；泌尿系统结石、肿瘤、感染、血管病变；全身性疾病，如血液病、风湿性疾病、心脏病等。

（三）蛋白尿

是肾脏病常见的临床表现，24 小时尿蛋白超过 150mg 或尿蛋白与肌酐比值大于 100mg/g 即为蛋白尿。根据尿蛋白的量可分为：大量蛋白尿，尿蛋白大于 3.5g/d；中等量蛋白尿，尿蛋白 1.0～3.5g/d；轻度蛋白尿，尿蛋白小于 1.0g/d。根据蛋白尿的形成机制可分为肾小球性蛋白尿，肾小管性蛋白尿，溢出性蛋白尿，组织性蛋白尿。

（四）白细胞尿、脓尿和菌尿

正常尿液沉渣白细胞小于 5 个/HP，如果超过 5 个/HP 成为镜下脓尿，提示各类泌尿系统炎症。

（五）血红蛋白尿

见于各种原因的溶血。

（六）肌红蛋白尿

见于各种原因的肌肉损伤。

（七）乳糜尿

可见于丝虫病、结核、肿瘤等。

三、 肾脏病常见综合征

（一）急性肾炎综合征

急性起病，有前驱感染史，以血尿为主，可伴有水肿、高血压和氮质血症，大部分可自行痊愈。

（二）慢性肾炎综合征

起病缓慢，病程迁延进展，可有蛋白尿、血尿、高血压和肾功能损害。

（三）肾病综合征

以大量蛋白尿（大于3.5g/d）、低蛋白血症、水肿为主要临床表现。

（四）急进性肾小球肾炎

起病急，可有水肿、血尿、高血压、贫血、肾功能进行性恶化，不会自行好转。

（五）无症状性尿异常

镜下血尿，少量蛋白尿（小于1g/d），无明显水肿、高血压，肾功能一般正常。

第四节　肾脏病的常用检查方法

一、 尿液检查

尿液检查是一种简便、无创、准确的检查方法，对于肾脏病的诊断具有很重要的意义。

（一）一般性状检查

1. 尿量

正常成年人每日尿量在500～2500ml，平均1500ml，与水的摄入和丢失有关。24小时尿量少于400ml或每小时少于17ml称为少尿；24小时尿量少于100ml称为无尿。常见于各种类型的急性肾损伤。24小时尿量长期超过2500ml称为多尿，生理性多尿见于习惯性大量饮水或者进食有利尿作用的食物。病理性多尿见于慢性肾炎后期肾脏浓缩功能下降，肾小管—间质疾病，急性肾小管坏死多尿期，高血压肾损害，糖尿病，中枢性疾病如中枢性尿崩症等。

2. 颜色

正常尿液呈淡黄色，深浅与尿浓缩程度有关，也与某些食物、药物有关。如尿液呈红色，可能是血尿、血红蛋白尿或某些药物作用；黄褐色可见于各种黄疸；乳白色可见于乳糜尿或脓尿等。

3. 透明度

正常尿液新鲜时是透明的，静置后会有轻微混浊。新鲜尿液即混浊，见于血尿、脓尿、菌尿、脂肪尿、乳糜尿等。

4. 泡沫

正常尿液可有少量泡沫，大量蛋白尿时可产生大量的白色泡沫，这是由于蛋白质改变了尿液的表面张力。

5. 气味

正常的新鲜尿液无明显气味，放置后有氨气的味道。新鲜尿液即有氨味，提示慢性泌尿系统感染。糖尿病酮症酸中毒时尿液有烂苹果味，某些食物和药物也可能导致尿液有特殊味道。

6. 酸碱度

正常尿液一般呈弱酸性，平均pH值6.5左右。某些药物和食物可以影响尿液的酸碱度。

7. 比重

正常饮食下，尿液比重为1.015～1.025，大量饮水后比重可以降至1.003以下，失水情形下可达到1.030，如正常饮水尿比重仍然偏低，可能是肾脏浓缩功能障碍。

（二）尿化学检查

1. 蛋白质定性检查

常见蛋白尿分类及原因：肾小球性，因肾小球滤过膜屏障受损所致，常见于各种肾小球肾炎、肾病综合征、肾小管性蛋白尿、溢出性蛋白尿。

2. 尿糖定性检查

正常尿糖定性为阴性。血糖增高性糖尿，常见于糖尿病、甲状腺功能亢进、胰腺炎症。血糖正常性糖尿，常见于肾性糖尿，由肾小管重吸收功能不全、肾糖阈降低所致。

3. 尿蛋白定量检查

正常人尿蛋白为40～80mg/d，最多不超过150mg/d。大量蛋白尿，尿蛋白大于3.5g/d；中等量蛋白尿，尿蛋白1～3.5g/d；轻度蛋白尿，尿蛋白小于1g/d。尿蛋白定量可以帮助肾脏病的诊断；可以追踪观察患者病情变化；可以观察疗效。

（三）尿液沉渣显微镜检查

1. 红细胞

正常人尿液中红细胞应该少于3个/HP。如在HP下红细胞超过3个而尿液外观无血液颜色，称为镜下血尿；如尿液呈红色或者洗肉水样，则称肉眼血尿。用位相显微镜观察新鲜尿液，如果红细胞来自肾小球，可见红细胞发生变形；如果来自泌尿系统其他地方，红细胞则保持完整。意义：变形红细胞可见于急、慢性肾小球肾炎；正形红细胞可见于炎症、肾结核、泌尿系统结石、肾脏肿瘤、出血性疾病等。

2. 白细胞

正常尿液沉渣白细胞小于5个/HP，如果超过5个/HP称为镜下脓尿，提示各类泌尿系统炎症。

3. 管型

管型是远曲肾小管和集合管里的Tamm-horsfall蛋白凝固而成。管型的种类及意义：①透明管型。正常人偶见，剧烈运动、发热常见。各种肾炎、间质性肾炎往往与其他类型的管型同时出现。②细胞管型。红细胞管型见于各种急、慢性肾炎，肾肿瘤、肾结核；白细胞管型见于急、慢性肾盂肾炎；上皮管型见于肾小管的损伤，提示肾小管病变、中毒等。③颗粒管型。指管型嵌有大小不等的颗粒，这些颗粒是血浆蛋白，多见于慢性肾小球肾炎。④脂肪管型，管型内含有大量脂肪滴，肾病综合征大量蛋白尿时可见，也可见于类脂性肾病。⑤肾衰竭管型。是损坏的肾小管上皮细胞碎屑在明显扩张的集合管内凝集而成，提示急性肾衰竭，或者慢性肾衰竭急性变化。⑥蜡样管型。似透明管型，折光性强，容易折断，边缘常有缺口，见于慢性肾衰竭晚期及肾淀粉样变性。

4. 上皮细胞

扁平上皮细胞多见于女性阴道分泌物污染，一般无临床意义；移行上皮细胞多见于泌尿系统炎症；肾小管上皮细胞呈圆形或多边形，在肾移植术后一周内多见，随后逐渐消失，如发生排斥反应，则再度大量出现。

5. 盐类结晶

如草酸钙结晶大量出现并血尿，可能是肾结石；尿酸结晶伴血尿，可能是痛风合并尿酸性结石；氨基酸结晶正常人尿中基本不见，如大量出现，可见于氨基酸代谢障碍的先天性疾病。

二、肾功能检查

肾脏的基本功能单位是肾单位，每个肾单位由肾小球和肾小管组成，因此检查肾功能就是检查肾小球功能和肾小管功能。

（一）肾小球功能检查

肾小球的主要功能是滤过，故肾小球滤过率（GFR）是肾小球功能的代表。由于检测肾小球滤过率的方法价格昂贵，技术难度较高，临床实用价值不大，故临床上，内生肌酐清除率（Ccr）是最常用的评估肾小球功能的方法，一般，都将 Ccr 等同于 GFR。内生肌酐清除率（Ccr）计算公式为

Ccr=（140－年龄）×体重（kg）/［72×Scr（mg/dl）］或

Ccr=［（140－年龄）×体重（kg）］/［0.818×Scr（μmol/L）］

内生肌酐清除率计算过程中应注意肌酐的单位，女性按计算结果×0.85。

慢性肾脏疾病（CKD）的 GFR 分期，见表 2-4-1。

表 2-4-1　慢性肾脏疾病的 GFR 分期

GFR 分期	GFR［ml/（min·1.73m²）］	表　述
G1	≥90	正常或增高
G2	60～89	轻度下降
G3a	45～59	轻到中度下降
G3b	30～44	中到重度下降
G4	15～29	重度下降
G5	<15	肾衰竭

注：在缺少肾损伤证据时，G1 和 G2 期均不能诊断为慢性肾脏病。

（二）肾小管功能的检查

1. 远端肾小管功能检查

检测远端肾小管功能的方法有多种：浓缩稀释试验、尿渗透压测定、自由水清除率等。临床上比较实用和比较准确的，就是浓缩稀释试验。具体方法：试验前一晚 8 时后禁饮食，试验日正常进食，每餐含水量约 500ml，但不饮用任何液体。晨 8 时排尿弃去，上午 10、12 时和下午 2、4、6、8 时共留尿 6 次，自晚上 8 时到第 2 日清晨 8 时全部尿液为夜尿，分别测定 7 个标本的尿量和比重。参考值：成人尿量 1000～2000ml/24h，夜尿量小于 750ml，昼尿量与夜尿量比值为 3∶1～4∶1，昼夜尿中至少一次尿比重大于 1.018，最高与最低尿比重差大于 0.009。如尿量增多（24 小时尿量大于 2500ml）、夜尿量大于 750ml 提示远端肾小管浓缩功能障碍；尿比重均低于 1.006 且尿量明显增多，为尿崩症的表现；尿比重固定在 1.010，称为等张尿，提示肾小管浓缩稀释功能基本丧失。

2. 近端肾小管功能检查

近端肾小管能重吸收多种物质，例如葡萄糖、氨基酸、大多数电解质等，因此测量尿液中各种物质的含量，例如尿糖、尿氨基酸、尿磷等，对于评价近端肾小管功能有一定意义。

尿 β_2-微球蛋白检查：原尿中的 β_2-微球蛋白基本会被近端肾小管重吸收并分解破坏。因此尿中 β_2-微球蛋白含量增加，反映近端肾小管重吸收功能下降。要注意，部分疾病尤其某些肿瘤，血液中 β_2-微球蛋白会升高，导致尿液中 β_2-微球蛋白也升高。因此，应同时检测血的 β_2-微球蛋白，只有血液 β_2-微球蛋白水平正常，尿 β_2-微球蛋白升高才反映近端肾小管功能下降。该检查也可以用于鉴别上、下尿路感染。

3. 肾小管尿酸化功能的检查

评价肾小管酸化功能常用的试验有氯化铵负荷试验和碳酸氢根重吸收试验。

碳酸氢根重吸收试验方法：静脉注射 5%碳酸氢钠 500ml，每分钟 4ml，每小时收集尿液并抽血，检测血和尿液的 HCO_3^-、肌酐，然后计算 HCO_3^- 排泄分数。其公式：HCO_3^- 排泄分数＝［尿 HCO_3^-（mmol/L）×血肌酐（mg/dl）］/［血 HCO_3^-（mmol/L）×尿肌酐（mg/dl）］×100。正常人 HCO_3^- 排泄分数为 0。通过用一定量的碳酸氢盐，增加肾小管重吸收 HCO_3^- 的负荷，如近端肾小管发生损害，其重吸收碳酸氢盐的功能减退。近端肾小管酸中毒时 HCO_3^- 排泄分数常大于 15%，远端肾小管酸中毒时 HCO_3^- 排泄分数常小于 5%。

氯化铵负荷试验：①单剂负荷法。一次性服用氯化铵 0.1g/kg，服药后 2～8 小时每小时收集 1 次尿液，测定尿液的 pH 值。②3 日氯化铵负荷法。每日服氯化铵 0.1g/kg，分 3 次服，连服 3 日。第 3 日收集尿液，每小时 1 次，共 5 次，测定尿液的 pH 值。这 2 种方法均是通过服用一定量的氯化铵，使机体产生酸中毒，而远端肾小管如果功能正常，就能通过分泌 H^+ 和 NH_4^+，使尿液酸化从而纠正酸中毒。检测尿液的 pH 值即可判断远端肾小管有无酸化功能障碍。如果每次尿液 pH 值不低于 5.5，提示远端肾小管酸化功能障碍。注意，如果有明显肝功能损害的应改用氯化钙，如果已经严重酸中毒的不适宜进行。

三、 肾脏病免疫学检查

（一）自身抗体

1. 抗核抗体（ANA）

是一类以细胞核成分为靶抗原的自身抗体，几乎所有系统性红斑狼疮（SLE）的患者都呈阳性，但其他多种自身免疫性疾病阳性率也高达20%～30%，特异性较差。

2. 抗双链DNA抗体（dsDNA）

对SLE的特异性高，而且抗双链DNA抗体是SLE活动的标志性抗体，病情静止时滴度会下降甚至转阴。其他疾病，例如类风湿关节炎、慢性肝炎、干燥综合征也可能出现阳性，但一般滴度不高，要注意。

3. 抗Sm抗体

是细胞核浆成分的抗体，为SLE所特有，特异性达99%，但敏感性较差，只有25%左右。

4. 抗核糖核蛋白（RNP）抗体

是细胞核浆粗颗粒的抗体，核仁和胞质呈阴性。常见于混合性结缔组织病；SLE阳性率30%～40%。

5. 抗SSA/Ro抗体

见于干燥综合征（阳性率达90%），也见于20%～60%的SLE，胆汁性肝硬化、慢性肝炎也可阳性。

6. 抗SSB抗体

也是干燥综合征的抗体，大多数情形下与抗SSA/Ro抗体同时出现。SLE的阳性率较抗SSA/Ro抗体低（9%～35%）。

7. 抗 Scl-70 抗体

几乎只存在于进行性系统性硬化症（PSS）中，是其特异性抗体。

8. 抗着丝点抗体

主要与局限型系统性硬化症（如雷诺现象、食管运动障碍等）相关。

（二）抗组织细胞抗体

1. 抗肾小球基底膜抗体

是抗基底膜肾小球肾炎的特异性抗体，包括急进性肾炎、肺出血-肾炎综合征等。

2. 抗中性粒细胞胞浆抗体（ANCA）

分为胞浆型（C-ANCA）和核周型（P-ANCA），C-ANCA 阳性见于多种血管炎，对于韦格纳肉芽肿的诊断特异性和敏感性都强；P-ANCA 阳性主要见于多发性微动脉炎。

3. 抗心磷脂抗体（ACA）

SLE 阳性率高，类风湿关节炎、免疫性血小板减少性紫癜也可阳性。SLE 患者 ACA 阳性容易发生血栓，容易导致自发性流产。

（三）补体系统

检测补体的改变对了解疾病对于补体的消耗、了解疾病的活动性及指导治疗和预后有意义。如果患者血清 C4 正常、C3 降低，提示存在非免疫复合物依赖的旁路补体激活，如果 C3、C4 均降低提示抗原抗体激活经典途径。常见肾脏病血清补体的改变，见表 2-4-2。

表 2-4-2　常见肾脏病血清补体的改变

疾病	C_{1q}	C_4	C_3
微小病变性肾小球肾炎（MCD）	N	N	N
急性肾炎	↓	↓	↓
系膜增生性肾小球肾炎（MsPGN）	N	N	N
膜增生性肾小球肾炎Ⅰ型（MPGN Ⅰ）	↓	↓	↓
膜增生性肾小球肾炎Ⅱ型（MPGN Ⅱ）	N	N	N
膜性肾病（MGN）	N	N	N
SLE	↓	↓	↓
局灶性节段性肾小球硬化症（FSGS）	N	N	N
IgA 肾病（IgAN）	N	N	N
紫癜性肾炎	N	N	N

注：N 代表正常。

四、X 线检查

（一）尿路平片

X 线检查可了解肾脏大小和形态。90%的尿路结石是含钙或者镁的 X 线阳性结石，可以通过尿路平片了解有无结石，及结石的大小、位置等。

（二）静脉肾盂造影

静脉肾盂造影是了解尿路解剖学结构的常用方法，对于肾及输尿管结石、慢性肾盂肾炎、多囊肾、海绵肾、输尿管狭窄及尿路畸形有很好的判断效果。该检查一般应用含碘造影剂，注意碘过敏的患者慎用。另外，造影剂对于肾脏有一定毒性，所以对于肾功能不全或者血容量不足的患者要慎用。

（三）逆行肾盂造影

对于了解输尿管及肾盂肾盏结构有帮助，尤其适用于不适宜静脉使用造影剂的患者。

（四）肾动脉造影

选择性肾动脉造影，是通过插入导管，注入造影剂的方法，是判断肾动脉狭窄的有效方法。

（五）电子计算机体层摄影（CT）

已经广泛应用于临床，并逐步替代很多的其他方式的检查。对于了解肾脏及尿路的解剖结构、形态，效果比较好。

五、超声波检查

超声波检查，即B超检查，是无创检查，对检查肾脏结构及血流、残余尿等有比较满意的效果，是临床上最常用的检查方法。常用于：①肾结石。对于各种成分的肾内结石均可发现，对于输尿管中下段的结石一般难以检出。②肾脏肿物。③肾积水的多少。是首选检查。④肾囊肿。是准确率最高的检查方法。⑤膀胱残余尿量。可以准确了解膀胱残余尿量。⑥某些先天性肾脏和尿路畸形，如马蹄肾等。⑦肾脏血流量。⑧B超可引导各种穿刺、介入检查、治疗，如肾活检、肾盂穿刺引流、肾囊肿穿刺治疗等。

六、核素检查

静脉注射放射性示踪剂后，用肾图仪下体外测定两侧肾区的放射性，能比较准确反映肾功能。该检查基本无创，且不受肾功能不全的限制，尤其是能了解单侧肾脏的功能，也能间接评估肾动脉有无狭窄。

七、肾穿刺活检

肾穿刺活检是诊断肾脏病、指导治疗、判断预后及评估治疗效果的一种重要手段。

（一）适应证

1. 肾炎综合征

可了解肾脏损伤的程度，可判断肾损害的原因，可指导制定治疗方案，可估计预后。尤其对于有明显肾功能不全或者肾功能下降较快的，更应该尽快行病理检查。

2. 肾病综合征

可了解病埋类型，指导治疗，尤其对于常规皮质激素治疗效果不佳者，血压升高者，肾功能下降较快者。

3. 长期的无症状肾小球性血尿

4. 无症状性蛋白尿

尤其是尿蛋白大于1.0g/24h。

5. 狼疮性肾炎（LN）

常规应该作肾活检，可根据病理类型及病理活动度评分，制定合适的治疗方案，也可以评估预后及治疗效果。

6. 急性肾损伤（AKI）

不明原因的急性肾损伤，肾活检是必要的，可以判断病因，尤其是判断是否为肾小管坏死，并判断是否需要予肾上腺皮质激素治疗。

7. 肾移植患者出现肾功能下降时

肾活检可鉴别急性排斥、药物（如环孢素）中毒、急性肾小管坏死、肾病复发等，并根据病因制定治疗方案。

（二）禁忌证

1. 绝对禁忌证

①明显的活动性出血倾向。②独肾或者一侧肾脏丧失功能，相当于独肾（移植肾不在此列）。

2. 相对禁忌证

①不能合作者。②身体状况差难以承受者。③严重肥胖、水肿者。④严重高血压未受控制。⑤肾脏活动性感染。⑥严重肾积水、巨大肾囊肿或者肿瘤等。

（三）并发症

肾穿刺活检是非常安全、低风险的有创性检查手段，约有万分之六患者发生严重并发症，其中万分之一可能导致死亡。最常见的并发症为肉眼血尿，轻者数天自行消失，严重者需要绝对卧床休息；血肿，一般大多数患者可有1～2cm肾包膜下血肿，不需要特别处理，会自行吸收，如果发生大血肿，可能伴血容量下降、休克等表现，需要绝对卧床，补充血容量，待B超检查提示血肿已经机化，方可下床活动；其他少见并发症，如动静脉瘘、肾盏瘘，甚至肾破裂。

第五节　肾脏病的诊治原则

一、肾脏病的诊断思路

（一）有无肾脏病

根据尿液检查有无异常、血生化检查肾功能有无异常、肾脏影像学检查有无异常这三个方面去判断，如这三方面任何检查有异常，很可能有肾脏病。

（二）判断肾脏哪个部位出现异常

①是否肾小球出现病变？尿有无白蛋白、肾小球性血尿。②肾小管是否出现病变？有无酸中毒、电解质异常，有无低比重尿。③肾间质是否出现病变。有无药物食物过敏、中毒史，有无肾功能损害，肾间质损害一般合并肾小管损害，有无肾小管损害的证据。④肾脏有无感染性疾病。有无腰痛、尿路刺激征、白细胞管型，肾脏影像学检查有无结构改变，有无肾周脓肿。

（三）判断是原发还是继发肾脏病

有无肾脏以外的其他器官、系统的损害，如关节痛、发热、皮疹等。根据病史、各种检查进行鉴别。

二、肾脏病的治疗原则

根据其原发病、功能诊断、有无并发症等采取不同的治疗方案。包括治疗原发病，预防、治疗并发症，保护肾功能，延缓肾功能减退及肾脏替代治疗。

（一）免疫抑制剂控制炎症

大多数肾小球疾病是免疫性疾病，对于合适的患者应用糖皮质激素及其他免疫抑制剂，抑制免疫及炎症反应。

（二）降压治疗

大多数慢性肾脏病患者都会发生血压升高，尤其是慢性肾衰竭患者90%出现高血压，高血压是加速肾功能恶化的重要原因之一，积极控制血压是所有肾脏病治疗的重要环节。控制血压时，应尽可能选择具有保护肾功能的药物，如血管紧张素转换酶抑制剂或血管紧张素Ⅱ受体拮抗剂。

（三）并发症治疗及对症治疗

如控制感染，预防及治疗血栓，调节血脂，保证低蛋白饮食，纠正贫血等，也是保护肾脏，改善预后及生活质量的重要手段。

（四）肾脏替代治疗

包括透析治疗及肾移植，肾脏替代治疗是终末期肾衰竭患者唯一有效的治疗方法。

各　论

第三章 原发性肾小球疾病

第一节 急性肾小球肾炎

急性肾小球肾炎（acute glomerulonephritis，AGN）简称急性肾炎，是以急性肾炎综合征为主要临床表现的一组疾病。其特点为急性起病，患者出现血尿、蛋白尿、水肿和高血压，并可伴有一过性氮质血症。多见于链球菌感染后，其他细菌、病毒及寄生虫感染亦可引起。本节主要介绍链球菌感染后引起的急性肾小球肾炎。

链球菌感染后的急性肾小球肾炎在小儿和青少年中发病较多，也偶见于老年人，男性发病率高于女性，约为（2～3）：1。多数患者预后良好，少数可转为慢性肾炎，极少数可发生急性肾衰竭，甚至危及生命。

本病属于中医“水肿”“风水”“肾风”等范畴。

一、中医病因病机

中医认为，人体水液的运行，有赖于气的推动，即有赖于脾气的升化转输，肺气的宣降通调，心气的推动，肾气的蒸化开合。这些脏腑功能正常，则三焦发挥决渎作用，膀胱气化畅行，小便通利，可维持正常的水液代谢。反之，若因外感风寒湿热之邪，水湿浸渍，疮毒浸淫，饮食劳倦，久病体虚等导致上述脏腑功能失调，三焦决渎失司，膀胱气化不利，体内水液潴留，泛滥肌肤，即可发为本病。

1. 风邪外袭，肺失通调

风邪外袭，内舍于肺，肺失宣降通调，上则不能宣发津液以营养肌肤，下则不能通调水道而将津液的代谢废物变化为尿，以致风遏水阻，风水相搏，水液潴留体内，泛滥肌肤，发为本病。

2. 湿毒浸淫，内归肺脾

脾伤不能升清，肺伤失于宣降，以致水液潴留体内，泛滥肌肤，发为本病。《济生方·水肿》谓：“又有年少，血热生疮，变为肿满，烦渴，小便少，此为热肿。”

3. 水湿浸渍，脾气受困

脾喜燥而恶湿。久居湿地，或冒雨涉水，水湿之气内侵；或平素饮食不节，过食生冷，均可使脾为湿困，而失其运化之职，致水湿停聚不行，潴留体内，泛滥肌肤，发为本病。

4. 湿热内盛

湿热内侵，久羁不化；或湿郁化热，湿热内盛，使中焦脾胃失其升清降浊之能，三焦为之壅滞，水道不通，以致水液潴留体内，泛滥肌肤，发为本病。

二、西医发病机制

本病常因溶血性链球菌感染所致，常见于上呼吸道感染（多为扁桃体炎）、猩红热、皮肤感染（多为脓、疱、疮）等链球菌感染后。感染的严重程度与急性肾炎的发生和病变轻重并不完全一致。本病主要是由感染所诱发的免疫反应引起，链球菌的致病抗原从前认为是胞壁上的 M 蛋白，而现在多认为胞浆成分（内链素 endostreptosin）或分泌蛋白（外毒素 B 及其酶原前体）可能为主要致病抗原，导致免疫反应后可通过循环免疫复合物沉积于肾小球致病，或种植于肾小球的抗原与循环中的特异抗体相结合形成原位免疫复合物而致病。自身免疫反应也可能参与了发病机制。肾小球内的免疫复合物激活补体导致肾小球内皮及系膜细胞增生，并可吸引中性粒细胞及单核细胞浸润，导致肾脏病变。

三、临床表现

急性肾炎多见于儿童，男性多于女性。通常于前驱感染后 1～3 周（平均 10 日）起病，呼吸道感染者的潜伏期较皮肤感染者短。本病起病较急，病情轻重不一，轻者呈亚临床型（仅有尿常规及血清补体C3异常），典型者呈急性肾炎综合征表现，重症者可发生急性肾衰竭。本病大多预后良好，常可在数月内临床自愈。几乎全部患者均有肾小球源性血尿，约30%患者可有肉眼血尿，常为起病首发症状和患者就诊原因。可伴有轻、中度蛋白尿，少数患者（小于20%）可呈肾病综合征范围的大量蛋白尿。80%以上患者均有水肿，常为起病的初发表现，典型表现为晨起眼睑水肿或伴有下肢轻度可凹性水肿，少数严重者可波及全身。约80%患者出现一过性轻、中度高血压，少数患者可出现严重高血压，甚至高血压脑病。肾功能可一过性受损，表现为轻度氮质血症。多于1～2周后尿量渐增，肾功能于利尿后数日可逐渐恢复正常。起病初期血清补体C3及总补体下降，8周内渐恢复正常，对诊断本病意义很大。

四、诊断与鉴别诊断

（一）诊断

链球菌感染后1～3周发生血尿、蛋白尿、水肿和高血压，甚至少尿及氮质血症等急性肾炎综合征表现，伴血清补体C3下降，病情于发病8周内逐渐减轻到完全恢复正常者，即可临床诊断为急性肾炎。若肾小球滤过率进行性下降或病情在2个月内尚未见全面好转者应及时做肾穿刺活检，以明确诊断。

（二）鉴别诊断

1. 以急性肾炎综合征起病的肾小球疾病

系膜毛细血管性肾小球肾炎：临床上除表现急性肾炎综合征外，经常伴肾病综合征。病变持续无自愈倾向。50%～70%患者有持续性低补体血症，8周内不恢复。

系膜增生性肾小球肾炎（IgA肾病及非IgA系膜增生性肾小球肾炎）：部分患者有前驱感染，可呈现急性肾炎综合征，患者血清补体C3一般正常，病情无自愈倾向。IgA肾病患者疾病潜伏期短，可在感染后数小时至数日内出现肉眼血尿，血尿可反复发作，部分患者血清IgA升高。

2. 急进性肾小球肾炎

起病过程与急性肾炎相似，但除急性肾炎综合征外，多早期出现少尿、无尿，肾功能急剧恶化为特征。重症急性肾炎呈现急性肾衰竭者与该病相鉴别困难时，应及时作肾穿刺活检以明确诊断。

3. 系统性疾病肾脏受累

狼疮性肾炎及紫癜性肾炎等可呈现急性肾炎综合征。此外，细菌性心内膜炎肾损害、原发性冷球蛋白血症肾病、血管炎肾损害等也可表现为低补体血症和（或）急性肾炎综合征，根据其他系统受累的典型临床表现和实验室检查，可资鉴别。

当临床诊断困难时，急性肾炎综合征患者需考虑进行肾穿刺活检以明确诊断。肾穿刺活检的指征为：①少尿1周以上或进行性尿量减少伴肾功能恶化者。②病程超过2个月而无好转趋势者。③急性肾炎综合征伴肾病综合征者。

五、治疗

（一）中医治疗

1. 辨证治疗

（1）风水泛滥

症状：浮肿起于眼睑，继则四肢及全身皆肿，甚者眼睑浮肿，眼合不能开，来势迅速，多有恶寒发热，肢节酸痛，小便短少等症。偏于风热者，伴咽喉红肿疼痛，口渴，舌质红，脉浮滑数。偏于风寒者，兼恶寒无汗，头痛鼻塞，咳喘，舌苔薄白，脉浮滑或浮紧。如浮肿较甚，此型亦可见沉脉。

治法：疏风清热，宣肺行水。

代表方：越婢加术汤。

处方举例：麻黄 9g、石膏 30g、白术 15g、甘草 6g、生姜 10g、大枣 10g。若属风热偏盛者，可加连翘、桔梗、板蓝根、鲜白茅根以清热利咽，解毒散结，凉血止血；若风寒偏盛者，去石膏，加紫苏叶、桂枝、防风，以助麻黄辛温解表之力；若咳喘较甚者，可加杏仁、前胡，以降气定喘；若见汗出恶风，卫气已虚者，则用防己黄芪汤加减，以助卫解表；若表证渐解，身重而水肿不退者，可按水湿浸渍证论治。

(2) 湿毒浸淫

症状：身发疮痍，甚则溃烂，或咽喉红肿，或乳蛾肿大疼痛，继则眼睑浮肿，延及全身，小便不利，恶风发热，舌质红，苔薄黄，脉浮数或滑数。

治法：宣肺解毒，利尿消肿。

代表方：麻黄连翘赤小豆汤合五味消毒饮。

处方举例：麻黄 9g、杏仁 10g、桑白皮 10g、连翘 10g、赤小豆 30g、金银花 15g、野菊花 15g、蒲公英 15g、紫花地丁 15g、紫背天葵 15g。若脓毒甚者，当重用蒲公英、紫花地丁；若湿盛糜烂而分泌物多者，加苦参、土茯苓、黄柏；若风盛而瘙痒者，加白鲜皮、地肤子；若血热而红肿者，加牡丹皮、赤芍；若大便不通者，加大黄、芒硝。

(3) 水湿浸渍

症状：全身水肿，按之没指，小便短少，身体困重，胸闷腹胀，纳呆，泛恶，苔白腻，脉沉缓，起病较缓，病程较长。

治法：健脾化湿，通阳利水。

代表方：胃苓汤合五皮饮。

处方举例：白术 15g、茯苓 15g、苍术 15g、厚朴 15g、陈皮 10g、猪苓 15g、泽泻 15g、肉桂 10g、桑白皮 15g、大腹皮 15g、茯苓皮 15g、生姜皮 15g。若上半身肿甚而喘者，可加麻黄、杏仁、葶苈子宣肺泻水而止喘。

(4) 湿热壅盛

症状：遍体浮肿，皮肤绷急光亮，胸脘痞闷，烦热口渴，或口苦口黏，小便短赤，或大便干结，舌红，苔黄腻，脉滑数或沉数。

治法：分利湿热。

代表方：疏凿饮子。

处方举例：羌活 10g、秦艽 10g、大腹皮 15g、茯苓皮 15g、生姜 10g、泽泻 15g、通草 15g、椒目 15g、赤小豆 30g、商陆 10g、槟榔 10g。若腹满不减，大便不通者，可合己椒苈黄丸，以助攻泻之力，使水从大便而泄；尿痛、尿血者，乃湿热之邪下注膀胱，伤及血络，可酌加凉血止血之品，如大小蓟、白茅根等；若肿势严重，兼见气粗喘满，倚息不得平卧，脉弦有力者，系胸中有水，可用葶苈大枣泻肺汤合五苓散加杏仁、防己、木通，以泻肺行水，上下分消；若湿热久羁，化燥伤阴，症见口燥咽干、大便干结者，可用猪苓汤以滋阴利水。

(5) 阴虚湿热

症状：腰背酸胀，烦热口干，身倦乏力，小便色黄或灼热，舌红，苔薄黄或少苔，脉细数。

治法：清热利湿，益气养阴。

代表方：程氏萆薢分清饮、三妙散、二至丸。

处方举例：苍术 10g、黄柏 10g、车前子 15g、萆薢 30g、莲子心 15g、薏苡仁 30g、玉米须 30g、白茅根 30g、女贞子 15g、墨旱莲 20g。气虚明显者，加太子参 20g、黄芪 20g；肾阴虚明显者，可用六味地黄丸加减。

2. 其他治疗

(1) 单方验方

①鱼腥草 15g、半枝莲 15g、益母草 15g、车前草 15g、白茅根 30g，水煎服。②鲜白茅根 250g，水煎服。③玉米须 60g，水煎服。

(2) 耳穴压贴

取耳部肾、肾俞、输尿管、膀胱及交感、神门、肾上腺、三焦、内分泌穴。

(3) 食疗

鲫鱼（鲤鱼）汤：以鲫鱼（鲤鱼）一尾，重 250～500g，去鳞及内脏，砂仁、白蔻仁各 6g 纳入鱼腹内，不放盐，加水煮，喝汤食肉。

(二) 西医治疗

本病治疗以休息及对症治疗为主。急性肾衰竭病例应予透析，待其自然恢复。本病为自限性疾病，不宜应用糖皮质激素及细胞毒药物。

1. 一般治疗

急性期应卧床休息，待肉眼血尿消失、水肿消退及血压恢复正常后逐步增加活动量。急性期应予低盐（每日 3g 以下）饮食。肾功能正常者不需限制蛋白质入量，但氮质血症时应限制蛋白质摄入，并以优质动物蛋白为主。明显少尿者应限制液体入量。

2. 治疗感染灶

以往主张病初注射青霉素 10～14 日（过敏者可用大环内酯类抗生素），但其必要性现有争议。反复发作的慢性扁桃体炎，待病情稳定后（尿蛋白少于＋，尿沉渣红细胞少于 10 个/HP）可考虑做扁桃体摘除，术前、术后两周需注射青霉素。

3. 对症治疗

包括利尿消肿，降血压，预防心脑并发症的发生。休息、低盐和利尿后高血压控制仍不满意时，可加用降压药物。

4. 透析治疗

少数发生急性肾衰竭而有透析指征时，应及时给予透析治疗以帮助患者渡过急性期。由于本病具有自愈倾向，肾功能多可逐渐恢复，一般不需要长期维持透析。

六、 临床思路

诊断急性肾小球肾炎，需排除狼疮性肾炎、紫癜性肾炎、混合性结缔组织病、乙肝相关性肾炎、多发性骨髓瘤以及其他肿瘤的肾损害、遗传性肾炎等，以休息及对症治疗为主。本病属于中医“水肿”“风水”“肾风”等范畴，临床分为风水泛滥、湿毒浸淫、水湿浸渍、湿热壅盛、阴虚湿热等 5 种证型来分型论治，临证当辨明虚实。瘀血在急性肾炎病机中贯彻始终，活血化瘀法当贯穿始终，常用泽兰、益母草、赤芍、牡丹皮、丹参、茜草、川芎、红花等加减化裁，本病预后良好，可完全治愈。

七、 预后

绝大多数患者于 1～4 周内出现利尿、消肿、降压，尿化验也常随之好转。血清补体 C3 在 8 周内恢复正常，病理检查亦大部分恢复正常或仅遗留系膜细胞增生。但少量镜下血尿及微量尿蛋白有时可迁延半年至一年才消失。仅有小于 1%的患者可因急性肾衰竭救治不当而死亡，且多为高龄患者。

本病的远期预后多数病例良好，可完全治愈。一般认为老年患者，有持续性高血压、大量蛋白尿或肾功能损害者预后较差，散发者较流行者预后可能差，肾组织增生病变重，伴有较多新月体形成者预后差。

八、预防调护

本病水肿较甚，应吃无盐饮食，待肿势渐退后，逐步改为低盐，最后恢复普通饮食。忌食辛辣、烟酒等刺激性食物。若因营养障碍致肿者，不必过于强调忌盐，而应适量进食富于营养之蛋白质类饮食。此外，尚须注意摄生，不宜过度疲劳，尤应节制房室，以防斫伤真元；起居有时，预防外感，加强护理，避免压疮。

九、临床验案

患者张某，男，12 岁，初诊日期为 2014 年 7 月 12 日。因“双下肢水肿 10 日”就诊。患者 10 日前上呼吸道感染后出现双下肢水肿，伴咽痛，干咳，发热，头晕，当地医院诊断为“急性扁桃体炎”，经治疗后症状无明显好转，精神不振，纳呆乏力，尿量减少，解浓茶色尿 2 次，后转为淡红色，眼睑浮肿，无恶心呕吐，无腹痛腹泻。症见：双下肢轻度凹陷性浮肿，小便量少，伴腹胀，舌苔薄白，脉浮滑。既往体健。体格检查：体温 37.8℃，双扁桃体Ⅱ度肿大，双眼睑及双下肢浮肿，舌苔薄白，脉浮滑。辅助检查：血常规示白细胞计数 $12\times10^9/L$；尿常规示尿蛋白（+++）、尿红细胞（+++）；双肾彩超未见明显异常。

中医诊断：水肿（风水泛滥证）。西医诊断：急性肾小球肾炎。治法：疏风清热，宣肺行水。处方：麻黄 3g、白术 10g、连翘 10g、桔梗 10g、板蓝根 15g、白茅根 15g，防风 10g、玉米须 15g、茯苓 10g。7 剂，复煎服用。叮嘱患者禁食煎炸热毒及生冷之品，饮食宜清淡富于营养。

复诊：患者 7 日后复诊，无发热，肉眼血尿消失，咽痛、干咳明显好转。原方基础上加用小蓟 10g、生地黄 10g、大青叶 12g、黄芪 15g。半月后复诊，眼睑及双下肢浮肿消退，咽痛消失，尿量增加，复查尿常规正常，随访半年，未再发作。

按语：人体水液的运行，有赖于脾气的升化转输，肺气的宣降通调，心气的推动，肾气的蒸化开合。这些脏腑功能正常，则三焦发挥决渎作用，膀胱气化畅行，小便通利，可维持正常的水液代谢。本例患者因感受风热之邪，肺失宣降通调，以致风遏水阻，风水相搏，水液潴留体内，泛滥肌肤，发为本病。治疗当以疏风清热，宣肺行水为法，予越婢加术汤加减。本病西医诊断为急性肾小球肾炎，饮食调护亦非常关键，当忌食辛辣刺激性食物，适量进食富于营养的蛋白质类饮食，不宜过度疲劳，当起居有时，预防外感，本病的远期预后多数良好。

第二节　急进性肾小球肾炎

急进性肾小球肾炎（rapidly progressive glomerulonephritis，RPGN）是以急性肾炎综合征、肾功能急剧恶化、多在早期出现少尿性急性肾衰竭为临床特征，病理类型为新月体性肾小球肾炎的一组疾病。

急进性肾小球肾炎 2～80 岁均可发病，好发年龄在 30～60 岁。不同地区及人种百分比也有所不同。国外报道男女之比为 2∶1，我国有一组 5244 例次肾活检观察发现 72 例 RPGN 患者，发病率为 1.3%，男女之比为 1∶1.7。

本病属于中医“癃闭”“关格”“肾风”等范畴。

一、中医病因病机

本病的病机往往表现为本虚标实，寒热错杂，病位以肾为主，肾、脾、胃、心、肝、肺同病，其基本病机为脾肾阴阳衰惫，气化不利，湿浊毒邪上逆犯胃。由于标实与本虚之间可以互相影响，使病情不断恶化，因而最终可因正不胜邪，发生内闭外脱，阴竭阳亡的极危之候。

1. 风邪外袭

肺为水之上源。热邪袭肺，肺热气壅，肺气不能肃降，津液输布失常，水道通调不利，不能下输膀胱；又因热气过盛，下移膀胱，以致上下焦均为热气闭阻，气化不利，发为本病。

2. 湿热内蕴

过食辛辣肥腻，酿湿生热，湿热不解，下注膀胱，或湿热素盛，肾热下移膀胱，或下阴不洁，湿热侵袭，膀胱湿热阻滞，气化不利，小便不通，或尿量极少，发为本病。

3. 肝肾阴虚

素体肝肾阴亏，肾虚不能化水，水湿潴留发为水肿、尿少；肝肾阴虚，虚风内动，可致手足搐搦，甚至抽搐。

4. 脾肾虚衰

劳倦伤脾，饮食不节，或久病体弱，致脾虚清气不能上升，则浊气难以下降；年老体弱或久病体虚，肾阳不足，命门火衰，气不化水；或因下焦炽热，日久不愈，耗损津液，以致肾阴亏虚，水府枯竭，发为本病。

二、西医发病机制

RPGN 根据免疫病理可分为三型，其病因及发病机制各不相同：①Ⅰ型又称抗肾小球基底膜型肾小球肾炎，由于抗肾小球基底膜抗体与肾小球基底膜（GBM）抗原相结合激活补体而致病。②Ⅱ型又称免疫复合物型肾小球肾炎，因肾小球内循环免疫复合物的沉积或原位免疫复合物形成，激活补体而致病。③Ⅲ型为少免疫复合物型肾小球肾炎，肾小球内无或仅微量免疫球蛋白沉积。现已证实 50%～80%该型患者为原发性小血管炎肾损害，肾脏可为首发、甚至唯一受累器官或与其他系统损害并存。原发性小血管炎患者血清抗中性粒细胞胞浆抗体（ANCA）常呈阳性。

RPGN 患者约半数以上有上呼吸道感染的前驱病史，其中少数为典型的链球菌感染，其他多为病毒感染，但感染与 RPGN 发病的关系尚未明确。接触某些有机化学溶剂、碳氢化合物如汽油，与 RPGN Ⅰ型发病有较密切的关系。某些药物如丙硫氧嘧啶（PTU）、肼苯达嗪等可引起 RPGNⅢ型。RPGN 的诱发因素包括吸烟、吸毒、接触碳氢化合物等。此外，遗传的易感性在 RPGN 发病中的作用也已引起重视。

三、临床表现

我国以Ⅱ型多见，Ⅰ型好发于青、中年，Ⅱ型及Ⅲ型常见于中、老年患者，男性居多。患者可有前驱呼吸道感染史，起病多较急，病情急骤进展。以急性肾炎综合征（起病急、血尿、蛋白尿、尿少、水肿、高血压），多在早期出现少尿或无尿，进行性肾功能恶化并发展成尿毒症，为其Ⅰ型临床特征，患者常伴有中度贫血。Ⅱ型患者约半数可伴肾病综合征，Ⅲ型患者常有不明原因的发热、乏力、关节痛或咯血等系统性血管炎的表现。

免疫学检查异常主要有抗 GBM 抗体阳性（Ⅰ型）、ANCA 阳性（Ⅲ型）。此外，Ⅱ型患者的血循环免疫复合物及冷球蛋白可呈阳性，并可伴血清补体 C3 降低。B 型超声等影像学检查常显示双肾增大。

四、 诊断与鉴别诊断

（一）诊断

凡急性肾炎综合征伴肾功能急剧恶化，无论是否已达到少尿性急性肾衰竭，应疑及本病并及时进行肾活检。若病理证实为新月体性肾小球肾炎，根据临床和实验室检查能除外系统性疾病，诊断可成立。

（二）鉴别诊断

1. 急性肾小管坏死

常有明确的肾缺血（如休克、脱水）或肾毒性药物（如肾毒性抗生素）或肾小管堵塞（如血管内溶血）等诱因，临床上肾小管损害为主（尿钠增加、低比重尿及低渗透压尿），一般无急性肾炎综合征表现。

2. 急性过敏性间质性肾炎

常有明确的用药史及部分患者有药物过敏反应（低热、皮疹等）、血和尿嗜酸粒细胞增加等，可资鉴别，必要时依靠肾活检确诊。

3. 梗阻性肾病

患者常突发或急骤出现无尿，但无急性肾炎综合征表现，B 超、膀胱镜检查或逆行尿路造影可证实尿路梗阻的存在。

4. 继发性急进性肾炎

肺出血-肾炎综合征（Goodpasture 综合征）、狼疮性肾炎、紫癜性肾炎均可引起新月体性肾小球肾炎，依据系统受累的临床表现和实验室特异检查，鉴别诊断一般不难。

5. 原发性肾小球病

有的病理改变并无新月体形成，但病变较重和（或）持续，临床上可呈现急进性肾炎综合征，如重症毛细血管内增生性肾小球肾炎或重症系膜毛细血管性肾小球肾炎等。临床上鉴别常较为困难，常需做肾活检协助诊断。

五、 治疗

（一）中医治疗

1. 辨证治疗

（1）风邪外袭

症状：浮肿起于眼睑，继则四肢及全身皆肿，甚者眼睑浮肿，眼合不能开，来势迅速，多有恶寒发热，肢节酸痛，小便短少等。偏于风热者，伴咽喉红肿疼痛，口渴，舌质红，脉浮滑数。偏于风寒者，兼恶寒无汗，头痛鼻塞，咳喘，舌苔薄白，脉浮滑或浮紧。如浮肿较甚，此型亦可见沉脉。

治法：疏风清热，宣肺行水。

代表方：越婢加术汤。

处方举例：麻黄 9g、石膏 30g、白术 15g、甘草 6g、生姜 10g、大枣 10g。若属风热偏盛者，可加连翘、桔梗、板蓝根、鲜白茅根以清热利咽，解毒散结，凉血止血；若风寒偏盛者，去石膏，加紫苏叶、桂枝、防风，以助麻黄辛温解表之力；若咳喘较甚者，可加杏仁、前胡，以降气定喘；若见汗出恶风，卫气已虚者，则用防己黄芪汤加减，以助卫解表；若表证渐解，身重而水肿不退者，可按水湿浸渍型论治。

（2）湿热内蕴

症状：眼睑浮肿，延及全身，小便点滴不通，或量少而短赤灼热，小腹胀满，口苦口黏，或口渴不欲饮，或大便不畅，舌苔黄腻，舌质红，脉数。

治法：分利湿热。

代表方：己椒苈黄丸合黄连温胆汤。

处方举例：葶苈子15g、大黄10g、防己15g、椒目10g、黄连10g、茯苓15g、法半夏15g、甘草10g、枳实10g、白术15g、陈皮10g、生姜10g、大枣10g。若恶心呕吐甚者，加竹茹10g；偏热者，加栀子15g、黄芩10g；神昏谵语者，可口服安宫牛黄丸。

（3）肝肾阴虚

症状：小便量极少，呕恶频作，面部烘热，牙宣鼻衄，头晕头痛，目眩，手足搐搦，或抽筋，舌暗红有裂纹，苔黄腻或焦黑而干，脉弦细数。

治法：滋补肝肾，平肝息风。

代表方：六味地黄丸合羚角钩藤汤。

处方举例：熟地黄15g、山茱萸15g、山药15g、茯苓15g、泽泻15g、牡丹皮15g、羚羊角10g、钩藤15g、桑叶15g、菊花15g、白芍15g、生地黄15g、贝母10g、竹茹10g、茯神15g、生甘草6g。

（4）脾肾虚衰

症状：小便不通，或尿量极少而色清，面色苍白或晦滞，畏寒怕冷，下肢欠温，泄泻或大便稀溏，呕吐清水，苔白滑，脉沉细。

治法：温补脾肾，化湿降浊。

代表方：真武汤合防己黄芪汤。

处方举例：熟附子10g、茯苓15g、白术15g、白芍15g、生姜10g、防己15g、黄芪20g。若恶心呕吐，大便秘结者，可合温脾汤加减；纳呆者，加谷芽30g、麦芽30g。

2. 其他治疗

（1）单方验方

紫苏30g、党参15g、白术15g、半夏9g、黄连3g、六月雪30g、绿豆30g、丹参

30g、熟附子 9g（先煎）、生大黄 15g、砂仁 6g（后下）、生姜 6g，水煎服，具有益肾健脾，解毒祛邪之功。

(2) 药浴疗法

取麻黄 30g、桂枝 30g、细辛 30g、羌活 30g、独活 30g、苍术 30g、白术 30g、红花 30g，加水适量煮沸 20 分钟，洗浴 30 分钟，使周身汗出，每日 1 次。

(3) 食疗

①冬瓜皮苡仁汤：冬瓜皮 50g、赤小豆 100g、薏苡仁 50g、玉米须 25g，加水适量，同煮至赤小豆熟透，吃豆饮汤。②车前子粥：车前子 30g、粳米 100g。先将车前子布包煎汁，再入粳米同煮成粥。适用于急进性肾炎尿少患者。

(二) 西医治疗

包括针对急性免疫介导性炎症病变的强化治疗以及针对肾脏病变后果（如水钠潴留、高血压、尿毒症及感染等）的对症治疗两方面。尤其强调在早期做出病因诊断和免疫病理分型的基础上尽快进行强化治疗。

1. 强化疗法

(1) 强化血浆置换疗法

应用血浆置换机分离患者的血浆和血细胞，弃去血浆以等量正常人的血浆（或血浆白蛋白）和患者血细胞重新输入体内。通常每日或隔日 1 次，每次置换血浆 2～4L，直到血清抗体（如抗 GBM 抗体、ANCA）或免疫复合物转阴、病情好转，一般需置换 6～10 次。该疗法需配合糖皮质激素［口服泼尼松 1mg/（kg·d），2～3 个月后渐减］及细胞毒药物［环磷酰胺 2～3mg/（kg·d）口服，累积量一般不超过 8g］，以防止在机体大量丢失免疫球蛋白后有害抗体大量合成而造成“反跳”。该疗法适用于各型急进性肾炎，但主要适用于Ⅰ型；对于肺出血-肾炎综合征和原发性小血管炎所致急进性肾炎（Ⅲ型）伴有威胁生命的肺出血，作用较为肯定、迅速，应首选。

(2) 甲泼尼龙冲击伴环磷酰胺治疗

强化治疗之一。甲泼尼龙 0.5～1.0g 溶于 5%葡萄糖液中静脉点滴，每日或隔日 1 次，3 次为一疗程。必要时间隔 3～5 日可进行下一疗程，一般不超过 3 个疗程。甲泼尼龙冲击疗法也需辅以泼尼松及环磷酰胺常规口服治疗，方法同前。也可用环磷酰胺冲击疗法（0.8～1g溶于5%葡萄糖液静脉点滴，每月1次），替代常规口服，可减少环磷酰胺的毒副作用，其确切优缺点和疗效尚待进一步总结。该疗法主要适用Ⅱ、Ⅲ型，Ⅰ型疗效较差。用甲泼尼龙冲击治疗时，应注意继发感染和钠、水潴留等不良反应。

2. 替代治疗

凡急性肾衰竭已达透析指征者应及时透析。对强化治疗无效的晚期病例或肾功能已无法逆转者，则有赖于长期维持透析。肾移植应在病情静止半年（Ⅰ型、Ⅲ型患者血中抗GBM抗体、ANCA需转阴）后进行。

六、临床思路

本病临床呈现急进性肾炎综合征表现，短期内肾功能急剧恶化，病理为新月体性肾小球肾炎，根据临床和实验室检查能除外系统性疾病，诊断可成立。必须尽早进行强化治疗，而且如此积极治疗疗效也常不好，预后差。因本病病情复杂，发展较快，治疗存在较多困难，当以辨病和辨证相结合、中药和西药相结合作为提高疗效的关键。本病可分为急性期、慢性期，急性期的治疗应立足于西医，以中医药减轻副作用；慢性期需要替代治疗的患者，中药以温补脾肾为主，尽可能促进受损的肾组织结构的重构；对于部分不需要替代治疗，但肾功能尚未恢复正常，处于疾病恢复期的患者，则应以中医药治疗为主，西医对症处理为辅。

七、预后

患者若能得到及时明确诊断和早期强化治疗，预后可得到显著改善。早期强化治疗可使部分患者得到缓解，避免或脱离透析，甚至少数患者肾功能得到完全恢复。若诊断不及时，早期未接受强化治疗，患者多于数周至半年内进展至不可逆肾衰竭。影响患者预后的主要因素有：①免疫病理类型。Ⅲ型预后较好，Ⅰ型预后差。②强化治疗是否及时。临床无少尿，病理尚未显示广泛不可逆病变（纤维性新月体、肾小球硬化或间质纤维化）时，即开始治疗者预后较好，否则预后差。③老年患者预后相对较差。

本病缓解后的长期转归，以逐渐转为慢性病变并发展为慢性肾衰竭较为常见，故应特别注意采取措施保护残存肾功能，延缓疾病进展和慢性肾衰竭的发生。部分患者可长期维持缓解。仅少数患者（以Ⅲ型多见）可复发，必要时需重复肾活检，部分患者强化治疗仍可有效。

八、预防调护

预防链球菌感染，治疗期间防止合并感染，避免使用对肾脏有损害的药物。本病水肿、少尿期间应予无盐或低盐饮食，并严格控制水分的摄入；出现肾衰竭期间应予高热量优质蛋白饮食，控制含钾高的食物，忌食辛辣肥甘之品。

九、临床验案

患者陈某，男，58岁，初诊日期为2016年3月20日。因“双下肢浮肿反复发作2月，加重3日”就诊。患者2月前无明显诱因出现眼睑浮肿，延及全身，伴小便减少，纳差乏力，未予诊治。近3日症状加重，小便量少而短赤灼热，小腹胀满，恶心呕吐，大便不畅，今来广州中医药大学第一附属医院就诊。症见：双下肢中度凹陷性浮肿，恶心欲呕，咳嗽气促，小便少，量约200ml/d，大便黏腻不爽，眠差。否认高血压、糖尿病病史。体格检查：双下肢中度凹陷性浮肿，双肾叩击痛阴性。舌质红，舌苔黄腻，脉数。辅助检查：血常规示血红蛋白105g/L；尿常规示尿蛋白（＋＋＋）、尿红细胞（＋＋＋）；血管炎检查示P-ANCA（＋）；生化示血肌酐453μmol/L。双肾彩超未见明显异常。

中医诊断：水肿（湿热内蕴证）。西医诊断：急进性肾小球肾炎。治法：分利湿热（同时使用激素40mg/d）。处方：葶苈子15g、大黄10g、防己15g、椒目10g、黄连10g、茯苓15g、法半夏15g、甘草10g、枳实10g、白术15g、陈皮10g。15剂，复煎服用。叮嘱患者禁食煎炸热毒之品，饮食宜清淡富于营养。

复诊：患者半个月后复诊，病情有改善，恶心欲呕减轻，小便量增多。原方基础上加五皮饮（桑白皮15g、陈皮15g、大腹皮15g、茯苓皮15g、生姜皮15g）利水消肿，桔梗15g宣肺利水。半个月后复诊，水肿明显减轻，纳差乏力好转，继续服1

月，患者诸症基本消失。

按语：急进性肾小球肾炎属临床危重病，死亡率高，临床疗效差。治疗宜争分夺秒，必须尽早进行强化治疗。本例患者确诊后立即使用糖皮质激素治疗，疗效确切。本病中医属“水肿”范畴，患者湿热不解，下注膀胱，或湿热素盛，肾热下移膀胱，膀胱湿热阻滞，气化不利，小便不通，发为本病，本病易发生正不胜邪，内闭外脱，阴竭阳亡的极危之候。本患者属湿热内蕴证，故以分利湿热为法，方拟己椒苈黄丸合黄连温胆汤加减，同时配合糖皮质激素抑制急性免疫炎症反应，二者合用1月见效，邪去后继续中西医结合治疗以巩固疗效。

第三节　慢性肾小球肾炎

慢性肾小球肾炎（chronic glomerulonephritis）简称慢性肾炎，是以蛋白尿、血尿、高血压、水肿为基本临床表现，起病方式各有不同，病情迁延，病变缓慢进展，可有不同程度的肾功能减退，最终发展为慢性肾衰竭的一组肾小球病。由于本组疾病的病理类型及病期不同，主要临床表现可各不相同。

本病属于中医水肿病中“石水”范畴，无水肿表现者可归属“腰痛”“尿血”范畴。

一、中医病因病机

本病的病位在肺、脾、肾三脏，与心有密切关系。基本病机是肺失宣降通调，脾失转输，肾失开合，膀胱气化失常，导致体内水液潴留，泛滥肌肤。在发病机制上，肺、脾、肾三脏相互联系，相互影响，如肺脾之病久必及肾，导致肾虚而症状加重；肾阳虚衰，火不暖土，则脾阳也虚，土不制水，则使水肿更甚；肾虚水泛，上逆犯肺，则肺气不降，失其宣降通调之功能，而加重本病。瘀血阻滞，三焦不利，往往使病症顽固难愈。

1. 风邪外袭

肺为水之上源。热邪袭肺，肺热气壅，肺气不能肃降，津液输布失常，水道通调不利，不能下输膀胱；又因热气过盛，下移膀胱，以致上下焦均为热气闭阻，气化不利，发为本病。

2. 湿热内蕴

过食辛辣肥腻，酿湿生热，湿热不解，下注膀胱，或湿热素盛，肾热下移膀胱，或下阴不洁，湿热侵袭，膀胱湿热阻滞，气化不利，小便不通，或尿量极少，发为本病。

3. 脾肾虚弱

劳倦伤脾，饮食不节，或久病体弱，致脾虚清气不能上升，则浊气难以下降；年老体弱或久病体虚，或先天不足，肾气不充，或劳欲过度、生育不节导致肾阳不足，命门火衰，气不化水，发为本病。

4. 瘀血内阻

气滞血瘀，瘀血阻滞经络，损伤脾肾而形成本病。

二、西医发病机制

慢性肾炎的病因、发病机制和病理类型不尽相同，但起始因素多为免疫介导炎症。起病前多有上呼吸道感染或其他部位感染，少数慢性肾炎可能是由急性链球菌感染后肾炎演变而来，但大部分慢性肾炎并非由急性肾炎迁延而来，而由其他原发性肾小球疾病直接迁延发展而成，起病即属慢性肾炎。该病根据其病理类型不同，可分为如下几种类型：①系膜增生性肾小球肾炎。免疫荧光检查可分为 IgA 沉积为主的系膜增生性肾小球肾炎和非 IgA 系膜增生性肾小球肾炎。②膜性肾病。③局灶节段性肾小球硬化症。④系膜毛细血管性肾小球肾炎。⑤增生硬化性肾小球肾炎。

三、临床表现

慢性肾炎可发生于任何年龄，但以青中年为主，男性多见。多数起病缓慢、隐袭。临床表现呈多样性，蛋白尿、血尿、高血压、水肿为其基本临床表现，程度可不同。肾功能减退，病情时轻时重、迁延，渐进性发展为慢性肾衰竭。早期患者可有乏力、疲倦、腰部疼痛、纳差；水肿可有可无，一般不严重。有的患者可无明显临床症状。实验室检查多为轻度尿异常，尿蛋白常在 1～3g/d，尿沉渣镜检红细胞可增多，可见管型。血压可正常或轻度升高。有的患者除上述慢性肾炎的一般表现外，血压（特别是舒张压）持续性中等以上程度升高，患者可有眼底出血、渗出，甚至视乳头水肿，如血压控制不好，肾功能恶化较快，预后较差。另外，部分患者因感染、劳累呈急性发作，或用肾毒性药物后病情急骤恶化，经及时去除诱因和适当治疗后病情可一定程度缓解，但也可能由此而进入不可逆性慢性肾衰竭。多数慢性肾炎患者肾功能呈慢性渐进性损害，病理类型为决定肾功能损害进展快慢的重要因素，如系膜毛细血管性肾小球肾炎进展较快，膜性肾病进展常较慢。

四、诊断与鉴别诊断

（一）诊断

凡尿化验异常（蛋白尿、血尿、管型尿）、水肿及高血压病史达一年以上，无论有无肾功能损害均应考虑此病，在除外继发性肾小球肾炎及遗传性肾小球肾炎后，临床上可诊断为慢性肾炎。

（二）鉴别诊断

1. 继发性肾小球疾病

如狼疮性肾炎、紫癜性肾炎、糖尿病肾病等，依据相应的系统表现及特异性实验室检查，一般不难鉴别。

2. 遗传性肾炎（Alport 综合征）

常起病于青少年（多在 10 岁之前），患者有眼（球型晶状体等）、耳（神经性耳聋）、肾（血尿，轻、中度蛋白尿及进行性肾功能损害）异常，并有阳性家族史（多为性连锁显性遗传）。

3. 其他原发性肾小球疾病

①隐匿型肾小球肾炎：临床上轻型慢性肾炎应与无症状性血尿和（或）蛋白尿相鉴别，后者主要表现为无症状性血尿和（或）蛋白尿，无水肿、高血压和肾功能减退。②急性感染后肾小球肾炎：有前驱感染并以急性发作起病的慢性肾炎需与此病相鉴别。二者的潜伏期不同，血清补体 C3 的动态变化有助鉴别。此外，疾病的转归不同，慢性肾炎无自愈倾向，呈慢性进展，可资区别。

4. 原发性高血压肾损害

呈血压明显增高的慢性肾炎需与原发性高血压继发肾损害（即良性小动脉性肾硬化症）鉴别，后者先有较长期高血压，其后再出现肾损害，临床上远曲小管功能损伤（如尿浓缩功能减退、夜尿增多）多较肾小球功能损伤早，尿改变轻微（微量至轻度蛋白尿，可有镜下血尿及管型），常有高血压的其他靶器官（心、脑）并发症。

五、 治疗

（一）中医治疗

1. 辨证治疗

（1）风邪袭肺，水湿内停

症状：浮肿起于眼睑，继则四肢及全身皆肿，来势迅速，多有恶寒发热，肢节酸痛，小便短少等。偏于风热者，伴咽喉红肿疼痛，口渴，舌质红，脉浮滑数。偏于风寒者，兼恶寒无汗，头痛鼻塞，咳喘，舌苔薄白，脉浮滑或浮紧。

治法：宣肺利水。

代表方：越婢加术汤、麻黄连翘赤小豆汤。

处方举例：麻黄 9g、石膏 30g、白术 15g、甘草 6g、生姜 10g、大枣 10g、白茅根 30g。若咳喘较甚者，可加杏仁、桑白皮，以降气定喘；若咽痛者，加金银花 18g、连翘 12g。

（2）脾肾阳虚，水湿泛滥

症状：小便不通，或尿量极少而色清，面色苍白或晦滞，畏寒怕冷，下肢欠温，泄泻或大便稀溏，呕吐清水，苔白滑，脉沉细。

治法：温阳利水。

代表方：真武汤、实脾饮、五苓散。

处方举例：熟附子10g、茯苓15g、白术15g、白芍15g、生姜10g、桂枝12g、猪苓30g、厚朴12g。若有胸水者，可加麻黄6g、细辛3g；腹水者，加槟榔15g、郁李仁15g、半边莲30g。

（3）脾肾气虚，精血不足

症状：面色㿠白，神疲乏力，腰膝酸软，纳呆食少，腹胀便溏，夜尿增多，呕吐清水，舌淡苔白滑，脉缓弱。

治法：健脾益气，补肾固摄。

代表方：水陆二仙丹、二至丸、四君子汤、十全大补汤。

处方举例：金樱子20g、芡实15g、女贞子15g、墨旱莲15g、黄芪30g、白术15g、防风10g、菟丝子15g。若腹胀纳呆者，加布渣叶12g；夜尿增多者，加覆盆子15g、莲须9g。

（4）肝肾阴虚，湿热内蕴

症状：面部潮红，头晕头痛，目眩，腰膝酸痛，五心烦热，口干口苦，舌质红，苔少或黄腻，脉弦细数。

治法：滋阴降火，清化湿热。

代表方：知柏地黄汤。

处方举例：熟地黄15g、山茱萸15g、山药15g、茯苓15g、泽泻15g、牡丹皮15g、知母15g、黄柏15g。若咽干而痛，加甘草6g、桔梗10g、玄参15g；腰膝酸痛者，加牛膝15g、杜仲15g；头晕耳鸣者，加女贞子15g、墨旱莲15g；舌苔黄腻者，加黄芩9g、滑石10g。

（5）心肾阳虚，气血郁阻

症状：面色晦暗，畏寒肢冷，头晕头痛，心慌气短，腰酸腰痛，舌质紫暗，或有瘀点、瘀斑，舌苔薄白或浊腻，脉弦涩或弦细。

治法：补益心肾，活血化瘀。

代表方：补阳还五汤、当归芍药散。

处方举例：黄芪 30g、地龙 12g、赤芍 15g、当归 12g、桃仁 9g、红花 6g、丹参 20g、益母草 20g。若心慌气短者，加党参 20g；头晕头痛者，加钩藤 15g、菊花 12g；腰酸腰痛者，加杜仲 12g、牛膝 15g。

2. 其他治疗

（1）单方验方

①玉米须 60g、金沙藤 30g、马鞭草 60g，水煎服，用于慢性肾炎，浮肿而小便不利，尿频而热，或尿检有红、白细胞者。②芡实 30g、白术 12g、茯苓 12g、山药 15g、菟丝子 24g、金樱子 24g、黄精 24g、百合 18g、枇杷叶 9g、党参 9g，用于慢性肾炎脾肾俱虚型蛋白尿。

（2）食疗

①鲫鱼 1 条，约重 250g，剖腹去内脏洗净，装入大蒜末 10g，外包干净白纸，用水湿透，放入谷糠内烧熟。鱼蒜全食，有条件者每日 1 条。适用于慢性肾炎及营养不良性水肿。②糯米 30g、芡实 30g、白果 10 枚（去壳），煮粥。每日服 1 次，10 日为一疗程。此粥具有健脾补肾，固涩敛精之效。③猪肾 1 个、党参 20g、黄芪 20g、芡实 20g。将猪肾剖开，去筋膜洗净，与药共煮汤食用。此方适用于慢性肾炎恢复期及脾肾气虚者。

（二）西医治疗

慢性肾炎的治疗应以防止或延缓肾功能进行性恶化、改善或缓解临床症状及防治严重并发症为主要目的，而不以消除尿红细胞或尿蛋白为目标。可采用下列综合治疗措施。

1. 积极控制高血压和减少尿蛋白

高血压和尿蛋白是加速肾小球硬化、促进肾功能恶化的重要因素，积极控制高血压和减少尿蛋白是两个重要的环节。力争把血压控制在理想水平：尿蛋白大于或等于 1g/d，血压应控制在 125/75mmHg（16.7/10kPa）以下；尿蛋白小于 1g/d，血压控制可放宽到 130/80mmHg（17.3/10.7kPa）以下。尿蛋白的治疗目标则为小于 1g/d。血管紧张素转换酶抑制剂（ACEI）或血管紧张素Ⅱ受体阻滞剂（ARB）除具有降低血压作用外，还有减少尿蛋白和延缓肾功能恶化的肾脏保护作用。肾衰竭患者应用ACEI或ARB要防止高血钾，血肌酐大于264μmol/L（3mg/dl）时务必在严密观察下谨慎使用，少数患者应用ACEI有持续性干咳的副作用。

2. 限制食物中蛋白及磷的摄入量

肾衰竭患者应限制蛋白及磷的入量，采用优质低蛋白饮食或加用必需氨基酸。

3. 糖皮质激素和细胞毒药物

鉴于慢性肾炎为一临床综合征，其病因、病理类型及临床表现、肾功能变异较大，故此类药物是否应用宜区别对待。一般不主张积极应用，但患者肾功能正常或仅轻度受损，肾脏体积正常，病理类型较轻（如轻度系膜增生性肾小球肾炎、早期膜性肾病等），尿蛋白较多，如无禁忌者可试用，无效者逐步撤去。

六、临床思路

慢性肾小球肾炎多数起病缓慢、隐袭，临床表现呈多样性，蛋白尿、血尿、高血压、水肿为其基本临床表现，伴不同程度肾功能减退。需排除自身免疫性疾病、过敏性紫癜、糖尿病肾病、遗传性肾炎等继发性肾小球疾病。本病属于中医水肿病中“石水”范畴，与肺、脾、肾三脏关系最为密切，尤以脾肾亏损为主，有时可累及于肝，临证时应辨明病位、寒热虚实、邪正盛衰。慢性肾小球肾炎是一种慢性疾病，治疗的中心在于脾肾亏虚，补虚可辨证适时使用，无论祛邪补虚，均应考虑长期用药，使用药性平和的药物，并注意纠正可逆因素，才能取得满意的疗效。

七、预后

慢性肾炎病情迁延，病变均为缓慢进展，最终将至慢性肾衰竭。病变进展速度个体差异很大，病理类型为重要因素，但也与是否重视保护肾脏、治疗是否恰当，以及是否避免恶化因素有关。

八、预防调护

本病一旦明确诊断，应积极进行治疗和预防，防止肾功能进行性恶化，尽量避免和延缓患者进入必须接受肾脏替代治疗的阶段。①避免感染、劳累等加重病情的因素。②严格控制饮食，保证充足营养。③积极控制和治疗并发症。④慎用或免用肾毒性和易诱发肾损伤的药物。⑤使用中医药治疗，根据患者病情，辨证论治，立法方药，用传统的中医疗法改善和延缓肾衰竭的进展。

九、临床验案

患者李某，女，56岁，初诊日期为2015年4月18日。因“反复腰痛5年余，加重1周”就诊。患者5年前劳累后出现腰痛，伴疲倦乏力，就诊于当地医院，查血生化示血肌酐约200μmmol/L，诊断为慢性肾小球肾炎，规律服用尿毒清颗粒等药物治疗至今，近1周出现症状加重，今为求助于中医治疗，就诊于广州中医药大学第一附属医院肾病科门诊。症见：神清，精神一般，疲倦乏力，腰酸腰痛，偶有恶心呕吐，口干，无口苦，无气喘气促，无头晕头痛，无恶寒发热，纳眠差，小便调，夜尿3次，大便每日2～3次，质软。否认高血压、糖尿病病史。体格检查：双肾叩击痛阴性。舌淡白，苔薄，脉沉无力。辅助检查：生化示尿素氮13.73mmol/L，血肌酐328μmol/L，尿酸432mmol/L；血气分析示血红蛋白109g/L；尿组合示尿蛋白（+++），尿红细胞（++）。

中医诊断：腰痛（脾肾气虚证）。西医诊断：慢性肾小球肾炎。治法：健脾益气，补肾固摄。处方：党参30g、白术15g、茯苓15g、甘草6g、菟丝子15g、山药30g、当归15g、陈皮10g、砂仁10g（后下）、薏苡仁30g、牛膝15g。7剂，复煎服用。叮嘱患者进食优质蛋白，禁食煎炸热毒及生冷之品。

复诊：患者1周后复诊，腰痛明显缓解，纳差症状改善，原方基础上加杜仲15g、桑寄生15g、川芎15g。10日后复诊，腰痛消失，纳眠可。

按语：本例患者劳倦伤脾，致脾虚清气不能上升，则浊气难以下降；久病体弱，肾气不充，命门火衰，气不化水，发为本病。治疗予四君子汤加减益气健脾，加用菟丝子补肾固摄，患者服用后诸症减轻，1周后原方基础上加用杜仲、桑寄生强腰健骨，川芎活血行气止痛，达到健脾益气、补肾强腰的目的。

第四节　IgA 肾病

IgA 肾病（IgA nephropathy）指肾小球系膜区以 IgA 或 IgA 沉积为主的原发性肾小球病。IgA 肾病是肾小球源性血尿最常见的病因，亚太地区（中国、日本、东南亚和澳大利亚等）、欧洲、北美洲该病分别占原发性肾小球疾病的 40%～50%、20%、8%～12%；也是我国最常见的肾小球疾病，并成为终末期肾脏病（ESRD）重要的病因之一。

本病属于中医“尿血”“水肿”等范畴。

一、中医病因病机

中医认为，本病以阴虚或气虚为本，风邪、湿热、瘀血为标，阴虚常兼湿热，气虚可伴血瘀。

1. 风邪外袭

风邪外袭，内舍于肺，肺失宣降通调，上则津液不能宣发外达以营养肌肤，下则不能通调水道而将津液的代谢废物变化为尿，以致风遏水阻，水道不利，热结下焦，可致水肿和尿血。

2. 肝肾阴虚

素体阴虚，或烦劳过度，以致肝肾阴虚，阴虚则生内热，热伤肾络则尿血。

3. 脾肾气虚

素体气虚，或劳累过度，伤及脾肾，以致脾肾气虚，脾不升清，肾失封藏，则出现蛋白尿，气不摄血，可出现血尿。

二、西医发病机制

IgA 肾病患者常在呼吸道或消化道感染后发病或出现肉眼血尿，故以往强调黏膜免疫与 IgA 肾病发病机制相关。近年的研究证实，IgA 肾病患者血清中 IgA 较正常人显著增高。IgA 肾病患者血清中 IgA 的铰链区存在糖基化缺陷，这种结构异常的 IgA 不易与肝细胞结合和被清除，导致血循环浓度增高，并有自发聚合倾向形成多聚 IgA 或与抗结构异常 IgA 的自身抗体形成 IgA 免疫复合物，进而沉积在肾小球系膜区。IgA 肾病患者血循环中多聚 IgA 或 IgA 免疫复合物与系膜细胞有较高亲和力，两者结合后，诱导系膜细胞分泌炎症因子、活化补体，导致 IgA 肾病病理改变和临床症状。

三、临床表现

几乎所有患者均有血尿。好发于青少年，男性多见。起病前多有感染，常为上呼吸道感染（咽炎、扁桃体炎），其次为消化道、肺部和泌尿道感染。部分患者常在上呼吸道感染后（24～72 小时，偶可更短）出现突发性肉眼血尿，持续数小时至数日。肉眼血尿发作后，尿红细胞可消失，也可转为镜下血尿；少数患者肉眼血尿可反复发作。部分患者呈持续性或间断性镜下血尿，可伴或不伴轻度蛋白尿；其中少数患者病程中可有间发性肉眼血尿。伴或不伴轻度蛋白尿的无症状血尿，无水肿、高血压和肾功能减退，临床称之为无症状性血尿和（或）蛋白尿（也称隐匿型肾小球肾炎）。10％～15％患者呈现血尿、蛋白尿、高血压、尿量减少、轻度水肿等急性肾炎综合征的表现。IgA 肾病早期高血压并不常见（小于 5％～10％），随着病程延长高血压发生率增高，年龄超过 40 岁 IgA 肾病患者高血压发生率为 30％～40％。IgA 肾病已成为终末期肾脏病（ESRD）重要的病因之一。

四、诊断与鉴别诊断

（一）诊断

本病诊断依靠肾活检标本的免疫病理学检查，即肾小球系膜区或伴毛细血管壁

IgA 为主的免疫球蛋白呈颗粒样或团块样沉积。诊断原发性 IgA 肾病时，必须排除肝硬化、过敏性紫癜等所致继发性 IgA 沉积的疾病后方可成立。

（二）鉴别诊断

1. 链球菌感染后急性肾小球肾炎

应与呈现急性肾炎综合征的 IgA 肾病相鉴别，前者潜伏期长，有自愈倾向；后者潜伏期短，病情反复，并结合实验室检查（如血 IgA、C3、ASC）可与其鉴别。

2. 薄基底膜肾病

常为持续性镜下血尿，常有阳性血尿家族史，肾脏免疫病理显示 IgA 阴性，电镜下弥漫性肾小球基底膜变薄。一般不难鉴别。

3. 过敏性紫癜肾炎

肾脏病理及免疫病理与 IgA 肾病相同，但前者常有典型的肾外表现，如皮肤紫癜、关节肿痛、腹痛和黑便等，可鉴别。

4. 慢性酒精性肝硬化

50%～90%的酒精性肝硬化患者肾组织可显示以 IgA 为主的免疫球蛋白沉积，但仅很少数患者有肾脏受累的临床表现。与 IgA 肾病鉴别主要依据为肝硬化是否存在。

五、治疗

（一）中医治疗

1. 辨证治疗

（1）风邪外袭

症状：眼睑微肿，或有发热，咽干咽痛，喉核肿大，口干喜饮，小便短赤，舌质稍红，苔薄黄，脉浮数。

治法：疏风清热。

代表方：银翘散、甘桔汤。

处方举例：金银花 15g、连翘 12g、竹叶 12g、甘草 5g、桔梗 12g、玄参 15g、白茅根 30g、鱼腥草 15g。若咽痛明显者，可加板蓝根、牛蒡子以清热利咽，解毒散结，凉血止血；若肉眼血尿明显者，加小蓟 15g、荠菜 20g。

(2) 肝肾阴虚

症状：腰酸腿软，头晕耳鸣，五心烦热，小便短赤，大便干结，舌红少苔，脉弦细数，兼湿热者可见口干口苦，舌苔黄腻。

治法：滋养肝肾。

代表方：知柏地黄汤。

处方举例：知母 15g、黄柏 15g、生地黄 15g、山药 15g、山茱萸 15g、牡丹皮 15g、白茅根 30g、小蓟 15g、茯苓 15g、泽泻 15g。若兼湿热者，可加茵陈 15g、石韦 20g、萹蓄 15g、苍术 15g、黄柏 15g。

(3) 脾肾气虚

症状：腰膝酸软，夜尿频多，神疲纳呆，腹胀便溏，舌淡，脉沉弱。兼血瘀者舌质紫暗，或有瘀斑。

治法：益气健脾，补肾固摄。

代表方：水陆二仙丹、二至丸、五子衍宗丸。

处方举例：金樱子 20g、芡实 15g、女贞子 15g、墨旱莲 15g、菟丝子 15g、覆盆子 15g、沙苑子 15g、黄芪 30g。兼血虚者，加丹参 15g、益母草 15g。

2. 其他治疗

(1) 单方验方

①鲜白茅根 500g，水煎服，适用于以血尿为主要表现者。②阿胶 15g（烊化）、蒲黄 12g（包煎），水煎服。

(2) 食疗

①茅根粥：新鲜白茅根 60g，加水适量，煮半小时后，取茅根水煮粥，每日 1 次。②土茯苓乌龟汤：乌龟 1 只，土茯苓 90g，将龟放于热水中，使其排尿，然后将

之杀死，切开洗净，去内脏，与土茯苓、水适量煮食，可加盐少许调味。

（二）西医治疗

1. 单纯性血尿或（和）轻微蛋白尿

一般无特殊治疗，避免劳累、预防感冒和避免使用肾毒性药物。对于扁桃体反复感染者应做手术摘除，可减少肉眼血尿发生，降低血 IgA 水平，部分患者可减少尿蛋白。但手术应在感染控制后和病情稳定情况下进行。此类患者一般预后较好，肾功能可望较长期地维持在正常范围。

2. 大量蛋白尿或肾病综合征

肾功能正常、病理改变轻微者，单独给予糖皮质激素常可得到缓解。肾功能受损、病变活动者则需激素及细胞毒药物联合应用。如病理变化重者疗效较差。大量蛋白尿长期得不到控制者，常进展至慢性肾衰竭，预后较差。

3. 慢性肾小球肾炎

以延缓肾功能恶化为主要治疗目的。合并高血压者（包括恶性高血压），积极控制高血压对保护肾功能极为重要。尿蛋白小于 1g/d、肾功能正常者，可应用 ACEI 或 ARB。

六、临床思路

本病确诊需行肾活检，病理表现为肾小球系膜区或伴毛细血管壁 IgA 为主的免疫球蛋白呈颗粒样或团块样沉积。诊断原发性 IgA 肾病时，必须排除肝硬化、过敏性紫癜等所致继发性 IgA 沉积的疾病。本病属于中医“尿血”“水肿”等范畴。IgA 肾病治疗的目标和重点是控制症状、保护肾功能，减少或延缓终末肾衰竭的发生。本病病程冗长，病情时轻时重，反反复复。造成疾病反复和加重的一个重要因素就是感染，特别是呼吸道感染、泌尿系统感染和消化系统感染，因此扶正祛邪为本病治疗原则。IgA 肾病的治疗应辨病与辨证相结合，在明确疾病诊断的基础上进行中医辨证，分型施治，本病以正虚为本，邪实为标，正虚以肾阴虚、肾气虚、脾气虚为主，邪实以风热、瘀血、湿热为要，治疗上采用滋阴补肾、健脾益气、活血化瘀、清热解毒利湿为法。辨病与辨证有机结合，治疗往往收到较好的效果。

七、预后

本病预后与临床表现及病理类型相关。大部分病情进展缓慢，部分最终发生肾衰竭。男性，起病年龄大于 40 岁者预后较差；伴有高血压，尤其是难以控制的高血压，预后较差；肾活检病理检查呈弥漫性、增生性肾小球损害，尤其是伴有新月体形成或局灶性节段性肾小球硬化者预后较差。

八、预防调护

本病常因上呼吸道感染、扁桃体炎而使病情加重，故应预防感冒，可服用玉屏风散；避免过度劳累；忌服辛辣热毒之品，饮食宜清淡，忌烟酒。

九、临床验案

患者林某，女，26 岁，初诊日期为 2015 年 3 月 24 日。因“反复肉眼血尿 10 日”就诊。患者 10 日前上呼吸道感染，出现发热，体温 38.1℃，伴咽干咽痛，口渴喜冷饮，小便短赤，大便干结，当地医院检查尿隐血（＋＋＋），尿红细胞位相示以畸形为主，未系统治疗，今就诊于广州中医药大学第一附属医院肾病科门诊。症见：神清，精神可，自诉无特殊不适，纳眠可，二便调。既往体健。体格检查：体温 37.8℃，专科查体未见明显阳性体征。舌质稍红，苔薄黄，脉浮数。辅助检查：尿组合示尿红细胞（＋＋＋），双肾、膀胱、输尿管彩超未见明显异常，肾活检提示 IgA 肾病。

中医诊断：尿血（风热外袭证）。西医诊断：IgA 肾病。治法：疏风清热。处方：金银花 15g、连翘 12g、竹叶 12g、玄参 15g、白茅根 30g、鱼腥草 15g、板蓝根 15g、牛蒡子 10g。7 剂，复煎服用。叮嘱患者禁食煎炸热毒及生冷之品，饮食宜清淡富于营养。

复诊：患者 1 周后复诊，病情有改善，无发热，肉眼血尿消失。原方基础上加小蓟 15g、荠菜 20g。半月后复诊，无明显不适，肉眼血尿消失，尿潜血（+）。

按语：本例患者感受风热之邪，内舍于肺，肺失宣降通调，上则津液不能宣发外达以营养肌肤，下则不能通调水道而将津液的代谢废物变化为尿，以致风遏水阻，水道不利，热结下焦，灼伤脉络，导致尿血。治疗予金银花、连翘清热解毒，竹叶、玄参养阴除烦，白茅根清热利尿，鱼腥草清肺解毒，板蓝根、牛蒡子解毒利咽，患者服用后热退咽痛消失，1 周后在原方基础上加用小蓟、荠菜加强凉血止血之力，收到了满意的疗效。

第五节　肾病综合征

肾病综合征（nephrotic syndrome，NS）是一种以大量蛋白尿、低蛋白血症、明显水肿和高脂血症为主要表现的临床综合征，可分为原发性、继发性，由多种不同病理类型的肾小球疾病导致。原发性 NS 的诊断，必须认真排除各种病因所致的继发性 NS 后方可成立。继发性肾病综合征的原因很多，常见者为糖尿病肾病、狼疮性肾炎、乙肝相关性肾炎、肾淀粉样变性、新生物、药物、感染、遗传等原因引起的继发性肾病综合征。中青年则应除外结缔组织病、感染、药物引起的继发性肾病综合征，老年人则应除外代谢性疾病及新生物有关的肾病综合征。

引起原发性肾病综合征的病理类型也有多种，以微小病变性肾病、膜性肾病、IgA 肾病、局灶性节段性肾小球硬化症及系膜毛细血管性肾炎 5 种病理类型为常见。其中儿童及少年以微小病变较为多见，而中年以膜性肾病多见。国内系膜增生性病变以 IgA 肾病及非 IgA 型患病率较高，也是肾病综合征的常见病理类型。对于 NS 患者要认真排除遗传性疾病所致的 NS，特别是儿童患者，更应认真询问和调查家族史，了解可能的遗传方式，必要时应做连锁分析及致病基因的定位。

肾病综合征属于中医“水肿”病证范畴。

一、中医病因病机

本病的病因有外邪侵袭，饮食不节，劳倦过度，禀赋不足等。

1. 感受外邪

外感风热、风寒入侵肺系，或皮肤湿毒之邪未从表解，内归脾肺；或外邪循经袭肾，使肺失宣降通调、脾失运化转输、肾失开合，水液潴留体内，溢于肌肤，发为水肿。

2. 饮食不节

过食肥甘厚味、辛辣刺激之品，损伤脾胃，使脾失运化功能，水液内停，泛滥于肌肤，遂为水肿。

3. 劳倦过度

体劳或房劳过度，脾肾损伤，使脾失运化，肾失开合，水液潴留体内，溢于肌肤，引起水肿。

4. 禀赋不足

先天禀赋不足，肾气虚弱，不能正常气化和固摄，水液停于体内，流溢肌肤，引发水肿。

此外，瘀血阻滞、肝郁气滞也可引发或加重水肿。

总之，水肿的病机归纳为肺失通调、脾失转输、肾失开合，膀胱气化不利，使水液潴留，泛滥肌肤而成。其中，肺、脾、肾三脏功能障碍在水肿发病中起重要作用，这是由于水液的运行依靠肺气的通调、脾气的转输、肾气的开合来完成。若肺为外邪所袭，气失宣降，则可致其通调水道，下输膀胱的功能失调，以至小便不利，水湿潴留，流溢肌肤，发为水肿。脾主运化，若脾为湿困，或劳倦伤脾，脾失健运，不能制水，不能升清降浊，以至水湿不得下行，泛于肌肤，而成水肿。肾主开合，从阳则开，从阴则合，若肾虚或病邪袭肾，开合不利，以至精微物质泄漏或水液停聚，泛于肌肤而成水肿。故张景岳曰：“凡水肿等证，乃肺、脾、肾三脏相干之病，盖水为至阴，故其本在肾；水化于气，故其标在肺；水唯畏土，故其制在脾。”

二、 西医病因病理

(一) 病因及发病机制

引起肾病综合征的病因非常复杂，常见的有遗传因素、感染（细菌、病毒、真菌、原虫、寄生虫等）、过敏原（花粉、血清、疫苗、药物等）、结缔组织疾病、代谢性疾病、肿瘤等。

肾病综合征的发病机制目前尚未完全清楚。一般认为，各种免疫因素（体液免疫、细胞免疫）在发病机制中发挥重要作用，而非免疫因素（肾内毛细血管高压、蛋白尿、高脂血症等）则在慢性进程中起重要作用。由于免疫和非免疫因素损伤肾脏，导致肾小球滤过膜分子屏障和电荷屏障功能异常，肾小球对血浆蛋白质的通透性增加，大量血浆蛋白（主要是白蛋白）从肾小球滤出，造成大量蛋白尿和低蛋白血症。低蛋白血症引起血浆胶体渗透压下降、组织间隙水肿以及继发性水钠潴留。高脂血症发生的原因，可能与低蛋白血症时，肝脏合成胆固醇和脂蛋白增加以及外周利用分解减少有关。

(二) 病理

肾病综合征病理表现复杂多样，本节仅对原发性肾病综合征的常见病理类型进行讨论。

1. 微小病变型肾病（MCN）

光镜下肾小球无明显病变，电镜下以上皮细胞足突融合为特征。本病多见于儿童，大多数对糖皮质激素敏感。部分患者病理类型可转变为系膜增生性肾小球肾炎、局灶性节段性肾小球硬化症。

2. 系膜增生性肾小球肾炎（MsPGN）

以弥漫性肾小球系膜细胞增生伴基质增多为特征，可分为轻度、中度、重度。多见于青少年，是我国原发性肾小球疾病最常见的病理类型。多数患者对糖皮质激素和细胞毒药物疗效较好，但病理改变严重者则疗效差，易发展为慢性肾衰竭。

3. 局灶性节段性肾小球硬化症（FSGS）

本病特点是肾小球病变呈局灶性、节段性分布，以系膜基质增多、IgM 和 C3 在肾小球病变部位的团块状沉积、球囊粘连以及相应肾小管萎缩、间质纤维化为主要表现。多发生于青少年及儿童，对糖皮质激素与细胞毒药物不敏感，疗程要长，患者预后较差，多数患者肾功能进行性损害。

4. 膜性肾病（MN）

本病以肾小球基底膜上皮细胞下弥漫的免疫复合物沉着伴基底膜弥漫性增厚为特点，多见于中老年人。本病有自然缓解倾向，易发生静脉血栓形成，对糖皮质激素和细胞毒药物治疗反应一般，注意使用抗凝、降脂药物治疗。

5. 膜增生性肾小球肾炎（MPGN）

本病特点为系膜细胞增生及系膜基质扩张，广泛插入到肾小球基底膜和内皮细胞之间，肾小球基底膜呈分层样增厚。好发于青少年，对糖皮质激素和细胞毒药物治疗基本无效，预后差。

三、临床表现

（一）临床症状和体征

可在上呼吸道感染或劳累后发病。以全身或局部不同程度凹陷性浮肿为特征，初起局限于下肢及皮肤松弛处，晨起颜面浮肿，随后发展至全身。常感疲倦乏力、食欲不振、尿少，可出现低血压、高血压和营养不良。可伴有胸水、腹水甚至心包积液而出现胸闷气促、心悸腹胀等。

（二）相关检查

（1）尿液检查

常呈泡沫尿，尿蛋白定性（+++）～（++++），24 小时尿蛋白定量大于 3.5g，可伴有血尿、管型尿（透明管型或颗粒管型）。

(2) 血生化检查

血浆总蛋白降低，白蛋白小于 30g/L，球蛋白正常或稍高。

(3) 血脂检查

胆固醇、三酰甘油、β-脂蛋白量均有不同程度升高。

(4) 肾功能检查

血尿素氮（BUN）及血肌酐（Scr）一般在正常范围，但可呈一过性升高，当尿量增加，浮肿消退后可恢复正常，少数可有持续性肾功能损害。

(5) 影像学检查

B 超显示双肾可正常、饱满或肿大。

(6) 肾组织活检

对于明确病理诊断、指导治疗方案和判断预后具有重要意义，常见病理类型有 MCD、MsPGN、FSGS、MN、MPGN 等。

此外，应进行血糖、免疫学指标、骨髓检查等以排除继发性肾病综合征。

四、 诊断与鉴别诊断

(一) 诊断

①大量蛋白尿：24 小时尿蛋白定量大于 3.5g。②低蛋白血症：血浆白蛋白小于 30g/L。③水肿。④高脂血症。其中①、②项为诊断的必备条件。

肾病综合征只是一个初步临床诊断，需作进一步检查以排除继发性肾病综合征，最终明确诊断。

(二) 鉴别诊断

原发性肾病综合征应注意与继发性肾病综合征相鉴别，常见的有糖尿病肾病、狼疮性肾炎、紫癜性肾炎和肾淀粉样变等。

1. 糖尿病肾病

糖尿病肾病是糖尿病全身性微血管并发症之一，亦称糖尿病性肾小球硬化症。当糖尿病出现肾病综合征时，其糖尿病病史多在10年以上，而且几乎都合并有视网膜病变。因此对于糖尿病病程比较短、无视网膜病变的肾病综合征患者，如无禁忌证时，应作肾活检以明确诊断。

2. 狼疮性肾炎

系统性红斑狼疮是一种多系统损害的全身性疾病，当出现肾损害时称为狼疮性肾炎。狼疮性肾炎约1/3患者表现为肾病综合征，此外，还伴有发热、关节炎、面部红斑、脱发、口腔溃疡、血白细胞和血小板减少，血抗核抗体（ANA）、抗双链DNA抗体（dsDNA）及抗Sm抗体阳性，C3、C4、CH50补体下降等。

3. 紫癜性肾炎

过敏性紫癜是一种以小血管损害为主要病理基础的全身性疾病，多见于儿童。主要表现是皮疹、紫癜、关节痛、腹痛和肾损害。出现血尿、蛋白尿、水肿等肾炎表现者称为紫癜性肾炎，其除有肾脏症状外，尚有肾外症状，可助鉴别。

4. 肾淀粉样变

淀粉样变性是一全身性代谢性疾病，临床上分为原发性和继发性淀粉样变。原发性是指无基础病因的淀粉样变，继发性则多见于慢性炎症及感染性疾病，两者均可有肾损害，早期表现为无症状蛋白尿，逐渐发展为肾病综合征，最后死于肾衰竭。本病多见于中老年，除肾脏病变外，其肾外表现可以有舌、心脏和消化道病变，肝、脾、骨髓也常受累，最后确诊需肾活检。

五、 治疗

（一）中医治疗

本病应以水肿部位、性质，浮肿程度等来确定治疗方法。如浮肿以头面为甚，应用祛风解表、宣肺利水法；浮肿以下肢为明显，以利水消肿为主；表现为阳热证，应以清热利水治疗；证属虚寒，则以温阳利水为主；肿盛，宜急则治其标，利水消肿为先；肿消，则注重健脾补肾以治本。对于腹部胀满、肿势较甚，正气未衰，用一般治疗方法无效时，可考虑使用攻下逐水法，运用得当，有立竿见影之效。此外，水肿常兼血瘀，应注意配合使用活血化瘀药物治疗。

1. 辨证治疗

(1) 风水泛滥

症状：眼睑颜面浮肿，继则四肢及全身皆肿，来势迅速，多有恶寒发热，肢节酸楚，小便不利等症。偏于风寒者恶寒重，咳喘，痰白；偏于风热者，咽喉红肿疼痛或有身热。偏风寒者，舌苔薄白，脉浮紧甚或脉沉；偏风热者，舌质红，脉浮滑数甚或脉沉。

治法：疏风清热，宣肺行水。

代表方：越婢加术汤。

处方举例：风热偏盛，可加金银花、连翘、板蓝根、桔梗，或用银翘散加减；尿血症状突出者，加大小蓟、白茅根、丹参凉血止血；风寒偏盛者，去石膏，加紫苏叶、防风、浮萍；汗出恶风，卫阳虚者，防己黄芪汤加减。

(2) 水湿浸渍

症状：全身水肿，按之没指，小便短少，起病缓慢。身体困重，胸闷纳呆，泛恶。舌苔白腻，脉象沉缓。

治法：健脾化湿，通阳利水。

代表方：五皮饮合胃苓汤。

处方举例：肿甚而喘者，加麻黄、杏仁、葶苈子；恶心呕吐者，加半夏、生姜；脾虚甚者，也可加黄芪、党参，或用防己茯苓汤；身发疮痈者，用五味消毒饮加减。

(3) 湿热壅盛

症状：遍体浮肿，皮肤绷急光亮。胸脘痞闷，烦热口渴，尿赤便干。舌红苔黄腻，脉沉数。

治法：分利湿热。

代表方：疏凿饮子。

处方举例：腹满，大便不通者，可用己椒苈黄丸；肿势严重，兼见气粗喘满，倚息不得卧，脉弦有力者，转用葶苈大枣泻肺汤合五苓散加杏仁、防己、木通；体质壮实，全身高度水肿，气喘，心悸，腹水，小便不利，脉有力者，可用十枣汤攻逐水饮。

(4) 脾阳虚衰

症状：身肿，腰以下为甚，按之凹陷不易恢复，小便短少。脘腹胀闷，纳减便溏，神倦肢冷。舌淡苔白腻或水滑，脉沉缓。

治法：温运脾阳，以利水湿。

代表方：实脾饮。

处方举例：气虚甚者，加人参、黄芪；小便不利症状突出者，加桂枝、泽泻、泽兰、石韦、土茯苓。

(5) 肾阳衰微

症状：颜面及肢体水肿，以腰以下为甚，按之陷下不起，尿量减少。面色㿠白，或灰滞，心悸气促，畏寒神疲，腰部酸重。舌质淡胖苔白，脉沉细无力。

治法：温肾助阳，化气行水。

代表方：济生肾气丸合真武汤。

处方举例：心悸，唇舌紫暗，脉虚或结或代，水遏心阳，瘀血内阻者，重用附子加炙甘草、丹参、泽兰等；水邪凌肺，肾不纳气，见喘促、汗出、脉虚浮而数者，重用人参、加麦冬、五味子、山茱萸、龙骨、牡蛎等。也可使用虫草制剂如百令胶囊、金水宝以补肺益肾。

2. 其他治疗

(1) 辨病治疗

针对肾病综合征蛋白尿的中医病机，可用健脾固肾，清利活血治疗方法，常用药物有黄芪、党参、白术、茯苓、山药、芡实、莲子、薏苡仁、玉米须、猫须草、丹参、三七等，随症加减。

(2) 中成药

①雷公藤制剂：对于减少肾病综合征患者蛋白尿、血尿有较好的效果，可配合使用。临床常用雷公藤多苷片 1mg/（kg·d），分 3 次饭后服。火把花根片 4～6 片，每日 3 次，饭后服。昆仙胶囊 2 粒，每日 3 次。但应注意雷公藤制剂的毒副作用，如胃肠道反应、肝肾损害、骨髓抑制、性腺损害、月经紊乱、闭经等。用药期间应定期检查血常规、肝肾功能及注意女性月经情况，如出现异常，应及时对症处理，并酌情减药或停药。②黄葵胶囊：适合湿热证，每次 4 粒，每日 3 次。③肾炎康复片：适合气

阴两虚证，每次 5 粒，每日 3 次。④肾炎舒：适合肾阳证，每次 10g，每日 3 次。

（3）食疗

对于低蛋白血症患者，可配合中医食疗，对提高血浆蛋白、利水消肿有较好作用。常用鲤鱼赤小豆汤，鲤鱼 500g（去内脏）、赤小豆 200g、陈皮 5g、生姜 3 片，加水炖服。

（二）西医治疗

1. 一般治疗

肾病综合征患者应适当休息，避免劳累。注意预防感冒、感染。水肿明显者，要限制水钠的摄入。进食易消化、富营养食物，避免高脂饮食。

2. 利尿剂

对于尿少、高度浮肿患者，可根据需要使用利尿药，临床常用利尿药有以下几种：①噻嗪类利尿剂。氢氯噻嗪 25～50mg，每日 2 次。②襻利尿剂。呋塞米 20～60mg，每日 2 次。或呋塞米 100～1000mg，分 2～3 次静脉注射或静脉滴注。布美他尼 1～2mg，每日 2 次，口服或静脉注射。③保钾利尿剂。螺内酯片 20～60mg，每日 2～3 次；氨苯蝶啶 50～100mg，每日 2～3 次。对于严重低蛋白血症伴高度水肿者，可适当静脉使用人血白蛋白，有一定利尿效果。

3. 糖皮质激素

常用口服药为泼尼松（Pred）和泼尼松龙，静脉药为甲泼尼松龙。临床常用泼尼松 1mg/（kg·d），儿童 1.5～2mg/（kg·d），早餐后一次顿服，共 8～12 周。以后每 1～2 周减少用量 10%。当减至 0.5mg/（kg·d）时，可将 2 日药量改为隔日 1 次，早餐后顿服。然后再缓慢减量至维持量 5～10mg/（kg·d），连用 6～12 个月，最后停药。使用激素强调“首剂要足，减药要慢，维持要长”原则。泼尼松龙对肝功能影响较小，适合于肝功能有损害的患者。在病情未缓解、高度水肿时，建议静脉使用甲泼尼松龙，以保证有效血药浓度。

长期、大剂量使用激素可引起感染、消化性溃疡出血、皮质醇增多症、骨质疏松症、高血糖等并发症，应予注意。

4. 其他免疫抑制剂

对于单用激素效果不好或激素依赖型患者，需联合使用细胞毒类、环孢素 A、他克莫司（FK506）、霉酚酸酯等免疫抑制剂治疗，以提高疗效。

（1）环磷酰胺（CTX）

每日 100～200mg，分 2～3 次口服，或 200mg，隔日静脉注射，总量不超过 150mg/kg。环磷酰胺可引起胃肠道反应、骨髓抑制、肝功能损害、性腺的抑制、出血性膀胱炎、脱发等，使用期间应密切观察病情，及时复查血常规和肝功能。

（2）环孢素 A

钙调神经磷酸盐蛋白阻滞剂（CNI），首剂量 3～5mg/kg，2 次口服，以后再根据环孢素 A 血药浓度调整剂量，环孢素 A 浓度维持在 10～150ng/ml，用药 1～2 年。但环孢素 A 停药后易复发，还可引起胃肠道反应、肝肾毒性、牙龈增生、体毛增多、高血压等副作用，应定期进行血药浓度、肝肾功能等检查。

（3）霉酚酸酯（MMF）

一种具有高度选择性的免疫抑制剂，通过抑制嘌呤经典合成途径，从而抑制了 DNA 的合成，最终抑制了 T 淋巴细胞和 B 淋巴细胞。每日 1～1.5g，分 2～3 次服用，疗程为 3～12 个月，甚至更长。MMF 副作用相对较少，主要有白细胞减少、腹泻、轻度肝功能异常、易合并感染等。

（4）他克莫司

另外一种 CNI，一般每日 1～2mg，分 2 次服用，维持血药浓度在 4～6ng/ml，对膜性肾病疗效较好。同时口服五酯片 3 片，每日 3 次，可有效提高他克莫司血药浓度，减少用量。主要副作用有容易感染、消化道反应、血糖升高等。

（5）来氟米特

又名爱若华，是一种嘧啶合成抑制剂。每日 20～40mg，一次服用。主要副作用有腹泻、瘙痒、皮疹、肝功能异常等。

（6）利妥昔单抗

新型免疫抑制剂，适用于难治性肾病综合征。用法为 500mg/次，静脉滴注，每周 1 次，共 4 次。主要不良反应有恶心、头痛、腹痛、心律失常、呼吸困难、瘙痒、皮疹等。

5. 其他药物

（1）抗凝药物

肾病综合征患者常呈高凝状态，容易发生血栓形成，应适当使用抗凝药予以纠正。常用低分子肝素钙 0.4ml/d，腹壁皮下注射；口服法华林 2.5～3mg/d，但要定期检测凝血功能，维持国际标准化比值（INR）在 2.0 以下。另外，口服抗血小板聚集药物也有一定疗效。如双嘧达莫片 25～50mg，每日 3 次；阿司匹林 50～100mg，每日 3 次。

（2）降脂药物

肾病综合征合并高脂血症时可考虑，常用药物有阿托伐他汀 20mg，每日 1 次；辛伐他汀 40mg，晚间 1 次顿服；非诺贝特 200mg，每日 1 次。

六、 临床思路

肾病综合征单纯使用中医中药治疗，临床疗效不高。在使用激素等西药基础上，配合中医辨证治疗，可明显减轻西药副作用，提高疗效，减少复发。如在大剂量激素治疗初期，激素引起的温热证尚不明显，中医仍可以温阳利水为法治疗。当出现湿热、热毒或阴虚火旺时，则应根据不同证候而使用清热祛湿，清热解毒，滋阴清热等以祛邪。当激素减量而出现气阴两虚、肝肾阴虚证，此时，应予益气养阴，滋养肝肾治疗。当激素减至维持量直至停药而出现脾肾两虚证时，则应注重补脾益气，温肾固涩以治本，可巩固疗效，防止复发。在疾病过程中，如出现大量腹水，经过常规方法治疗无效，在病人正气未衰情况下，可酌情、短暂使用攻下逐水法如十枣汤、甘遂胶囊等，但应注意中病即止，不可过用。此外，在辨证基础上使用活血化瘀药物，对于减轻症状、提高疗效有一定作用。

肾病综合征诊断应排除继发性引起者，如糖尿病肾病、狼疮性肾炎、多发性骨髓瘤等，对于诊断困难者，尽可能做肾组织活检以明确诊断，指导治疗。关于难治性肾病综合征，单用激素疗效不好，长期使用副作用大，而联合用药可提高疗效，减轻激素副作用。但要注意避免治疗过度而诱发严重感染及其他毒副作用，定期复查有关指标，及时处理各种并发症。高度浮肿、尿少时，不可长期、大剂量使用强效利尿剂以免引起电解质紊乱、血容量不足、血栓形成。严重低蛋白血症也不要大量补充人血白蛋白，以免造成肾脏损害。

七、 预后

大多数肾病综合征患者经过规范治疗，浮肿逐渐消退、临床症状消失，病情稳定，可以长期获得缓解，预后较好。部分患者经治疗后，浮肿不退、症状加重，或经治好转但反复发作，以至最终出现肾衰竭而危及生命，预后不良。

本病预后与病理类型、临床表现、对激素治疗反应以及并发症等有关。一般来说，病理类型为 MCN、轻度 MsPGN、1～2 期 MN 及对激素治疗敏感者，预后良好；而 3～4 期 MN、MPGN、重度 MsPGN、严重 FSGS，对激素治疗抵抗，合并有高血压、肾功能损害、长期大量蛋白尿者，预后差。

八、 预防调护

本病常因感冒或感染而诱发，应注意保暖，避免感冒。对于体质虚弱、经常感冒者，可服用玉屏风散，有一定预防作用。对于有慢性咽炎者，可在辨证中药中加用僵蚕、射干、甘草、桔梗、玄参等。对伴有反复扁桃体肿大、化脓者，除及时控制感染外，可考虑行扁桃体摘除术。劳累过度也是导致本病发作的一个主要因素，应保持生活规律，避免过度劳累和房劳过度。饮食不节、情志失调也可引起疾病的复发，要引起重视。水肿期宜低盐饮食，水肿消退后可逐渐恢复正常饮食。但要注意避免辛辣刺激、肥甘厚味之品，慎食虾蟹等发物，戒烟酒。

九、 临床验案

患者邓某，男，60 岁，初诊日期为 2004 年 11 月 21 日。因“双下肢浮肿 3 月余，加重 1 周”就诊。患者 3 月前无明显诱因出现双下肢浮肿，伴尿少，未予重视，1 月来尿少更明显，浮肿明显加重，伴阴囊水肿，纳呆腹胀，检查尿常规示尿蛋白（＋＋＋），遂收入院。症见：双下肢浮肿，怕冷，尿少，纳差，腹胀，大便不爽，夜寐不佳，活动后气促，咳嗽咳痰，色白有泡沫，体重增加 12kg。既往糖尿病 5 年余，血糖控制情况尚可。慢性支气管炎病史 3 年余。有支气管扩张史。体格检查：神清，面色稍皖白，颜面浮肿，双肺可闻及哮鸣音，双下肺呼吸音减弱，腹部水肿，移动性浊音阳性，阴囊水肿，透光试验阳性，双下肢重度水肿，按之凹陷如泥。舌淡胖嫩，苔白滑，脉沉细。辅助检查：尿常规示尿蛋白（＋＋＋）；24 小时尿蛋白定量 6.5g/24h；尿微量白蛋白肌酐比值（ACR）：3650mg/g；血糖 6.8mmol/L，白蛋白 20g/L；胸片示慢性支气管炎，阻塞性肺气肿；肺部 CT 示慢性支气管炎，阻塞性肺气肿，支气管扩张。

中医诊断：水肿（阳虚水泛证）。西医诊断：肾病综合征，2 型糖尿病，慢性肺气肿，支气管扩张。治法：温阳利水。处方：真武汤合小青龙汤加减，熟附子 18g（先煎）、生姜 15g、茯苓 30g、泽泻 10g、白芍 15g、白术 30g、细辛 5g、法半夏 10g、桂枝 10g、麻黄 5g、甘草 5g。上方每日 2 剂，浓煎至 100ml，服 2 次。

复诊：住院后完善检查，并做肾脏穿刺活检，诊断为“膜性肾病Ⅱ期”，考虑患者高龄，合并糖尿病、慢性支气管炎与支气管扩张，不适合免疫抑制治疗，另膜性肾病对激素或免疫抑制的疗效不好，反而可能毒副作用更明显，故予纯中医治疗，予上方加减调治，主方以真武汤为底配合活血利水，加川芎、三七、全蝎等。治疗半年后患者水肿基本消失，咳嗽，腹胀，气促症状改善，复查尿常规示尿蛋白（＋＋），24 小时尿蛋白 1.5g/L，血浆白蛋白 39g/L，疗效满意。

按语：此患者肾病综合征属对激素和免疫抑制剂不敏感的膜性肾病，同时又合并有其他多种不利于强化免疫抑制治疗的疾病，故只能采取纯中医治疗。温阳利水治疗肾病可有明显利尿消肿作用，针对阳虚水肿而言，但要知悉两点：①此方法起效较慢，见明显疗效需服药多月，应有耐心。②附子用量需较大，但太大量又与药典药量冲突，故患者每日 2 剂，实际增加了附子用量，疗效才好。

第六节　脂蛋白肾病

脂蛋白肾病（lipoprotein glomerulopathy，LPG）是以脂质沉积在肾小球内为特点的一种肾小球疾病。早在 1987 年 Farragianat 等在有关脂质肾病的综述中描述过类似表现，但是当时没有作为一个独立的肾小球病。其后有陆续的各例报道，由 Saitot 等人在 1989 年首次提出脂蛋白肾病的概念，并对其临床病理特点进行了描述。到目前为止全世界报道的脂蛋白肾病百余例，患者以亚洲分布为主，青壮年发病多见，多数患者有肾脏病家族史。

脂蛋白肾病的年龄分布范围广，4～69 岁均有发病，男女比例约 2∶1，大部分病例为散发性，一些病例呈家族性发病。

本病属于中医“尿浊”范畴。

一、 中医病因病机

本病初起以湿热为多，治宜清热利湿。病久多脾肾亏虚，治宜培补脾肾，固摄下元。虚实并见者，应予兼顾。

1. 湿热内蕴

多由饮食肥甘，脾失健运，酿生湿热，或病后湿热未清，蕴结下焦，清浊不分而成。若热盛灼伤脉络，络损血溢，则尿浊夹血。

2. 脾虚气陷

病延日久，脾肾两伤，脾虚中气下陷，肾虚固摄无权，则精微脂液下流；若脾不统血，或肾阴亏损，虚火灼络，也可导致尿浊带血。

3. 肾元亏虚

素体气虚，或劳累过度，伤及脾肾，以致脾肾气虚，脾不升清，肾失封藏，如再恣食肥甘，或劳欲过度，又可使尿浊加重，或引起复发。

二、 西医发病机制

目前认为 LPG 的发病机制是由于载脂蛋白 E（ApoE）基因水平的异常产生缺陷性的 ApoE 变异体，其结合受体能力异常，致血液中富含三酰甘油脂蛋白浓度异常升高、清除减少，并在肾组织过度沉积引起 LPG，病理特点以肾小球病变为主，表现为毛细血管襻内充填大小不一、淡染、无定形、不嗜银的团块状脂蛋白栓子，ApoE 染色阳性。肾小球异常物质的沉积继发引起系膜、基膜的改变，系膜的增殖进一步加重毛细血管襻受压，从而加剧血管襻内腔的阻塞。持续存在的蛋白尿、血尿、肾性高血压进一步加重肾小球、肾小管间质及间质血管的慢性病变，使肾脏功能进一步破坏。而 ApoE 基因突变的类型也是 LPG 预后的重要决定因素。目前报道的 100 余例 LPG 患者中已检出 10 余种 ApoE 突变，其中 ApoE-Kyoto 和 ApoE-Sendai 为最常见突变类型。但也有研究发现移植抗宿主病相关 Fc 受体基因缺陷的小鼠仍可发生类似 LPG 的病理改变，提示 ApoE 基因突变可能并非导致 LPG 的唯一因素。

三、临床表现

所有患者均表现为不同程度的蛋白尿，大多数为肾病综合征，少数仅表现为轻微的蛋白尿。极少数病例合并镜下血尿。由于对该病的认识时间较短，预后不易评价，约 1/2 的患者进展为终末期肾脏病，发生的时间长短不一，1～27 年均有发生。患者可有高血压、动脉硬化、肝功能异常等全身表现，但是程度很轻。有的患者可同时合并其他的肾脏病，如 IgA 肾病、膜性肾病、狼疮性肾炎。

脂蛋白肾病的患者多合并脂蛋白和血脂的异常，异常变化类似Ⅲ型高脂蛋白血症，即中间密度脂蛋白（intermeduated-densityluoioriteun，IDL）升高，同时 ApoE 明显升高，约为正常人 2 倍以上。但脂蛋白肾病的患者血脂升高的程度明显轻于家族性Ⅲ型高脂蛋白血症，而且脂质全身沉积的症状，如快速进展的动脉硬化、黄瘤症、早发的心肌梗死等十分罕见。

四、诊断与鉴别诊断

（一）诊断

肾活检组织病理学检查可确诊 LPG。其组织学特征为肾小球毛细血管腔扩张伴脂蛋白血栓形成，该血栓样结构经过碘酸希夫（PAS）及 Masson 三色染色均呈弱阳性，油红染色呈强阳性；免疫荧光染色常无显著发现，但毛细血管腔内血栓 ApoE 免疫染色呈阳性；电镜下可见脂蛋白血栓多呈分层状伴无数小脂质空泡形成。

（二）鉴别诊断

尽管该病肾脏的临床表现特异性差，但病理表现十分特殊，故较易鉴别。本病应与单克隆免疫球蛋白沉积病、糖尿病肾病、膜增生性肾小球肾炎、肾淀粉样变等进行鉴别，结合免疫荧光染色、电镜检查、特殊染色（包括刚果红染色、油红染色等）、临床资料可进行鉴别诊断。Ⅲ型高脂蛋白血症中发现肾脏脂质沉积已有相关报道。一般来说，Ⅲ型高脂蛋白血症中发现的肾脏脂质沉积病理表现为肾小球硬化，有大量的泡沫细胞，但是肾小球毛细血管腔内没有血栓样物质沉积。但是有个例报道，在 ApoE 表型为 E2 纯合子的Ⅲ型高脂蛋白血症的一些患者，可在肾小球内见到类似脂蛋白肾病的沉积。

五、 治疗

（一）中医治疗

1. 辨证治疗

（1）湿热内蕴

症状：小便混浊或夹凝块，上有浮油，或带血色，或夹有血丝、血块，或尿道有热涩感，口渴，苔黄腻，脉濡数。

治法：清热化湿。

代表方：程氏萆薢分清饮。

处方举例：萆薢 15g、黄柏 15g、茯苓 15g、车前子 15g、莲子心 15g、丹参 15g、石菖蒲 15g、白术 15g。若饮食不节，醇酒厚味损伤脾胃，酿痰化热者，可加用二陈汤；若湿热流注肝之经脉者，宜苦泄厥阴，用龙胆泻肝汤清热利湿；若精中带血者，可加白茅根、炒蒲黄等清热凉血止血；若尿时不爽，少腹及阴部作胀不适，为病久夹瘀之征，可加赤芍 15g、川芎 15g 活血化瘀。

（2）脾虚气陷

症状：尿浊反复发作，日久不愈，小便混浊如白浆，小腹坠胀，尿意不畅，面色不华，神疲乏力，消瘦，劳倦或进食油腻则发作或加重，舌淡，脉虚数。

治法：健脾益气，升清固涩。

代表方：补中益气汤。

处方举例：黄芪 15g、党参 15g、白术 10g、炙甘草 15g、当归 10g、陈皮 6g、升麻 6g、柴胡 12g、生姜 9 片、大枣 6 枚。若尿浊夹血者，酌加小蓟、藕节、阿胶、墨旱莲；若脾虚及肾而见肢冷便溏者，可加附子、炮姜。

（3）肾元亏虚

症状：尿浊迁延日久，小便乳白如凝脂或冻胶，精神萎靡，消瘦无力，腰酸膝软，头晕耳鸣。偏于阴虚者，见烦热，口干，舌质红，脉细数；偏于阳虚者，面白不华，形寒肢冷，舌质淡白，脉沉细。

治法：偏肾阴虚者，宜滋阴益肾；偏肾阳虚者，宜温肾固涩。

代表方：偏肾阴虚者，用知柏地黄丸合二至丸；偏肾阳虚者，用鹿茸补涩丸。

处方举例：偏肾阴虚者，知母 15g、黄柏 15g、熟地黄 15g、山茱萸 15g、牡丹皮 15g、山药 15g、茯苓 15g、泽泻 15g、女贞子 15g、墨旱莲 15g；偏肾阳虚者，党参 15g、黄芪 15g、菟丝子 15g、莲子肉 15g、茯苓 15g、山药 15g、熟附子 15g、补骨脂 15g、五味子 15g。尿浊夹血者，加阿胶 10g、墨旱莲 15g；兼血虚者，加丹参 15g、益母草 15g。

2. 其他治疗

（1）单方验方

①萆薢 30g、桑寄生 30g、太子参 15g、白术 15g、茯苓 15g、乌药 15g、丹参 15g、珍珠草 15g、百部 12g、石菖蒲 10g、甘草 6g、木香 3g（后下）。适用于脾虚清浊不分之证。②糯稻根 30g、大枣 5 枚，煎汤代茶饮。用于恢复期巩固治疗。

（2）食疗

①黄芪煲生鱼，喝汤吃鱼。用于恢复期巩固治疗。②螺蛳 500g，白酒、调料适量，炒熟后吃螺蛳肉，并饮余下酒液。③芹菜适量，洗净榨汁，每服 100ml，加白糖调味，每日 2～3 次。或鲜芹菜 100g，粳米 100g，煮粥食用。

（二）西医治疗

LPG 现尚无明确有效的治疗方法，既往资料证实糖皮质激素、免疫抑制剂、抗凝疗法对 LPG 基本无效。国际上先后有不同类别降脂药及血液净化方法，主要包括免疫吸附疗法、双重血浆置换治疗 LPG 达到缓解的个案报道，目前国内对于口服降脂药治疗 LPG 患者后重复肾活检观察脂蛋白栓塞的观察与报道较少，对患者的远期预后的影响尚无依据。

六、临床思路

结合免疫荧光染色、电镜检查、特殊染色（包括刚果红染色、油红染色等）及临床资料可明确诊断。但本病发病率低，需与单克隆免疫球蛋白沉积病、糖尿病肾病、肾淀粉样变等常见多发病等进行鉴别。目前尚无明确有效的治疗方法，临床预后差，治疗方案仅有个案报道。应发挥中医中药优势，辨别病位病性，分清虚实，扶正与祛邪兼顾，改善临床症状。

七、预后

由于该病 1989 年始发现，尚难确定其自然病程及预后。从资料看，预后似乎并不理想，约 1/2 患者进入终末期肾病，发生时间长短不一，1～27 年均有发生，即使进行肾移植手术，移植肾仍可出现脂蛋白肾病的再发。

八、预防调护

本病常因饮食不节、劳倦过度等复发，故饮食、生活起居非常重要。饮食宜清淡，忌食肥甘厚味、辛辣刺激之品，注意个人卫生，特别是皮肤清洁卫生，防止湿热毒邪从外侵袭，注意劳逸结合，加强体能锻炼，提高机体免疫力，避免过度劳累，保持良好的精神状态，生活规律。

九、临床验案

患者张某，男，49 岁，初诊日期为 2012 年 10 月 13 日。因“泡沫尿半年余，加重 3 日”就诊。患者半年前因感冒出现全身酸痛，约 2 日后自觉尿中伴有泡沫，当地医院查 24 小时尿蛋白 708mg，予缬沙坦胶囊 160mg 治疗后 24 小时尿蛋白波动在 400～800mg。3 日前搬家后出现腰酸乏力，疲劳益甚，尿中泡沫增多，无肉眼血尿，无双下肢水肿，纳少，大便溏薄，胃口不佳，睡眠尚可。既往慢性胃炎病史 10 余年。体格检查：双肾区叩击痛阴性，舌淡，脉沉细。辅助检查：生化示血肌酐 70μmol/L，血尿素氯 6.1mmol/L，24 小时尿蛋白 1758mg；三酰甘油 3.2mmol/L，血总胆固醇 6.07mmol/L，高密度脂蛋白 0.56mmol/L，低密度脂蛋白 3.41mmol/L，极低密度脂蛋白 1.26mmol/L，载脂蛋白 E（ApoE）74.3mg/L。

中医诊断：尿浊（脾虚气陷证）。治法：健脾益气，升清固涩。处方：黄芪 15g、党参 15g、白术 10g、炙甘草 15g、当归 10g、陈皮 6g、升麻 6g、柴胡 12g、生姜 9 片、大枣 6 枚，15 剂，复煎服用。叮嘱患者禁食煎炸热毒及生冷之品，饮食宜清淡富于营养。

复诊：患者半个月后复诊，病情有改善，疲劳症状好转，尿中泡沫减少，纳可，大便调，睡眠可，仍有腰酸。原方基础上加杜仲 15g、牛膝 15g、独活 15g、补骨脂 15g。半个月后复诊，腰酸明显改善，神疲乏力减轻，效不更方，继续服半月，患者尿中泡沫基本消失，复查 24 小时尿蛋白 367mg。

按语：本病临床表现以泡沫尿为主，伴腰酸乏力，疲劳益甚，纳少，大便溏薄，胃口不佳。中医证属“脾虚气陷”。脾气亏虚，可导致生化和固摄无权，故出现精微物质从尿中漏出。而长期精微物质漏出则会加剧脾肾亏虚，形成恶性循环。脾气亏虚，肾失固摄，运化和推动无力，温煦无权，易于聚集水湿，固涩失利，则出现泡沫尿。经过一段时间的健脾益气，升清固涩治疗，使全身气血充足，机体得以正常运行，使聚集在肾小球毛细血管球内的异常脂蛋白颗粒减少，疾病得到缓解，临床症状改善，尿蛋白明显减少，后期当继续扶正以巩固疗效。

第四章 继发性肾小球疾病

第一节 狼疮性肾炎

系统性红斑狼疮（systemic lupus erythematosus，SLE）是一种多因素参与的、以免疫性炎症为突出表现的自身免疫疾病，以血清中出现多重自身抗体和多系统受累为两个主要临床特征，肾衰竭、感染、中枢神经系统损伤是死亡的主要原因。狼疮性肾炎（lupus nephritis，LN）是 SLE 累及肾脏所引起的一种免疫复合物性肾炎，是 SLE 最多见、最严重的脏器损伤，也是我国最常见的继发性肾小球疾病。肾脏病理显示几乎所有 SLE 均有轻重不同的肾脏损伤。我国狼疮性肾炎的皮肤黏膜损害发生率比西方人低，而内脏、关节和血管的损害更突出。流行病学调查证实，美国、英国、澳大利亚、日本、瑞典人群患病率为 0.5%～0.7%，我国略高于欧美，约为 1%。女性多见，尤其是 20～40 岁的育龄女性，男女比例约为 1∶9。

中医学中无“狼疮性肾炎”病名，但依据其临床症状和发病特点，可归于“痹症”“阴阳毒”“温毒发斑”“水肿”“虚劳”“关格”等病证范畴。

一、 中医病因病机

狼疮性肾炎是由于人体正气不足，气血阴阳失调，热毒邪气乘虚而入，燔灼营阴，内侵及肾，阴精受损，瘀阻血脉肾络所致。本病的病机本虚标实，虚实错杂，以阴阳失调为本，热毒瘀结为标。其中，肾阴虚、血瘀、热毒是关键病机，贯穿始终。

1. 阴虚火旺

禀赋不足，素体阴虚；或七情内伤，暗耗阴液；或劳累过度，阴精亏损；或久病失养，阴虚不足等，致阴虚火旺，阴阳不调，气血失和，五脏六腑受损，皮、脉、肉、筋、骨失去濡养，发为本病。也有一些患者病初就出现阳虚或因阴虚久病导致阳虚或阴阳两虚而证见水肿、尿少等症。

2. 外感邪毒

外受热毒如日光阳毒、温热邪毒等；或感受风湿热邪，由腠理而入，羁留体内，化为热毒。热毒炽盛，损伤阴精、脏腑、气血、肌肤、关节，引起本病。

3. 脉络瘀阻

阴虚不足津液虚少，或热毒煎熬津液亏损，血行艰涩迟滞；或气滞不畅血行受阻；或气虚不运血行无力，均可导致脉络瘀阻，脏腑、气血功能失常，遂发本病。

在病因中，内因以阴虚最为重要，外因以外受热毒最为关键。本病基本病机是素体虚弱，真阴不足，热毒内盛，痹阻脉络，内侵脏腑。病位在经络、血脉，与心、脾、肾密切相关，可累及肝、肺、脑、皮肤、肌肉、关节等多个脏器。其性质是本虚标实，心肝脾肾亏虚为本，热毒、瘀血、水湿为标。

二、 西医发病机制

狼疮性肾炎的病因至今仍尚未十分明了，一般认为与遗传、环境、内分泌、免疫等因素相关，是由于各种致病因素之间的复杂的相互作用，造成狼疮易感者细胞免疫与体液免疫严重失衡，破坏自身正常的免疫耐受机制，最终导致免疫效应阶段的靶器官损伤，免疫复合物的形成并在肾小球组织中沉积。

肾活检病理分型对狼疮性肾炎的治疗具有重要指导意义，因此，有必要对合适的患者进行肾活检。狼疮性肾炎患者的肾组织做免疫荧光和（或）电镜检查，几乎都有病变，如果肾脏免疫荧光呈现多种免疫球蛋白和补体成分沉积，被称为“满堂亮”。

三、 临床表现

（一）症状

狼疮性肾炎由于其病理改变的多样化，临床表现亦多种多样，早期可无明显症状或仅出现轻度尿异常，后期可发展至慢性肾衰竭，临床上肾脏受累表现可与肾外器官受累不一致。

1. 肾脏表现

尽管几乎所有患者的肾组织均有病理变化，但有临床表现者仅占75%，可表现为无症状尿检异常、急性肾炎综合征、急进性肾小球肾炎、慢性肾炎、肾病综合征、慢性肾衰竭等。其中，以蛋白尿和血尿发生率最高。

早期可表现为无症状的尿异常，随着病程的发展，患者可出现大量蛋白尿、血尿（肉眼或显微镜下）、管型尿、水肿、高血压、氮质血症等；晚期发生慢性肾衰竭，是死亡的常见原因。

我国狼疮性肾炎患者的皮肤黏膜损害发生率比西方人低，而内脏、关节和血管的损害更突出。

2. 肾外表现

（1）全身表现

可有疲倦、乏力、体重减轻等，活动期可有发热（应除外感染因素）。

（2）皮肤与黏膜

鼻梁和双颧部呈蝶形分布的红斑是SLE特征性改变。其他还有光敏感、脱发、口腔溃疡、盘状红斑、结节性红斑、网状青斑、雷诺现象等。

（3）关节与肌肉

对称性多关节疼痛、肿胀，一般无骨质破坏。可出现肌痛、肌无力。

（4）心包炎、心肌炎

心前区疼痛或不适，超声心动图对诊断有很大帮助。心肌炎可有气促、心前区不适、心律失常等表现，心电图有助于诊断。约10%患者可发生周围血管病变，如血栓静脉炎等。

（5）胸腔积液、狼疮肺炎

干性或胸腔积液，多为中等量渗出液，可为双侧性。狼疮肺炎表现为发热、干咳、气促，肺X线片可见片状浸润阴影，多在双下肺。偶可为肺间质病变，间质纹理增粗。

（6）神经系统

可出现癫痫发作，脑脊液检查蛋白量常增加，葡萄糖量可减少，氯化物却正常，白细胞轻度增多，颅内压增高。少数患者可发生偏瘫，颅脑 CT 可以证实，部分患者可发生脊髓炎、脑神经和外周神经病变等。

（7）血液系统

患者可有血红蛋白减少、血小板减少、白细胞减少或淋巴细胞绝对减少。有的因血小板减少明显而发生各系统出血。

（8）消化系统

可有恶心、呕吐、食欲不振、腹痛、腹泻或便秘等。活动期可出现肠系膜血管炎而表现出类似急腹症。

（9）其他

患者可有结膜炎、葡萄膜炎、视神经病变、眼底变化（出血、乳头水肿、视网膜渗出物）等，有继发性干燥综合征者可出现口干、眼干，常有血清抗 SSA 及抗 SSB 抗体阳性。约 20％患者有无痛性轻、中度淋巴结肿大，以颈部和腋下多为常见，约 15％患者有脾大。

（二）病理分型

目前，2003 国际肾脏病学会/肾脏病理学会修改制定的狼疮性肾炎分型方法在临床得到认可，分型如下：Ⅰ型，系膜轻微病变型狼疮性肾炎；Ⅱ型，系膜增生性狼疮性肾炎；Ⅲ型，局灶性狼疮性肾炎；Ⅳ型，弥漫性狼疮性肾炎；Ⅴ型，膜性狼疮性肾炎；Ⅵ型，终末期硬化性狼疮性肾炎。

（三）相关检查

1. 一般检查

80％患者出现中度贫血，偶见溶血性贫血、血小板减少，约 1/4 患者呈全血细胞减少。90％以上患者血沉明显增快，患者血浆蛋白降低可能与蛋白尿丢失及肝脏合成能力下降有关。球蛋白显著增高，电泳呈 γ 球蛋白明显增高。或呈混合性多株 IgG/IgM 冷球蛋白血症，均是免疫球蛋白增高的表现。部分患者后期会出现内生肌酐清除率下降，血肌酐、尿素氮上升。

2. 免疫学检查

抗核抗体、抗 dsDNA 抗体、抗 Sm 抗体、抗心磷脂抗体及狼疮抗凝物阳性，补体 C3、C1q、C4 下降。此外，病变活动者皮肤狼疮带、类风湿因子（RF）及冷球蛋白试验呈阳性。IL2 受体水平下降可能与病情活动一致，也与病理改变的活动性一致。

3. 尿液检查

除Ⅰ型狼疮性肾炎，其他的病理类型均可有蛋白尿，大量蛋白尿常见于重度增生型和（或）膜性狼疮性肾炎。镜下血尿特异性不强，但是红细胞管型常见于严重的增生型狼疮性肾炎。

4. 其他

肾脏超声有助于了解肾脏解剖结构情况，同时可判断能否进行肾活检。疑似肾静脉血栓形成的病人可行肾血管彩超、磁共振、肾静脉造影等来确诊。对于缺乏典型的临床症状和体征的疑似病人，也需进行相关检查并持续追踪，以免漏诊。

（四）SLE 病情轻重程度

（1）轻型 SLE

病情稳定，累及的靶器官功能正常或稳定。

（2）重型 SLE

累及重要器官并影响其功能（心、肺、肾、脑、消化、血液系统，以及严重皮肤肌肉、血管病变）。

（3）狼疮危象

急性、危及生命的重型 SLE（急进性 LN，严重的狼疮性心、肺、脑、肝、血液损害和血管炎）。

（五）临床与病理联系

Ⅱ型 LN 患者以肾外症状较为突出，肾损害以中少量蛋白尿为主，临床以皮肤红斑、关节炎、发热、肾病为特征；Ⅲ型 LN 患者关节炎、皮肤血管炎、血清 ANCA 阳性率高，肾损害以血尿为主；Ⅳ型（包括Ⅴ＋Ⅳ型）LN 临床以浆膜腔炎、血清 dsDNA 抗体和低 C4 血症阳性率高，肾损害常伴有高血压、血尿、肾功能不全；Ⅴ型 LN 主要表现蛋白尿，容易发生肾静脉血栓、肾动脉栓塞，临床症状不突出。

但要注意，同一病理类型临床和免疫学特征并不一致，不同病理类型也可出现相同临床表现。

四、诊断和鉴别诊断

（一）诊断标准

SLE 的诊断可参照 2009 年 SLICC 修改的 ACR 系统性红斑狼疮分类标准，LN 的诊断除符合 SLE 诊断标准外，尚应具有肾脏累及的表现。实验室检查特别是血清免疫学检查及肾脏病理检查，对诊断有重要参考价值。由于少数患者（特别是膜性）起病完全类似原发性肾病综合征，经过一段时间后才逐渐出现全身系统性受累，对此类病人应高度警惕，密切观察。当出现肾功能突然恶化时，不仅应当考虑病变的活动等因素，也应考虑本病的发展及治疗过程中引起的急进性肾炎、急性肾小管坏死、急性间质性肾炎的可能性，此时肾活检非常必要。

2009 年 SLICC 修改的 ACR 系统性红斑狼疮分类标准如下。

1. 临床标准

①急性或亚急性皮肤狼疮。②慢性皮肤狼疮。③口腔或鼻溃疡。④不留瘢痕的脱发。⑤炎症性滑膜炎，内科医生观察到的两个或两个以上关节肿胀或伴晨僵的关节触痛。⑥浆膜炎。⑦肾脏：用尿蛋白/肌酐比值（或 24 小时尿蛋白）算，24 小时尿蛋白至少 500mg，或有红细胞管型。⑧神经系统：癫痫发作，精神病，多发性单神经炎、脊髓炎、外周或脑神经病变，脑炎（急性精神混乱状态）。⑨溶血性贫血。⑩白细胞减少（至少一次小于 $4000/mm^3$）或淋巴细胞减少（至少一次小于 $1000/mm^3$）。⑪血小板减少（至少一次小于 $100000/mm^3$）。

2. 免疫学标准

①ANA 高于实验室参考值范围。②抗 dsDNA 高于实验室参考值范围（ELISA

法例外，用此法检测，需两次高于实验室参考值范围）。③抗 Sm 阳性。④抗磷脂抗体：狼疮抗凝物阳性；梅毒血清学试验假阳性；抗心磷脂抗体至少两倍正常值或中高滴度；抗 β_2-糖蛋白 1 阳性。⑤低补体：低 C3；低 C4；低 CH50。⑥在无溶血性贫血者，直接 Coomb's 试验阳性。

患者如果满足下列条件至少一条，则归类于系统性红斑狼疮：①有活检证实的狼疮性肾炎，伴有 ANA 阳性或抗 dsDNA 阳性。②患者满足分类标准中的 4 条，其中包括至少一条临床标准和一条免疫学标准。

在入选的患者中应用此标准，较 ACR 标准有更好的敏感性（94% vs. 86%），并与 ACR 标准有大致相同的特异性（92% vs. 93%），同时明显减少误分类。

（二）鉴别诊断

1. 原发性肾病综合征

狼疮性肾炎光镜表现与原发性肾病综合征相似，但狼疮性肾炎在临床上伴多系统侵犯，有抗核抗体等多种自身抗体，活动期见血清 IgG 增高，补体 C3 下降。病变具有多样性和不典型性的特点，病理有时可见白金耳样病变及苏木素小体，免疫病理检查呈“满堂亮”现象。

2. 其他

还需与 IgA 肾病、紫癜性肾炎、乙型肝炎相关性肾小球肾炎等相鉴别。此外，狼疮性肾炎活动期应与并发感染鉴别。

在临床上，出现肾炎、肾病综合征表现时，不要轻易诊断为原发性肾小球疾病，特别是对于年轻女性，应做全面和系统的相关检查，以排除狼疮性肾炎的可能性。少数患者需经过数月、数年的发展最终确诊为狼疮性肾炎。

五、 治疗

（一）中医治疗

1. 辨证治疗

本病临床表现极其复杂，五脏六腑皆可受累，尤以肝、脾、肾三脏为多见，狼疮性肾炎的初、中期多见肝肾阴虚；邪热入营则见于中、后期；脾肾阳虚和血瘀内阻多见于后期。狼疮性肾炎出现热证应区分虚热还是实热；实热以热毒内燔营血为多，虚热则见于气阴虚或肝肾虚，阴虚则热；由于水湿滞留，本病每多湿浊或湿热内困之象。

（1）热毒炽盛

症状：高热烦躁，面赤，或有周身皮疹、红斑或瘀斑，肢体浮肿，肌肉关节酸痛，心悸，甚则神昏谵语，或抽搐，或吐、衄、便（尿）血，口干便秘，舌红或绛，苔黄或光剥，脉弦（滑）数。

治法：清热解毒，凉血止血。

代表方：犀角地黄汤合五味消毒饮加减。

处方举例：小便短赤者，加白茅根 30g、小蓟 20g；虚热者，加青蒿 15g、地骨皮 15g；抽搐者，加羚羊角粉 3g（冲服），钩藤 15g；神昏谵语者，加安宫牛黄丸或至宝丹 1～2 丸化服。

（2）阴虚内热

症状：浮肿渐退，低热咽干，面热，手足心灼热，腰膝酸软无力，颧红盗汗，舌光红或光剥无苔，脉细数。

治法：养阴清热，补肾活血。

代表方：参麦地黄汤加减。

处方举例：兼湿热者，加白花蛇舌草 15g、半枝莲 15g；尿少水肿者，加车前子 15g、茯苓 15g；虚热甚者，去黄芪，加青蒿 15g、鳖甲 15g、知母 15g、地骨皮 15g；血尿者，加白茅根 20g、益母草 20g。

(3) 脾肾阳虚

症状：周身浮肿，面色苍白，腰膝酸软无力，足跟痛，耳鸣，腹泻，腹胀，纳呆，肢端冷，舌淡胖，边有齿痕，质暗，苔白腻，脉沉细。

治法：温补脾肾，化气行水。

代表方：济生肾气丸加减。

处方举例：若水肿明显，偏脾阳虚者，以实脾饮为主加减；偏肾阳虚者，以真武汤为主加减；气虚者，则加黄芪 30g 以补气健脾。

(4) 气虚血瘀

症状：眩晕神疲乏力，口燥咽干，面色晦暗，皮下瘀点，腰酸脱发，胃纳欠佳，舌偏红，有紫斑，苔薄白，脉细。

治法：益气养阴，活血化瘀。

代表方：生脉饮合桃红四物汤加减。

处方举例：若阴阳两虚者，以地黄饮子为主加减；兼痰浊者，可加法半夏 20g、化橘红 20g、贝母 20g、瓜蒌 20g；兼湿热者，可配合三妙丸或三仁汤；水湿停聚者，可加车前子 15g、茯苓 15g；气郁者，可用逍遥散加减。

2. 其他治疗

(1) 辨病治疗

①狼疮活动或合并感染均可引起发热，首先应明确发热病因，在中医辨证基础上，辨病用药。气分热盛，可用生石膏、知母、寒水石、黄芩、薏苡仁；气营热盛，上方加生地黄、玄参、麦冬、牡丹皮。中药每日 2 剂，每 6～8 小时服 1 次。体温超过 40℃，配合羚羊角粉、紫雪丹、安宫牛黄丸等。②胸水、腹水、心包积液、关节腔积液，可用葶苈子 30g、白芥子 12g，疗效很好，也可与桂枝、桑白皮配合以增强疗效。③蛋白尿：对于蛋白尿，可选择使用雷公藤制剂（昆仙胶囊、雷公藤多苷片、火把花根片、昆明山海棠等）、柴胡、玉米须、土茯苓、槐花、猫须草、鹿衔草等，可增强降蛋白尿作用，提高临床疗效。

(2) 中成药

六味地黄丸适用于狼疮性肾炎肾阴亏虚者，知柏地黄丸用于阴虚火旺者，百令胶囊或金水宝胶囊有健脾益肾，扶正固本的功效，用于狼疮性肾炎有正虚征象者，黄葵胶囊有清热解毒利湿作用，用于湿热型狼疮性肾炎兼蛋白尿、血尿患者。

（3）中药针剂

复方丹参注射液、川芎嗪注射液等，有活血化瘀作用，用于有血瘀证的狼疮性肾炎；黄芪注射液有益气健脾，扶正固本作用，适用于狼疮性肾炎见有气虚证者；清开灵注射液能清热解毒利湿，适用于狼疮性肾炎初期热毒炽盛证或见有湿浊者；醒脑静注射液能清热解毒，开窍醒神，适用于狼疮性肾炎活动期高热、神志模糊者。

（4）单味药或中药提取物

白芍总苷与激素联用治疗 LN，其机制可能与调节 T 淋巴细胞功能有关。青蒿素、青蒿琥酯、双氢青蒿素也用于治疗 LN，有一定的疗效。

（5）针灸

①取三焦俞、气海俞、气海、足三里、阴陵泉、肾俞、关元俞、天枢等穴。方法：每日选取 5～6 个穴位，轮换刺之，手法先予轻刺激，然后用药艾灸之。适用于 LN 脾肾气虚证。②蜂针：在激素疗法基础上加用该法治疗 LN 患者，每日 1 次，每次 15～20 只，疗程 3 个月，结果总有效率 84%，未观察到明显副作用，证明以生物毒代替细胞毒治疗 LN 是可行的。

（二）西医治疗

1. 一般措施

（1）生活规律，避免感冒

急性期应卧床休息，避免使用对肾功能有损伤的药物；户外活动时做好防晒，减少阳光照射，室内应有窗帘，以免皮损加重；做好口腔护理，预防真菌感染；对于指、趾、鼻尖、耳垂等部位广泛小动脉炎合并雷诺现象者，应注意保暖，以免肢体末梢冻伤和坏死。

（2）饮食

宜吃清淡、易消化、低磷低盐低脂的食物，补充适量优质高蛋白，避免水钠潴留及电解质、酸碱平衡紊乱，食用富含维生素的蔬菜和水果及其钙剂可防止糖皮质激素造成的骨质疏松。

2. 药物治疗

应根据不同情况如初发或复发、病理类型、有无脏器损害及损害程度、有无并发症及其严重性、对过去治疗的反应、病人对疾病的承受能力以及经济状况等，来制定个体化治疗方案。

目前，糖皮质激素和免疫抑制剂仍然是LN的基础治疗药物，但必须根据患者的病情个体化使用。对于仅有少量蛋白尿（24小时尿蛋白定量小于1.0g），其他脏器损害不严重者，开始治疗可以考虑单纯使用中等剂量的糖皮质激素（泼尼松，0.5mg/kg）。LN的病理类型与临床表现的轻重和疾病的预后有非常密切的联系，对于有条件进行肾穿病理活检者，应根据患者的病理类型决定其治疗方案。新型免疫抑制剂、生物治疗、血浆置换及造血干细胞移植等治疗方法也已初步显示出显著疗效。

（1）肾上腺皮质激素

皮质激素是治疗SLE的首选药物，一般选用泼尼松、泼尼松龙或甲泼尼龙；出现狼疮性脑病需鞘内注射时用地塞米松。根据SLE的临床表现、病理及疾病的活动性等选用以下方案。①小剂量：泼尼松0.5mg/（kg·d）。适用于临床表现轻、隐匿型肾小球肾炎、皮肤病变等。②大剂量：泼尼松1mg/（kg·d）。适用于急性暴发性SLE、活动性肾炎（肾病综合征，病理为弥漫增生性、膜增生或膜性肾炎）、中枢神经损害、溶血性贫血、血小板减少性紫癜、SLE肺病变、心肌炎、心包炎、多发性肌炎等。大剂量泼尼松使用方法参考第三章第五节“肾病综合征”。③冲击疗法：甲泼尼龙0.5～1g，每日1次，连续3日为1疗程。视病情需要，可隔1～2周重复1～2疗程。间隔期间及冲击疗程结束后可按上述大剂量法给药。主要适用于严重急性暴发型SLE，经大剂量激素治疗无效者；急进性肾炎综合征，近期内肾功能进行性恶化，病理为新月体肾炎或弥漫增生性肾小球肾炎类型者；SLE脑病；SLE危象，威胁生命者。本疗法的主要并发症为感染、水钠潴留、心衰、胃肠道出血、一过性肾功能不全、精神障碍等。

（2）免疫抑制剂

①环磷酰胺（CTX）：多采用CTX冲击疗法，即8～12mg/（kg·d），加入生理盐水中静脉滴注，连用2日，每月1次，6个月后改为每3个月冲击1次，共用18～24个月。CTX的不良反应有白细胞减少、感染、性腺抑制、出血性膀胱炎、胃肠道反应、脱发、肝功能损害等。用药期间应密切注意血象监测，避免导致白细胞过低。

②霉酚酸酯（MMF）：疗效与 CTX 相似，但副作用较小，病人耐受性较好。具体用量用法参考第三章第五节“肾病综合征”。③硫唑嘌呤（Aza）：效果不及 CTX 冲击疗法，但对 LN 而言，常作为肾上腺皮质激素＋CTX 诱导缓解后的维持治疗用药。对浆膜炎、血液系统、皮疹等也具有较好治疗作用。用法为 50～100mg，每日 1 次。副作用包括骨髓抑制、胃肠道反应、肝功能损害等。④环孢素 A：用量用法参考第三章第五节“肾病综合征”。⑤他克莫司：用量用法参考第三章第五节“肾病综合征”。⑥来氟米特（爱若华）：头 3 日 1mg/（kg · d），以后 20～30mg/d 维持，共 12 个月。⑦咪唑立宾（布累迪宁，MZR）：1～3mg/（kg · d），分 1～3 次口服，共 12 个月，结果疗效与 MMF 相似。⑧利妥昔单抗（美罗华）：治疗难治性 LN，疗效较好，但价格昂贵。一般每次 500mg，静脉滴注，每周 1 次，共 4 次。

3. 其他治疗方法

（1）大剂量丙种球蛋白静脉注射

丙种球蛋白（IgG）：200～400mg/（kg · d），静脉滴注，连用 3～5 日。

（2）免疫清除疗法

包括血浆置换及免疫吸附疗法，选择性细胞清除和双重滤过。血浆置换能迅速除去循环中的自身免疫抗体，免疫复合物和炎症介质，较快改善病情。免疫吸附疗法是用葡聚糖硫酸酯纤维素柱去除致病性抗体。

（3）羟氯喹

开始剂量 400mg/d，维持剂量 200～400mg/d，分 1～2 次口服，一般不超过 1 年，对皮肤损害特别有效，但应注意其毒副作用，主要是视力下降。

（4）造血干细胞移植（HSCT）

在预处理时，通过大剂量化疗或全身照射摧毁患者的异常免疫系统，对自身免疫病起缓解作用；再通过移植的自体外周血干细胞以重建正常的免疫系统。

4. 多靶点疗法

LN 发病机制非常复杂，受累组织广泛，肾组织病理类型多样，单用一种药物治疗很难奏效。因此，提出多靶点疗法，其优点在于不同药物作用在不同靶点，可以起协同作用；各种药物剂量减半，减少不良反应及毒性。

治疗方法：Pred＋MMF＋FK506。甲泼尼龙0.5g/d静滴，连用3日，续以泼尼松0.6～0.8mg/（kg・d）口服，4周后逐渐减量；MMF 0.75～1.0g/d；他克莫司1～2mg/d。诱导期疗程6～12个月，维持期可选用激素联合MMF或雷公藤制剂或AZA或来氟米特等。

本疗法适用于其他治疗方案疗效不好或病理类型为Ⅴ＋Ⅲ、Ⅴ＋Ⅳ的患者。

5. 肾外狼疮活动

无论肾脏有无活动性病变，只要有肾外狼疮活动，就要根据病情需要积极用药。

6. 妊娠问题

妊娠可诱发或加重部分SLE病情，发生习惯性流产或胎儿死亡，非缓解期SLE易于流产、早产、死胎（发生率约30%）、畸胎，故应避孕。抗心磷脂抗体阳性者，易于流产、死胎。

但妊娠不是SLE绝对禁忌证，如果没有中枢神经系统、肾脏或心脏严重损害，而病情缓解一年以上，一般可以妊娠，并产正常婴儿。

妊娠期避免使用CTX、MMF、ACEI/ARB，MMF可切换为AZA。泼尼松通过胎盘时被灭活（其他各类激素例外），不会影响胎儿，病情需要可使用，但不宜量大；LN在妊娠期复发，应视病情严重程度而使用糖皮质激素和硫唑嘌呤；接受激素或AZA治疗患者，建议妊娠期间不要减少剂量并维持到分娩后至少3个月；建议妊娠期间可继续服用羟氯喹；建议妊娠期间加小剂量阿司匹林可减少死胎或流产；密切观察整个妊娠期，产后避免哺乳。

六、临床思路

本病表现十分复杂，难以将其纳入中医一个或几个病证的辨证范畴。中医学文献中，根据临床表现把SLE分别归属于阴阳毒、红蝴蝶疮等病证，也只是涉及本病部分病证。本病患病率以女性为多，特别好发于青春期育龄期女性。女子属阴，经带孕乳等生理活动均易伤及阴分，既病之后也以阴虚证候最为常见，因此，阴虚是本病的关键病机。阴虚除体质因素外，还可能与过度劳累、七情内伤、房室不节等有关。另外，许多患者日光暴晒后发病或病情恶化；发病后又以热毒炽盛为突出表现，因此本病发生与热毒有密切关系。阴虚火旺与热毒炽盛，一为虚火，一为实热，二者同气相迫，肆虐不已，贻害脏腑，损伤气血。本病日久阴损及阳，出现阴阳两虚。此外在本病过程中常兼挟血瘀、痰浊、水湿、湿热等，致病情更为复杂。本病初期以实证为主，中期虚实并见，后期则以虚损为主，治疗上应扶正祛邪兼顾，标本兼治。在此讨论热毒炽盛证的中医药治疗。

热毒炽盛者，治疗上应清热解毒，凉血活血。多见于SLE的活动期。阴虚火旺之体，加之外邪侵袭，邪入于内，久则邪盛成热毒邪气。外火引动内火，两火相合，迅即发病，症见高热不退。毒热入于营血，灼伤血络，迫血妄行，外溢肌肤，则见面部颊部蝴蝶状赤红斑疹或衄血、便血、尿血，舌红绛。热毒痹阻关节肌肉，则见关节痛、肌肉酸痛。热扰心神，则昏谵烦乱，引动肝风则手足抽搐。邪毒攻心则有心悸、气短、胸闷、四肢逆冷、面色苍白等。热伤肺络，则见咳逆胸痛，痰中带血或咯血；此外，大便秘结，小便短赤，脉洪数等都为热盛之象。治宜清热解毒，凉血化斑。方用清瘟败毒饮或化斑汤加减，药选水牛角粉、生地黄、牡丹皮、玄参、生石膏、黄芩、黄连、栀子、白花蛇舌草、半枝莲、黄柏等。若血热损络致血瘀成斑，加茜草、炒槐花以清血分伏火；若毒火攻心致昏谵抽搐，加安宫牛黄丸或紫雪丹。

七、 预后

本病尚不能根治，大多数能控制缓解，应尽量控制在没有内脏损害的早期阶段。自应用激素以来，预后有明显改变，死亡率降低。1年存活率96%，5年存活率85%，10年存活率75%。

死亡的原因，以肾衰竭、心力衰竭、各种感染（肺炎、败血症）、脑出血、消化道出血等为多见。中西医结合治疗使预后能进一步改善，不少患者可以达到恢复工作的程度。

八、 预防调护

（1）生活调护

适当参加体育活动，增强机体抗病能力，但应避免过度劳累、精神紧张和强烈情志刺激；起居有常，尽量避免感冒、受凉和日光暴晒，以减少或避免各种诱发和加重因素；及时、有效地控制各种感染，接受激素或其他免疫抑制剂治疗的患者应严格遵守医师指导的用量和疗程，切忌骤减骤停，防止疾病反复或恶化。用药过程中应密切观察激素及其他免疫抑制剂的副作用，并及时给予相应的处理。

（2）饮食调护

发病时应忌食羊肉、洋葱、辣椒、韭菜及烟酒等辛辣、刺激之品及易导致热毒炽盛之品；本病发病时以热毒炽盛及阴虚火旺为多见，故可适当进食一些清凉的饮食，如绿豆、菊花、金银花、西瓜、雪梨、甘蔗、莲藕、荸荠、芹菜、夏桑菊等；本病后期，则以阳虚为主要表现，配合治疗和适当进食具有温补作用的食物，如红枣、甲鱼、冬虫夏草等；水肿明显者应采用低盐饮食，表现为肾病综合征者予低盐、低脂肪、优质蛋白饮食，并可适当给予薏苡仁粥、鲤鱼汤等。肾功能不全者，应给予优质低蛋白饮食。

菠菜能发疮，增加尿蛋白和管型，花菜能加重脱发，均宜忌口。虾蟹易诱发或加重病情，忌食。不宜饮酒，也不宜用药酒、补酒等。疾病未得到控制时，不宜妊娠。

（3）避免使用诱发 SLE 的药物

如磺胺类、青霉素、保泰松、口服避孕药、肼屈嗪、普鲁卡因胺、异烟肼等。中药人参类、绞股蓝等含人参皂苷，天花粉具有抗原性，忌用。补骨脂、独活、紫草、紫浮萍、白蒺藜、麻黄、白芷等可加重光敏感，不宜常用。含雌激素中药如紫河车、哈士膜油、蜂王浆等也应慎用。

（4）心理调护

增强患者战胜疾病的信心，避免精神紧张和强烈情志刺激。

九、临床验案

患者张某，女，24 岁，2010 年 12 月 5 日初诊。主诉为反复全身浮肿 2 月余，少尿 2 日。患者于 2010 年 10 月感冒后出现眼睑、颜面浮肿，伴疲倦乏力，腰酸，逐渐肿及双下肢、腹部，遍及全身，在当地服用中药治疗（具体不详），水肿仍有反复。11 月 28 日至湘雅医院求诊，查尿常规示尿蛋白（＋＋＋），尿隐血（＋＋），予口服至灵菌丝胶囊、复方肾炎康片、雷公藤多苷、阿魏酸哌嗪，症状缓解不明显。12 月 3 日尿量减少至 300ml/d，解浓茶色尿，无尿频、尿急、尿痛。12 月 5 日来广州中医药大学第一附属医院门诊就诊。症见：颜面潮红，全身重度浮肿，腰酸，纳差，口干，口苦，口腔溃疡，心烦难寐，梦多，小便量少，色黄，约300ml/d，大便干结，2日1次，无皮疹、关节痛、脱发。舌红，苔黄，有瘀斑，脉滑数。门诊拟“水肿”收入院。

入院后查体：全身重度浮肿，按之凹陷，腹部膨隆，移动性浊音阳性，余未见明显异常。辅助检查：尿分析示尿蛋白（＋＋＋），尿隐血（＋＋＋）；血清白蛋白示18g/L；自免6项＋抗ENA抗体：总补体活性20.0U/ml、补体C3 0.402g/L、补体C4 0.146g/L、抗双链DNA抗体阳性（1.7）、抗核抗体阳性（2.6）、抗Sm抗体阳性、抗核小体抗体测定阳性、抗组蛋白抗体阳性；24小时尿蛋白定量示7.3g。

中医诊断：水肿（热毒炽盛、血瘀水停证）。西医诊断：狼疮性肾炎。治以清热解毒，活血利水。处方：薏苡仁20g、石韦15g、玉米须30g、白花蛇舌草30g、鱼腥草20g、半枝莲30g、丹参20g、赤芍15g、益母草30g、紫苏叶10g、车前子15g。每日1剂。

3日后，患者全身浮肿稍减轻，小便量增多，约600ml/d，在B超引导下行肾穿刺活检术。1周后肾穿刺活检病理回报：狼疮性肾炎，Ⅴ＋Ⅳ－G（A）型。西医治疗上予激素500mg冲击治疗3日，后使用半量激素加他克莫司、吗替麦考酚酯胶囊（骁悉）多靶点免疫抑制治疗。中药继续依前法，加牛膝15g加强活血利水之功。

再诊：3周后患者双下肢浮肿消退出院。症见：腰酸，夜寐稍差，纳可，口干，无口苦，二便正常，舌暗红，苔薄黄，脉滑细数。患者热毒渐轻，阴虚本证渐显，上方去鱼腥草、半枝莲，加女贞子15g、墨旱莲15g。出院后患者坚持每周门诊随访治疗，中药以二至丸合猪苓汤为基础，随症加减；西药维持小剂量激素加他克莫司、吗替麦考酚酯胶囊多靶点免疫抑制治疗，后逐渐减量，一年半后停用。2013年3月患者已停用中药，半年后随访无明显不适，尿蛋白持续转阴。

按语：本案为青年女性患者，因外感后出现全身高度浮肿、少尿，肾组织病理诊断为狼疮性肾炎，Ⅴ＋Ⅳ型。LN在活动期时是以湿热毒邪壅盛为主要矛盾，宜治标为主，清热解毒法是其有效的治疗方法。中药辨证属热毒血瘀，治疗以清热解毒、活血利水为法，方中白花蛇舌草、鱼腥草、半枝莲清热解毒，丹参、赤芍、益母草活血利水，薏苡仁、石韦、玉米须、车前子利水消肿，紫苏叶宣上以利下，诸药合用，共奏清热活血利水之功。后患者病情缓解，热毒标证渐轻，而肾阴亏虚本证渐显，故去清热解毒的鱼腥草、半枝莲，加用二至丸养阴清热。本例患者经中西医结合治疗后，目前已停用所有药物，随访半年状况良好，尿蛋白持续转阴。

第二节 紫癜性肾炎

过敏性紫癜是伴IgA沉积的系统性小血管炎为主要病理改变的全身性疾病，是一种侵犯皮肤和其他器官细小动脉和毛细血管的过敏性血管炎。过敏性紫癜的临床表现除有皮肤紫癜、关节肿痛、腹痛、便血外，半数累及肾脏，主要表现为血尿和蛋白尿，重症患者可引起肾功能受损，称为紫癜性肾炎。肾脏受累多发生于皮肤紫癜后数日至数周内。

90%以上紫癜性肾炎发生在儿童或青少年，居儿童继发性肾小球疾病的首位。随年龄增长，发病率逐渐降低，但成人也可发病。男女发病比例为1.2～1.8∶1。绝大多数预后良好，但肾脏病理表现为新月体肾炎的可进展至终末期肾衰竭。

过敏性紫癜多属于中医的“血证”之“紫斑”“尿血”，也可属“水肿”病范畴。

一、中医病因病机

本病的发生，与外感邪气、湿毒浸淫、阴虚火旺、脾气虚弱以及瘀血阻滞等有关。本病病理变化可归结为火热薰灼，迫血妄行；气虚不摄，血溢脉外及瘀血阻络，血不循经三类。火热又有虚实之分，由火热亢盛所致者属于实火，而由阴虚火旺所致者则属于虚火。本病主要病位在肾、脾、肌肤、关节，可涉及心、肺、肝等。

1. 感受外邪

外感六淫之邪入侵体内，从阳化热，邪热与气血相搏，脉络受伤，血渗于脉外，留于肌肤而为紫斑。邪热蕴结下焦，肾络受损则尿血；若肾失气化，水湿潴留则成水肿。

2. 湿毒浸淫

饮食辛辣、腥燥之品，酿成热毒；或用药不慎，药毒内发；或蚊虫叮咬，虫毒浸淫。湿毒内结，阻于脉络，血循不畅，或湿毒化火，迫血妄行，血不循经，外溢肌肤，内迫胃肠，甚则及肾，故皮肤紫斑、便血、溺血。

3. 阴虚火旺

若热病日久，或阴津耗伤，或素体阴虚，阴虚火旺，灼伤脉络，迫血妄行，而为紫斑、便血、溺血。小儿因其纯阳之体，阳常有余，阴常不足，久病热病，更易伤阴患病，故儿童患者多见。

4. 脾气虚弱

禀赋不足，素体脾胃虚弱；或调护不当，或饮食不节，脾胃受损，生化统摄无权，血溢脉外，从而出现紫斑、尿血、便血等症。脾虚运化失职，水湿内停，泛滥于肌肤，又可发为水肿。

5. 瘀血阻滞

阴虚热盛，津血耗伤，脉络空虚，运行不畅而成血瘀；气虚无力推动血行，血流凝涩；久病入络，脉络瘀阻。凡此致血流不循其道，溢出脉外而为紫斑、尿血、便血等。

二、西医发病机制

（一）病因及发病机制

1. 病因

尚不明确。引起本病的主要诱因有：①感染。约 1/3 患者有细菌、病毒、衣原体、寄生虫等先驱感染史。②药物过敏。如青霉素、磺胺类、红霉素、异烟肼、巴比妥、阿司匹林、流感疫苗等。③食物过敏。如鱼、虾、蟹、贝、肉、蛋、牛奶、白酒、草莓、西红柿、果仁等。④其他。花粉、油漆、虫咬、寒冷刺激等。

2. 发病机制

过敏性紫癜是 IgA 为主的循环免疫复合物介导的系统性小血管炎，确切发病机制尚不明确，主要与体液免疫异常有关。急性期患者血清 IgA 显著增高，肾小球和皮肤小血管壁可检出 IgA 免疫复合物和补体。抗原与抗体结合后形成免疫复合物（IC）沉积在肾小球内，激活补体，导致一系列炎性介质的释放，引起血管炎症反应，血管脆性和通透性增加，导致紫癜性肾炎发生。过敏性紫癜患者血清还存在多种自身抗体。也涉及细胞免疫紊乱，主要表现为调节性 T 细胞和辅助性 T 细胞的免疫失衡。同时有多种细胞因子、炎性介质和遗传因素的参与。还有研究发现，本病可能与变态反应有关。

（二）病理和病理生理

紫癜性肾炎肾脏的病理改变多样，不同患者之间或同一患者在病程不同阶段，肾组织学改变均不一致。绝大多数以肾小球系膜局灶性节段性或弥漫性增生为主，可伴有不同程度的新月体形成；免疫荧光以 IgA 伴 C3 沉积为特征，以颗粒状弥漫性沉积于系膜区，也可沿毛细血管襻沉积。患者皮肤和内脏可有典型的毛细血管炎，毛细血管壁上也可见 IgA、C3 沉积。

紫癜性肾炎病理分型，根据国际儿童肾脏病学会（ISKDC）制定，病理分类为：Ⅰ型，即轻微病变；Ⅱ型，即单纯性系膜增生不伴新月体形成，可分为局灶性和弥漫性；Ⅲ型，即新月体或节段性病变小于 50%，可分为伴节段系膜增生和伴弥漫系膜增生；Ⅳ型，即新月体或节段性病变 50%～75%，可分为伴节段系膜增生和伴弥漫系膜增生；Ⅴ型，即新月体或节段性病变大于 70%，可分为伴节段系膜增生和伴弥漫系膜增生；Ⅵ型，即膜性增生性肾小球肾炎。临床研究发现，肾间质纤维化程度、硬化肾小球比例和毛细血管襻坏死，是影响预后的主要病理指标。

三、临床表现

过敏性紫癜半数以上患者发病前有诱因，如呼吸道感染、接触过敏源等。

（一）肾外表现

1. 紫癜

是诊断必备的症状。出血性皮疹呈对称性分布于四肢远端、臀部侧面及下腹部，以下肢多见，压之不退色，1～2 周后逐渐消退，可反复成批再现。

2. 关节炎

多发性关节肿痛以膝、踝关节常见，呈游走性，可反复发作，症状消退后不留关节变形。

3. 胃肠炎

约 50%患者腹痛，以脐周和下腹痛为主，呈阵发性绞痛，而腹部无明显阳性体征。轻者伴恶心呕吐，重者可呕血、便血。

（二）肾损害表现

肾损害多于皮疹后 4 周内出现，少数为数月之后。紫癜性肾炎可表现为多种临床综合征，如反复肉眼血尿或镜下血尿、血尿伴蛋白尿、肾病综合征、急性肾炎综合征和急进性肾炎综合征，个别出现慢性肾衰竭。成人往往重于儿童患者。

（三）相关检查

1. 尿液检查

轻重不一的肾小球性血尿，可伴微量至大量蛋白尿。

2. 血液检查

血沉正常或稍快，血清 IgA 可增高。严重肾功能受损时可出现肾小球滤过率下降，血肌酐升高等。

3. 皮肤活检

免疫荧光检查可见毛细血管壁有 IgA、补体 C3 沉积。

4. 肾活检

肾穿刺活检有助于本病的诊断，更有助于了解病变严重程度和评估预后。病理表现主要为肾小球系膜局灶性节段性或弥漫性增生为主，IgA 颗粒状弥漫性肾小球沉积，可伴有不同程度新月体形成。

四、诊断与鉴别诊断

（一）诊断

①本病诊断依靠临床典型的皮肤紫癜且无血小板减少，可伴或不伴关节、胃肠道症状。②反复尿检异常是紫癜性肾炎的主要依据。③肾脏组织活检：以 IgA、补体 C3 沉积为主的系膜增殖性病理改变。

（二）鉴别诊断

（1）ANCA 相关性血管炎

均可表现为皮肤紫癜、关节痛和肾炎。但 ANCA 相关性血管炎发病年龄较大，肺出血发生率高，大多数血清 ANCA 阳性，肾损害更为严重，常有肾功能不全。肾脏病理检查见肾小球毛细血管襻坏死、新月体更加突出，且无明显免疫复合物沉积。

（2）IgA 肾病

临床也以血尿为主要表现，但无皮疹、关节痛及胃肠道症状。

（3）狼疮性肾炎

本病多发于青年女性，除肾脏受累外，常伴多系统受累改变，同时血清多种自身抗体阳性、低补体血症。肾脏病理显示肾组织中大量以 IgG 为主的免疫复合物且伴 C1q 沉积。

五、治疗

（一）中医治疗

1. 辨证治疗

紫癜性肾炎在病程早期以疏风清热，泻火解毒，清热利湿，凉血止血为主；瘀血存在于疾病的整个过程，活血，化瘀，止血法灵活施治。日久，虚实错杂互见，治宜扶正与祛邪兼顾。

（1）风热搏结，损伤血络

症状：初起发热咽痛，口渴心烦，或关节疼痛，继而下肢有紫斑，尿血，舌质红，苔薄黄，脉数。

治法：疏风清热，凉血散瘀。

代表方：银翘散合竹叶牛蒡汤。

处方举例：荆芥10g、金银花10g、连翘15g、牛蒡子10g、蝉蜕5g、薄荷10g、玄参10g、知母10g、竹叶10g、丹参15g。腹痛便血者，可加槐花、地榆；尿血者，加白茅根、小蓟、猫须草、荠菜。

（2）热毒炽盛，迫血妄行

症状：紫斑成片，肉眼血尿明显，便血，关节肿痛，烦躁不安，口干喜冷饮，舌红绛，脉细数。

治法：清热解毒，凉血散瘀止血。

代表方：犀角地黄汤合五味消毒饮。

处方举例：水牛角30g、生地黄15g、牡丹皮15g、芍药15g、金银花15g、野菊花10g、蒲公英10g、紫花地丁10g、青天葵10g、丹参30g、白茅根30g。热盛津伤、口干舌燥者，加服五汁饮，或加白花蛇舌草；兼有咽痛者，加蝉蜕、岗梅根。

（3）肝肾阴虚

症状：皮肤紫斑，尿血，兼见手足心热，口干喜饮，腰膝酸软，大便干结，舌红少津，脉细数。

治法：滋阴降火，凉血散瘀。

代表方：知柏地黄汤。

处方举例：熟地黄15g、山茱萸15g、山药15g、茯苓15g、牡丹皮15g、知母15g、黄柏10g、女贞子15g、墨旱莲18g、猫须草30g、茜草根20g、益母草15g。血尿明显者，加阿胶、墨旱莲；手足心热者，加龟板、鳖甲。

（4）脾气虚弱

症状：皮下紫斑，便血，尿血，同时可见气短乏力，食少懒言，脘腹胀满，面色无华，舌体胖嫩边有齿痕，舌淡，脉弱无力。

治法：益气健脾，活血摄血。

代表方：归脾汤合补中益气汤。

处方举例：五爪龙 30g、甘草 10g、生晒参 10g、白术 15g、大枣 15g、陈皮 10g、赤芍 15g、黄芩 15g、柴胡 3g、三七 10g、当归 15g。纳少便溏者，加莲子肉、茯苓；汗多者，加麻黄根、浮小麦；若兼肾气不足腰膝酸软者，加续断、菟丝子、刺五加；如兼脾肾阳虚形寒肢冷、水肿没指者，加熟附子、桂枝、茯苓、泽泻、大腹皮、生姜。紫斑经久不退，血尿持续迁延，或关节疼痛明显，入夜尤甚，舌有瘀点瘀斑，脉涩者，可活血止血，血府逐瘀汤加减。

2. 其他治疗

（1）针灸

腹痛，可针刺中脘、关元、足三里、公孙穴；关节疼痛，可根据疼痛部位辨证选穴，对于缓解临床症状有一定疗效。

（2）中成药

雷公藤多苷片 20mg，每日 3 次。或火把花根片 4～6 片，每日 3 次。注意毒副作用，定期复查血常规、肝功能，还有生殖毒性，不宜长期使用。

（二）西医治疗

1. 一般治疗

急性期患者注意休息，重症者应卧床。维持水和电解质平衡，水肿明显者予限水和低盐饮食。找出和去除过敏原；积极治疗感染。

2. 常用药物治疗

本病没有特异性西药治疗，轻型病例病程经过良好，经对症治疗，大多数患者能缓解。

①血管紧张素转换酶抑制剂或血管紧张素Ⅱ受体拮抗剂。有蛋白尿者，血压能耐受者可予。②糖皮质激素。紫癜性肾炎中度蛋白尿患者，可用中等剂量激素如泼尼松 0.5mg/（kg·d），早晨一次顿服。肾病综合征型予泼尼松 1mg/（kg·d），早晨一次顿服。对新月体超过 50%以上，表现为急进性肾炎型患者的治疗，可用甲泼尼松龙冲击疗法（甲泼尼松龙 0.5～1g 静脉滴注，3～5 次为 1 疗程，可重复 2～3 个疗程）

等。疗程视病情而定，3～12个月左右。③雷公藤制剂。雷公藤多苷片10mg/（kg·d），分3次服用。④环磷酰胺。用于表现为新月体肾炎的患者，采用静脉冲击治疗。⑤霉酚酸酯、硫唑嘌呤。可视情况使用。

六、临床思路

根据本病的临床表现，可归属于中医“尿血”“紫斑”“水肿”等病范畴。过敏性紫癜的中医治疗当依据病情发展的不同阶段而采取不同的辨证论治原则。早期，风邪袭表，邪热内蕴，病在卫分、气分应以祛风宣透为主，兼以清营凉血，使邪从表散；中期，营热炽盛，迫血妄行，应以凉血解毒或凉血化斑为主，佐以清气透表；后期，肾阴亏虚，阴虚火旺，当重在养阴清热，佐以凉血化瘀。若病情日久反复不愈，损及脾气，气不摄血，又当益气摄血为主，佐以养血活血；气虚日久，累及阳虚，水湿停滞者，治以温补脾肾，化气行水；少数患者病久水湿潴留，浊邪上犯，脾肾虚衰，治当健脾益肾，通腑泄浊排毒。

本病西医无特异性治疗方法，激素配合中医辨证论治可提高疗效，减少药物的毒副作用，减少激素的用量和使用疗程。

洪教授强调治疗此病，饮食生活起居调护非常重要，尽可能减少过敏原的接触，不然容易前功尽弃。

七、预后

从中医方面看，单纯镜下血尿预后较好，伴严重水肿、眩晕者预后较差，病情迅速出现关格、癃闭、虚劳者，为正不胜邪，预后不良。

本病预后成人患者较儿童差；起病早期出现肾病综合征、高血压和进行性肾功能减退者预后较差；肾脏的病理改变，病理分级以Ⅰ、Ⅱ和IIIa的预后较好，而IIIb、IV、V和Ⅵ的预后较差。肾间质纤维化程度、硬化肾小球比例和毛细血管襻坏死，是影响预后的主要病理指标。

八、预防调护

（一）预防

外邪是诱发本病的原因，因此注意防寒保暖，预防感冒。若有感染，积极治疗。如是食物、药物、毒物所致，避免再次服用和接触该类物质。本病女性患者于病后短期内不宜妊娠。康复后怀孕，在妊娠后期应密切追踪尿常规、血压和肾功能。

（二）调护

患病后要注意休息，避免房劳过度；早期饮食清淡，如新鲜蔬菜瓜果，忌食辛辣腥燥热毒食物，以免助火生热，加重病情；恢复期勿温补峻补，以免余邪留恋，延误康复。

九、临床验案

患者王某，男，21岁，初诊日期为2015年2月20日。主诉为反复皮下紫癜半年，尿检异常3月。患者长期生活在广东，因上大学前往烟台生活，多吃海鲜、烧烤等辛辣刺激之品，半年来反复出现四肢皮下紫癜，成片出现，略高出皮肤，轻微瘙痒，按之不退色，当地医院诊断过敏性紫癜，予少量激素治疗，症状时轻时重，没有明显改善。3月前发现尿色似浓茶色，尿检发现蛋白（+++），潜血（++++），遂收入烟台当地医院，行肾脏病理检查，诊断为“紫癜性肾炎，慢性肾脏病（CKD2期）”，予标准剂量激素、吗替麦考酚酯0.75g，每日2次治疗。但仍有紫癜反复出现，尿检没有改善，放寒假返回广州，前来求治。现症见四肢皮下紫癜，色紫红，小便深茶色，泡沫较多，面部胸背部痤疮较多，诉刺痛，面红，精神疲倦，心烦眠差梦多，纳可，食后腹胀，大便黏滞不爽。既往史：无特殊。体格检查：面部胸背痤疮，部分化脓，四肢近端成片紫癜。舌红紫苔黄腻，脉弦滑数。辅助检查：尿常规示蛋白（++）、潜血（+++）；尿微量白蛋白与尿肌酐比值示1894mg/g；尿蛋白定量示2.11g/900ml；生化示血肌酐101μg/L，尿酸436μg/L。肾脏病理：结合临床考虑紫癜性肾炎，Ⅲb型。

中医诊断：血证——紫斑、尿血（湿热毒盛证）。西医诊断：紫癜性肾炎；慢性肾脏病（CKD2 期）。治法：清热利湿，活血解毒。处方：水牛角 30g、牡丹皮 15g、赤芍 15g、金银花 15g、野菊花 10g、蒲公英 10g、紫花地丁 10g、青天葵 10g、丹参 30g、猫须草 30g、白豆蔻 5g、白术 10g、土茯苓 30g。15 剂，复煎分 2 次服用。叮嘱患者禁食煎炸热毒及海鲜等发物，饮食宜清淡富含维生素。

复诊：患者半月后复诊，病情有改善，皮疹出现量及频率明显减少，痤疮改善，小便颜色转淡。原方基础上加减继续调治 3 月，期间激素逐渐减量至每日 2 粒，吗替麦考酚酯 0.5g，每日 2 次。偶有零星紫癜出现，尿蛋白波动在（+）～（++），潜血（++），肌酐恢复正常，睡眠持续好转。诉腰酸，腹胀，大便黏滞，神疲乏力易汗出，小便颜色较清泡沫较少，舌偏红苔厚腻微黄，脉细滑略数。考虑证候热毒明显减轻，湿热仍存，气阴两虚。治法：清热利湿活血，健脾益气养阴。处方：牡丹皮 10g、赤芍 15g、金银花 15g、丹参 30g、猫须草 30g、白豆蔻 10g、薏苡仁 30、白术 15g、土茯苓 30g、藿香 10g、山茱萸 15g、墨旱莲 15g。复煎分 2 次服用。上方加减服用 3 月，激素逐渐减量至停用，吗替麦考酚酯 0.5g，每日 1 次。患者诸症基本消失，未再出现皮疹紫癜，纳眠可，二便调。尿检示蛋白阴性，潜血（+）～（++），尿微量白蛋白与尿肌酐比值示 154mg/g。尿蛋白定量示 0.34g/1200ml。生化示血肌酐 86μmol/L，尿酸 406μmol/L。

按语：本例患者就诊时已用西医西药治疗半年，疗效欠佳，但激素的副作用明显，患者表现为湿热毒瘀交结，实邪偏盛，故予五味消毒饮合犀角地黄汤加减。治疗后热毒消退，但湿热仍盛，长期服用清热解毒药又致脾气不足，湿邪羁留，利湿药长期服用热盛日久均可伤阴耗气，故实邪减退后，正气不足的症状表现明显，治疗后期宜标本兼顾，但不宜过于温补，以免助热生毒诱发加重或复发，选药要平和，缓缓图功。

第三节　糖尿病肾病

糖尿病肾病（diabetic nephropathy，DN），即糖尿病肾病肾小球硬化症，是糖尿病（diabetic mellitus，DM）特发性全身微血管病变的肾脏表现，是 DM 最常见的并发症之一，是造成慢性肾衰竭和致死的常见原因。

目前在西方国家中的终末期肾衰竭患者中糖尿病肾病占首位，在我国DM的发病率不断上升，DN也将成为导致终末期肾衰竭的主要原因之一。糖尿病患者中DN的累积发病率在20%～40%。在我国，糖尿病性肾病已占透析患者总数的15%，且每年以高速率递增。

根据本病的临床表现的不同，可归属于中医的“虚劳”“水肿”“消渴”“癃闭”“关格”等病。

一、中医病因病机

中医认为，糖尿病肾病的病因病机包括燥热伤阴，阴虚火旺，肾虚不能制水和阴损及阳，气阴两虚等方面。病位在肾，且与肝脾有关。糖尿病肾病有虚有实，多以虚实并见。

1. 燥热伤阴，阴虚火旺

素体禀赋不足，肾阴亏虚，虚火内生，或情志不畅，肝郁化火，或饮食不节，嗜食辛辣厚味，燥热内生，均可致燥热伤阴，虚火内生。

2. 肾虚不能制水

肾为先天之本，主蛰藏，内寓元阴元阳，肾阴亏损，虚火内生，肾失濡养，开合固摄失权，气化失司，水液潴留，泛滥肌肤，发为水肿。

3. 阴损及阳，气阴两虚

消渴以阴虚为本，燥热为标，但由于阴阳互根，阳生阴长，若病程日久，阴损及阳，则导致气阴两虚证。阴阳两虚，其中又以肾阳虚，脾阳虚为多见。脾肾阳虚，不能制水，水湿停留，泛滥肌肤，发为水肿。

二、西医发病机制

糖尿病肾病病因和发病机制不清。目前认为系多因素参与，在一定的遗传背景以及部分危险因素的共同作用下致病。

1. 遗传因素

研究显示，男性发生糖尿病肾病的比例较女性为高；来自美国的研究发现在相同的生活环境下，非洲及墨西哥裔较白人易发生糖尿病肾病；同一种族中，某些家族易患糖尿病肾病，这些提示遗传因素的存在。

2. 肾脏血流动力学异常

糖尿病肾病早期就可观察到肾脏血流动力学异常，表现为肾小球高灌注和高滤过，肾血流量和肾小球滤过率（GFR）升高，且增加蛋白摄入后升高的程度更显著。

3. 高血糖造成的代谢异常

血糖过高主要通过肾脏血流动力学改变以及代谢异常引致肾脏损害，其中代谢异常导致肾脏损害的机制主要包括：①肾组织局部糖代谢紊乱，可通过非酶糖基化形成糖基化终末代谢产物（AGES）。②多元醇通路的激活。③二酰基甘油—蛋白激酶 c 途径的激活。④己糖胺通路代谢异常。上述代谢异常除参与早期高滤过，更为重要的是促进肾小球基底膜（GBM）增厚和细胞外基质蓄积。

4. 高血压

几乎任何糖尿病肾病均伴有高血压，在 1 型糖尿病中肾病高血压与微量白蛋白尿平行发生，而在 2 型中则常在糖尿病肾病发生前出现。血压控制情况与糖尿病肾病发展密切相关。

5. 血管活性物质代谢异常

糖尿病肾病的发生发展过程中可有多种血管活性物质的代谢异常。其中包括 RAS、内皮素、前列腺素族和生长因子等代谢异常。

三、临床表现

（一）全身表现

多饮，多食，多尿，消瘦，皮肤瘙痒，或有并发症，如动脉硬化、冠心病、视网膜病变、白内障、对称性多发性周围神经病变。

（二）肾损伤表现

糖尿病肾病发病隐匿，进展较慢。临床上通常将其分为肾小球滤过率增高、正常蛋白尿、早期糖尿病肾病、临床糖尿病肾病和肾功能失代偿期五个阶段。

1. 肾小球高滤过和肾脏肥大期

这种初期改变与高血糖水平一致，血糖控制后可以得到部分缓解。本期没有病理组织学损伤。

2. 正常白蛋白尿期

GFR 高出正常水平。肾脏病理表现为 GBM 增厚，系膜区基质增多，运动后尿白蛋白排出率（UAE）升高（大于 20μg/min），休息后恢复正常。如果在这一期能良好地控制血糖，病人可以长期稳定处于该期。

3. 早期糖尿病肾病期

又称持续微量白蛋白尿期，GFR 开始下降到正常。肾脏病理出现肾小球结节样病变和小动脉玻璃样变。UAE 持续升高至 20～200μg/min 从而出现微量白蛋白尿。本期病人血压升高。经 ACEI 或 ARB 类药物治疗，可减少尿白蛋白排出，延缓肾脏病进展。

4. 临床糖尿病肾病期

病理上出现典型的 K-W 结节。持续性大量白蛋白尿（UAE＞200μg/min）或蛋白尿大于 500mg/d，约 30％病人可出现肾病综合征，GFR 持续下降。该期的特点是尿蛋白不随 GFR 下降而减少。病人一旦进入 IV 期，病情往往进行性发展，如不积极加以控制，GFR 将平均每月下降 1ml/min · 1.73m^2。

5. 终末期肾衰竭

GFR＜10ml/min · 1.73m^2。尿蛋白量因肾小球硬化而减少。尿毒症症状明显，需要透析治疗。

糖尿病肾病的肾病综合征与一般原发性肾小球疾病相比，其水肿程度常更明显，同时常伴有严重高血压。由于本病肾小球内毛细血管跨膜压高，加之肾小球滤过膜蛋白屏障功能严重损害，因此部分终末期肾衰竭病人亦可有大量蛋白尿。

四、诊断与鉴别诊断

（一）诊断

一般认为糖尿病患者出现持续蛋白尿（24小时尿蛋白小于0.5g），除外高血压、动脉硬化及其他肾脏病即可诊为糖尿病肾病。但此时肾功能已衰退，治疗很困难。所以临床出现持续性蛋白尿时肾脏病变已不是早期，为了有效防治糖尿病肾病，使其逆转，应早期诊断。早期诊断主要参考激发试验、肾脏形态学检查、肾小球滤过率检查、肾脏组织学检查及眼底检查。

（二）鉴别诊断

1. 原发性肾小球疾病

有不同程度的浮肿、蛋白尿、血尿、管型，肾功能正常或下降，但无糖尿病病史，血糖多正常。

2. 肾性糖尿

本病是近端肾小管对葡萄糖再吸收功能减低而引起的疾病，又称家族性肾性糖尿，其临床特点为经常持续糖尿，常有家族史。但空腹血糖及糖耐量试验均正常。

五、 治疗

（一）中医治疗

1. 辨证治疗

（1）气阴两虚

症状：畏寒，手指、足趾发凉而手足心热，上半身燥热而下半身凉，神疲乏力，气短懒言，咽干口燥，口渴喜凉饮但含漱不欲咽或饮水不多，手足心热，自汗，腰酸膝软，大便干或先干后稀，舌质淡红，苔少而干，脉细弱。

治法：益气养阴。

代表方：参芪地黄汤。

处方举例：党参20g、黄芪20g、熟地黄20g、山药20g、山茱萸15g、茯苓20g、牡丹皮20g、泽泻20g、白术20g。

（2）肝肾阴虚

症状：面部及下肢浮肿，头晕耳鸣，五心烦热，腰膝酸软，两目干涩，小便短少，舌尖红，苔黄，脉弦细或滑数。

治法：滋补肝肾。

代表方：归芍地黄汤、六味地黄丸合二至丸、三甲复脉汤。

处方举例：当归12g、白芍15g、熟地黄20g、山药20g、山茱萸12g、牡丹皮20g、茯苓20g、泽泻18g。

（3）脾肾气虚

症状：神疲乏力，气短懒言，面色萎黄，水肿较轻或原有高度浮肿，已经利尿而浮肿减轻，食后脘腹胀疼，腰酸困重，尿少，舌淡胖嫩，边有齿白腻，脉沉细。

治法：健脾固肾。

代表方：水陆二仙丹。

处方举例：金樱子15g、芡实20g、党参20g、白术20g、茯苓20g、五味子10g、广木香10g（后下）、葛根20g、藿香15g。

(4) 脾肾阳虚

症状：神疲畏寒，腰膝酸冷，肢体浮肿，下肢尤甚，伴有腹水、胸水，面色白，小便清长或短少，夜尿增多，便溏，舌淡体胖有齿痕，苔白腻，脉沉细。

治法：温肾健脾。

代表方：真武汤和五皮饮。

处方举例：炮附子 15g、白术 20g、茯苓 20g、白芍 25g、生姜 12g、桂枝 10g、生姜皮 15g、大腹皮 18g、枳实 10g、陈皮 10g。

(5) 阴阳两虚

症状：小便频数，混浊如膏，甚至饮一溲一，面色憔悴，耳轮干枯，腰酸膝软，四肢欠温，畏寒怕冷，阳痿或月经不调，舌淡苔白而干，脉沉细无力。

治法：滋补肝肾，温阳健脾。

代表方：桂附八味丸。

处方举例：桂枝 10g、制附子 15g（先煎）、熟地黄 20g、山茱萸 12g、茯苓 20g、牡丹皮 20g、泽泻 20g、覆盆子 15g、桑螵蛸 15g、金樱子 15g。

此外，在分证论治的基础上，酌加活血化瘀药物，如丹参 20g、鸡血藤 20g、泽兰 15g、桃仁 12g、红花 12g、川芎 12g；若夹水湿者，可加牛膝 20g、车前子 20g、防己 12g、赤小豆 20g、冬瓜皮 20g。

2. 其他治疗

(1) 单方验方

①生黄芪 20g、生地黄 20g、玄参 20g、天花粉 20g、丹参 20g、太子参 15g、葛根 25g、麦冬 15g、泽泻 15g、红花 10g、川芎 10g。具有益气生津，活血化瘀之功效，适用于气阴两虚型糖尿病。②山药 20g、五味子 8g、金樱子 12g、芡实 20g、人参 20g、白术 20g、茯苓 20g、甘草 5g、远志 8g、酸枣仁 12g。具有益阴助阳之功效，适用于阴阳两虚型糖尿病肾病。

(2) 针刺治疗

主穴取脾俞、膈俞、足三里穴。配穴，多饮烦渴、口干者，加肺俞、意舍、承浆穴；多食易饥、便结者，加胃俞、丰隆穴；多尿、腰疼、潮热、盗汗者，加肾、复溜穴。

(3) 食疗

①苦瓜茶叶饮：鲜苦瓜1个、茶叶30g。将大苦瓜洗净截断，装入茶叶，再将苦瓜接合，挂于通风阴凉处阴干。每次取6～9g茶叶，水煎或沸水冲泡代茶饮。清热生津祛湿，用于糖尿病肾病轻症。②山药莲子粥：山药30g、莲子10g、芡实15g、粳米100g。将山药、芡实切碎加适量清水煎汁，取汁与莲子、粳米同煮成稀粥，熟后服用。滋阴补肾，用糖尿病肾病尿蛋白明显者。

(二) 西医治疗

1. 控制血糖

严格的控制血糖是防治DN的关键。良好的血糖控制可显著降低DN发生、发展的危险。一旦蛋白尿出现，若能严格控制血糖，仍能使尿蛋白排泄率减少，部分患者可转阴。糖尿病肾病口服降糖药首选格列喹酮片（糖适平），其代谢产物95%通过胆汁由粪便中排出，只有5%从肾脏排出，对肾脏影响很小，且日剂量范围大，每日15～200mg。故对糖尿病肾病早期及临床期均可选用。对单纯饮食和口服降糖药控制不好并已有肾功能不全的病人应尽早使用胰岛素，但当肾功能不全尿毒症应用胰岛素时要经常监测血糖，及时调整剂量，以防出现低血糖。

2. 降压治疗

高血压是加速肾衰竭进程的最重要因素。抗高血压治疗在DN早期可减少蛋白尿和延缓GFR下降。一般认为DM患者血压应控制在130/80mmHg（17.3/10.7kPa）以下，当蛋白尿大于1.0g/24h时，血压控制应小于125/75mmHg（16.7/10kPa）。降压药中血管紧张素转换酶抑制剂（ACEI）和血管紧张素Ⅱ受体拮抗剂（ARB）在DN患者控制高血压，减少蛋白尿，延缓肾功能进展中的作用较大。在DN降压中，ACEI或ARB作为目前的首选药物，同时可联合应用钙离子拮抗剂。

3. 扩血管治疗

前列腺素1（PGE1）具有强烈的扩张肾血管、抑制血小板聚集和血栓素A2形成，降低血液黏度和红细胞聚集性，改善其变形能力，从而改善血流动力学，促生长，抑制肾小球基底膜细胞和系膜基质增生，改善膜通透性，使尿蛋白减少，延缓了

DN 的发生。

4. 抗凝治疗

糖尿病肾病时存在血管内皮功能损伤，随着病情进展，促凝血因子的释放，血小板活性增加，血浆血管性血友病因子水平增高。同时由于脂肪酸还氧化酶活性的降低，血栓素增多，以上因素导致糖尿病多伴有高凝倾向。凝血机制异常参与了肾脏的损伤，导致肾小球硬化和蛋白尿的出现。现代医学还主张抗凝应用低分子肝素，改善 DN 时血液的高凝状态，延缓因为凝血机制异常导致的肾脏损伤。

5. 晚期糖尿病肾病的治疗

随着透析技术的发展，糖尿病肾病所致的肾衰竭的近期存活率已有较大提高，两年生存率已达 78%。血透效果较好，腹膜透析费用较低又不需要复杂设备，便于基层医院广泛应用。

六、 临床思路

糖尿病肾病在发病过程中往往出现不同程度的水肿、高血压、蛋白尿等。在配合西药控制血糖、降压的同时，运用中药消肿和减少蛋白尿效果较好。目前研究发现，温阳药物可以抑制肾小管的重吸收，而利尿药则可以增加肾小球滤过率。因此配合中药温阳利水药物可利尿消肿。而固肾涩精的中药则可以减少蛋白尿。

七、 预后

糖尿病肾病预后多不良，由于其肾脏受损为慢性进行性损害，临床症状出现较晚，一般出现蛋白尿时，病程多在 10 年以上。糖尿病肾病的预后也与其肾脏病理改变性质有关。

中医学认为，若病程处于阴虚及气阴两虚阶段，且兼实邪较轻，辨证准确，治疗及时则预后较好。若病情已处于阴阳两虚阶段，且兼夹实邪较重，则预后较差。

八、预防调护

本病病情一般较重，病程长，常因不正确的生活方式和饮食习惯而加重病情，因此重视调护在糖尿病肾病的预防过程中起着积极作用。

（1）注意饮食调节

在保证机体合理需要的情况下，应限制盐、高蛋白、脂肪及糖的摄入，应以低脂、优质蛋白饮食为主。饮食以适当米、麦、杂粮，配以蔬菜、瘦肉、鸡蛋等。定时定量进餐。

（2）戒烟酒、浓茶及咖啡等

糖尿病吸烟者19%有蛋白尿，不吸烟者仅有8%有蛋白尿。酒、浓茶及咖啡也均可加重肾功能的损害。

（3）保持平和，避免不良情绪刺激

七情不仅影响到身体的气血正常运行，而且会直接加重相应脏腑功能损害。

（4）避免过度劳累

节制性生活，进行适当体力活动。

九、临床验案

患者李某，男，68岁，2014年10月28日初诊。患者因“口干、多饮、多尿10年余”就诊。患者有糖尿病病史10年余，形体肥胖，长期服用格列本脲（优降糖）控制血糖，近期腰酸疲乏加重，伴见咽干，视物模糊，时有麻木，大便干燥，舌淡暗，舌苔腻，脉细弦。查体：双下肢轻度水肿，血压160/90mmHg（21.3/12kPa）。辅助检查：尿常规示尿蛋白（+++）。

中医诊断：消渴（气阴两虚，痰热郁滞，络脉瘀结证）。西医诊断：糖尿病肾病，并糖尿病视网膜病变、周围神经病变、高血压病。治法：益气养阴，清热化痰散结。处方：黄芪15g、沙参10g、生地黄15g、丹参15g、川芎15g、山茱萸10g、枳实9g、三七粉3g（冲服）、猪苓10g、茯苓15g，14剂。并嘱其服用硝苯地平缓释片控制血压。

复诊（2014 年 11 月 2 日）：服药后双下肢浮肿明显减轻，疲乏、视力也见好转，原方去猪苓、茯苓，14 剂。

再诊（2014 年 11 月 16 日）：复查空腹血糖 6.7mmol/L，餐后血糖 7.9mmol/L，尿蛋白（++）。守方服药 2 月余，诸症均减，复查尿蛋白（+）。后长期坚持服用中药治疗，2014 年 11 月 26 日来诊，仍为尿蛋白（+），肾功能检测血肌酐、尿素氮均在正常范围。追踪治疗至今，病情平稳。

按语：糖尿病肾病早中期，肾气虚的同时，或兼阴虚，或兼阳虚，或阴阳俱虚，其中气阴两虚者，最为多见。其发病有所谓久病入络，痰、热、郁、瘀互结，“微型癥瘕”形成的病理。本患者即存在以上病机，所以治疗当在益气养阴的基础上，化瘀散结。药用黄芪益气健脾，山茱萸补肾益气，生地黄滋阴补肾，沙参益气养阴，丹参、川芎活血化瘀，枳实行气宽中，可消痞散结，三七粉既可活血，也可止血，兼可去瘀生新，补虚疗伤，大黄既可凉血，又可活血，兼可消癥散结，泄浊解毒，“推陈致新，安和五脏”，更加猪苓、茯苓利水消肿，所以取得了良好疗效。

第四节　高血压性肾损害

高血压性肾损害，也称高血压性小动脉性肾硬化，是导致终末期肾病的重要原因。高血压性小动脉性肾硬化主要是指弓形动脉、小叶间动脉、入球小动脉的硬化。高血压分为良性高血压、恶性高血压，分别引起良性小动脉性肾硬化、恶性小动脉性肾硬化。其中良性小动脉性肾硬化较为常见。

良性小动脉性肾硬化多见于 50 岁以上的中老年人，有长期缓慢进展的高血压病史。该病在西方国家较为常见，是终末期肾衰竭的主要病因，仅次于糖尿病肾病。

在中医学中，本病属于“眩晕”“虚劳”“关格”等范畴。

一、中医病因病机

中医认为，高血压性肾损害的病因包括瘀血阻络、阴阳两虚，病位在肾，与肝脾有关。病之本为阴阳失调，病之标为风、火、痰、瘀，病机特点为虚实夹杂。

1. 瘀血阻络

长期情志失畅，使脏腑阴阳气血失调，而形成高血压。而“气病则累血、血病则累气”，后期高血压反复不愈，可见瘀血阻于肾络，形成肾小动脉硬化。

2. 阴阳两虚

高血压经久不愈，饮食不节，损伤脾胃，脾虚健运失职，水湿内停，积聚成痰而发为本病。

二、西医发病机制

良性小动脉性肾硬化除与长期血压未能良好控制有关外，尚与年龄、性别、种族以及是否有糖尿病、高脂血症及高尿酸血症有关。由于肾脏细小动脉（主要是指入球小动脉、小叶间动脉、弓形动脉）内膜增厚、管腔狭窄，导致肾脏供血不足，继而发生缺血性肾病，晚期出现肾小球硬化、肾小管萎缩和间质纤维化。原发性恶性高血压由于恶性高血压病引起肾小动脉弥漫性病变，从而导致肾功能急剧恶化；除与血压剧烈升高以外，尚与肾素-血管紧张素-醛固酮系统的激活，加压素、儿茶酚胺、凝血系统激活有关，此外，亦与胞浆钙增加、免疫机制、内皮素增加等有关。

三、临床表现

（一）原发性高血压引起的良性小动脉肾硬化的临床表现

1. 肾脏病变

本病前 15 年仅有高血压而无并发症，后 5 年出现器官并发症，发病年龄一般在 40～60 岁。首发症状可能是夜尿增多，继之出现蛋白尿，24 小时尿蛋白定量大于 1.5g。随着疾病的发展，肌酐清除率开始下降，最后进入尿毒症期。

2. 肾外病变

主要是心、脑并发症，视网膜并发症。心脏并发症最常见的是高血压性左心室肥厚，可有心衰、冠心病心绞痛。高血压引起的脑血管并发症主要是脑出血和脑梗死；视网膜并发症主要是视网膜动脉硬化。

（二）原发性高血压引起的恶性小动脉肾硬化的临床表现

1. 肾脏病变

发病急，大多数人发病前均有一段良性高血压史，随后转为恶性。舒张压一般超过110～130mmHg（14.7～17.3kPa）。肾脏病变出现较晚。首发症状为突发的蛋白尿，部分病人有血尿，可出现红细胞管型，快速发展到肾功能损害。临床分四型：①亚急性进展，数月内进展到肾衰竭。②只有暂时性的肾功能损害。③发现高血压时已有视网膜病变、严重的肾衰竭。④少尿型肾衰竭。

2. 肾外病变

主要是神经视网膜病变，可表现为视网膜血管出血，视神经乳头水肿。其他表现尚有恶性高血压引起的中枢神经系统损害，左心衰等。

（三）相关检查

（1）尿微量白蛋白测定

增高见于良性肾动脉硬化的早期。

（2）尿沉渣红细胞计数

原发性高血压肾损害早期可见尿红细胞增多，且以畸形红细胞为主。

（3）尿β_2-微球蛋白测定

原发性高血压肾损害早期β_2-微球蛋白排除增加。

（4）肾脏病理

肾活检可确立诊断和病理类型。

（5）其他

当本病进展到晚期，出现肾衰竭的表现，其实验室检查可参考有关章节。

四、 诊断与鉴别诊断

（一）诊断

1. 原发性高血压引起的良性小动脉肾硬化的诊断

必要条件：原发性高血压；蛋白尿出现前有5年以上的高血压；持续蛋白尿；动脉硬化性视网膜病变；除外各种原发性肾脏病变；除外其他继发性肾脏病。

参考条件：年龄40～50岁以上；高血压性心脏病；脑动脉硬化和脑血管意外史；血尿酸升高；肾小管功能损害早于肾小球。

2. 原发性高血压引起的恶性小动脉肾硬化的诊断

诊断依据：有高血压从良性突然转恶性病史；有蛋白尿和血尿史；肾功能进行性恶化。

（二）鉴别诊断

1. 原发性高血压引起的良性小动脉肾硬化主要与以下疾病鉴别

（1）慢性肾炎继发性高血压

无高血压家族史，有肾炎既往史，年龄多在20～30岁，尿异常在先，水肿多见，尿蛋白比较多，红细胞、管型多见，眼底病变轻，肾功能差，病程进展较快，左心室肥厚少见。

（2）慢性肾盂肾炎继发高血压

女性多见，有多次泌尿系统感染发作史，肾区叩痛，尿异常先于高血压，B超检查示双肾大小不等。肾盂造影有肾盂、肾盏扩张、变形，抗感染治疗有效。

2. 原发性高血压引起的恶性小动脉肾硬化主要与以下疾病鉴别

（1）急进性肾炎

本病多见于青壮年，舒张压很少超过120mmHg（16kPa），无高血压神经视网膜病变，B超检查双肾常增大，可有前驱感染史，血清补体C3降低，无原发性高血压既往史。

(2) 系统性血管炎

本组疾病包括结节性动脉炎、过敏病等。本组疾病均有蛋白尿、血尿、高血压、肾功能减退等肾损害表现，需与原发性恶性高血压引起的恶性小动脉肾硬化鉴别。但系统性血管炎都各有其临床特征（如肾外表现），如鉴别困难，肾活检可确立诊断。

(3) 慢性肾炎继发的恶性高血压

慢性肾炎常是继发恶性高血压的病因，若缺乏原发性高血压的慢性肾小球肾炎既往史，高血压和尿异常先后分不清，则鉴别较为困难，但年龄大于40岁，有贫血和双肾萎缩则有利于本病的诊断。

五、 治疗

(一) 中医治疗

1. 辨证治疗

(1) 瘀血阻络

症状：反复眩晕发作，可见头晕、腰痛、血尿或双下肢浮肿，朝宽暮急。小便量减少。舌质淡红，有瘀点、瘀斑，苔薄白，脉涩。

治法：活血化瘀通络。

代表方：血府逐瘀汤。

处方举例：赤芍15g、桃仁10g、当归10g、生地黄15g、红花5g、柴胡10g、川芎15g、怀牛膝15g、甘草5g、枳壳12g。若伴有双下肢浮肿者，加车前子15g、猪苓20g、泽泻12g。

(2) 阴阳两虚

症状：头晕眼花、耳鸣腰酸、腿软无力、心悸气短、肢冷麻木、腹胀腹泻、阳痿早泄。舌质淡红，无苔或少苔，脉结代。

治法：育阴潜阳。

代表方；炙甘草汤加减。

处方举例：炙甘草 10g、党参 15g、生地黄 18g、桂枝 12g、麦冬 12g、珍珠母 20g（后下）、女贞子 15g 等。若见大便溏薄、四肢不温者，为脾肾阳虚，加熟附子 15g、肉桂 3g；脾虚者，加白术 12g、猪苓 15g。

（3）痰浊中阻

症状：头晕头痛、头重如裹、心烦胸闷、食少欲吐、腹胀痞满、舌胖质淡，苔白腻、脉弦滑。

治法：健脾化湿，涤痰化浊。

代表方：温胆汤。

处方举例：陈皮 6g、法半夏 10g、茯苓 15g、甘草 5g、枳壳 10g、竹茹 10g、黄连 3g、钩藤 10g。有头晕者，加菊花 15g、天麻 10g；尿少者，加车前子 15g、泽泻 15g；大便不爽者，加紫苏梗 10g、蚕砂 10g、生薏苡仁 15g 等。

2. 其他治疗

（1）辨病治疗

①中成药。如肾肝宁，对肝肾两虚者有一定的补益作用；百令胶囊，为人工虫草菌丝体提取物，对本病引起的蛋白尿有一定的治疗作用。②夏枯草 10g、草决明 20g，水煎服。③女贞子 15g、墨旱莲 15g、磁石 30g、夏枯草 18g、牛膝 18g，水煎服。

（2）针灸疗法

①取穴。中脘、内关、丰隆、解溪穴。用泻法。具有和中化浊的作用。②药物贴敷法。白花蛇舌草、蜈蚣、蝉蜕、地龙、土鳖虫、黄连、白芥子、延胡索、葛根、甘遂、细辛、三七。上药共研末，伴以姜汁，作成药饼，中心放少许麝香末。将药饼贴于两侧心俞、肾俞、肝俞穴。

（3）浴足疗法

钩藤 20g、冰片少许。取钩藤剪碎，布包冰片少许，于每日晨起和晚睡前放入盆内，并加温水浴足，每次 30 分钟，早晚各 1 次，10 日为 1 疗程。

（二）西医治疗

对原发性高血压引起的良性小动脉肾硬化的治疗，可分为两方面：控制血压；延缓肾小动脉硬化。

（1）控制血压

①非糖尿病肾病非透析患者降压目标值：尿白蛋白小于 30mg/d，将血压降至不大于 140/90mmHg（18.7/12kPa）；尿白蛋白为 30～300mg/d，将血压降至不大于 130/80mmHg（17.3/10.7kPa）；尿白蛋白大于 300mg/d，将血压维持在 130/80mmHg（17.3/10.7kPa）。②糖尿病肾病非透析患者降压目标值：尿白蛋白小于 30mg/d，将血压降至不大于 140/90mmHg（18.7/12kPa）；尿白蛋白不小于 30mg/d，将血压降至不大于 130/80mmHg（17.3/10.7kPa）。

（2）延缓肾小动脉硬化

主要是适当地选用对肾脏血流动力学有利的降压药，不但可充分控制血压，而且对已有的肾功能不全，病情也会趋于稳定或延缓发展。常用的有钙拮抗剂、血管紧张素转换酶抑制剂及米诺地尔（长压定）。应避免滥用利尿剂。积极控制高脂血症、糖尿病、高尿酸血症。

对原发性恶性高血压引起的恶性小动脉肾硬化的治疗原则是：迅速控制恶性高血压；积极处理肾功能不全。

（1）紧急降压首选硝普钠

一般来说血压开始下降幅度为 20%，然后在监测病人无脑及心肌低灌注情况下，12～36 小时内逐步使舒张压降至 90mmHg（12kPa）为宜。其他可供选择的降压针有二氮嗪、柳胺苄心定。待病情稳定后开始口服降压药，开始应选用小动脉扩张药[如硝苯地平、米诺地尔（长压定）等]，并联用肾上腺素受体拮抗药（如普萘洛尔、阿替洛尔）。

（2）对合并肾衰竭的治疗

在积极控制血压的同时应结合非透析疗法，对已达尿毒症者应同时透析治疗或肾移植。

六、临床思路

高血压病患者可出现相应的靶器官损害，包括心、脑、肾或血管等，其中肾脏是高血压病靶器官损害的主要受累器官。高血压性肾损害临床上主要根据血清肌酐升高、估算的肾小球滤过率（eGFR）降低或尿蛋白排泄量（UAE）增加来诊断。估算的肾小球滤过率（eGFR）小于 60ml/min · 1.73m² 或出现微量白蛋白尿（30～300mg/24h 或白蛋白/肌酐比值不小于 30mg/g）即可认为出现高血压性肾损害。长期高血压的病史和（或）明确的高血压病家族史，且血压控制不良，有夜尿增多等表现，无肾炎等相关疾病病史，则可以考虑高血压病引起的肾损害可能性大，之后完善血浆肾素活性、血和尿醛固酮等检查排除继发性高血压病。为进一步排除肾实质性高血压病，有条件者还可行肾活检。

高血压病患者治疗的目标是最大限度地降低心血管并发症发生及死亡的总体危险。需要治疗所有可逆性心血管危险因素、亚临床靶器官损害及各种并存的临床疾病。

洪钦国教授认为，阴阳两虚、络脉瘀阻是本病反复发作的内因，也是其发展过程中的必然趋势。阴阳失调，风、火、痰、瘀杂合侵袭人体是其主要病机，病初多为风火上扰，病久则肾气亦虚。久病多瘀，由于正气不足，气血耗伤，气虚则行血无力，血行不畅而形成血瘀。一旦形成，则又影响到整个疾病的转归，致迁延难愈。本病属虚实夹杂，故治法为育阴潜阳，佐以活血、化瘀、涤痰。

七、预后

高血压性肾损害的预后因素与原发性高血压引起的良性或恶性小动脉硬化的不同而不同。前者从发现高血压开始，未经治疗情况下，平均生存期为 20 年。前 15 年多无并发症，后 5 年出现器官并发症。病人在进入尿毒症之前，多数死于心、脑血管并发症。而恶性高血压引起的恶性小动脉硬化预后极差。未经积极治疗大多数病人死于尿毒症。总的说，恶性高血压引起的恶性小动脉性肾硬化与以下因素有关：血压控制程度；治疗时的肾功能情况。有人统计经积极控制血压，进入尿毒症期后采用透析疗法，1 年生存率为 94%，5 年生存率为 75%。

从中医角度讲，单纯瘀血阻络型较轻，若阴阳两虚，兼痰浊中阻者危重。

八、预防调护

保持心情舒畅，避免情志失调。饮食有节，避免过食肥腻之品。劳逸有度，避免房劳太过。

九、临床验案

患者何某，女，68岁，初诊日期为2013年10月11日。因“头晕、腰酸、乏力3个月”就诊。患者有高血压病史15年。患者3个月前无明显诱因自觉头晕、腰酸、乏力，伴夜尿次数增多，10日前至当地某医院就诊，查血压230/130mmHg（30.7/17.3kPa）；尿蛋白（++++），红细胞10～12个/HP，白细胞0～1个/HP，24小时尿蛋白定量1.15g；血清总蛋白57g/L，白蛋白37g/L，血肌酐378μmmol/L，尿素氮15.42mmol/L，诊断为高血压性肾损害，慢性肾功能不全。经降压等治疗后，症状有所缓解。为明确诊断及进一步治疗，转诊于广州中医药大学第一附属医院。就诊时症见：头晕，腰酸，乏力，消瘦，稍感恶心，口苦，纳差，夜尿频多（每晚3～4次），大便正常。既往史：无。体格检查：体温36.8℃，血压160/95mmHg（21.3/12.7kPa）。神清，眼睑不肿，咽部淡红，双侧扁桃体不肿大，心界向左下轻度扩大，双肺呼吸音清晰，腹软，肝脾未扪及，双肾区叩击痛弱阳性，双下肢不肿，神经生理反射存在，未引出病理反射。舌质淡暗、苔稍黄腻，脉沉细滑。辅助检查：尿常规示尿蛋白（++），红细胞5～7个/HP；生化示血清总蛋白59g/L，白蛋白39g/L，血肌酐364μmmol/L，尿素氮12.5mmol/L，总胆固醇4.0mmol/L，三酰甘油1.55mmol/L；谷草转氨酶（AST）、谷丙转氨酶（ALT）未见明显异常；血、尿蛋白固定电泳，血清免疫球蛋白，血清补体等均正常；B超示双肾无明显异常；心电图示左心室高电压、ST-T改变。

中医诊断：虚劳（脾肾气虚证）。西医诊断：高血压性肾损害，慢性肾功能不全。治法：益气活血，清热利湿（配合降压及对症支持治疗）。处方：生黄芪15g、党参15g、当归10g、赤芍15g、白芍15g、川芎12g、法半夏10g、茯苓15g、陈皮6g、竹茹15g、大黄10g，7剂，水煎服。并配合复方大黄灌肠液灌肠治疗。叮嘱患者禁食煎炸热毒及生冷之品，饮食宜清淡富于营养。

复诊：患者1个月后复诊，病情有改善，头晕、恶心等症状好转，测血压130/84mmHg（17.3/11.2kPa）。复查血肌酐195μmmol/L，尿素氮10.2mmol/L。24小时尿蛋白定量0.52g。

按语：该患者既有气虚，又有湿热及瘀血，故属本虚标实证。患者腰酸、乏力，是为肾气虚的表现；肾气虚乃至肾阳不足，膀胱气化不利，故夜尿频数；脾主运化水谷，脾虚运化失常则神乏、纳差、消瘦。故其本虚病位主要在脾、肾。患者舌中、根部苔稍黄腻，口苦、恶心，是为湿热中阻，胃气上逆，因而湿热病邪的病位主要在中下焦，特别是以中焦脾胃为主。故辨证为脾肾气虚，湿热内蕴，瘀血阻络。患者虽然以虚证为主，但属虚中夹实，因此，在扶正的同时不忘祛邪。扶正方面主要是补益脾肾；祛邪方面应特别注意两点，一是清热利湿，特别是清利中、下焦湿热，因为湿热往往是肾脏病缠绵不愈的主要原因，二是注重活血，该患者瘀血的形成，包括“气虚血瘀”“久病入络”“水病及血”等，而非单纯的血瘀证。因而在活血时将黄芪与当归、川芎、白芍等配伍，补气养血活血，一般不单用活血化瘀之品，以免燥热伤阴，犯“虚虚”之忌。

第五节　乙型肝炎病毒相关性肾小球肾炎

乙型肝炎病毒相关性肾小球肾炎（hepatitis B virus-associated glomerulonephritis，HBV-GN）是由慢性乙型肝炎病毒（hepatitis B virus，HBV）导致的免疫复合物性肾小球疾病。HBV感染后激发人体一系列免疫反应，产生免疫复合物沉积于肾脏。乙型肝炎病毒相关性肾小球肾炎临床表现轻重不一，可以表现为无症状尿检异常，也可表现为肾病范围的蛋白尿，可伴不同程度的血尿，肾脏损害的病理类型也多样，儿童以膜性肾病常见，成人则多为膜增生性肾小球肾炎或膜性肾病。我国是HBV感染高发地区，慢性HBV感染者超过1.2亿，约占总人口的9.8%，但乙型肝炎病毒相关性肾小球肾炎发病率远低于HBV感染率。南京军区南京总医院解放军肾脏病研究所报道，在13519例肾活检患者中乙型肝炎病毒相关性肾炎约占0.25%。儿童发病率高于成人，男性约为女性患者的1.5～2倍。

在中医学中，乙型肝炎病毒相关性肾小球肾炎属于“水肿”“尿血”“尿浊”“臌胀”的范畴。

一、中医病因病机

感染乙型肝炎病毒是患病的根本原因，中医认为外感湿热、酒食不节、劳倦过度、体质因素如肝肾两虚、脾胃虚弱等均为致病因素。素体肝肾不足，久病耗伤，湿热郁结，肝郁横逆乘脾，脾失健运，水湿不化，以致出现水湿停留泛溢肌肤而为水肿；清浊不分，精微下泄出现尿浊或尿血；气滞、血瘀交阻，水停腹中，形成臌胀。在病变过程中，肝脾肾三脏常相互影响，肝郁而乘脾，土壅则木郁，肝脾久病则伤肾，肾伤则火不生土或水不涵木。同时气、血、水也常相因为病，气滞则血瘀，血不利而为水，水阻则气滞；反之亦然。

1. 外感湿热

湿热之疫毒，侵袭肝胆，或嗜食肥甘醇酒辛辣，损伤脾胃，脾失健运，生湿蕴热，内外之湿热，均可蕴结于中焦，导致发病。

2. 酒食不节

嗜酒过度，饮食不节，脾胃受伤，运化失职，酒湿浊气蕴结中焦，土壅木郁，肝气郁结，气滞血阻，气滞、血瘀、水湿三者相互影响；水湿之邪外溢则为水肿；水停腹中，而成臌胀。

3. 肝肾两虚

肝肾为子母之脏，肝病日久，可伤肾。肾虚则膀胱气化无权，水不得泄而内停，则尿少而水肿；肾虚而下元不固，肾失固摄，精微随尿而出，则发为蛋白尿、血尿；若肾虚而阴虚火旺，火热灼伤脉络，血随尿出，则发为尿血。

4. 脾胃虚弱

湿热日久，或饮食不节，或久病劳伤，脾虚则运化失职，清气不升，清浊相混，水湿停聚，精微下注，出现蛋白尿、血尿、水肿等。

总之，本病不外素体正气不足，起居饮食失节，感受湿热之邪而患病，为本虚标实之证，病位在肝脾肾，因病程迁延，湿热疫毒久羁，正气不足，水湿之邪停滞，往往兼夹瘀血阻滞。

二、　西医发病机制

乙型肝炎病毒相关性肾小球肾炎确切的发病机制目前尚未明确。已知与免疫复合物相关的免疫反应密切相关：机体针对 HBV 抗原产生相应的抗体，抗原抗体结合产生免疫复合物沉积于肾组织，导致肾脏损害。沉积于肾小球的免疫复合物进一步激活补体，形成膜攻击复合物 C5b-9，刺激肾小球足细胞分泌多种蛋白酶、细胞因子、血管活性物质及细胞外基质，共同介导毛细血管基底膜损伤，引起蛋白尿等肾脏损害的临床表现。机体对 HBV 相关抗原免疫应答反应不同，决定了免疫复合物在肾小球内不同的沉积方式和类型，故肾脏病理表现为不同的类型。介导人类乙型肝炎病毒相关性肾小球肾炎的免疫复合物可以是 HBsAg、HBeAg 和 HBcAg 相关抗原抗体复合物中的一种或数种。

儿童乙型肝炎病毒相关性肾小球肾炎多表现为膜性肾病，HBeAg 是其特异性致病抗原。HBeAg 可穿越肾小球毛细血管基底膜后“种植”于上皮侧，HBeAb 与在上皮侧的 HBeAg 结合形成所谓的原位免疫复合物，沉积于肾小球毛细血管基底膜上皮侧，导致发病。

成人乙型肝炎病毒相关性肾小球肾炎多表现为膜增生性肾小球肾炎，其致病抗原以 HBsAg 居多，HBsAg 介导的免疫复合物多沉积于肾小球基底膜内皮下及系膜区。

HBV 感染者仅少部分并发乙型肝炎病毒相关性肾小球肾炎，研究提示患者可能存在免疫防御缺陷，网状内皮系统受损，免疫复合物清除能力下降在发病中起重要作用。

近年来已经发现基因多态性与乙型肝炎病毒相关性肾小球肾炎的发病密切相关，研究证明与基因 HLA DOB1 * 0603 以及 HLA DOB1 * 0303 的阳性有关。

三、 临床表现

急性与慢性乙型肝炎病毒感染均会引起肾小球肾炎。急性乙型肝炎的肾脏损害可表现为镜下血尿和非肾病性蛋白尿，肾脏病理多为肾小球系膜增生性病变，极少出现肾功能不全，多可自发缓解。HBsAg 持续阳性超过 6 个月，其导致的肾脏损害即为乙型肝炎病毒相关性肾小球肾炎。儿童与成年患者的临床表现有所不同。

（一）儿童患者

儿童患者以男性多见，肾脏损害可以表现为无症状尿检异常，也可表现为大量蛋白尿，伴镜下血尿甚至肉眼血尿，病变严重时有高血压或肾功能不全。肾脏病理改变通常表现为膜性肾病。患儿肝损害大多不严重或缺乏，多数仅为病毒携带状态。

（二）成年患者

成年患者男性稍占优势，性别差异不如儿童患者明显，肾脏损害多表现为大量蛋白尿，伴有血尿，高血压和肾功能减退发生率高于儿童患者，肾脏病理以膜增生性肾小球肾炎常见。肝脏方面多出现明显肝损害表现。

（三）病理改变

1. 光镜

乙型肝炎病毒相关性肾小球肾炎除膜性肾病、膜增生性肾小球肾炎外，还可见系膜增生性病变、局灶性节段性肾小球硬化、新月体形成等多种病变。其膜性肾病属继发性，多伴有系膜、内皮细胞增生，系膜区增宽，少数尚见新月体等增殖性病变，沉积物主要分布于基底膜上皮侧，也可见少量系膜区和内皮下沉积物。

2. 免疫荧光

肾组织多存在 IgG 及补体成分的沉积，“满堂红”的现象较为多见，其免疫荧光特点与狼疮性肾炎相似。肾组织中可见乙型肝炎抗原抗体复合物的沉积，HBeAg 抗原抗体复合物在基底膜上皮侧的沉积更有诊断意义。

3. 电镜

符合免疫复合物沉积性肾炎表现。膜性肾病者可见上皮侧电子致密物沉积，随病情进展基底膜内可见被基膜样物质（钉突）分隔或包绕的电子致密物，基底膜明显增厚。足细胞可有足突广泛融合，有时呈板片状。膜增生性肾炎则为系膜区增宽，基膜样物质增多，基底膜分层，见系膜插入，内皮下、基底膜内或上皮侧见电子致密物沉积。

四、 诊断与鉴别诊断

（一）诊断

①血清 HBV 抗原阳性。②除外狼疮性肾炎等继发性肾小球肾炎。③肾组织找到

HBV 或其抗原的沉积（如能发现 HBV-DNA 或 HBeAg），提示乙型肝炎病毒在肾组织中复制。

同时具备上述第①、②、③条可诊断。

（二）鉴别诊断

1. 特发性膜性肾病

常见于中老年患者，表现为大量蛋白尿，一般不伴血尿，尤其是大量镜下血尿，有自发缓解倾向。肾脏病理没有炎细胞浸润，也无肾小球固有细胞的增殖。

2. 狼疮性肾炎

本病往往全身多系统损害，免疫学检测多种自身抗体为阳性。

五、 治疗

（一）中医治疗

1. 辨证治疗

(1) 湿热蕴结

症状：泡沫尿，尿少色黄，或双下肢浮肿，甚或全身浮肿，伴胁肋胀痛，脘闷纳呆，恶心厌油腻，口干口苦，腹胀，或有黄疸，舌苔黄腻，脉弦滑。

治法：清热利湿。

代表方：甘露消毒丹、三仁汤。

处方举例：车前草 30g、滑石 20g、栀子 10g、枳实 15g、厚朴 15g、黄芩 15g、藿香 15g、白豆蔻 10g、珍珠草 30g、通草 10g、茯苓 20g。根据湿热偏重不同，选用上方，若腹胀中满明显者，可选中满分消丸。若大便秘结，腹胀者，可加生大黄；若伴见寒热、口苦、呕恶者，可合用小柴胡汤以和解少阳；若胁痛明显者，合金铃子散；若浮肿甚者，合五苓散。

（2）气滞湿阻

症状：小便短少，下肢或全身浮肿，伴腹部胀大，按之不坚，胁下胀满或疼痛，饮食减少，食后腹胀，嗳气后稍减，尿量减少，舌淡苔白腻，脉弦滑。

治法：疏肝理气，健脾利水。

代表方：柴胡疏肝散合五苓散或胃苓汤。

处方举例：柴胡 10g、白芍 15g、枳壳 15g、陈皮 15g、川芎 10g、香附 10g、茯苓 20g、猪苓 15g、白术 20g、泽泻 20g、车前子 15g。

（3）肝肾阴虚

症状：小便短少，尿黄或血尿，或浮肿，伴口燥咽干，头晕耳鸣、心烦失眠，腰膝酸软，舌红少津，脉弦细或细数。

治法：滋养肝肾。

代表方：一贯煎、知柏地黄丸。

处方举例：山茱萸 15g、泽泻 15g、熟地黄 15g、茯苓 15g、牡丹皮 15g、牛膝 15g、白芍 15g、山药 30g、芡实 15g、枸杞子 15g、车前草 15g、白茅根 15g。若血尿明显者，加小蓟、猫须草同用；若气阴两虚者，合生脉散同用；若水肿明显者，合猪苓汤。

（4）脾肾阳虚

症状：尿少腿肿，腹大胀满，胸脘满闷，神疲乏力，面色㿠白，纳差便溏，畏寒肢冷，腰酸腿软，舌淡苔厚腻水滑有齿印，脉沉弱或沉迟无力。

治法：温补脾肾。

代表方：真武汤、济生肾气丸。

处方举例：制附子 15g、泽泻 15g、车前子 20g、茯苓 15g、白芍 15g、牛膝 15g、桂枝 10g、山药 15g、白术 15g。若脾虚气陷，症见小腹坠胀、小便点滴而出者，可与补中益气汤同用；若脾胃症状突出，腹胀大，饮食难进者，可合实脾饮加减。

2. 其他治疗

（1）辨病治疗

①鲜车前草 50g、鲜白茅根 50g、鲜玉米须 30g，煎水服，适于尿少水肿明显属湿热证者。②肾肝宁胶囊：适用于肝肾两虚没有明显热象者。③消瘀灵：有攻补兼

施，活血祛瘀的功效，适用于合并瘀血证者。

（2）食疗

①连皮冬瓜 500g、薏苡仁 100g，加水 5000ml，煮至 200ml，饮汤及食冬瓜、薏苡仁，对本病消肿利水有辅助治疗作用。②鲤鱼 500g 煎香后加水，煮至 300ml，食肉喝汤，对改善低蛋白血症消肿有一定作用。

（二）西医治疗

1. 抗病毒治疗

是乙型肝炎病毒相关性肾小球肾炎的主要治疗手段，抑制 HBV 复制和清除 HBeAg 可减少蛋白尿和改善肾功能。存在病毒复制是抗病毒治疗的适应证。

（1）α-干扰素（IFN-α）

治疗乙型肝炎的有效率为 30%～50%，失代偿期和无症状者 HBV 携带者不主张使用。

（2）核苷类似物

效应靶位为病毒聚合酶，对 HBV-DNA 有很强的抑制作用，适应证更广。需要维持治疗，停药后容易复发。常用拉米夫定、恩替卡韦。

2. 糖皮质激素和免疫抑制剂

乙型肝炎病毒相关性肾小球肾炎属于免疫复合物介导的肾小球肾炎，有应用指征，但免疫抑制可能加快 HBV 复制，使肝炎病情恶化。一般仅应用于肝脏损害较轻或 HBV 无明显复制的患者，应联合抗病毒药物使用。免疫抑制剂可选用霉酚酸酯、他克莫司等。

3. 非特异性降蛋白尿治疗

血管紧张素转换酶抑制剂（ACEI）、血管紧张素Ⅱ受体拮抗剂（ARB）、他汀类降脂药物、抗凝药等可与前述药物联合应用，对减少尿蛋白、保护肾功能在积极意义。

六、 临床思路

现行的乙型肝炎病毒相关性肾小球肾炎诊断标准有争议，缺陷有二：其一，肾组织切片上找到 HBV 或其抗原，但并不是其致病因素（因肾脏血流非常丰富，可能出现含 HBV 的血液污染肾组织标本的情况）；其二，HBV 导致肾炎，但染色时 HBV 及其抗原阴性，可能是假阴性也可能是 HBV 启动肾脏损害后，肾活检时肾组织已无 HBV 或其抗原。南京军区南京总医院解放军肾脏病研究所采用以下诊断标准：①存在 HBV 感染。②肾脏病埋提示免疫复合物性肾炎，HBV 抗原抗体复合物在肾小球内染色阳性，但肾小球内是否存在 HBV 不能作为确诊或排除该病的依据。③存在免疫系统清除功能障碍（如儿童免疫系统发育不完善，成人肝脏病变、肝硬化或脾切除后导致网状内皮系统功能受损等）。④排除其他病因引起的免疫复合物肾炎。

乙型肝炎病毒相关性肾小球肾炎应用激素和免疫抑制剂有风险，使用目的在于阻断肾脏炎症反应，减少蛋白尿，保护肾功能。不建议长期大剂量应用，肝功能明显异常或 HBV 病毒复制时不用，应用过程中须严密监测肝功能及 HBV 活动情况。

洪钦国教授认为，乙型肝炎病毒相关性肾小球肾炎中医中药治疗也有自己的特色，尤其对于规范抗病毒治疗后，肾脏损害仍没有明显改善者，配合中医中药治疗可以提高疗效。可参照前述辨证分型论治；也可单药对症治疗，如蛋白尿不多者，可加用雷公藤制剂收到较好效果；对于使用激素或免疫抑制剂的患者，中药则侧重于减少此类药物的副作用，增效减毒。

七、 预后

乙型肝炎病毒相关性肾小球肾炎儿童患者较成人预后好，随着年龄增长，儿童免疫系统功能逐渐发育完善，部分患儿可以获得自发缓解。若肝炎不能有效控制，HBV 持续复制，病情可以持续加重，出现肝硬化、肝肾综合征、肾衰竭等。

八、预防调护

（一）预防

本病主要在于控制乙型病毒性肝炎的传播，增强体质，做好预防隔离工作，保护易感人群。接受乙肝疫苗的注射，可以有效预防乙型肝炎，从而避免乙型肝炎病毒相关性肾小球肾炎的发病。

（二）调护

患病后多休息，勿过劳。饮食宜忌肥腻香燥、辛辣之品，进食足量蛋白，保持良好的营养状态；水肿明显时应低盐低脂饮食。

九、临床验案

患者张某，男，24岁，初诊日期为2014年3月7日。主诉：双下肢浮肿2月。现病史：2月前患者无明显诱因出现双踝部水肿，未予重视，但逐渐加重，漫延至小腿，遂来广州中医药大学第一附属医院门诊，查尿常规示尿蛋白（+++），收入院。现症见尿少，双下肢中度浮肿，按之如泥，伴纳少，食后腹胀，嗳气后稍减，大便溏薄，疲倦乏力，睡眠尚可。既往史：无特殊。体格检查：双下肢凹陷性中度浮肿。舌淡苔白腻，脉沉。辅助检查：尿常规示尿蛋白（++）、潜血（++）；24小时尿蛋白定量示0.95g/0.8L；血生化示肝功能基本正常，白蛋白25.3g/L；乙肝两对半示大三阳；乙型肝炎病毒DNA定量示5.7×10^{6}。肾脏病理示乙型肝炎相关性肾小球肾炎（系膜增生性肾小球肾炎）。

中医诊断：水肿（脾虚湿阻证）。西医诊断：乙型肝炎相关性肾小球肾炎（系膜增生性肾小球肾炎），慢性乙型肝炎。治法：健脾化湿，行气消水。处方：柴胡6g、大腹皮15g、枳壳15g、黄芪30g、川芎10g、桂枝10g、茯苓皮30g、猪苓20g、白术30g、泽泻10g、车前子15g。15剂，复煎分两次用。配合恩替卡韦0.2g，每日1次；百令胶囊1g，每日3次。

复诊：患者半个月后复诊，病情无明显改善，辨证仍属前证，守方继服。1月后复诊，尿量逐渐增多，神疲乏力减轻，胃纳改善，效不更方，继续服2月，患者诸症基本消失，复查尿蛋白（+），潜血（++），肝功能恢复正常，乙肝病毒拷贝数正常。患者无明显不适，舌转红润苔微黄，脉沉细。治法转为健脾固肾，兼清湿热，拟方：参苓白术散合水陆二仙丹加黄芩、黄柏。追踪半年，病情稳定，尿蛋白波动在阴性与弱阳性之间。

按语：本例患者就诊时水肿为主要表现，水湿之邪较盛，湿为阴邪，易伤脾碍胃，临床除水肿症状外，还有诸多脾胃症状。故选用五苓散燥湿利水，配合疏肝行气，益气健脾之品。早期效果不佳，应认识到中药往往起效较慢，治疗慢性病不能性急，如肯定辨证正确，不要轻易更改治法方药；治疗起效后浮肿消退，水湿之邪明显减轻，但有化热倾向，治疗重心则改为扶正固本，减少蛋白尿、血尿，兼清余邪，以巩固疗效。

第六节　肝肾综合征

肝肾综合征（HRS）是慢性肝病患者出现进展性肝功能衰竭和门脉高压时，以肾功能不全、内源性血管活性物质异常和动脉循环血流动力学改变为特征的一组临床综合征。其特征为自发性少尿或无尿、氮质血症、稀释性低钠血症和低尿钠，但肾脏却无重要病理改变，是严重肝病时发生的严重并发症，其发生率占失代偿期肝硬化的50%～70%，该病发展迅速，预后极差，死亡率极高。

在中医学中，根据临床表现，本病属中医的“癃闭”“黄疸”“臌胀”“积聚”等范畴。

一、中医病因病机

中医认为，本病原发于肝，涉及于脾，继发于肾。肝、脾、肾三脏俱病，气血水瘀停积于体内，三者互为因果，病情缠绵难愈。其病因病机包括以下几种。

1. 肝郁气滞

情志不舒，肝气郁结，气机不利，则血行不畅，从而导致肝络瘀阻。肝气郁结不舒，横逆犯脾，则脾失运化，水湿停聚，与瘀血搏结，痞塞中焦，肝脾同病，日久及肾，致肝脾肾俱病。

2. 饮食所伤

多因恣食肥甘厚味，嗜烟饮酒，酿湿生热，蕴聚中焦，损伤脾胃。脾失升清，胃失降浊，清浊相混，壅阻气机，肝失调达，湿热交阻，肝脾同病。湿热之邪久恋致气血凝滞，日久及肾，致肝脾肾气血阴阳俱损，湿热瘀阻而发为此病。

3. 虫毒感染

多因血吸虫感染，虫毒阻塞经隧，脉道不通，久延失治，肝脾两伤，形成癥积；气滞络瘀，清浊相混，水液停聚，延至晚期，累及于肾。

4. 肝病失治

肝病迁延日久或失治误治，或由其他因素导致肝病反复发作，逐渐恶化为此病。

总之，本病病位在肝、脾、肾。初起，肝脾先伤；肝主疏泄，司藏血，肝病则疏泄不行，气滞血瘀，进而横逆乘脾；脾主运化，脾病则运化失健，水湿内聚，进而土壅木郁，以致肝、脾俱病。病延日久，累及于肾，肾关开合不利，水湿不化，则少尿或无尿。

二、 西医发病机制

HRS 的发生与腹水及全身血流动力学障碍的严重程度有直接的关系，但多数学者认为 HRS 的发病因素是多方面的。大量放腹水而未补充血容量、过度利尿、细菌感染（如自发性细菌性腹膜炎）、消化道大出血、大手术、低血容量及电解质紊乱等均是 HRS 的促发因素。HRS 的病理生理机制主要包括以下几点：①内脏血管舒张引起有效动脉血容量减少和平均动脉压下降。②交感神经系统和肾素-血管紧张素-醛固酮系统激活导致肾血管收缩和肾脏血管自动调节曲线的改变。③由于肝硬化心肌病的发生而出现的心功能受损，导致继发于血管舒张的心排血量代偿性增加相对受损。④血管活性物质失衡：肝硬化晚期，血管收缩物质合成增加，如肾素、血管紧张素、儿茶酚胺、血管加压素、血栓素、内皮素、白三烯等；而血管舒张物质合成减少，如缓激肽、前列腺素、心房利钠肽、降钙素基因相关肽、血管活性肠肽等，特别是肾脏局部血管活性物质的失衡导致肾血管强烈收缩，肾血流量急剧减少，促进了 HRS 的发生。

三、 临床表现

（一）严重肝病

HRS 多发生于严重肝病，如急性重型肝炎、肝肿瘤晚期，大多发生于肝硬化末期，所有患者均有腹水，通常有不同程度的门脉高压、黄疸、低蛋白血症。实验室检查显示有不同程度的肝功能异常，可有低钠血症、低血压，严重时有肝性脑病存在。

（二）肾衰竭

患者一般无慢性肾病史，原先肾功能可完全正常，氮质血症和少尿一般进展较缓慢，肾衰竭可于数月、数周内出现，但也可于数日内迅速出现，表现为进行性及严重的少尿或无尿及氮质血症，并有低钠血症和低钾血症，严重无尿或少尿者亦可呈高钾血症，甚至可因高血钾而致心脏骤停发生猝死；一般肝病先加重，然后出现肾衰竭，但也可同时出现，随肾衰竭出现，肝损害日益加重。HRS 时尿 pH 为酸性，尿蛋白阴性或微量。尿沉渣正常或可有少量红、白细胞，透明、颗粒管型或胆汁性肾小管细胞管型。肾小球滤过率及肾血浆流量明显减少，尿钠常小于 10mmol/L，尿渗透压大于血浆渗透压，尿比重大于 1.020，血肌酐浓度轻度增高。

根据肝功能、氮质血症严重程度及病程分为三期，即氮质血症前期、氮质血症期、氮质血症终末期。

1. 氮质血症前期

除有肝脾肿大、门静脉高压及肝功能障碍外，内生肌酐清除率已减低，但血尿素氮、血肌酐正常，尿钠明显减少。

2. 氮质血症期

此期肝病症状加重，肝功能进一步恶化，腹水迅速增长，低钠血症出现，血尿素氮、血肌酐开始增高。

3. 氮质血症终末期

肝功能明显恶化，可产生肝性脑病、深度昏迷，尿量明显减少或无尿，血尿素氮、血肌酐明显升高，GFR显著降低，低血压，最后常死于肝肾功能不全、消化道出血、感染及高钾血症等。

四、诊断与鉴别诊断

（一）诊断

1996年国际腹水俱乐部制订了HRS诊断标准，2007年修订了诊断标准：①肝硬化合并腹水。②血清肌酐大于133μmol/L（1.5mg/dl）。③停利尿剂至少2日以上并经白蛋白扩容后血清肌酐值没有改善［未降至133μmol/L以下，白蛋白推荐剂量为1g/（kg·d），最大量100g/d］。④排除休克。⑤目前或近期没有应用肾毒性药物或扩血管药物治疗。⑥排除肾实质性疾病：尿蛋白大于500mg/d，显微镜下观察血尿大于50个红细胞或超声检测结果为肾实质性病变。

HRS可分为2种类型：①Ⅰ型（急进型）HRS：肾功能损伤进展迅速，在2周内血清肌酐倍增达226μmol/L（2.5mg/dl）以上，或24小时肌酐清除率倍减，达到20ml/min以下。该型HRS预后极差，近80%的患者于2周内死亡。②Ⅱ型（缓进型）HRS：肾功能损伤进展缓慢，血清肌酐大于133μmol/L（1.5mg/dl），或24小时肌酐清除率小于40ml/min，可数周至数月保持稳定，常伴难治性腹水。在感染、大出血、大量放腹水等诱因下Ⅱ型HRS可转为Ⅰ型HRS。Ⅱ型HRS预后较Ⅰ型好，二者3个月的生存率分别为40%及20%，Ⅱ型HRS可有更长的生存时间。Ⅱ型HRS是肝硬化患者HRS死亡的常见原因。

（二）鉴别诊断

1. 肝病合并慢性肾炎

慢性肾炎既往有浮肿、高血压等病史，氮质血症病程长，尿常规有蛋白、管型及红细胞，尿比重高而固定，尿钠显著增高。这些特点与肝肾综合征有明显差别。

2. 肾前性氮质血症

多由心衰、产后脱水、频繁呕吐、腹泻、放腹水引起全身循环血量不足，造成暂时性肾衰竭，也可少尿或无尿，尿钠小于10mmol/L与HRS相似，但前者常有低血容量休克，经扩容补液抗酸后肾衰竭迅速纠正，而HRS扩容后疗效差，HRS无休克。

3. 急性肾小管坏死

正常肾小管功能表现为对水和钠的重吸收，尿溶菌酶的回吸收作用和尿浓缩，因此正常人尿钠含量低和尿溶菌酶试验阴性。急性肾小管坏死时，尿比重低，固定于1.010～1.015，尿钠浓度高，一般为40～60mmol/L，尿溶菌酶试验阳性，尿常规检查有明显的蛋白及管型等。而肝肾综合征者，少尿伴有尿比重高，而尿钠反低，有助于二者的鉴别。

五、 治疗

（一）中医治疗

1. 辨证治疗

（1）肝郁气滞，水湿内阻

症状：尿少尿闭，恶心呕吐，纳呆腹胀，腹有振水音，下肢或周身水肿，头痛烦躁，甚则抽搐昏迷，舌苔腻，脉实有力。

治法：疏肝解郁，健脾利湿。

代表方：柴胡疏肝散合胃苓汤加减。

处方举例：柴胡15g、白芍15g、川芎10g、制香附10g、苍术、白术10g、厚朴10g、茯苓10g、泽泻15g、砂仁10g、车前子10g。方用四逆散去枳实，加陈皮、枳壳、川芎、香附，增强疏肝行气，活血止痛之效；配以苍术、白术、厚朴、茯苓、砂仁等以祛湿和胃。诸药伍用而肝气调畅，湿邪外达，血脉通畅，而诸症亦除。有瘀血征象者，加丹参、失笑散；兼有嗳气、吐酸、口苦者，加用左金丸；兼食滞征象者，加用麦芽、鸡内金等。

(2) 脾肾阳虚，水湿泛滥

症状：面色晦滞或惨白，畏寒肢冷，神倦便溏，腹胀如鼓，或伴肢体水肿，脘闷纳呆，恶心呕吐，小便短少，舌苔白而润，脉沉细或濡细。

治法：健脾温肾，化气行水。

代表方：附子理中汤合五苓散加减。

处方举例：附子 10g、党参 15g、白术 10g、干姜 15g、肉桂 10g、泽泻 10g、茯苓 10g、车前子 10g、大腹皮 10g。方中党参补脾益气，附子、干姜、肉桂温化寒湿，振脾阳，去寒湿，则清浊升降复常，吐利自止。配合五苓散中泽泻，取其甘淡性寒，直达肾与膀胱，利水渗湿，以茯苓之淡渗，加用车前子、大腹皮增强利水渗湿之力，白术健脾而运化水湿，转输精津，使水精四布，而不直驱于下。诸药合用，利水渗湿，化气解表，使水行气化，表邪得解，脾气健运，则蓄水留饮自除。若呕吐甚者，加半夏 10g、吴茱萸 5g 以温胃止呕。

(3) 肝肾阴虚，湿热互结

症状：腹大胀满，甚则青筋暴露，烦热口苦，渴而不欲饮，小便短少赤涩，大便稀薄而热臭，舌红，苔黄腻，脉弦数。

治法：滋养肝肾，清热祛湿。

代表方：一贯煎合茵陈蒿汤加减。

处方举例：北沙参 10g、麦冬 10g、生地黄 20g、枸杞子 10g、泽泻 10g、猪苓 10g、茯苓 10g、茵陈 15g、生大黄 10g、栀子 10g、滑石 10g。方中重用生地黄为君，滋阴养血以补肝肾。以沙参、麦冬、当归、枸杞子为臣，佐君药滋阴养血生津以柔肝。配合茵陈蒿清热利湿退黄；栀子清热降火，通利三焦，使湿热从小便而出。生大黄通利大便，导瘀热由大便而下。诸药合用，可使湿热得行，瘀热自下，共奏滋阴柔肝、利湿退黄之功。若舌少津者，加玄参 20g、石斛 20g 以清热生津；齿、鼻出血者，加仙鹤草 15g、鲜茅根 30g 以凉血止血。

(4) 浊毒壅滞，胃气上逆

症状：纳呆腹满，恶心呕吐，大便秘结或溏，小便短涩，舌黄腻而垢浊或白厚腻，脉虚数。

治法：扶正降浊，和胃止呕。

代表方：黄连温胆汤合温脾汤加减。

处方举例：太子参 15g、附子 6g、生大黄 15g、黄连 10g、法半夏 15g、生姜 10g、茯苓 10g、竹茹 10g。方中附子、生姜温阳祛寒；太子参益气补脾；大黄荡涤积滞；半夏、竹茹降逆和胃，燥湿化痰；茯苓健脾渗湿；黄连泻心火，诸药相配，使寒邪去，积滞行，脾阳复，则诸证可愈。浊毒壅滞，呕吐清水，便溏，苔白厚腻者，上方生大黄改为制大黄 15g，去黄连，加肉桂 10g、吴茱萸 5g 以增温中止呕之功。

（5）邪陷心肝，血热风动

症状：头痛目眩，或神昏谵语，循衣摸床，唇舌手指震颤，甚则四肢抽搐痉挛，牙宣鼻衄，舌质红，苔薄，脉弦细而数。

治法：凉血清热，息风止痉。

代表方：犀角地黄汤合羚角钩藤汤加减。

处方举例：水牛角 40g、生地黄 15g、牡丹皮 10g、钩藤 15g、菊花 10g、赤芍 10g、白芍 10g、竹茹 10g、茯神 10g、甘草 10g、羚羊角 15g、地龙 10g。方用水牛角、羚羊角、钩藤清热凉肝，息风止痉，使火平热降，毒解血宁；白芍、生地黄、甘草凉血滋阴生津，一助清热凉血止血，一复已失之阴血；邪热亢盛，易灼津为痰，故用竹茹清热化痰；配合赤芍、牡丹皮清热凉血，活血散瘀。诸药相配，共成清热解毒，凉血散瘀之功。本方配伍特点是凉血与活血散瘀并用，使热清血宁而无耗血动血之虑，凉血止血又无冰伏留瘀之弊。若见大量吐血便血，需配合输血、输液及其他止血方法抢救；气随血脱，汗出肢冷，脉微细欲绝者，急用独参汤或参附针、参麦针、生脉针静滴以扶元救脱；病至肝肾阴竭，肝风内动，见神昏抽搐者，合用紫雪丹或安宫牛黄丸以镇肝息风，平肝开窍。

2. 其他治疗

（1）灌肠疗法

方药：生大黄 20g、积雪草 30g、土茯苓 30g、生槐花 30g 等。水煎至 100～150ml，保留灌肠 30 分钟左右。病重者每日 2 次，病轻者可每日 1 次。

（2）针刺疗法

采用的主要穴位，用于调节全身状态的有中脘、气海、膻中、孔最、三阴交、肾俞、三焦俞、风池穴；用于增加肾血流量的有中脘、肾俞、三焦俞穴；用于促进排尿的有关元、中极、阴廉、肾俞、三焦俞穴；用于调整血压的有中脘、百会、正营、玉枕、肩井穴。此法主要用于稳定尿素氮、肌酐、血压及增加尿量和改善临床症状。

（二）西医治疗

1. 一般支持治疗及预防

①卧床休息、限制水钠，肝硬化腹水形成患者水分控制原则是量出为入。②避免各种诱因诱发的上消化道出血、正确使用利尿剂和避免过量利尿、避免多次大量放腹水。③密切监测病情，警惕细菌性腹膜炎的发生，及时正确地使用抗生素。④补充碳化合物（100g/d）及多种氨基酸、保持水、电解质稳定。

2. 收缩内脏血管药物联合白蛋白输注

血管收缩药物与白蛋白输注联合治疗 HRS，能够减轻内脏血管扩张，改善血管活性物质的平衡，达到增加肾脏血流量及减轻肾前性肾衰竭的目的。包括血管加压素类似物和 α-肾上腺素受体激动剂，如特利加压素、奥曲肽、米多君及去甲肾上腺素等。美国肝病研究协会（AASLD）指南推荐Ⅰ型 HRS 患者使用奥曲肽和米多君联合白蛋白治疗；2010 年 EASL 指南指出去甲肾上腺素或奥曲肽和米多君联合白蛋白对Ⅰ型 HRS 患者的治疗需进一步研究，目前首选治疗方案为缩血管药物特利加压素联合白蛋白。

3. 血液净化治疗

对于纠正氮质血症、酸中毒、高钾血症和体液过多有一定疗效，但研究证实，血液透析并不能增加存活率。目前较为一致的观点认为，血液透析虽常用于治疗Ⅰ型肝肾综合征，尤其是拟接受肝移植的患者，目的在于维持患者生命直至肝移植或者自发性肾功能好转。除此之外，血液透析真正的治疗效果和益处并不明确。连续性肾脏替代治疗（CRRT）如连续性动-静脉或静-静脉血液滤过或血液透析滤过，此类方法显著优点是可促成体液负平衡而不诱发低血压，因此对于严重全身性水肿的患者有帮助。

4. 外科手术

（1）经颈静脉肝内门体分流术（TIPS）

主要方法是经颈静脉插入连结门静脉和肝静脉的肝内支架，其目的是降低门脉压力。在Ⅰ型 HRS，TIPS 可改善循环功能和减少血管收缩系统的活性。2009 年的 AASLD 指南推荐对缩血管药物治疗无应答的Ⅰ型 HRS 患者可以考虑 TIPS 治疗。2010 年 EASL 指南指出虽然 TIPS 可以改善部分 HRS 患者的肾功能，但始终没有充分证据支持。

(2) 肝移植

肝移植是Ⅰ型和Ⅱ型 HRS 最好的治疗方法。2010 年 EASL 指南推荐 HRS 患者应在短期内尽快接受肝移植术，术前使用缩血管药物等可以提高术后效果；对缩血管药物治疗应答者应该行肝脏移植，对缩血管药物治疗无应答或部分应答者，经过短期肾脏支持治疗后行肝脏移植，如果肾脏支持治疗大于 12 周，可以考虑肝肾联合移植。2012 年 AASLD 指南推荐Ⅰ型和Ⅱ型 HRS 的肝硬化腹水患者应尽快转诊行肝移植术。

六、 临床思路

洪钦国教授认为肝肾综合征是一种以肝、脾、肾三脏不足，气、血、水互结为主的本虚标实、虚实夹杂证。多因情志郁结，饮酒过多，感染疫毒及肝病初起失治误治，导致湿浊之邪稽留伤脾，脾失健运，致气滞、血瘀、水停于内；邪毒日久及肾，肾虚膀胱开合不利，水浊血瘀壅结更甚，终至肝、脾、肾三脏俱损，尿毒湿浊之邪瘀塞三焦。三焦气血运行不畅，湿浊瘀滞经脉，以致清阳不升、浊阴不降，而尿毒湿浊之邪，可犯胃、射肺、凌心、上脑、动风、入血而出现各种尿毒症证候，其证候常表现出正虚邪实，寒热错杂，虚实互见的特点。

洪钦国教授治疗上强调“祛邪以扶正”，“急则治其标”，“泄实为先”的学术思想，临床常以通腑泄浊，活血化瘀，燥湿化浊为治疗大法，再根据病人临床表现及肾衰竭的阶段不同分别辅以利水泄浊，和胃降浊，扶正固本等法，以温胆汤为基本方化裁。

另外，根据“治肝当先实脾”的原则，治肝时，尤其当已出现脾胃虚弱时，应先健脾益气，即“肝病已传脾，实脾以促健”“肝病已虚损，实脾以养肝”。洪教授临床上擅用黄芪、五指毛桃、党参、白术、茯苓、怀山药等药物以实脾。

七、 预后

肝肾综合征是慢性肝病患者出现进展性肝衰竭时，以肾功能不全、内源性血管活性物质异常和动脉循环血流动力学改变为特征的一组临床综合征。临床特点是进行性少尿或无尿，血尿素氮及肌酐升高而肾脏却无形态异常。肝肾综合征出现后病情发展较快，患者死亡率高达 80%～100%，Ⅰ型患者 80%多在 2 周内死亡，Ⅱ型患者平均存活期为 1 年。故预防及早期诊断、治疗是挽救病人生命提高生存质量的关键。

八、 预防调护

（一）预防

肝病患者一旦并发 HRS，病情非常严重。病死率高。因此早期预防 HRS 的发生具有重要意义。在肝硬化腹水患者中，细菌感染、过度使用利尿剂、大量放腹水，上消化道出血等均可诱发肾衰竭导致 HRS，应尽量采取预防措施避免疾病发生。

（二）调护

（1）休息

卧床休息，取高枕半卧位或侧卧位，避免压迫肾脏。

（2）饮食

低盐饮食，控制蛋白质的摄入量，勿暴饮暴食，忌过量饮茶或酗酒，饮食上避免粗糙和刺激性的食物，避免发生消化道出血。

（3）保持情绪舒畅

暴怒伤肝，忧思伤脾，惊恐伤肾等，情志因素对于肝脾肾的功能和全身气机的疏调影响较大，患者应当保持情绪舒畅以防止病情迁延反复甚至恶化。

九、 临床验案

患者李某，男，49 岁，初诊日期为 2012 年 12 月 16 日。因“反复腹胀、浮肿 3

月，加重伴尿量减少1月”就诊。患者3月前出现腹胀、下肢浮肿，在外院经彩超确诊为肝硬化腹水，查肾功能提示血肌酐255μmol/L，尿素氮19mmol/L，未系统诊治。近1月来腹胀、浮肿症状加重，伴尿量减少，查肾功能提示血肌酐478μmol/L，尿素氮31mmol/L。症见：面色晦暗，腹胀大如鼓，双下肢中度浮肿，大便干结，纳差，恶心欲呕，尿少，24小时尿量800ml左右。既往慢性乙型肝炎病史20余年，未经抗病毒治疗。体格检查：皮肤巩膜轻度黄染，面色晦暗，腹部膨隆，腹壁可见静脉曲张，移动性浊音阳性，双下肢中度浮肿。舌暗红，胖大有齿痕，苔黄腻，脉沉弦滑。辅助检查：2012年9月10日白蛋白28.6g/L，球蛋白33.7g/L，血肌酐255μmol/L，尿素氮19mmol/L；2012年12月15日白蛋白23.6g/L，球蛋白31.5g/L，血肌酐478μmol/L，尿素氮31mmol/L，肝功能正常，HBV-DNA 3.5×10^4/L，乙肝小三阳。

中医诊断：臌胀（浊毒壅滞，胃气上逆证）。西医诊断：肝肾综合征Ⅱ型，慢性乙型肝炎。治法：益气扶正，通腑降浊，佐以化瘀利水。处方：黄连10g、陈皮15g、法半夏15g、土茯苓30g、竹茹15g、枳实10g、积雪草30g、蚕砂15g、生大黄10g、紫苏叶10g、五指毛桃30g、地龙15g、水蛭5g、大腹皮15g，14剂，每日1剂，水煎至200ml，分早晚2次温服。

复诊（2012年12月30日）：药后患者腹胀减轻，尿量增多至1200ml/d，胃纳改善，恶心呕吐不明显，大便每日3次，质烂。舌暗红，胖大有齿痕，苔白，脉沉弦。复查血肌酐412μmol/L，尿素氮27mmol/L。上方去黄连、紫苏叶，改土茯苓为茯苓，加黄芪30g。

再诊（2013年1月13日）：患者腹胀明显改善，双下肢轻度浮肿，胃纳可，尿量约1500ml/d，大便每日2～3次，质软。舌暗红，胖大有齿痕，苔白，脉弦。复查血肌酐352μmol/L，尿素氮20mmol/L。上方加白术30g、三七10g。效不更方，继续服用2月余。2013年4月2日复诊，腹胀已不明显，双下肢轻微浮肿，尿量正常，纳眠可。多次复查血肌酐稳定在250～280μmol/L，尿素氮10～15mmol/L。

按语：本例为Ⅱ型HRS，因未系统治疗，肾衰竭进展较快。中医诊断为臌胀，辨证为浊毒壅滞，胃气上逆证，治以益气扶正，通腑降浊，佐以化瘀利水，以黄连温胆汤加减。方中大黄、积雪草通腑泄浊为君药，法半夏配陈皮为臣药，有燥湿化痰、和胃降逆之功，亦有行气健脾之效，气顺则痰消；茯苓改土茯苓能加强利湿泄浊作用，湿去则邪减；枳实配大腹皮理气导滞，利水消肿；五指毛桃益气升清，合大黄用则一升一降，蚕砂化浊升清，共奏疏通三焦气机，起开通壅塞、清升浊降的作用；地龙、水蛭化瘀通络，活血利水；黄连、紫苏叶清热利湿止呕。诸药合用，切中病机而取效。二诊，湿热浊邪渐祛，去黄连、紫苏叶，改土茯苓为茯苓，加黄芪，加强益气健脾之功，补后天脾以益先天肾。三诊，效果明显，尿量已恢复正常，加白术、三七进一步加强健脾益气、活血利水之功。本案持续使用此基本方加减，病情稳定血肌酐持续稳定在 250～280μmol/L。

第七节　心肾综合征

心肾综合征（cardiorenal syndrome，CRS）是心脏和肾脏其中一个器官的急性或慢性功能障碍可能导致另一器官的急性或慢性功能损害的临床综合征。2008 年 Ronco 等根据心肾发病的急慢和先后将 CRS 分为 5 个亚型：急性心肾综合征（Ⅰ型 CRS)、慢性心肾综合征（Ⅱ型 CRS)、急性肾心综合征（Ⅲ型 CRS)、慢性肾心综合征（Ⅳ型 CRS）和继发性心肾综合征（Ⅴ型 CRS)。临床研究显示，充血性心力衰竭（CHF）患者中慢性肾脏病（CKD）和肾功能不全十分普遍，CHF 发病率与 GFR 呈显著负相关，并且肾功能不全在一定程度上决定着 CHF 患者的预后。同时，心血管疾病是 CKD 患者最主要的并发症和死亡的主要原因，据美国肾脏病数据统计系统（USRDS）统计，2011 年美国 CKD 患者中发生脑血管疾病（CVD）的比例为 61.5%，其中以 CHF 为最多（42.9%）。

在中医学中，根据临床表现，本病属中医的“水气病”“心悸”“胸痹”“喘证”“水肿”等范畴。

一、中医病因病机

《奇效良方》曰：“水之始起也，未偿不自心肾而作”，病起于心而及于肾，水瘀互患，络道阻塞，水溢于肌肤，停留于窍隙，水肿作矣，现分别概述如下。

1. 风湿相搏

风湿伤人，可导致痹证；若痹证不已，反复感受外邪，与脏气相搏，脏气受损，不能化气行水，可发生水肿。正如《素问·痹论篇》所说："脉痹不已，复感于邪，内舍于心。"心脉痹阻，气血运行不畅，气化不利，而发生水肿。

2. 饮食失节

食膏粱厚味，或饥饱无常，日久损伤脾胃，气血生化乏源，聚生痰湿，上犯于心，气机不畅，心脉痹阻，渐之心气亏乏，肾元不足，水湿不化，发为水肿。

3. 正气虚弱

年老体衰，心阴心阳不足，或房劳过度，耗伤肾精。元阳虚弱，阴水不化，水寒射肺，肺失肃降之权，气上逆而为喘、为咳，水气凌心则心悸，故《素问·平人气象论篇》说："颈脉动喘疾咳，曰水。"

二、西医发病机制

1. 血流动力学改变

心力衰竭患者肾功能逐渐恶化的原因在于心排血量减少而导致的肾血流量降低，肾血流量不足可激活肾素-血管紧张素-醛固酮系统（RAAS），导致体液潴留、心脏前负荷增加，进而心功能恶化。

2. 神经激素过度激活

（1）肾素-血管紧张素-醛固酮系统（RAAS）

心衰竭时心排血量减少，导致肾脏灌注不足引起 RAAS 激活，RAAS 激活可引起左心室重构、心肌纤维化和左心室肥厚，从而加重心衰竭。肾衰竭时容量超负荷、高血压和贫血可加重心衰竭，而心衰竭又激活 RAAS。此外，RAAS 激活可以促进炎症因子释放、氧化应激反应激活。

（2）交感神经系统（SNS）

心衰竭时，压力反射引起 SNS 激活增强收缩以维持正常的心排血量。但 SNS 过度激活导致心肌细胞凋亡、肥厚、局灶性心肌硬化。SNS 长期过度激活引起 β-肾上腺素受体失活、压力感受器反射失调、心律失常增加。此外，SNS 过度激活还可诱发 RAAS 激活、氧化应激增加。

3. 炎症

心衰竭和肾衰竭均存在持续的慢性炎症状态。炎症因子与心室重构、心肌细胞凋亡、左心室功能障碍等有关。同时，炎症也是尿毒症的重要致病因素。此外，炎症因子可刺激去甲肾上腺素释放、上调 AngII 受体表达、介导 ROS 生成增加，从而激活 SNS 系统、RAAS 系统并增加氧化应激。

4. 氧化应激

心衰竭和肾衰竭中均存在 NO-ROS 平衡失调、ROS 生成增加、NO 活性减低。氧化应激反应的激活可引起促炎细胞因子生成增加，促进炎性反应和神经激素激活，从而加重心衰竭和肾衰竭的进展。

5. 其他

内皮功能障碍、贫血、高血压等也可促进心肾综合征的发生。

三、临床表现

CRS 临床表现为难以纠正的心力衰竭及肾衰竭，患者出现尿量显著减少、顽固性水肿、喘憋等症状。具体各型 CRS 临床表现如下。

Ⅰ型 CRS：急性心肾综合征，临床表现为急性心衰的基础上出现尿量减少，血肌酐、尿素氮急剧升高，甚至少尿、无尿。

Ⅱ型 CRS：慢性心肾综合征，临床表现为慢性心力衰竭的基础上出现血肌酐、尿素氮进行性升高，在慢性心力衰竭患者中Ⅱ型 CRS 率发生约为 25%。

Ⅲ型 CRS：急性肾心综合征，是由于肾脏功能急性恶化导致的急性心力衰竭，临床表现为在患者突发少尿、无尿、顽固性水肿等基础上出现胸闷、气促等喘憋症状。

IV 型 CRS：慢性肾心综合征，临床表现为慢性肾衰竭基础上渐进性出现胸闷、气促，活动后加重等。

V 型 CRS：继发性心肾综合征，是急性或慢性全身性疾病所致的心肾功能不全，症状上与其他型较难区分。

四、诊断与鉴别诊断

Ⅰ型 CRS：急性心肾综合征，是心功能的急剧恶化，引起急性肾损伤（AKI）。急性心力衰竭（HF）或急剧恶化的 CHF 使心脏排血量急剧降低引起肾动脉灌注不足，静脉压力增加，肾小球滤过率降低，导致 AKI。左心室收缩功能异常患者更易于发生 AKI，如心源性休克患者 70%以上伴有 AKI。在Ⅰ型 CRS，大剂量利尿剂的使用、造影剂诱发的 AKI，或血管紧张素转换酶抑制剂降低 GFR 等均可能成为Ⅰ型 CRS 的诱发因素。

Ⅱ型 CRS：慢性心肾综合征，是慢性心脏功能不全引起的慢性肾脏病（CKD）进行性恶化。在慢性 HF 患者中Ⅱ型 CRS 率发生约为 25%。即使 eGFR 仅有轻度下降也显著增加患者病死率，表明血管病变的严重性，年龄、高血压、糖尿病和急性冠脉综合征是Ⅱ型 CRS 的独立危险因素。利尿剂相关性低血容量，或药物诱发的低血压等均为肾功能恶化的影响因素。

Ⅲ型 CRS：急性肾心综合征，是由于肾脏功能急性恶化导致的急性心力衰竭。急性肾功能恶化主要包括心脏手术后的 AKI、非心脏手术后的 AKI、造影剂肾病、药物诱导的急性肾衰竭和横纹肌溶解相关性急性肾衰竭。急性心功能不全包括急性心肌梗死、充血性心力衰竭或心律失常。

Ⅳ型 CRS：慢性肾心综合征，是慢性原发性肾脏病造成心脏功能减退、左心室肥厚、舒张功能减退和（或）不良心血管事件增加。心血管疾病是 CKD 患者最主要的并发症和死亡的主要原因，50% CKD 5 期患者死于心血管疾病。

Ⅴ型 CRS：继发性心肾综合征，是急性或慢性全身性疾病所致的心肾功能不全。诱发疾病包括败血症、糖尿病、淀粉样变、系统性红斑狼疮和类癌样变。最为常见的是严重的脓毒血症，同时影响肾脏和心脏，诱发 AKI 和心功能受损。

五、治疗

（一）中医治疗

(1) 气血亏虚

症状：心悸，动则尤甚，气短头晕，下肢浮肿，面色苍白或萎黄，舌质淡胖、有齿痕，脉细或濡弱。

治法：补气养血利水。

代表方：归脾汤加减。

处方举例：党参15g、黄芪20g、白术10g、茯苓15g、酸枣仁15g、龙眼肉10g、木香10g、当归10g、远志10g、泽泻15g、炙甘草10g。方中当归、龙眼肉补养心血；人参、黄芪、白术、炙甘草益气健脾，以滋生血之源；酸枣仁、远志安神定志；再辅木香、茯苓、泽泻健脾利湿。诸药共奏益气血并利水之效。如见心动悸脉结代者，加重炙甘草用量，酌加桂枝、麦冬；若损及心阴者，合生脉散。

(2) 痰浊内阻

症状：胸闷如窒而痛，形体肥胖，身重乏力，肢肿而浮，痰多，苔厚腻或垢浊，脉滑。

治法：通阳化浊，理脾化痰。

代表方：宽胸丸合栝楼薤白半夏汤加减。

处方举例：荜茇10g、半夏10g、陈皮5g、枳壳5g、茯苓10g、檀香10g、细辛3g、瓜蒌15g、薤白15g、猪苓10g、甘草10g。方中荜茇、半夏温阳化痰；瓜蒌宽胸开结，薤白辛温通阳，豁痰下气；陈皮、枳壳、檀香理气开郁；茯苓、猪苓利水消肿；细辛、甘草缓急止痛，合为通阳化浊，理脾化痰之剂。痰浊较甚，胸闷脘胀者，加石菖蒲化浊开窍；咳嗽痰多者，加杏仁、胆南星。

(3) 血瘀水停

症状：口唇发绀，心悸不宁，气急，动则更甚，下肢水肿，面色晦暗，舌质暗或瘀斑，苔白腻，脉涩或结代。

治法：活血利水。

代表方：膈下逐瘀汤合五苓散加减。

处方举例：当归10g、川芎5g、桃仁10g、红花10g、赤芍10g、延胡索10g、桂枝6g、茯苓10g、泽泻10g、丹参20g、甘草10g。方中当归、川芎、桃仁、红花、赤芍、延胡索活血化瘀；桂枝、茯苓、泽泻通阳利水；丹参养血活血；甘草益气和中。若气滞明显者，可加乌药、枳壳、香附等理气行气；若心悸失眠者，加枣仁、远志等养心安神。

(4) 阳虚水泛

症状：下肢或全身浮肿，心燥气喘，形寒肢冷，腰酸尿少，面色苍白或青紫，舌质淡，苔薄白，脉沉细或结代。

治法：温阳利水。

代表方：真武汤加减。

处方举例：附子 15g、茯苓 16g、白术 10g、白芍 10g、肉桂 5g（冲服）、干姜 5g、泽泻 10g、车前子 30g（包煎）、炙甘草 10g。方中附子、肉桂、干姜大辛大热，温阳散寒；茯苓、白术、泽泻健脾利水，导水下行；白芍敛阴和阳；炙甘草补气温中；车前子利水消肿。诸药合用以达温阳利水目的。若水肿甚者，加猪苓、葶苈子；心气虚，胸闷气短者，加人参，黄芪；见血瘀者，加丹参、红花。

(5) 阳气虚脱

症状：气喘息高，心悸烦乱，大汗淋漓，四肢厥冷，小便量少，浮肿，舌质淡白，脉沉细欲绝。

治法：回阳益气固脱。

代表方：参附龙牡汤合参蚧散加减。

处方举例：人参 10g、附子 10g、龙骨 30g、蛤蚧 2g（研面，冲服）、炙甘草 6g、牡蛎 30g、泽泻 30g。方中附子温阳散寒；人参补气益阴固脱；龙骨、牡蛎镇潜敛汗；蛤蚧补肾定喘；炙甘草、泽泻补中利水。诸药合用以回阳益气固脱，若见厥逆神昏、口唇发绀、爪甲青冷，为阳脱血瘀，当回阳救逆与活血化瘀之法同用，可用回阳救逆汤。此一类型，病情十分严重，必须认真抢救。阳气虚脱往往表现为阳越于外，阴竭于内，可用参附注射液及生脉注射液静脉应用。

（二）西医治疗

1. ACEI 和 ARB

临床研究已证实，ACEI 和 ARB 可逆转左室肥厚、改善心脏功能，改善心力衰竭患者的预后；对于慢性肾脏病患者应用 ACEI 和 ARB 可减少尿蛋白，从而在一定程度上阻断或延缓心力衰竭和肾功能不全的进展。CRS 患者只要没有出现持续的肾功能恶化和高钾血症，都应继续使用 ACEI 或 ARB 类药物并尽可能长期应用，但应严密观察肾功能变化，为减少肾脏损害的发生，CRS 患者应从小剂量起始应用，并避免血容量不足及同时应用非甾体类抗炎药。

2. **连续性肾脏替代治疗**（CRRT）

CRRT 具有清除大量水分同时维持血流动力学稳定的突出优势，同时能克服利尿剂抵抗，不激活管球反馈机制，不引起 RAAS 及 SNS 的过度激活，能减少发生低血钾和心律失常的风险。对于临床上存在利尿剂抵抗和原有肾功能不全、低蛋白血症等并发症患者可有较好的疗效。

3. **重组人促红细胞生成素**（rh-EPO）

Silverberg 等提出当 CRS 患者同时合并贫血，则称心肾-贫血综合征（cardio-renal-anemia syndrome），慢性心衰、慢性肾功能不全和贫血三者互为因果，一旦不能有效控制将导致恶性循环。EPO 一方面增加红细胞生成来提高组织氧灌注，因此影响慢性心力衰竭和肾功能不全的组织重塑和纤维化进程；另一方面，EPO 还表现出抗氧化、抗细胞凋亡、调节炎症反应、减轻心肾组织损伤和促血管新生等多方面的骨髓造血以外的功能。

4. **奈西立肽及依普利酮**

奈西立肽（nesiritide）是一种具有血管扩张作用的重组 B 型利钠肽，Chow 等的研究表明，奈西立肽和硝酸甘油具有相似的血流动力学影响，二者均对肾功能无影响，可用于急性失代偿性心力衰竭（ADHF）患者的扩血管治疗。依普利酮是新型选择性醛固酮受体拮抗剂，依普利酮对轻度心力衰竭患者住院和生存期作用的研究（EMPHASIS-HF）结果显示与安慰剂组比较，依普利酮可降低收缩期心力衰竭伴轻度症状的患者死亡风险与住院风险，但要注意高钾血症的风险。

5. **利尿剂**

襻利尿剂能减少细胞外的容量超负荷，降低心室充盈压，减少肺充血，改善患者症状，并通过降低肾静脉压改善肾功能。但过度应用该药会致血容量不足、电解质紊乱、低血压，左心功能更加恶化，反而增加系统血管阻力，致使血浆神经激素如去甲肾上腺素和血管加压素的活性升高，从而导致心脏及肾脏的损害加重，增加病死率。

6. 正性肌力药物

正性肌力药物可短期改善血流动力学和肾功能，且对缓解症状有益。CRS 患者老年者居多，由于疾病本身病理变化，加之增龄因素引起肾功能减退对正性肌力药物特别是强心苷的代谢产生不利影响，临床大多采取个体化的疗法，尽管如此该类药物在 CRS 中的使用仍存在争议。

六、 临床思路

心肾综合征临床表现为难以纠正的心力衰竭及肾衰竭，患者出现尿量显著减少、顽固性水肿、喘憋等症状。中医根据其临床表现多将 CRS 归属于水气病、心悸、胸痹、水肿、虚劳等范畴。

洪钦国教授认为，CRS 的病机为心肾脏腑虚衰，日久导致少阴阳衰，兼有瘀血、水气、痰饮。其中水邪随气机升降，可泛溢肌肤，内停胸腹，凌心射肺。尤其是慢性肾心综合征（Ⅳ型 CRS），在 CRF“脾肾衰败，浊毒壅滞”的基础上进一步发展而致浊毒上犯于心，心阳上亢，不能下移；肾阳衰败，水湿泛滥；阳亢于上，阴盛于下，心肾阴阳水火不得相交，最终导致阴阳离决。临证常用真武汤和苓桂术甘汤加减，共奏温肾助阳，利水消肿，交通心肾，使阳得以复，君火命火得养，水气得散。

七、 预后

慢性心力衰竭患者肾功能恶化的患病率大约 25%，肾功能恶化与不良预后和住院时间延长相关。心血管疾病是慢性肾脏病患者首位死亡原因，透析患者中心血管死亡率是普通人群的 10～20 倍；超过 50%透析患者死于心血管事件。因此，早期诊断、早期干预，有利于患者的长期预后与生存质量。

八、 预防调护

①避免过度劳累及情志过激，节饮食，慎起居，以防寒邪袭人，影响心血之运行、肾阳之气化。②加强营养，忌暴饮暴食、过食肥甘之品。水肿患者一般脾肾功能

较弱，一旦饮食不慎，损伤脾肾，则可使病情复发。③劳逸适度，增强体质，同时避免摄入过多钠盐，水肿患者应低盐饮食。

九、临床验案

患者潘某，男，62岁，初诊时间为2014年10月9日。因“反复双下肢浮肿2年余，加重伴气促3日”就诊。患者于2年前无明显诱因出现双下肢浮肿，伴疲倦乏力，腰膝酸软，遂至广州中医药大学第一附属医院门诊就诊，查尿常规示尿蛋白（++），尿隐血（+）；生化八项示尿素氮17.85mmol/L，血肌酐537μmol/L，诊断为慢性肾衰竭CKD 5期，给予口服升清降浊胶囊、百令胶囊、开同片等及中医辨证治疗。此后，患者双下肢浮肿症状反复，疲倦乏力好转，间断广州中医药大学第一附属医院门诊治疗。3日前患者劳累后，出现双下肢水肿加重，伴呼吸气促，偶有胸闷不适，夜间阵发性呼吸困难，尿量减少。症见：患者神清，精神疲倦，双下肢中度凹陷性水肿，气促，活动后明显，胸闷心悸，无胸痛，夜间阵发性呼吸困难，疲倦乏力，恶心欲呕，偶有咳嗽，咳稀白痰，夜间明显，畏寒，无发热，无腹痛腹泻，纳呆，夜寐欠安，口干不欲饮，四肢发凉，尿量减少，大便尚可。既往发现血压升高2年，平素血压控制一般。体格检查：血压165/100mmHg（22/13kPa），心率95次/分，呼吸25次/分。肾病面容，睑结膜苍白，唇甲青紫。双肺呼吸音粗，双下肺可闻及细湿罗音。心律齐，各瓣膜区未闻及病理性杂音。双下肢中度凹陷性水肿。舌淡暗，苔白，脉沉弦。辅助检查：血分析示血红蛋白73g/L；生化全套示尿素氮33.64mmol/L，血肌酐1029μmol/L，尿酸681μmol/L，血浆二氧化碳总量19.8mmol/L，白蛋白33g/L；尿常规示尿蛋白（++），尿隐血（+）；凝血四项未见异常。

中医诊断：水肿（阳虚水泛，凌心射肺证）。西医诊断：慢性肾衰竭CKD5期（肾性贫血、肾性高血压），心肾综合征IV型。治法：温肾助阳，利水消肿。处方：熟附子15g（先煎）、茯苓30g、白术30g、泽泻15g、赤芍15g、桂枝10g、生姜15g、炙甘草6g、三七10g、大腹皮15g、大黄5g、蚕砂20g、法半夏10g、积雪草30g，7剂，每日1剂，水煎服200ml，饭后温服。因患者拒绝透析，要求保守治疗，治疗上西医给予纠正酸中毒、纠正贫血、调节钙磷代谢、利尿、强心、扩冠等治疗。

复诊（2014年10月16日）：药后患者双下肢水肿较前减轻，气促明显缓解，偶有胸闷，无胸痛心悸，夜间可平卧，无咳嗽咳痰，小便量较前增多，约1000ml/d。

舌暗红，苔白，脉沉弦。上方加地龙 15g、水蛭 5g，加强活血利水。

再诊（2014 年 10 月 23 日）：患者双下肢轻度浮肿，无明显胸闷气促，夜间可平卧，胃纳可，尿量约 1500ml/d，大便每日 1 次，质软。舌暗红，苔白，脉弦滑。复查生化示尿素氮 23.47mmol/L，血肌酐 875μmol/L，血浆二氧化碳总量 24.8mmol/L。上方去桂枝、生姜，加黄芪 30g，大黄加至 10g，加强升清降浊之功，带药出院。出院后继续服用上方 1 月余，2014 年 12 月 6 日复诊，双下肢轻微浮肿，无胸闷气促，尿量正常，纳眠可。复查血肌酐稳定在 807μmol/L，尿素氮 19.3mmol/L。

按语：本例为心肾综合征 IV 型，因慢性肾脏病导致心力衰竭，心力衰竭是 CKD 患者最主要的并发症和死亡的主要原因。该患者为老年患者，慢性起病，精微外泄，肾气亏虚，日久累积肾阳，肾中阳气亏虚，气化失司，水液代谢失常，故见肢寒畏冷，下肢浮肿，尿少；阳不化气，津液不能上承，故见口干不欲饮；肾主命火，命门火衰，不能上济君火心阳，火衰水无所制，寒水泛滥，水气凌心，耗损心阳，久之心阳虚衰，则出现胸闷、心悸、呼吸困难；寒水射肺，凝结为痰，故见咳嗽、咳稀白痰；肾阳不能温脾阳，腐熟无权，故见恶心呕吐。肾主藏精，心主血脉，精血同源，肾虚不能藏精，心血无以化生，故见面色苍白，唇甲青紫；肾藏精生髓充脑，“脑为元神之府”，肾精亏虚则脑神无所养，导致心不藏神，故见精神疲倦。舌淡暗，苔白，脉沉弦为其佐证。治疗以真武汤和苓桂术甘汤加减，方中附子配生姜，温肾助阳、利水消肿；桂枝配甘草，温通心阳，温阳化气以利水；半夏配生姜以行水气而降逆气止呕；茯苓、白术培土以制水。全方合用共奏温肾助阳，利水消肿，交通心肾之功，使阳得以复，君火命火得养，水气得散。诸药合用，切中病机而取效。二诊，心肾阳气得复，寒水得散，加地龙、水蛭加强活血利水之功。三诊，效果明显，尿量已恢复正常，去桂枝、生姜，加黄芪、大黄，一升一降，使清气得升，尿毒等浊邪得降。

第八节　肺出血-肾炎综合征

肺出血-肾炎综合征，又叫 Goodpasture 综合征，是一种产生抗 Goodpasture 抗体的自身免疫性疾病。Goodpasture 表达在肾小球基底膜及肺毛细血管，所以该综合征主要表现为肺出血和急进性肾小球肾炎。本病发病率为每年（0.1～0.5）/100 万人，占急进性肾小球肾炎病例的1%～2%。男性多于女性，男女比为2∶1～9∶1。此病从儿童到老年均可发病，但35和60岁左右为其两个发病高峰，前一高峰以男性发病为高，而后一高峰以女性患者为主。

在中医学中，未见与肺出血-肾炎综合征相对应的病证名。根据其咳嗽、咯血、血尿、小便不利、水肿等主要表现，认为本病属中医的“血证”“咳血”“水肿”“癃闭”等范畴。

一、中医病因病机

肺出血-肾炎综合征病因复杂多样，病机以邪气亢盛之标实为主，疾病后期虽见有本虚，但仍以标实为病机的重要方面。

1. 风热毒邪侵袭

风热毒邪侵袭，首先犯肺，导致肺失清肃，火乘肺金，肺络受损血溢脉外；肺失宣降，三焦水道失于通调，则水湿泛滥；热毒下移膀胱则损伤膀胱血络。

2. 湿热浊瘀内蕴

热与湿相合，氤氲蒸腾，弥漫三焦，困脾伤肾，导致水液代谢紊乱，出现三焦水道壅塞，脾胃升降逆乱，肾失开合。

总之，本病病位主要在肺、肾，涉及脾、胃、三焦，基本病机以邪气亢盛之标实为主，疾病后期虽见有本虚，但仍以标实为病机的重要方面。本病早期以正盛邪实为主，病延日久，湿热毒邪伤正，导致脾胃衰败，湿浊潴留，浊毒内盛，形成本虚标实、虚实夹杂的病理状态。

二、西医发病机制

本病的确切病因和发病过程尚未完全清楚，多数学者认为本病的发生与自身免疫有关。现已证明，患者血循环中有抗基底膜抗体，它可与肾小球和肺泡毛细血管基底膜相结合而引起肾炎、肺出血等改变。应用免疫荧光检查发现，在肾小球基底膜和肺泡基底膜有典型的线形免疫球蛋白IgG和补体C3的沉积。Goodpasture综合征为一种继发性抗基底膜病，较为肯定的诱因为呼吸道感染。Goodpasture 报告的最初病例是在流感后发病的，以后的报告也说明约 20%的病例发生于上呼吸道或病毒感染后，有的学者曾在本病患者的肾脏上皮细胞内发现病毒颗粒。A 组链球菌感染、金黄色葡萄球菌败血症、鼠伤寒杆菌败血症、带状疱疹、霍奇金病等也可引患本病。此外，甲 2 型流感（A2 流感）与本病发生有关。亦有报道吸入汽油、松节油、一氧化碳或应用青霉胺也可以诱发本病。上述感染等因素或通过改变基底膜抗原性或促使基底膜内抗原物质暴露，导致原发性损伤肺泡间隔和肺毛细血管基底膜，后者刺激机体产生抗肺基底膜抗体，在补体等作用下引起肺泡一系列免疫反应。由于肺泡壁基底膜和肾小球基底膜间存在交叉抗原，故内源性抗肺基底膜抗体又能与肾小球基底膜起免疫反应，损伤肾小球。

三、临床表现

（一）肺部症状

常以咯血为最早的症状，可误诊为各种支气管或肺疾患。咯血痰者占 80%～94%，轻者痰中带血块，重症者大咯血几小时不止，咯血量可达 1000ml 以上，甚至窒息死亡。肺出血常发生于肾损害之前，可很轻而未被察觉。肺出血的早期症状是咯血、咳嗽、轻度气促、全身不适和肺部啰音增多等。血痰中可见很多的含铁血黄素巨噬细胞。可伴胸痛、发热。10%～30%患者以上呼吸道感染症状为首发表现。听诊可闻及湿性啰音。反复咯血者肺内含铁血黄素沉积增加，形成结节与纤维化。70%患者肺部病变发生于肾脏病变之前。从咯血到发生肾脏病变的时间，短者数周，长者可达几年之久，平均为 3 个月。重症者可并发呼吸衰竭而死亡。

（二）肾脏症状

多数患者肾脏症状在肺出血后数周或数月后才出现，少数也有发生在咯血之前的。急进性肾小球肾炎是最常见的临床表现，偶可表现为肾病综合征。早期症状较缓慢，和肾小球肾炎相似，表现为显微镜下血尿或肉眼血尿、蛋白尿，以血尿为主者占即 80%～90%。重症者病情进展迅速，继之出现进行性肾功能损害，血尿素氮增高。据统计 81%的病人在一年内出现肾衰竭，无尿为主要特点。少数病人可以大量蛋白尿为主，表现为肾病综合征。

(三) 其他症状

约20%的患者病初伴有上呼吸道感染症状。不足20%的患者伴有高血压，10%伴有脾肿大。眼底可见出血及渗出者约占10%。多数病人有贫血，且很严重。

(四) 相关检查

1. 血清抗GBM抗体测定

检测血清GBM抗体有2种方法。间接免疫荧光法：早期阳性率可达3/4以上，特异性好。放射免疫分析法：本法需用纯化的GBM提取物作抗原，因此，普遍采用有一定的局限性。放免法特异性为89%，敏感性可达90%。应用激素、免疫抑制剂、血浆置换治疗后抗GBM抗体可阴转。

2. 血常规

约半数患者白细胞增加，血红蛋白和红细胞减少，呈现小细胞低色素性贫血，出血时间、凝血时间和凝血机制均正常。

3. 尿常规、肾功能

出现蛋白尿、红细胞和颗粒管型。以血尿为主要表现者占80%～99%。病情进展迅速者，可见肉眼血尿及红细胞管型。常伴中等量蛋白尿。肾受累可以很轻，仅有尿检异常，但大多数患者很重，出现进行性肾功能损害，50%～70%的病例伴有血尿素氮、肌酐升高。

4. 肺肾活组织检查

在光镜和电镜下可见相应的病理组织学改变，免疫荧光检查可见到肺泡壁和肾小球基底膜IgG呈线状排列以及补体C3沉积。

5. 胸部X线检查

两侧肺门延及两肺中下野的广泛结节状或斑片状阴影，肺尖部少见。浸润性阴影范围与出血程度、时间有一定关系，咯血量多，病变范围较大，可融合成片；咯血量少或停止时，阴影可缩小或消失。长期反复咯血可导致含铁血黄素沉着，形成对肺组织的刺激而发生肺间质纤维化，因此肺内可残留条索状或网状结节状阴影。某些不典型病例病变可局限在较小的范围内或仅有肺部浸润而无咯血。

四、 诊断与鉴别诊断

（一）诊断

凡原因不明的咯血，胸部 X 线有本病表现，如伴有尿检查异常，特别短期内出现贫血，进行性肾功能减退者，应高度考虑本病。典型的血液学所见为缺铁性贫血、氮质血症、低氧血症、血清抗 GBM 抗体阳性。肾或肺活检组织学检查可确诊。凡有肺出血、肾小球肾炎、血清抗 GBM 抗体阳性 3 项特征，即可确诊。

（二）鉴别诊断

系统性红斑狼疮、多动脉炎、冷球蛋白血症、韦格纳肉芽肿病、过敏性紫癜等患者，亦可能有肺出血。深静脉血栓形成引起肺栓塞、终末期肾脏病患者的充血性心力衰竭亦可发生咯血。上述疾病与本病鉴别并不困难，因其各有其特征性的肺外临床表现和典型的血清学表现。以反复咯血为主要表现的患者，诊断上要与特发性肺含铁血黄素沉着症相鉴别。

1. 特发性肺含铁血黄素沉着症

反复咯血为其特点。发病年龄轻，多在 16 岁以下。20%～25%患者伴杵状指（趾）和肝脾肿大，肾功能障碍少见，病情进展缓慢，预后良好。肺活检示肺泡壁基底膜正常。

2. 结节性多动脉炎

本病有 1/3 患者肺肾同时受累，可出现咯血、尿蛋白、血尿和高血压，与肺出血-肾炎综合征相似，不同点是本病病程较长，一般不少于 1 年，长者可达 7 年之久，发病年龄晚（平均 40 岁）。在皮下血管周围可触到结节，伴有压痛。部分患者血中嗜酸粒细胞可明显增加。X 线征象变异很大，可为浸润性阴影、粟粒性阴影、巨大结节和空洞。肺部阴影改变与咯血无关。肺部及肾脏均以小动脉炎病变为主，有多脏器受累的表现，1/3 有皮肤损害，常有发热及关节痛，皮肤活检有助于诊断。

3. 韦格纳肉芽肿病

此病血痰与尿异常早期即可出现，易与综合征相混淆，但肺部浸润病灶常有空洞形成的倾向，可有肺实变、胸膜炎。约 3/4 的病人鼻咽部受累，有化脓性鼻窦炎，以及鼻、上颚、眼眶的骨质破坏等改变。

4. 系统性红斑狼疮

可有肺、肾的损害，本病较常见，多为青年女性，免疫学指标抗核抗体、抗双链 DNA 抗体、抗 Sm 抗体阳性，补体 C3、C4 下降，易于诊断。

五、 治疗

（一）中医治疗

1. 辨证治疗

（1）外邪侵袭，热伤肺络

症状：发热，咳嗽，咯血或痰中带血，气促，胸痛，舌红苔黄，脉数。

治法：清热泻肺，宁络止血。

代表方：泻白散合三黄泻心汤加减。

处方举例：桑白皮 20g、牡丹皮 10g、地骨皮 30g、甘草 10g、黄芩 15g、制大黄 10g、黄连 5g、生地黄 30g、栀子 12g、青黛 10g、柴胡 15g、三七 10g。

（2）湿热蕴浊，气阴两伤

症状：尿少或尿闭，恶心欲呕，神疲乏力，面色苍白，舌苔黄腻，脉细弱。

治法：清热化湿，补益气阴。

代表方：知柏地黄汤合二至丸加减。

处方举例：生地黄 20g、知母 12g、黄柏 15g、山药 15g、泽泻 10g、牡丹皮 12g、女贞子 20g、墨旱莲 20g、车前子 15g、甘草 5g。

(3) 脾肾阳虚，浊毒上犯

症状：尿少或尿闭，水肿，面色㿠白，畏寒肢冷，恶心呕吐，气促，舌淡苔白厚浊，脉沉弱。

治法：温肾健脾，解毒降浊。

代表方：温肾解毒汤或温脾汤加减。

处方举例：紫苏叶 12g、党参 15g、白术 15g、制半夏 10g、黄连 10g、绿豆 20g、制附子 15g、丹参 18g、砂仁 5g（后下）、生大黄 10g（后下）、生姜 10g。

2. 其他治疗

(1) 蜜百合

新鲜百合 250g 与蜂蜜调匀于锅内微火煮之，取出放凉，分数次食之。

(2) 雷公藤总苷

主要成分：中药雷公藤提取物。功效：清热祛湿，解毒消肿。具有抗炎和免疫抑制作用，在疾病早期，可配合其他疗法使用，每次 20mg，每日 3 次，口服。

(3) 冬虫夏草

补肺肾，止咳嗽。对非替代疗法治疗的患者，保护尚未受损的肾单位有一定作用。每日 6～15g，研末口服，每次 1.5～3g。

(二) 西医治疗

1. 肾上腺皮质激素和免疫抑制剂

两者联合应用，能有效地抑制抗基底膜抗体的形成，迅速减轻肺出血的程度和控制威胁生命的大咯血。通常采用甲泼尼松龙冲击治疗，每日 1g，连续 2～3 日。可同时应用免疫抑制剂，如环磷酰胺或硫唑嘌呤。亦可一开始即口服泼尼松加用免疫抑制剂如环磷酰胺或硫唑嘌呤，泼尼松 10～15mg，每日 4 次，环磷酰胺 0.1～0.2g/d，硫唑嘌呤 1mg/（kg・d）。病情控制稳定 3 个月后，可停用免疫抑制剂，泼尼松缓慢减至维持量 5～15mg/d 继续治疗。可使严重的肺出血停止，但对肾功能的疗效不肯定。

2. 血浆置换疗法

积极的血浆置换治疗，可去除血循环中的抗基底膜抗体，血浆置换的持续时间和频度可根据血循环中抗基底膜抗体的水平而定，通常每次置换血浆 2～4L。隔日 1 次，维持 2～4 周，直至咯血停止及抗体效价正常。联合应用免疫抑制剂和中等剂量的皮质激素治疗，泼尼松 1mg/（kg·d）和环磷酰胺 2～3mg/（kg·d），可有效地控制肺出血和改善肾功能。对于急进性的患者，如能在尚未发生少尿，血肌酐低于 530.4mol/L 之前进行，则疗效更佳；如已进入终末期肾脏病期，血肌酐高于 530.4mol/L 或需要透析治疗维持生命者，则疗效欠佳。

3. 肾脏替代治疗

对于常规治疗无效或治疗较迟而进入终末期肾脏病的患者，应予以血液透析或腹膜透析以维持生命。如病情稳定，通常在血透治疗半年血循环中抗基底膜抗体阴转后，可考虑肾移植治疗。因在循环抗体水平很高时进行肾移植术，常使移植肾再发生抗基底膜性肾炎。肾移植后可能复发，其精确的发生率尚难于估计，但复发率不高。

4. 大咯血的急救

大咯血可导致约 30% 的病人窒息死亡，故应积极处理。应立即进行甲泼尼松龙冲击治疗，可使大咯血在 24～48 小时内缓解。必要时进行气管插管及机械通气辅助呼吸治疗。

5. 其他

确诊为本病的患者，如肾活检证明为非可逆性损害，大剂量激素冲击疗法和血浆置换难于控制的肺出血，可考虑双侧肾切除。既往认为抗凝治疗对病情有一定的改善作用，但新近也有学者认为抗凝治疗有加重肺出血的可能性而不宜采用。抗菌药物对肺部病变无效，但如合并感染应予选用，因感染常会使肺部病变反复加重。纠正贫血，必要时输血。

六、 临床思路

多数患者肾脏损害前（平均 3 个月）仅表现为咯血或痰中带血等呼吸系统疾病的

临床表现，易于误诊或漏诊，从而延误治疗时机。临床上即使是对少量肺出血，症状轻微的患者亦不可忽视，应及时给予肺部放射学检查、血清学抗基底膜抗体检查。高度怀疑时可行肾脏病理学检查，以早期明确诊断。本病一经确诊即应迅速采用免疫强化疗法。甲泼尼松龙冲击疗法可使严重的肺出血停止，但对肾功能的疗效不肯定。急性肾衰竭或肾功能损害严重已不能逆转的患者，符合透析指征，可行透析治疗。慢性透析患者，在病情静止 6～12 月后，可做肾移植，同时配合中医清热解毒血化瘀、通腑降浊等治法，以迅速稳定病情，逆转病势。

洪钦国教授认为本病病位主要在肺、肾，涉及脾、胃、三焦，基本病机以邪气亢盛之标实为主，疾病后期虽见有本虚，但仍以标实为病机的重要方面。本病早期以正盛邪实为主，病延日久，湿热毒邪伤正，导致脾胃衰败，湿浊潴留，浊毒内盛，形成本虚标实、虚实夹杂的病理状态。本病实邪为主，“实则泻之”为其治疗原则，祛邪方法有疏风，清热，祛湿，化浊，解毒，凉血；若确兼有虚候，可兼用益气养阴，补脾益肾等。

七、 预后

少数病人自觉症状轻微，可完全缓解，但仅占 10%左右。多数病例病情进展迅速，肾功能急剧地进行性恶化，预后凶险，常可因大咯血、窒息、呼吸衰竭、肾衰竭而死亡。以往报告本病存活率仅为 10%，存活时间多为 3～10 个月。近年来通过综合治疗，特别是血浆置换，预后有了明显的改善。治疗开始时间对预后的影响极大，早期治疗可提高缓解率，特别是对无尿、血清肌酐值较低的病例获得缓解或治愈的机会更大。所以，在确定诊断的基础上，早期积极的治疗是很重要的。

八、 预防调护

本病的肺出血常发生于感冒、感染、吸烟、吸入有机溶剂之后，因此，预防感冒、感染，戒烟，避免吸入有机溶剂，可起预防作用。

九、 临床验案

胡某，男，65 岁。初诊日期为 2012 年 6 月 18 日。因“反复双下肢浮肿 4 月，咳嗽咳痰、痰中带血1月”就诊。患者2012年2月无明显诱因出现双下肢浮肿，在社区门诊查尿常规提示尿蛋白（++），尿隐血（++），诊断为慢性肾炎，门诊间断服用中药治疗，双下肢浮肿时有反复。1月前出现咳嗽咳痰、痰中带血，患者自服消炎药和止咳化痰中成药后无明显改善。6月15日查血尿素氮16.3mmol/L，血肌酐475μmol/L，遂于6月18日收住广州中医药大学第一附属医院。症见：患者神清，精神疲倦，双下肢中度凹陷性水肿，咳嗽，咳黄痰，痰中带血，稍气促，无胸闷心悸，无腹痛腹泻，纳呆，夜寐差，口干，无口苦，尿量减少，约800ml/d，大便尚可。体格检查：体温37.6℃，心率85次/分，呼吸20次/分，血压135/85mmHg（18/11.3kPa）。两中下肺呼吸音偏低，有少许湿啰音。舌质偏红，苔薄黄，脉弦细数。辅助检查：尿常规示尿蛋白（+++），尿红细胞（+++）；尿蛋白定量3.8g/24h；血常规示红细胞计数8.5×10^9/L，中性粒细胞比率77%，血红蛋白83g/L，血小板252×10^9/L；血生化检查示血钾4.75mmol/L，血钙1.96mmol/L，血磷2.56mmol/L，尿素氮18.3mmol/L，血肌酐692μmol/L，白蛋白28.4g/L；自免5项、抗ENA抗体谱阴性；血管炎三项示MPO-ANCA、PR3-ANCA阴性，血抗GBM抗体阳性。肾脏彩超示双肾大小正常，结构欠清，皮质光点增多。X线胸片示两肺下野斑片状阴影较前有所吸收。肾病理活检示新月体性肾小球肾炎；免疫荧光见IgG、IgM呈线状沿肾小球基底膜沉积。

中医诊断：水肿（外邪侵袭，热伤肺络证）。西医诊断：肺出血-肾炎综合征。治法：清热泻肺，宁络止血，利水消肿。处方：桑白皮20g、牡丹皮10g、地骨皮30g、甘草10g、黄芩15g、制大黄10g、黄连5g、生地黄30g、栀子12g、浙贝母15g、柴胡15g、三七10g、积雪草30g。7剂，每日1剂，煎100ml，分两次温服。患者病情危重，中西医结合治疗。5月17日开始予5%葡萄糖液加甲泼尼松龙500mg静脉滴注，连续3日后，泼尼松60mg/d、吗替麦考酚酯胶囊1.5g/d口服，并结合血浆置换，每周3次，每次2升；血液透析，每周3次，同时配合支持对症治疗。

复诊（2012年6月25日）：经治疗咳嗽、痰中带血明显减轻，痰白质稠，双下肢轻或中度浮肿，大便每日2～3次，质稀烂，胃纳、夜寐一般，尿量每日600～800ml，舌质淡红，苔薄黄，脉弦细。减黄连、栀子之苦寒，加黄芪30g、茯苓15g以健脾益气，利尿消肿。患者因经济原因，暂停血浆置换，西医继续激素+吗替麦考酚酯胶囊、常规透析治疗。

再诊（2012年7月2日）：经治后患者无明显咳血，仍有咳嗽咳白痰，双下肢轻度浮肿，大便每日 2～3 次，质稀烂，胃纳、夜寐一般，尿量每日 500～600ml，舌质淡红，苔薄黄，脉弦滑。血常规示红细胞计数 $10.3\times10^{9}/L$，中性粒细胞比率 81%，血红蛋白 85g/L，血小板 $192\times10^{9}/L$；尿常规示尿蛋白（＋＋＋），尿红细胞（＋＋＋）。尿蛋白定量 3.5g/24h；尿素氮 15.3mmol/L，血肌酐 526μmol/L，白蛋白 25.3g/L，血抗 GBM 抗体阳性。X 线胸片示两肺纹理增多，少量胸腔积液。上方去柴胡、黄芩，加陈皮 10g、法半夏 10g。患者因经济原因 2012 年 7 月 6 日出院回当地医院治疗。半年后追访，家属诉回当地后继续予激素＋吗替麦考酚酯胶囊、常规透析治疗，后因肺部感染 1 月前死亡。

按语：肺出血-肾炎综合征，是以快速进展性肾炎及肺出血，血循环中抗 GBM 抗体阳性，IgG（极少见为 IgA）沿肾小球基底膜沉积为特征。本案初诊中医辨证属于外邪侵袭，热伤肺络，故治疗采用清热泻肺，宁络止血，利水消肿为法；二诊肺热除，咳血明显减轻，患者年老体虚，去黄连、栀子之苦寒，加用黄芪、茯苓健脾益气、利尿消肿；三诊仍痰湿明显，去柴胡、黄芩，加陈皮、法半夏燥湿化痰。西医采用激素静脉滴注冲击治疗，继以激素、吗替麦考酚酯胶囊口服，并结合血浆置换和常规血液透析，短期内疗效明显，但病情重，须持续治疗，惜因费用关系，无法持续进行血浆置换，虽然血肌酐下降显著，尿蛋白也有所减少，但是免疫复合物不断产生，其抗 GBM 抗体未转阴，从最终结果来看，死亡原因可能与未能充分免疫抑制、血浆置换和继发感染有关。

第九节　抗中性粒细胞胞质抗体相关性血管炎肾损害

原发性小血管炎是系统性血管炎中的一类疾病，属于自身免疫性疾病，主要以小血管壁的炎症和纤维素样坏死为病理特征，从而导致各个脏器、组织因血管受损后出现缺血症状，包括显微镜下多血管炎（MPA）、韦格纳肉芽肿（WG）和变应性肉芽肿性血管炎（CSS）。因抗中性粒细胞胞质抗体（ANCA）为本病的血清学诊断依据，故原发性小血管炎又称为 ANCA 相关性小血管炎（AASV）。由于小血管遍布全身，故该病临床表现为多器官损害，并以肾损害最为常见，其病理表现为肾脏的纤维素样坏死和新月体形成。

本病最主要特征是患者体内存在血清标志物“ANCA”，免疫荧光下可分为胞浆型（cANCA）和核周型（pANCA）。髓过氧化物酶（MPO）和蛋白酶3（PR3）是ANCA主要的靶抗原，用ELISA法检测可将ANCA分为MPO-ANCA和PR3-ANCA。PR3-ANCA和MPO-ANCA分别在WG患者和MPA患者中最常见。我国ANCA相关小血管炎以MPA为主，约占80%，WG约占20%，而CSS则相对少见。本病多见于老年人，预后较差，有报道称该病6个月的死亡率约为60%，1年的死亡率高达80%。

在中医学中，未见与AASV相对应的病证名，根据其咳嗽、咯血、小便不利、水肿等主要表现，根据临床表现，本病属中医的“咳嗽”“血证”“水肿”“癃闭”“虚劳”等范畴。

一、中医病因病机

本病多因素体禀赋不足，或年老体弱，或因饮食、情志、劳倦所伤，导致脏腑功能失调，阴阳失衡，正气虚于内。感受外邪，如风热、药毒等，邪气入内，滋生湿热、热毒而发病。

1. 热毒内盛

感受四时湿热毒邪，或因饮食、情志、劳倦等各种原因导致脏腑内伤，阴阳失衡，阳气内盛，蕴生内热。热毒侵犯血脉，脉为血之府，血行脉中，环周不休，内荣脏腑，外濡皮肉筋骨；血脉受到火热熏灼，外达肌肤血络，而发为皮疹；痹阻经络，则肌肉关节疼痛不已；内窜脏腑经络，在上损伤肺络，则咳血，痹阻中焦气机，则呕恶纳呆，下元肾络损伤，可见血尿、蛋白尿、浮肿等。

2. 阴虚火旺

素体阴虚火旺，或饮食、情志、劳倦等各种原因导致脏腑内伤，阴阳失衡，阴虚阳亢，或热病久羁，耗伤阴津，水不制火，虚火内炽，逼迫血脉，变生诸症。

本病病机特点是正虚邪实，即虚、瘀、湿、热、毒。“邪盛谓之毒”，诸邪之渐均可为毒，毒邪弥漫三焦，则出现发热、咯血、喘息气促、恶心呕吐、尿少浮肿等急危重症。

二、 西医发病机制

血管炎和对自身抗原的反应的最根本病因现在仍不清楚。尽管大多数证据怀疑是自身免疫性疾病，但仍有人考虑与环境因素有关，如硅土和碳氢化合物的影响。还有认为与感染因素有关，如乙肝病毒感染会造成结节性多动脉炎。当然，这些因素尚未完全排除。

ANCA与原发性小血管炎之间的密切关系提示ANCA很可能在发病机制中起重要作用。近年的重大突破是应用小鼠MPO免疫MPO缺陷小鼠从而引起抗MPO的免疫反应，之后将其抗MPO抗体或抗MPO阳性的脾细胞输注给T/B细胞免疫缺陷的Rag-/-小鼠，后者即可发生少免疫沉积性坏死性血管炎。说明抗MPO抗体在发病机制中起到了重要作用。

近年发现常用的抗甲状腺药物丙硫氧嘧啶（PTU）可诱发ANCA阳性小血管炎。研究发现服用PTU的甲亢患者中约20%的血清ANCA阳性，但是其中只有约1/4的患者出现临床血管炎的症状。PTU诱发的ANCA为B细胞的多克隆活化，可同时识别多种已知的ANCA靶抗原；PTU诱发的抗MPO抗体具有高滴度和低亲和力的特点，且缺乏IgG3亚型；进一步的研究发现：PTU诱发的抗MPO抗体滴度和亲和力的升高以及患者血清出现抗内皮细胞抗体（AECA）是临床发生血管炎的危险因素。

近期研究证实补体活化在ANCA相关性小血管炎的发病机制中发挥了至关重要的作用。抗MPO抗体诱发的新月体性肾炎可以被补体耗竭所阻断；进一步的研究发现补体的激活是通过旁路途径实现的。应用抑制补体C5的单克隆抗体也可以减弱上述动物模型中新月体肾炎的发生。

三、 临床表现

ANCA相关小血管炎可见于各年龄组，40%的患者为65岁以上的老年人。患者常有不规则发热、疲乏、关节肌肉疼痛和体重下降等非特异性症状。

（一）肾脏表现

肾脏受累多表现为血尿、蛋白尿和肾功能受累，半数以上表现为急进性肾小球肾炎。患者起病急性或隐匿，通常从局部开始发病，如 WG 多首先累及上呼吸道，逐渐进展至下呼吸道和肾脏受累的系统性疾病。相比较而言，MPA 的肾脏受累发生率更高、肾脏受累较重，而且肾脏可以为唯一受累器官。CSS 国内发病率相对低，常于哮喘后平均 3 年内发生，而且相隔时间短则提示预后不良，CSS 伴高滴度 ANCA 者肾损害程度可与 WG、MPA 等相仿。

肾脏病理以少免疫沉积性坏死性新月体肾炎为共同特征。免疫荧光和电镜检查一般无免疫复合物或电子致密物，或仅呈微量沉着。光学显微镜检查多表现为局灶节段性肾小球毛细血管襻坏死和新月体形成，约 40%病人达到新月体肾炎的诊断标准，即 50%以上的肾小球有大新月体形成。一般肾小球内无明显细胞增殖。肾小球毛细血管襻坏死区域肾小球基底膜断裂，包曼囊壁粘连、破裂，肾小球周围可伴有多核巨细胞。肾脏病理上值得注意的特点为：肾活检标本内经常具有多种不同病变和（或）病变的不同阶段，如细胞性和纤维性新月体，节段性坏死性肾小球和肾小球球性硬化等同时存在。部分肾活检标本可显示肾小球以外的肾小动脉呈纤维素样坏死。肾间质常有不同程度、范围不一的炎症细胞浸润，通常为淋巴细胞、单核细胞和浆细胞，偶可有较为丰富的嗜酸粒细胞。肾间质病变程度、范围与肾小球病变严重性和受累肾小球的比例相关，病变后期肾间质广泛纤维化和肾小管萎缩，偶在肾间质可见上皮样细胞、多核巨细胞形成以血管为中心的肉芽肿样病变。

（二）肾外表现

本病几乎可以累及任何一个系统器官。肾外表现中最值得注意的是肺部病变，临床上可有哮喘、咳嗽、痰中带血，甚至咯血，严重者因肺泡广泛出血发生呼吸衰竭而危及生命。MPA 患者胸片可显示双侧中下野小叶性炎症，或因肺泡出血呈密集的细小粉末状阴影，由肺门向肺野呈蝶形分布。CT 检查常可见肺间质纤维化征象。WG 肺部可见非特异性炎症浸润、多发结节或形成空洞；其他可有眼、耳、鼻和喉部等的受累。

（三）相关检查

ANCA 是原发性小血管炎诊断、监测病情活动和预测复发的重要指标，特异性、敏感性均较好。ANCA 的主要检测方法包间免疫荧光（IIF）和酶联免疫吸附法（ELISA）。应用乙醇溶液固定的正常人中性粒细胞可产生 2 种荧光状态：在胞浆内呈粗大颗粒状、不均匀分布者称为胞浆型 ANCA（cANCA），荧光沿细胞核周围呈线条状分布者称为核周型 ANCA（pANCA）。cANCA 的主要靶抗原是 PR3，pANCA 的主要靶原是 MPO。cANCA/抗 PR3 抗体与 WG 密切相关，pANCA/抗 MPO 抗体与 MPA 密切相关。欧洲多中心联合研究结果证实如 cANCA 合并抗 PR3 抗体阳性或 pANCA 合并抗 MPO 抗体阳性，则诊断 AASV 的特异性可以达到 99%，根据 ANCA 的 IIF 形态和 ELISA 方法检测 ANCA 特异性靶抗原，对于区分原发性小血管炎的各类疾病也有重要意义。

AASV 患者在急性期常有明显的炎症反应指标异常。如常有血沉（ESR）快（多不小于 100mm/h，C 反应蛋白阳性，甚至强阳性。可有 γ 球蛋白增高，类风湿因子阳性。血常规常有白细胞增高和血小板增高，部分患者，特别是变应性肉芽肿血管炎患者嗜酸粒细胞可增高，多有正细胞、正色素性贫血。补体 C3 多为正常或轻度下降。

四、 诊断与鉴别诊断

（一）诊断

目前国际上尚无统一、公认的临床诊断标准用于 AASV 的诊断。目前应用较为广泛的两个诊断标准分别是美国风湿病学会（ACR）1990 年制定的诊断标准和 1994 年美国 Chapel Hill 会议制定的分类诊断标准。1990 年 ACR 诊断标准把 MPA 和经典的结节性多动脉炎混为一谈，还需要进一步加以区分，此外 ACR 对 WG 的诊断标准则过于宽松，在欧洲并未得到广泛认同，还需进一步修订。

ANCA 目前已经成为国际上通用的原发性小血管炎的特异性血清学诊断工具。cANCA 合并抗 PR3 抗体阳性和 pANCA 合并抗 MPO 抗体阳性用于诊断 AASV 的特异性可达 99%。

临床呈全身多系统受累表现时应高度怀疑本病的可能。组织活检如见到典型的少免疫沉积性小血管炎病变，如以小血管为中心的肉芽肿形成，小血管局灶节段性纤维素样坏死则可以确诊。肾活检较为安全常用，其常见的典型病理改变是肾小球毛细血管襻纤维素样坏死和（或）新月体形成。皮肤活检常为白细胞碎裂性血管炎。

（二）鉴别诊断

AASV 呈肺肾综合征者应与 Goodpasture 综合征相鉴别，因其临床症状有很多相似之处，故鉴别较难。但两者治疗方案不完全相同，预后很不相同，所以鉴别诊断尤为重要。可借血清免疫学检查鉴别，前者 ANCA 阳性，后者抗 GBM 抗体阳性；肾活检标本免疫荧光前者阴性或微量，后者 IgG 和 C3 呈光滑线条样沿 GBM 分布，可协助鉴别。值得注意的是，Goodpasture 综合征患者可有 20%～30% 的患者除抗 GBM 抗体阳性外，还可同时合并 ANCA 阳性，其临床表现和对强化免疫抑制治疗的反应更接近于单纯抗 GBM 抗体阳性者，因此疗效和预后较差。

坏死性新月体性肾小球肾炎并非 AASV 所特有的病理改变，狼疮性肾炎、紫癜性肾炎、IgA 肾病、抗 GBM 病和细菌性心内膜炎引起的肾损害均可出现相似的病理变化，应结合临床、免疫学检查和其他病理特征加以鉴别。

五、 治疗

（一）中医治疗

1. 辨证治疗

（1）热毒壅肺

症状：发热，咳嗽，气促，咳痰带血，口干，尿血，舌苔黄，脉浮数。

治法：宣肺解表，清热解毒。

代表方：银翘散加减。

处方举例：金银花 15g、连翘 15g、蒲公英 15g、桔梗 12g、薄荷 10g（后下）、淡竹叶 10g、车前子 15g、生甘草 10g、赤芍 15g、板蓝根 20g、荆芥 12g、牛蒡子 15g 等。若呕吐甚者，可用温胆汤合三黄泻心汤化裁。

（2）热毒内盛

症状：发热，头痛，发斑，衄血，口干，烦躁，或骨节疼痛，或便血，尿血。舌红苔黄，脉数。

治法：清热泻火，解毒凉血。

代表方：黄连解毒汤合犀角地黄汤。

处方举例：黄连 10g、黄芩 15g、黄柏 15g、山栀子 12g、金银花 15g、连翘 15g、玄参 20g、生地黄 20g、麦冬 15g、水牛角 30g、赤芍 15g。热伤肠络便血者，加地榆

25g、槐花 15g；尿血者，加小蓟 20g、白茅根 20g；肢节烦疼者，加秦艽 15g、桑枝 20g。

（3）阴虚火旺

症状：低热，发斑，衄血，口干咽燥，心烦不安，五心烦热，或腰酸膝软，头晕乏力，便血，尿血。舌红苔少，脉细数。

治法：滋阴降火，凉血止血。

代表方：大补阴丸加味。

处方举例：黄柏 15g、知母 12g、熟地黄 20g、龟板 20g（先煎）、玄参 20g、麦冬 15g、生地黄 20g、墨旱莲 20g、牡丹皮 15g、紫草 15g。便血者，加地榆 25g、槐花 15g；尿血者，加小蓟 20g、白茅根 20g。本病多有离经之血，为瘀，故在治疗中注意配伍活血止血之品，如三七、蒲黄、侧柏叶、丹参等。

（4）脾肾阳虚，浊毒上犯

症状：尿少，尿闭，水肿，面色㿠白，畏寒肢冷，恶心呕吐，气促，舌淡苔白厚浊，脉沉弱。

治法：温肾健脾，解毒降浊。

代表方：温肾解毒汤或温脾汤加减。

处方举例：紫苏叶 12g、党参 15g、白术 15g、制半夏 10g、黄连 10g、绿豆 20g、制附子 15g、丹参 18g、砂仁 5g（后下）、生大黄 10g（后下）、生姜 10g 等。

2. 其他治疗

①十灰散 15g、羚羊角粉 8g，和而冲服，每日 2 次。此方清热凉血，起效快，服用方便。②生大黄 20g、积雪草 30g、土茯苓 30g、生槐花 30g 等。水煎至 100～150ml，保留灌肠 30 分钟左右。病重者每日 2 次，病轻者可每日 1 次。

（二）西医治疗

AASV 的治疗分为诱导缓解、维持缓解以及复发的治疗。诱导缓解治疗应力求达到完全缓解，维持缓解治疗的目标则为长期控制复发。在进行上述治疗的同时，还应注意尽可能减少治疗药物带来的毒副作用和长期保护肾功能。

1. 诱导缓解治疗

糖皮质激素联合环磷酰胺（CTX）已经成为治疗 AASV 特别是伴有肾脏损害的首选方法，能够使 90％以上的病人临床显著缓解，其中完全缓解率约为 75％。泼尼松（龙）初期治疗为 1mg/（kg·d），4～6 周，病情控制后，可较迅速减量，糖皮质激素治疗的时间应达到 1.5～2 年。CTX 口服剂量为 1～3mg/（kg·d），分两次服用；一般选用 2mg/（kg·d），持续 3～6 月。近年来 CTX 静脉冲击疗法得到更广泛的应用，常用方法为 0.75g/m^2（多为 0.6～1.0g），每月一次，连续 6 个月，其后维持治疗为每 2～3 月一次，整个疗程为 1.5～2 年。也有研究证实每 2～3 周静脉滴注 1 次 CTX（如 0.4～0.6g），连续 6 次也可达到了满意的诱导缓解效果。

糖皮质激素联合 MTX 诱导缓解方案可以应用于临床表现较轻且血肌酐小于 177μmol/L 的患者，尤其适合于应用 CTX 有禁忌者。对于重要脏器受损的重症病人，如新月体性肾炎、肾小球或小动脉纤维素样坏死、肺出血等的诱导治疗初期，可应用甲泼尼松龙冲击治疗，0.5～1g/x^3。血浆置换的主要适应证为合并抗 GBM 抗体、肺大出血和表现为急性肾衰竭（ARF）起病时依赖透析者。

2. 维持缓解治疗

目前较为常用的维持缓解治疗是小剂量糖皮质激素联合静脉 CTX（如每 2～3 个月 1 次）疗法，可维持 1.5～2 年。该疗法可以维持患者临床缓解、预防复发。CTX 以外的药物用于维持治疗证据最为充足的为硫唑嘌呤（AZA），在 EUVAS 主持的 CYCAZAREM 研究中发现应用 AZA 可以成功地替代 CTX 用于系统性小血管炎的维持缓解治疗。而 EUVAS-IMPROVE 研究则发现 AZA 用于维持缓解疗效优于吗替麦考酚酯（MMF）。对于进入维持期已经依赖透析的患者，如无肾外受累不需要维持缓解治疗。

3. 复发的治疗

建议在病情出现小的波动时，可以适当增加糖皮质激素和免疫抑制剂的剂量；而病情出现大的反复时，则需要重新开始诱导缓解治疗。

六、 临床思路

ANCA 相关性小血管炎肾损害多由于肺、脾、肾三脏受损，在病程的演变中又可变生水湿、湿浊、浊毒等病理产物，病情进展十分迅速，证候多较严重。特别是在肾脏病变的活动期，分清泌浊功能减退，秽浊溺污不得外泄，蓄积体内，酿为浊毒，终致阴阳错乱，险象环生。

洪钦国教授认为本病因禀赋不足，或年老体弱，或因饮食、情志、劳倦所伤，导致脾肾两虚。脾虚不能运化水谷，肾虚不能气化司开合，导致水湿浊毒之邪羁留，阻滞气机，气滞则血瘀，终至肺、脾、肾三脏俱损，尿毒湿浊之邪瘀塞三焦。

洪钦国教授治疗上强调“祛邪以扶正”，“急则治其标”，“泄实为先”的学术思想，临床常以通腑泄浊，活血化瘀，燥湿化浊为治疗大法，再根据病人临床表现及肾衰竭的阶段不同，分别辅以利水泄浊，和胃降浊，扶正固本等法，以温胆汤为基本方化裁。其主要药物组成为大黄、法半夏、陈皮、土茯苓、枳壳、虎杖、黄芪、丹参等。方中大黄通腑泄浊为君药，《神农本草经》言大黄“下瘀血、血闭，破癥瘕积聚、留饮宿食，推陈致新”，《名医别录》云“除痰实……谙老血为结”，大黄不仅能行瘀，且能化痰实，切谙本病病机，现代研究亦证实大黄能降低血尿素氮、肌酐数值，佐以虎杖加强通腑泄浊之力。法半夏配陈皮为臣药，有燥湿化痰，和胃降逆之功，亦有行气健脾之效，气顺则痰消；茯苓改土茯苓能加强利湿泄浊作用，湿去则邪减；黄芪益气升清，合大黄用则一升一降，疏通三焦气机，起开通壅塞，清升浊降的作用；丹参活血化瘀。全方配伍严谨，以泄浊祛邪为主，兼以扶正，攻补兼施。

七、 预后

我国 ANCA 相关性小血管炎以 MPA 为主，约占 80%，WG 约占 20%，而 CSS 则相对少见。MPA 患者多见于老年人，老年 ANCA 相关性小血管炎患者预后差。发病时的老龄、肾损害和继发肺部感染是患者死亡的独立危险因素；而老龄和肺间质纤维化则是发生继发肺部感染的独立危险因素。需要注意的是，免疫抑制治疗后发生的继发肺部感染已经成为 AASV 患者（特别是老年患者）的第一位死因。因此，老年人接受免疫抑制治疗应相应减少剂量以避免继发感染。

八、 预防调护

患者忌一切辛辣温燥饮食。对某物质过敏致病者，要远离过敏原。增强体质，预防感染，可避免加重肾损害。

九、 临床验案

患者唐某，男，46岁。初诊日期为2016年11月23日。因“血肌酐升高8月余，伴恶心呕吐、皮肤瘙痒1月”入院。患者2016年3月出现疲倦乏力，至南方医科大学南方医院查生化示血肌酐168μmol/L，患者未治疗。近1月患者出现恶心呕吐伴有皮肤瘙痒，至北京大学第三医院门诊就诊，查血液分析示血红蛋白86g/L，生化示尿素氮18.3mmol/L，血肌酐750μmol/L；pANCA阳性；抗MPO抗体阳性；尿常规示尿蛋白（++），尿隐血（++）；双肾输尿管彩超示双肾实质弥漫性改变，诊断为“ANCA相关性血管炎”，今为进一步治疗来广州中医院大学第一附属医院就诊。症见：患者神清，面色苍白，疲倦乏力，恶心呕吐，皮肤瘙痒，畏寒，无发热，双下肢轻度浮肿，纳呆，夜寐尚可，夜尿频，有泡沫，大便干结。体格检查：面色苍白，心肺听诊无明显异常，双下肢轻度浮肿。舌淡红，苔白厚，脉沉弱。辅助检查（入院查）：血液分析示血红蛋白77g/L，生化示尿素氮19.4mmol/L，血肌酐871μmol/L；pANCA阳性；抗MPO抗体阳性；尿常规示尿蛋白（++），尿隐血（+++）；双肾输尿管彩超示双肾实质弥漫性改变；肾组织活检病理报告示符合ANCA相关性血管炎肾脏改变，4/6肾小球见新月体形成。

中医诊断：虚劳（脾肾阳虚，浊毒上犯证）。西医诊断：ANCA相关性血管炎肾损害。治法：温肾健脾，通腑降浊。处方：党参15g、白术15g、茯苓15g、制半夏10g、黄连10g、紫苏叶10g、制附子15g、丹参18g、砂仁5g（后下）、生大黄10g（后下）、积雪草30、陈皮10g、地龙15g、水蛭5g。每日1剂，饭后温服。配合复方黄槐灌肠液保留灌肠。西医治疗方面，因患者肾功能减退进展较快，11月28日复查血肌酐915μmol/L，病情重，11月29日行血液透析治疗。肾活检提示新月体较多，12月1日给予激素甲泼尼龙琥珀酸钠40mg/d抑制免疫，并于12月10日～11日给予环磷酰胺1g冲击治疗。

复诊：服上方14剂后患者已无恶心呕吐、皮肤瘙痒，无畏寒发热，双下肢轻度浮肿，胃纳稍改善，夜寐尚可，夜尿次数减少，大便每日2～3次。舌红，苔白偏黄，脉弦滑。患者阳虚已不明显，以脾肾气虚为主，加之激素乃大辛大热之品，患者湿浊已有化热之像，上方去附子、紫苏叶、砂仁，加枳实、竹茹、蚕砂以加强理气化浊。经治疗后，患者2017年1月2日复查血液分析示血红蛋白108g/L，生化示尿素氮15.2mmol/L，血肌酐613μmol/L，遂于1月3日拔出临时导管停止血液透析，带药出院。此后，患者2017年2月～6月每月规律返院行环磷酰胺1g冲击治疗，激素缓慢减量，中医继续前方加减治疗，血肌酐继续下降，pANCA及抗MPO抗体转阴（2017年2月）。2017年9月20日患者返院行第7次环磷酰胺治疗（累积治疗量7g），激素已减至12mg/d，复查血液分析示血红蛋白103g/L，生化示尿素氮11.9mmol/L，血肌酐406μmol/L。治疗有效，中医继续前方加减治疗。

按语：本例患者初诊时肾功能已进展为尿毒症，经ANCA血清学检测及肾活检诊断为ANCA相关性血管炎。因肾活检提示新月体较多，肾功能减退快速进展，采用中西医结合治疗，西医给予血液透析治疗，并采用激素＋静脉CTX方案。中医辨证属脾肾阳虚，浊毒上犯证，治以温肾健脾，通腑降浊，以温肾解毒汤合温胆汤加减。后因患者以脾肾气虚为主，加之激素乃大辛大热之品，患者湿浊已有化热之像，上方去附子、紫苏叶、砂仁辛热之品，加枳实、竹茹、蚕砂以加强理气化浊。经中西医结合治疗9月余，目前患者血肌酐已降至406μmol/L，效果显著。

第十节　肾淀粉样变

淀粉样变是一组蛋白质分子病态折叠后产生异常的空间结构沉积于组织中，引起器官功能障碍的疾病。本病是一种较少见的全身性疾病，病因尚不完全清楚。肾淀粉样变是指淀粉样蛋白在肾脏沉积致病，临床早期表现为蛋白尿或出现肾病综合征，晚期发生肾衰竭导致死亡。

发病率方面，本病多见于50岁以上患者。国外报道的住院患者发病率为0.09％左右，国内曾经报道在肾活检患者中发病率为0.16％。

中医学中，本病多属于“虚劳”“积聚”“水肿”等范畴。

一、 中医病因病机

本病主要是先天禀赋不足，或久病体虚难复，使五脏正气耗损，气血亏虚，五脏内伤而发病，有先天和后天两方因素。先天关键在于肾，后天在于脾，而肾与五脏之间又相互影响，所以《万病回春》指出，世人“不知百病生于肾……肾水空虚，不能平其心火，心火纵炎，伤其肺金，是绝肾水之源”，可见肾可造成一系列相互影响的劳损过程；脾胃为精气化生之源，若脾胃虚弱则水谷不化全身失养，虚损衰竭皆至，故《医门法律》说：“饮食少则血不生，血不生则阴不足以配阳，势必五脏齐损。”

二、 西医发病机制

淀粉样变是由蛋白经异常折叠后形成β-片层构型的淀粉样物发生异常沉积的一类代谢病。常见的有 AL 型/AH 型、AA 型、ATTR 型等。淀粉样物的沉积具有器官或组织选择性，受诸多因素影响，包括局部 pH 值、局部组织所含蛋白质成分及浓度、细胞表面受体、已发生沉积的淀粉样纤维的“种子”促进作用等。异质性前体蛋白与组织特异成分相互作用，造成淀粉样物的特异性沉积。肾小球基底膜及系膜区内含量丰富的多种蛋白成分（包括 GAGs、层连蛋白、Ⅳ型胶原等），是淀粉样物较易沉积于肾脏的原因之一。

三、 临床表现

（一）肾脏表现

淀粉样变累及肾脏最常见的临床表现是蛋白尿。临床上出现的明显肾脏病变是肾病综合征。如果肾组织被淀粉样物质广泛沉积，则可引起肾功能不全和尿毒症。肾淀粉样变的临床经过可分为四期。

1. 临床前期

无主诉症状，体检与化验均正常，往往因其他原因作活检时才发现淀粉样物质沉积于肾脏或其他器官。

2. 蛋白尿期

蛋白尿是最早和最常见的临床表现，尿蛋白的主要成分为血浆球蛋白，尤其是丙种球蛋白。尿检常可见红细胞和颗粒管型，尿蛋白的程度一般与淀粉样蛋白在肾小球的沉积部位及程度有关，可表现为无症状性蛋白尿数年之久，偶也可见大量蛋白尿而肾小球病变轻微者。此时肾小球光镜下可显示正常，需电镜才可诊断。此阶段可有血压升高，一般为轻至中度。

3. 肾病综合征

肾病综合征是肾淀粉样变的主要临床表现。一旦出现此表现，病情进展迅速，预后差。肾病综合征由 AA 淀粉样蛋白所致者占 50%，而由 AL 蛋白所致者占 35%。

4. 尿毒症期

由于淀粉样物质在肾小球广泛沉积，肾小管细胞代谢障碍，发生水肿、变性和功能损害，少数病人可出现肾性糖尿和电解质紊乱，少数病人并发肾静脉血栓而加重肾衰竭，此时可出现中或重度血尿，突然的尿蛋白增加及肾功能恶化现象。

（二）全身表现

决定于原有疾病及淀粉样物质沉积的部位及沉积量。在心，见心脏扩大、心律失常、传导阻滞，晚期常因心力衰竭死亡；在血管壁，血管变的脆而僵硬，失去弹性，易出现体位性低血压；在胃肠道，见便秘、腹泻、消化不良。

四、 诊断与鉴别诊断

（一）诊断

(1) 病理组织学检查

肾穿刺肾脏组织活检是确诊本病的可靠的方法。

(2) 刚果红试验

淀粉样物质亲和刚果红，故可用其吸附来辅助诊断。

(3) 其他检查

如腹部平片、B超、静脉肾盂造影等均可提供一定诊断依据。

(二) 鉴别诊断

纤维样肾小球肾病：肾小球内存在类似淀粉样纤维物质，但淀粉样物质特殊染色阴性，一般不伴有系统性疾病。

五、治疗

(一) 中医治疗

1. 辨证治疗

(1) 脾气虚

症状：纳差，食后胀满，疲乏无力，面色萎黄，大便溏薄，肢体关节疼痛重着，舌淡苔薄，脉象细弱。

治法：健脾益气。

代表方：参苓白术散。

处方举例：人参 15g、白术 20g、茯苓 20g、甘草 10g、山药 15g、白扁豆 20g、薏苡仁 20g、莲子肉 20g、桂枝 10g、黄芪 15g。腹胀甚者，加枳壳 10g、陈皮 10g。

(2) 肾阳虚

症状：面色苍白，形寒肢冷，面浮肢肿，腰以下甚者，心悸气促，腰部冷痛酸重，尿量减少或多尿，舌淡体胖，苔白，脉沉迟。

治法：温补肾阳，化气行水，兼养精血。

代表方：真武汤合右归丸加减。

处方举例：制附子 15g、肉桂 1.5g（焗服）、白芍 15g、干姜 9g、茯苓 20g、白术 15g、熟地黄 15g、山药 20g、杜仲 20g、泽泻 20g、车前子 20g、鹿角胶 15g（烊化）、山茱萸 12g。

(3) 脾肾阳虚

症状：面色无华，少气无力，腰酸膝软，四肢不温，纳差，呕恶，少尿或无尿，全身浮肿，腰以下为甚，舌淡苔薄或厚腻，脉沉细。

治法：温肾健脾，行气化浊。

代表方：真武汤合实脾饮。

处方举例：制附子 15g、肉桂 1.5g（焗服）、白术 20g、茯苓 20g、山药 20g、生姜 10g、制半夏 12g、草果 12g、厚朴 10g、广木香 5g、大腹皮 15g、车前子 20g、牛膝 15g。

(4) 正虚瘀结

症状：腹部积块坚硬，疼痛加剧，面色萎黄或黧黑，肌肉瘦削，肌肤甲错，纳差，腹部膨胀、触之有水，舌质淡，苔灰糙或光红无苔，脉细数或弦细。

治法：益气活血，佐以利水。

代表方：八珍汤合化积丸加减。

处方举例：党参 15g、白术 15g、茯苓 20g、当归 12g、白芍 15g、熟地黄 20g、川芎 10g、三棱 10g、莪术 10g、香附 10g、槟榔 15g、五灵脂 10g、蒲黄 10g、大腹皮 15g。

2. 其他治疗

肾康片，每次 4 片，每日 3 次，可改善肾脏血液循环，延缓肾功能减退。

(二) 西医治疗

本病的治疗可以分为两个方面：减少淀粉样蛋白质的前体蛋白、肾脏替代疗法。如 AL 淀粉样变性，可用大剂量的美法仑及随后的自身干细胞移植可使 25%～50%的患者获得血液学的完全缓解。继发性者，首先应治疗原发病，某些病例在控制慢性感染灶后或切除控制结核病灶后，常可使本病停止发展或好转。肾上腺皮质激素治疗常无效，尤其对继发者应慎用。

秋水仙碱对家族性地中海热产生的淀粉样变有效。用量每日 1～2mg，分 2 次服，可退热，使增大的肾脏缩小，肾功能好转，作用尚不明确，可能与阻断淀粉样物质沉积有关。肾淀粉样变作为一个不可逆性疾病，当发展至尿毒症阶段时，透析疗法和肾移植成为延长患者生命最有效的措施。

六、临床思路

淀粉样变的常见体征包括轻度贫血、皮肤（特别是眼睑颜面）特征性的紫癜和瘀斑、巨舌症、血压偏低等。当怀疑淀粉样变时，需要完善免疫球蛋白测定、血/尿蛋白电泳、血/尿轻链、血清蛋白电泳、血/尿免疫固相电泳、血沉、C反应蛋白、肾脏B超、心脏超声、怀疑沉积部位的病理活检等。必要时还可行头颅、脊柱、骨盆X线平片及骨髓常规等检查。根据肾穿刺肾脏组织活检可确诊本病。

淀粉病变的治疗并无特别有效的办法，针对原发病治疗，多采用化疗及免疫抑制剂等。常配合中医辨证，往往能取得较好的疗效。本病累及脏腑较多，其病症复杂，治疗也棘手，临床辨证以阴阳气血为纲，五脏证候为目。

洪钦国教授认为，肾淀粉样变为慢性发展过程，阴阳气血，五脏六腑受累，因损致虚，因此治疗以补益气血，调养脏腑为主，但久病必有瘀，故常佐以活血化瘀如香附、川芎、三棱、莪术等中药治疗。

七、预后

肾淀粉样变与其他肾小球疾病相比，本病预后不良。心力衰竭、肾衰竭为主要的死亡原因。

八、预防调护

本病的调护不亚于药物治疗，注意以下几点：①避风寒，适寒温；调饮食，节烟酒。②调情志，少忧愁；慎起居，远房事。③炼身体，固正气；补脾肾，早防病。④积极控制淀粉样变的原发病。

九、临床验案

患者，男，49岁，初诊日期为2013年9月15日。因“尿蛋白阳性伴呕吐3个月”就诊。患者3个月前因颜面部水肿，恶心呕吐，以“慢性肾炎”收入院。入院期间行肾穿刺活检术，病理检查示IgG（－），IgA（－），IgM（－），C3（－），C1q（－），FRA（－），Alb（－），κ链（－），λ链（－）。肾小球系膜区和毛细血管壁及间质小动脉壁可见片状无结构的嗜伊红物质沉积。刚果红染色阳性。诊断：肾淀粉样变。外院曾予利尿、保护胃黏膜、护肾、降蛋白、改善微循环等治疗方法，症状改善不明显。2个月后患者颜面部及双下肢水肿，伴呕吐加重，遂来诊。症见：全身游走性刺痛，纳眠差，小便少、不通畅，大便隔日1次、质稀。既往史：既往有支气管炎病史30年，慢性糜烂性胃炎4个月，否认肝炎、结核等传染病病史。体格检查：血压83/58mmHg（11/7.7kPa）。贫血貌，营养不良，浅表淋巴结未触及肿大，双肺底呼吸音稍低，未闻及干湿性啰音。心音低，心律齐，心率72次/分，未闻及病理性杂音。腹部膨隆，肝肾区无叩击痛和移动性浊音，双下肢对称性重度水肿。辅助检查：尿常规示尿蛋白（＋＋），透明管型（＋）；血液分析及生化示铁蛋白1343ng/ml，血沉78mm/h，白蛋白21.2g/L，尿素氮15.16mmol/L，肌酐145μmol/L，总胆固醇17.72μmol/L，钾2.97mmol/L，血红蛋白105g/L。B超示双肾弥漫性改变；膀胱壁较强回声；腹腔积液。

中医诊断：水肿（脾肾亏虚，水湿停滞证）。西医诊断：肾淀粉样变。治法：益气补肾，健脾利湿。处方：党参15g、茯苓15g、白术20g、炒白扁豆30g、炒山药30g、牡丹皮9g、北沙参12g、石斛12g、薏苡仁30g、干姜9g、黄连6g。叮嘱患者禁食煎炸热毒及生冷之品，饮食宜清淡富于营养。

复诊：患者半月复诊，病情有改善，患者恶心呕吐减轻，双下肢水肿好转，食欲欠佳，腹胀。原方基础上加莱菔子15g、大腹皮15g、半夏9g、猪苓30g、车前子15g、王不留行15g，后守方加减，症状明显好转。

按语：中医学认为，本病病变以脾肾为主，涉及肺、肝、心及三焦诸脏。病性为本虚标实，与虚、水、痰、瘀有关，初期实多虚少，后期虚多实少，最后导致脾肾衰败之重证。故本病治疗当标本兼顾，补泻同施，以补虚治本为主，泻实为辅，或以泻实治标为重，补虚为次。目前关于肾淀粉样变中医治疗的报道较少，临床多以活血化瘀，软坚散结或健脾化湿利水，滋阴益气补肾为主。

第十一节　多发性骨髓瘤肾损害

多发性骨髓瘤（multiple myeloma，MM）是浆细胞异常增生的恶性疾病，主要浸润骨髓和软组织，它产生异常的单克隆免疫球蛋白，引起骨骼破坏、贫血、肾功能损害和免疫功能异常。MM约占所有肿瘤的1%，血液系统肿瘤的10%左右，年发率4/10万。我国MM发病率有逐渐增高趋势，中位发病年龄为56.3岁，发病高峰50～65岁，男女之比为2.4∶1。大多数病例为原发性，少部分由意义未明的单克隆丙种球蛋白血症演变而来。

骨髓瘤肾病（myeloma kidney disease，MKD）是MM最常见和严重的并发症，被称为骨髓瘤管型肾病。由于大量轻链从肾脏排泄，加之高血钙、高尿酸、高黏滞综合征等因素，就诊时50%以上患者已存在肾功能不全。

在中医学中，根据临床表现，本病属中医的“痹证”“腰痛”“水肿”“虚劳”等范畴。

一、中医病因病机

中医认为，本病的发生，一般与先天禀赋不足、情志失调、饮食不节、感受外邪等有关。

1. 肝肾虚损

先天禀赋不足，肾水亏虚；房劳过度，耗伤真阴；情志化火，耗液伤阴。而肝肾同源，肾水不能滋养肝木，可致肝肾亏虚，导致本病的发生。

2. 感受外邪

外感六淫邪毒，乘虚而入，由表入里，逐渐深入内脏，从而引起脏腑功能失调、气血运行不畅、热毒炽盛等一系列病理变化，如水肿、骨痛、高热、心悸等。

3. 瘀血阻滞

阳气不足，推动无力，气血运行不畅；阴虚内热，血液黏稠，血行不畅；或久病入络，均可引起瘀血内阻，导致本病的发生。

总之，本病多为正虚邪实，虚实夹杂，病机变化十分复杂。正虚可表现为肝肾阴虚、脾肾阳虚、气血两虚、气阴两虚，邪实可为瘀血、气滞、水湿、浊毒、热毒、痰湿等。不同患者以及同一患者在不同的时期可有不同的病机变化。

二、 西医发病机制

（一）游离轻链的肾脏损害

多发性骨髓瘤中异常免疫球蛋白的重链（HC）和轻链（LC）的产生比例发生了改变，所产生的过多游离 LC 在引起肾损害方面非常重要。

1. 轻链对近曲小管上皮细胞的直接毒性

轻链蛋白从肾小球自由滤过后，首先由肾小管上皮细胞的溶酶体处理，溶酶体由于负荷过高而破裂，释放其内容物及各种酶，再加上结构异常的轻链蛋白的毒性作用，均可引起肾小管上皮细胞的损伤，导致上皮细胞的崩解、脱落及坏死，轻链蛋白可渗入并沉积于肾小管基底膜外侧及肾间质，引起间质的细胞反应。

2. 管型阻塞学说与管型肾病

多发性骨髓瘤肾损害以管型肾病最常见。正常人肾小球滤过少量 LC，90%被近曲小管重吸收，多发性骨髓瘤患者肾小球滤过的 LC 超过近端小管最大重吸收能力，到达远端肾小管的 LC，在酸性小管液中与 Tamm-Horsfall 蛋白（TIP）形成管型，其他成分还包括纤维蛋白原白蛋白，围绕以炎性细胞及多核巨细胞，阻塞远端小管，此即管型肾病。

（二）白细胞介素-6 与多发性骨髓瘤肾损害

白细胞介素（IL-6）可由 T、B 细胞和系膜细胞等多种细胞合成，IL-6 及 IL-6 受体（IL-6R）与某些肾脏病及多发性骨髓瘤密切相关。许多研究表明，IL-6 是体内外多发性骨髓瘤细胞的主要生长因子，与肿瘤细胞负荷和病情活动有关。IL-6 及 IL-6R 可作为多发性骨髓瘤观察病情及治疗反应的指标。Spicka 发现在多发性骨髓瘤不可逆性肾功能衰竭患者中 IL-6 明显增高，IL-6R 水平可作为肾功能不全能否恢复的预测指标。

（三）其他

其他致病因素包括：多发性骨髓瘤分泌大量破骨细胞活化因子导致骨质吸收、溶骨破坏引起高钙血症，急性高钙血症可以导致肾小球滤过率（GFR）下降，这可能与高钙导致肾小球入球小动脉收缩，肾小球滤过压下降，以及多尿导致血容量减少有关；慢性高钙血症可以引起严重的肾小管损伤，肾小管间质钙盐沉积，病变以髓袢升支和髓质集合管最明显；多发性骨髓瘤核酸代谢增强，常有高尿酸血症，化疗后可发生急性高尿酸性肾病，导致肾小管间质性损害；血清 M 蛋白增加导致的高滞血症、脱水、造影剂、非类固醇类消炎药（NASIDS）、血管紧张素转换酶抑制剂（ACEI），多发性骨髓瘤细胞肾脏浸润均可加重肾损害。

三、临床表现

MM 主要由于骨髓瘤细胞增生破坏骨骼，浸润髓外组织及产生大量异常 M 蛋白所引起的一系列后果。临床表现多种多样。

（一）肾外表现

1. 浸润性表现

（1）造血系统

常见中重度贫血，血小板减少，白细胞一般正常。

（2）骨痛

早期发生，是主要症状，占 75%，好发于颅骨、肋骨、腰椎骨、骨盆、股骨，腰骶部痛最常见，骨质破坏处易发生病理性骨折。

(3) 髓外浸润

70%有骨骼外器官浸润，以肝、脾、淋巴结、肾脏常见。

(4) 神经系统病变

肿瘤或椎体滑脱而压迫脊髓引起截瘫，如侵入脑膜及脑，可引起精神症状、颅内压增高、局灶性神经体征；周围性神经病变主要表现为进行性对称性四肢远端感觉运动障碍。

2. 异常 M 蛋白相关症状

(1) 感染发热

正常免疫球蛋白形成减少，发生感染概率较正常人高 15 倍。

(2) 出血倾向

M 蛋白可以引起血小板功能障碍、抑制Ⅷ因子活性，或 X 因子缺乏，常见皮肤紫癜，内脏和颅内出血见于晚期患者。

(3) 高黏综合征

发生率 4%～9%，IgA、IgG3 型 MM 多见。一般 IgA 大于 40g/L、IgG3 大于 50g/L、IgM 大于 70g/L 时常出现症状，表现为头晕、乏力、恶心、视物模糊、手足麻木、心绞痛等，严重者呼吸困难、充血性心力衰竭、偏瘫、昏迷，也可见视网膜病变。少数患者 M 蛋白为冷球蛋白，可出现雷诺现象。

(4) 淀粉样变

约 10%MM 患者发生，轻链型、IgA 型、1gG 型、IgD 型发生淀粉样变的概率分别为 13%、2%、5%、20%。可见巨舌、腮腺及肝脾肿大、肾病综合征、充血性心力衰竭等表现。

(二) 肾脏损害

1. 蛋白尿

蛋白尿是 MKD 早期的临床表现，发生率 60%～90%，很少伴有血尿、水肿、高血压。尿蛋白主要成分是尿本周蛋白。如果病变累及肾小球，尿中还会出现中分子和高分子蛋白尿。肾病综合征不常见，如出现应考虑是否合并肾淀粉样变或轻链沉积病，预后极差。

2. 慢性肾小管功能不全

常见肾小管上皮细胞内有LC沉积，尿中长期排出LC（以κ型多见）引起慢性小管病变，远端和（或）近端肾小管性酸中毒。患者表现为口渴、多饮、夜尿增多，尿液浓缩和尿液酸化功能障碍。尿钾、钠、氯排泄增多或范科尼综合征以及肾小管性蛋白尿等。部分患者可仅以范科尼综合征为表现。

3. 慢性肾衰竭（CRF）

CRF发生率为40%～70%，特点为：①贫血出现早，与肾功能受损程度不成正比。②临床多无高血压，有时甚至血压偏低。③双肾体积多无明显缩小。

4. 急性肾衰竭（ARF）

常因脱水（如呕吐、腹泻、利尿剂等）、感染、高尿酸血症、高血钙、药物等诱发，病死率高。

5. 代谢紊乱

高钙血症、高尿酸血症。

6. 尿路感染

约1/3病例反复发生膀胱炎、肾盂肾炎。

（三）相关检查

1. 血液学异常

几乎所有的患者均有不同程度的贫血，贫血呈正细胞正色素性；后期常伴白细胞和血小板减少；血涂片中红细胞呈缗钱样排列，可见少量幼粒、幼红细胞；血沉明显增快。

2. 骨髓象

骨髓瘤细胞的出现具有诊断意义，该类细胞一般均在10%以上，多者可达70%～

95%，当浆细胞少于10%时，细胞畸形对诊断尤为重要。骨髓瘤细胞大小不一，外形不规则，核偏位，核浆比例大。染色质较疏松，可见双核或多核，可见核畸形，核仁1～2个。胞质丰富，深蓝，核旁淡染区不明显，浆内可有大小不等的空泡。

3. 免疫化学异常

血清蛋白电泳约80%的患者可见单一的M带；血清免疫球蛋白的测定可见单株IgG或IgA或IgD升高，其他Ig则减少；免疫固定电泳可确定M蛋白类别（包括亚类）和型别（κ或λ轻链）。

4. 放射学检查

典型者X线平片可发现广泛骨质疏松和（或）溶骨损害，前者多见于脊柱、肋骨、骨盆，后者累及颅骨、椎体、骨盆、长骨近端。表现为单个或多个圆形或椭圆形穿凿样透亮缺损，也可成“虫咬”状。MRI可早期发现MM骨骼病变。

5. 其他检查

大多数出现蛋白尿，可有尿本周蛋白，部分患者有镜下血尿。尿液免疫电泳证实尿本周蛋白为单克隆性Ig轻链；血和尿中β_2-微球蛋白、血清乳酸脱氢酶增高，且与疾病严重程度相关。

四、诊断与鉴别诊断

（一）诊断

凡临床上遇40岁以上，原因不明的慢性肾病，伴有明显骨病或重度贫血而无高血压、水肿和视网膜病变者，特别是红细胞沉降率增快，血钙、血浆球蛋白升高时，应警惕本病。

多发性骨髓瘤的国内诊断标准：①骨髓浆细胞增多不小于15%，有异常浆细胞或组织活检为浆细胞瘤。②血中大量M蛋白：IgG不小于35g/L，IgA不小于20g/L，IgM不小于15g/L，IgD不小于2g/L或尿中检出单克隆LC不小于1g/d。③无其他原因的溶骨性病变或广泛骨质疏松。

IgM 型 MM，除①、②项外，须具备典型 MM 临床表现和多部位溶骨；只有①、③项属不分泌型 MM；对仅有①、②项者（尤其骨髓无原、幼浆细胞），须除外意义未明的高丙种球蛋白血症和反应性浆细胞增多。

（二）鉴别诊断

本病应与甲状旁腺功能亢进所致的肾损害鉴别。甲状旁腺功能亢进所致肾损害可有骨骼损害、高钙血症，甚至出现肾衰竭，但其血浆蛋白电泳正常，无异常免疫球蛋白增多，碱性磷酸酶常增高，骨穿刺检查无骨髓瘤细胞。

五、治疗

（一）中医治疗

1. 辨证治疗

（1）肝肾阴虚

症状：头晕耳鸣，胸胁疼痛，腰背酸痛，骨痛，低热盗汗，五心烦热，口干咽燥，舌暗红，苔少，脉细数。

治法：养阴清热。

代表方：杞菊地黄丸。

处方举例：枸杞子 15g、菊花 10g、熟地黄 15g、山茱萸 10g、山药 15g、茯苓 15g、牡丹皮 10g、地骨皮 15g、丹参 15g、赤芍 10g、金银花 20g。阴虚火旺者，可改用知柏地黄丸加白花蛇舌草 30g、金银花 20g；全身骨痛明显者，加白芍 20g、甘草 6g、蜈蚣 1 条；如见尿血者，加白茅根 30g、小蓟 15g、墨旱莲 15g。

（2）阳虚水泛

症状：全身浮肿，以下半身为甚，伴腰膝酸软，畏寒肢冷，面色㿠白、腹胀便溏，口淡纳呆，夜尿多或尿少，舌淡胖，苔白，脉沉迟。

治法：温阳利水。

代表方：真武汤、济生肾气丸。

处方举例：附子 10～15g、桂枝 10g、白术 12g、茯苓 15g、泽泻 20g、牛膝 15g、

车前子 12g、益母草 30g、泽兰 10g、陈皮 10g。水肿明显者，重用泽泻 30g，加猪苓 30g；腹胀腹肿者，加大腹皮 12g、槟榔 15g、半边莲 30g。水气上凌心肺而致心悸气促、不能平卧，加桑白皮 15g、葶苈子 15g、大枣 10g。如脾肾衰败、浊毒内盛而见呕吐、口有尿臭味、尿少或无尿、嗜睡，甚至神昏谵语、昏迷等者，用黄连温胆汤合温脾汤治疗，并配合静滴清开灵或醒脑净，口服安宫牛黄丸。必要时采用中西医结合方法救治。

（3）气阴两虚

症状：头晕耳鸣，疲乏无力，口干咽燥，低热不退，腰酸膝软，周身骨痛，食欲不振，尿少，大便干结，舌淡红，苔薄白，脉细数。

治法：益气养阴。

代表方：生脉散、四君子汤。

处方举例：太子参 30g、麦冬 15g、五味子 10g、白术 10g、茯苓 15g、山药 15g、白芍 15g、黄芪 30g、生地黄 15g、枸杞子 15g、狗脊 15g、补骨脂 15g。若气血两虚而见面色萎黄、唇甲无华、心悸气短、舌淡、脉细弱者，用八珍汤合当归补血汤；如血虚生风而见手足麻木或手足震颤、痉挛者，加鸡血藤 30g、白芍 20g、甘草 6g 以养血息风。

（4）瘀血阻滞

症状：全身骨节疼痛，以刺痛为主，固定不移，或有包块，可见发热，以夜间为明显，身体消瘦，面色晦暗，舌质暗红或有瘀斑、瘀点，脉沉涩。

治法：活血化瘀，通络止痛。

代表方：血府逐瘀汤。

处方举例：桃仁 10g、红花 6g、赤芍 12g、丹参 15g、地龙 15g、炮山甲 15g（后下）、白花蛇舌草 30g、半枝莲 30g、徐长卿 10g、地鳖虫 10g。如兼有胸胁胀痛者，加枳实 12g、香附 10g、郁金 15g 以加强行气止痛。

（5）热毒炽盛

症状：高热不退，口干多饮，面红目赤，甚或皮肤出血、紫斑，神昏谵语，烦躁不安，舌红起芒刺，苔黄而干，脉洪数。

治法：清热解毒，凉血止血。

代表方：清瘟败毒饮。

处方举例：石膏 30～60g（先煎）、知母 12g、金银花 20g、连翘 15g、水牛角 30g

（先煎）、生地黄 15g、黄芩 10g、玄参 15g、蚤休 30g、大黄 10g（后下）、黄连 10g。如热盛动血而见呕血、便血等，加三七 10g、牡丹皮 12g、赤芍 15g 以凉血化瘀止血。热盛动风而见四肢抽搐、痉挛、神昏等者，加羚羊角 15g（先煎）、钩藤 15g（后下）以清热息风止痉，或服用安宫牛黄丸。

2. 其他治疗

（1）双柏散

骨痛明显，可外敷双柏散清热活血止痛。

（2）灌肠疗法

方药：生大黄 20g、积雪草 30g、土茯苓 30g、生槐花 30g 等。水煎至 100～150ml，保留灌肠 30 分钟左右。病重者每日 2 次，病轻者可每日 1 次。

（二）西医治疗

大多数骨髓瘤浆细胞不分化，因此对细胞周期特异性药物耐药。标准的 MP 方案是美法仑联合泼尼松，完全缓解率仅 5%。VAD 是造血干细胞移植的诱导方案，包括地塞米松、长春新碱、阿霉素，仅不足 70%的患者对治疗有反应。肾功能不全可影响以上传统方案的疗效。新的化疗方案采用硼替佐米（蛋白酶体抑制剂）、沙利度胺、来那度胺，这些新药克服了肿瘤的耐药性，同地塞米松、烷化剂联用反应率可达到 90%。但新的化疗方案应以联合使用地塞米松作为原则。与沙利度胺、来那度胺不同，透析患者无须调整硼替佐米的剂量。硼替佐米的反应率、不良事件率在透析与未透析患者中无明显差异。

对于发生急性肾衰竭的多发性骨髓瘤的患者，应尽快开始以地塞米松为基础的化疗。若有脱水的表现应迅速补充等张液体。液体治疗以保持正常有效循环血量及每日 3L 尿量为目标。建议每小时等张/半张液体输入速度为 100～150ml 需监测液体负荷情况，酌情使用利尿药。对于少尿、无尿的患者，先扩容 24 小时，仍无改观再调整补液方案。

作为挽救管型肾病的方法，可在化疗同时，在 7～10 日内行 5～7 次血浆净化以快速降低 sFLC。管型肾病的治疗窗比较窄，管型堵塞肾小管 1 个月后，肾单位将发生不可逆的损伤。在血浆净化疗程结束 2 日后复查 sFLC，以决定是否还需要再次血浆净化。

多发性骨髓瘤发生急性肾衰竭时建议血透，因为这类患者还需血管通路行血浆净化。对于慢性肾衰竭者，血透、腹透均可。肾移植对于造血干细胞移植后的患者来说在理论上是可行的。

对于高血钙，如血钙不高于 4mmol/L，先补液观察 12 小时，若无改观，用二磷酸盐治疗。若血钙高于 4mmol/L，在补液的基础上立即用二磷酸盐。慢性肾衰竭用二磷酸盐时要慎防严重的低血钙发生。

其他治疗措施包括：碱化尿液，减少轻链和尿酸在肾内的沉积，预防肾衰竭。降低高尿酸，选用抑制尿酸合成药。避免使用肾毒性药物以及血管紧张素转换酶抑制剂、血管紧张素受体拮抗剂。

六、 临床思路

目前对与 MM 的中医辨证分型尚未有全国统一的标准，有分肾气阴虚、肾气阳虚、肾阴阳两虚三型，或瘀热阻络、肝肾气阴亏损、热毒炽盛三型，也有分肝肾阴虚并气滞血瘀、脾肾两虚并气滞血瘀、脾肾两虚并痰热阻肺、肝肾气血亏虚并热毒炽盛四型。

常用的治疗方法有益气健脾，益气养阴，补益肝肾，活血化瘀，通经活络，清热泻火，凉血解毒，清热化痰，通腑泄浊，温阳利水，和胃降浊，益气养血等，一般以辨证论治为主，随症加减，临床应用时多配合西医治疗。

七、 预后

本病的自然进程存在着较大的个体差异。未经治疗的 MM 其自然病程为 6～10 个月。使用化疗后，患者的生存期明显得到延长，治疗反应良好者生存期可达 5 年以上，平均为 42 个月。在各型 MM 中，lgG 型生存期最长，lgA、lgD 型则较短。如患者出现全身状态差、明显贫血、肾功能损害、严重高钙血症、凝溶蛋白尿、多发性骨病变等，多预示预后不良。引起本病死亡的原因，主要是感染、肾衰竭和全身衰竭。

八、 预防调护

本病的预防调护十分重要，应鼓励患者多饮水、勤排尿，尽量减少富含嘌呤食物的摄入如动物内脏，以减少尿酸的产生。生活规律，积极乐观，注意休息，防止劳累，特别是房劳过度。注意保暖，避免感冒和感染。避免使用肾毒性药物，及时治疗各种并发症。

九、临床验案

患者江某，女，65岁。初诊日期为2017年8月25日。因“反复疲倦乏力伴腰痛半年余，血肌酐升高1周”就诊。患者于2017年2月起出现疲倦乏力伴腰痛，在当地医院按照腰椎间盘突出保守治疗，腰痛时有反复。1周前患者腰痛再次发作，乏力、纳呆，在当地医院查生化提示血肌酐290μmol/L，遂来广州中医药大学第一附属医院就诊。症见：患者神清，精神疲倦，头晕乏力，腰痛，纳呆，夜寐差，无胸闷心悸，无腹痛腹泻，口干，无口苦，尿量正常，大便偏干。既往腰椎间盘突出、肾结石病史。体格检查：体温37℃，心率75次/分，呼吸20次/分，血压125/75mmHg（16.7/10kPa）。心肺听诊无异常。舌淡红胖、苔薄白，脉弦细滑。辅助检查：尿常规示尿蛋白（+），尿红细胞（++）；尿蛋白定量0.8g/24h；血常规示红细胞计数5.5×10^{9}/L，中性粒细胞比率0.70，血红蛋白92g/L，血小板157×10^{9}/L；肾功能检查示血肌酐290μmol/L；血清蛋白电泳示M球蛋白37.4%；血清免疫固定电泳示IgG κ型单克隆免疫球蛋白区带；骨髓检查示分类见骨髓瘤细胞占比18%，符合多发性骨髓瘤骨髓象；颅骨、骨盆、股骨、胸腰椎X线片示广泛骨质疏松，呈“虫蚀”状改变。

中医诊断：腰痛（气阴亏虚，湿浊蕴结证）。西医诊断：多发性骨髓瘤肾损害。治法：益气养阴，利湿泄浊。处方：太子参15g、生黄芪30g、炒白术10g、山药15g、生地黄15g、赤芍10g、茯苓15g、狗脊15g、补骨脂15g、陈皮10g、法半夏10g、制大黄5g、积雪草30g、三七10g。每日1剂，饭后温服。患者多发性骨髓瘤诊断明确，血液科会诊建议转科进行化疗。患者家属考虑患者年纪大，暂不同意化疗，继续中医治疗。

复诊（2017年9月3日）：患者服药后腰痛、疲倦乏力减轻，胃纳、夜寐好转，无口干口苦，大便每日1～2次，质软。舌淡红胖苔薄白，脉弦细滑。尿检蛋白（+），血肌酐186μmol/L。治疗有效，前方继进。

再诊（2017年9月10日）：患者腰部仍有酸痛，但较前明显缓解，偶有疲倦乏力，纳眠尚可，大便畅，舌质淡红，苔薄白，脉细弦。尿检蛋白（+），血肌酐167umol/。前方加杜仲10g、川续断10g以壮肾气。患者肾功能较前恢复，患者转外院血液科行转科治疗。

按语：本例患者初发以腰痛为主要表现，因既往有腰椎间盘突出病史，外院按腰椎间盘突出治疗未愈，因肾功能损害就诊于广州中医药大学第一附属医院肾病科，诊断为多发性骨髓瘤肾损害。辨证属于气阴两虚，湿浊蕴结。故治疗须以扶助正气为主，兼以益气养阴，利湿泄浊，经治疗后，患者肾功能明显恢复；因腰痛减轻未已，三诊并佐入益肾壮腰之品，如杜仲、川续断之属。

第五章 肾小管-间质疾病

第一节 急性间质性肾炎

急性间质性肾炎（AIN）是指各种原因引起的一种临床综合征，其特点是肾功能急剧减退，在肾小球滤过率下降的同时常伴有肾小管功能不全。主要的病理特征是间质水肿和炎症细胞浸润，伴不同程度的肾小管损伤，肾小球和血管常不受影响。“急性”指临床上发病急，并非指病理特征。一般认为，急性间质性肾炎代表肾损伤的早期阶段，是可逆性的。

急性间质性肾炎是急性肾衰竭的常见病因，也是许多患者在慢性肾脏病基础上发生急性肾衰竭的主要原因之一。如前所述，目前文献所报告的 AIN 发病率的差异很大。与各单位的临床诊断水平、对急性肾衰竭患者肾活检指征的判定与实施情况差异有关。根据国外资料，尸检患者中 AIN 的检出率为 1.7%，在因肾脏病行肾活检患者中的检出率为 1%～22%，而在不明原因的急性肾衰竭肾活检患者中，AIN 的检出率为 15%～20%。国内大样本的因肾脏病肾活检患者的资料分析显示，AIN 检出率为 0.6%～3.4%，北京大学第一医院的资料显示在因急性肾衰竭肾活检患者中，AIN 的检出率为 12.5%～17.4%。

急性间质性肾炎可归属中医学“尿血”“淋证”“腰痛”“癃闭”“关格”等证范畴。

一、 中医病因病机

中医对本病的病因病机认识可归纳为如下几点。

1. 热毒内陷

风热疫毒之邪侵袭，邪热内陷，由卫分直入营分、血分，伤阴动血，闭塞肾络，影响肾与膀胱的气化功能发为本病。

2. 湿热蕴结

饮食起居不调，湿热内生，或感受湿热毒邪，湿热壅盛，弥漫三焦，阻遏气机，上焦失于宣发，中焦不能转输，下焦不得开合，发为本病。

3. 毒物伤肾

内服或注射对肾脏有损伤的某些药物或毒物，毒邪内侵，内伤血络则尿血，外达肌肤见斑疹瘙痒，内攻于肾，致肾气化失职则尿少水肿。

4. 肾络痹阻

肾被湿热毒邪及药毒所伤，轻者正气尚能抗邪，气机逆乱不甚；重者正气大伤，肾气匮乏，气化不行，湿浊内停，呈关格之候。

综上所述，本病病因与风湿热毒等邪有关，这些病因可单一发病，亦可兼夹致病，致使病情复杂。本病临床发病较急，以实证、热证多见。病变的脏腑主要在肾、膀胱。

二、 西医发病机制

急性间质性肾炎病因目前认为多与急性全身性感染、急性肾盂肾炎、药物过敏、继发性肾小球肾炎、代谢失调（如低血钾、高血钙等）、继发于SLE、中毒等因素有关。发病机制认为是体液和细胞免疫所致，但免疫介导的肾损伤具体机制尚不清楚。

三、 临床表现

（一）全身表现

急性间质性肾炎的临床表现多种多样且无特异性，大致可归纳如下。

1. 急性感染的症状

急性严重感染特别是败血症、细菌性心内膜炎及急性肾盂肾炎等，有发热、恶寒、腰痛等症状。

2. 药物过敏的症状与体征

过敏症状可先于肾衰竭1周前或同时发生。多见发热，红斑或斑丘疹样皮损、瘙痒，关节痛，1/3的患者有肉眼血尿等。

3. 继发性急性间质性肾炎

表现以原发病为主，继发性急性间质性肾炎的表现无特异性，原发病伴有间质病变时肾功能损害多加重。

（二）肾损害表现

可出现腰背痛，肾区叩击痛，血尿、少尿，不明原因的肾功能突然下降，肾功能的改变可为轻度短暂下降，重者可发生尿闭与急性肾衰竭。

（三）实验室及其他检查

1. 血液分析

白细胞总数增高，中性粒细胞比例升高，或嗜酸粒细胞增多。

2. 尿液检查

尿液分析的异常是诊断肾小管-间质疾病的第一线索。可有肉眼血尿或镜下血尿，偶见红细胞管型，部分病者可有无菌性脓尿和白细胞，多数病人有轻度至中度蛋白尿，尿沉渣中嗜酸粒细胞的增多被认为是诊断本病的有用指标。

3. 肾功能检查

血肌酐、尿素氮升高，内生肌酐清除率下降，二氧化碳结合力降低等。

4. 肾组织活检

肾间质弥漫性水肿，伴灶性或弥漫性细胞浸润，以淋巴细胞和浆细胞为主，杂以嗜酸粒细胞或中性粒细胞，肾间质中可见伴有巨细胞的肉芽肿。肾小管有不同程度的坏死和再生。肾小球正常或轻度系膜增生。

四、诊断与鉴别诊断

（一）诊断

①典型的临床表现，如急性感染或药物过敏反应的症状。②不明原因的肾功能突然下降。③有滥用镇痛剂的病史。④尿液检查，有肾小管性蛋白尿、血尿、白细胞尿和管型尿，尿沉渣中嗜酸粒细胞增多。⑤肾组织活检。一般依据病史、典型的临床表现和尿液检查结果，大部分患者可作出诊断。对部分临床表现潜隐、缓慢发展的可疑病例在最后确诊比较困难时，需赖肾穿刺活检以助诊断。

（二）鉴别诊断

1. 急进性肾小球肾炎

急性间质性肾炎出现的血尿、肾功能不全易与急进性肾小球肾炎混淆。过敏史、白细胞尿，特别是尿沉渣中大量嗜酸粒细胞的存在常支持急性间质性肾炎的诊断。鉴别诊断有困难时，需作肾活检明确诊断。肾活检显示50%以上肾小球有新月体形成病理形态改变，一般支持急进性肾小球肾炎的诊断。

2. 急性肾小管坏死

有急性肾衰竭、血尿和蛋白尿的急性间质性肾炎患者，须与急性肾小管坏死疾病相鉴别。急性肾小管坏死一般常有肾缺血或肾毒素的病因，有少尿期、多尿期、恢复期的特征性的病程经过，尿沉渣有肾小管上皮细胞、细胞碎片、肾小管细胞管型或颗粒管型，而急性肾小管-间质性肾炎无这些表现。

五、治疗

（一）中医治疗

1. 辨证治疗

（1）热毒内陷

症状：卫营同病者见发热，微恶寒，头痛，斑疹隐隐，心烦不寐，腰痛，尿少，呕恶，或有腹泻，或有尿血，舌红苔薄白或薄黄，脉浮数或细数。气营同病见发热，不恶寒，汗出，口干，头痛，肌肤散在斑疹，或时有谵语，腰痛，尿少尿血，舌红或红绛，苔黄，脉滑数或细数，热入心包见神昏谵语。

治法：卫营同病——疏风解表，清营泄热。气营同病——气营两清。

代表方：银翘散合清营汤，清瘟败毒饮。

处方举例：金银花15g、连翘15g、竹叶10g、牛蒡子12g、生地黄15g、麦冬15g、玄参15g、黄连10g、牡丹皮10g、大黄9g、白茅根30g、益母草30g、生石膏30g等。若神昏谵语者，加服安宫牛黄丸；恶心呕吐者，加紫苏叶15g、竹茹10g等。

（2）湿热蕴结

症状：腰痛，小便黄赤，恶心呕吐，尿频，尿急，尿痛，或尿血，或发热恶寒，大便干，舌质红，苔黄腻，脉滑弦。

治法：清热利湿。

代表方：八正散、黄连温胆汤、三仁汤。

处方举例：车前子15g、翟麦15g、滑石30g、栀子15g、大黄10g、法半夏15g、厚朴15g、白蔻仁10g、薏苡仁20g、黄连10g、黄芩10g、土茯苓30g等。腰痛甚者，加苍术10g、黄柏10g、忍冬藤20g加强清利下焦湿热；尿血者，加白茅根30g、小蓟30g等以清热凉血止血。

（3）毒物伤肾

症状：发热，肌肤斑疹，瘙痒，关节痛，腰痛，尿血，心烦口干，舌偏红苔薄白或薄黄，脉弦滑或数。

治法：祛风清热解毒。

代表方：消风清热饮加减。

处方举例：荆芥10g、防风9g、浮萍10g、蝉蜕10g、当归12g、赤芍10g、大青叶20g、黄芩10g、生地黄15g、首乌15g、苦参15g、白蒺藜15g、土茯苓30g、白茅根30g、积雪草30g等。尿血明显者，可用小蓟饮子加减。

（4）肾络痹阻

症状：尿少，恶心呕吐，腹胀胸闷，水肿，腰痛，苔黄腻，脉滑。

治法：清热泄浊，和胃止呕。

代表方：黄连温胆汤加大黄。

处方举例：黄连10g、法半夏15g、竹茹10g、枳实15g、土伏苓30g、大黄10g、益母草30g、紫苏叶15g、白茅根30g、车前子15g。

2. 其他治疗

①尿感宁冲剂（海金沙藤、金钱草、凤尾草等），每次1包，每日3～4次，适用于急性间质性肾炎下焦湿热型患者。②清开灵注射液（牛黄、水牛角、黄芩、金银花、栀子等），每日20～40ml，稀释于10%葡萄糖注射液250ml或生理盐水100ml中静脉滴注，适用于感染所致急性间质性肾炎。③复方大黄灌肠液（大黄、槐花、积雪草，本院制剂），150～200ml加温开水至250ml左右保留灌肠，每日1～2次，适用于急性间质性肾炎肾功能不全患者。④复方丹参注射液、川芎嗪注射液用于急性间质性肾炎肾功能不全患者。用量用法：复方丹参注射液15～20ml加入5%葡萄糖液250ml中静滴，每日1次，30日为一疗程。川芎嗪注射液160～200mg加入10%葡萄糖液250ml中静滴，每日1次，疗程同上。⑤食疗：两皮煎，西瓜皮60g、冬瓜皮60g，同煎，去渣代茶饮，每日1次，有利尿通淋作用，适用于急性间质性肾炎湿热蕴结型患者。苡仁绿豆汤，薏苡仁30g、绿豆30g，同煎，加白糖少许内服，有祛湿清热解毒作用，适用于急性间质性肾炎药毒伤肾型患者。车前粥，鲜车前草100g、粳米100g，以车前草洗净切碎与粳米同煎，每日1次，有利尿通淋作用，适用于急性间质性肾炎下焦湿热型患者。

（二）西医治疗

1. 感染所致的急性间质性肾炎

主要是控制感染，清除感染源。一般预后良好，少数病人可发生持久性损害而发展为终末期肾衰竭。

2. **药物所致的急性间质性肾炎**

首先是停用致病药物。大多数病例停药后肾功能会改善，但有的病例肾功能恢复不完全，功能恢复的程度和速度与肾脏病变的严重性有关。无氮质血症的病例尿沉渣在几日内可转为正常，肾功能不全的病例则可能需要 2～4 个月的恢复时间。皮质激素的作用不肯定。有报道在新青霉素Ⅰ引起的急性间质性肾炎用泼尼松每日 60mg，见效后迅速撤停，结果病情缓解更快和彻底，但停药后有复发的可能性。

3. **特发性急性间质性肾炎**

治疗主要是用皮质激素，多数病人使用皮质激素治疗后，肾功能可迅速恢复。部分病例能自然缓解。

4. **继发性急性间质性肾炎**

治疗见原发病的治疗。

5. **对症处理**

有大量血尿者可适当应用止血剂，但要防止肾小管及输尿管血栓形成及堵塞尿路之弊。有贫血者，予补血剂或输血。伴高血压者宜使用降压剂降压。

6. **急性肾衰竭**

治疗参考急性肾功能不全篇，同时应尽快配合血液透析或腹膜透析治疗方法。

六、 临床思路

中医古典医籍中虽没有急性间质性肾炎的病名，但结合临床表现，分析该病多由感受湿热、热毒之邪，蕴结三焦，伤及脏腑，阻滞气机，致肾失开合，膀胱气化失司，脾胃升降失调而为病；或素体虚弱，加之寒湿失宜，感受寒湿之邪，损伤肾脏，邪气内聚，阻滞气机，开合不利所致。若湿热毒邪内蕴，或热毒之邪内侵脏腑，壅遏气机，肾失气化，可见腰痛、小便赤涩不爽或兼有血尿；脾胃运化气机升降失常，故有腹胀呕恶、大便秘结或滞涩不爽；若热客阳明，邪入营血，则见壮热汗出、肌肤斑疹；病延稍久，热灼阴伤，虚火上炎，故有头晕乏力、五心烦热之症；也有脾肾之气大虚，可见神疲乏力、夜尿频多等虚寒之象。故本病病理性质总属本虚标实。一般初期多为湿热或热毒壅盛，脏腑虚损，以邪实为主，病至后期，肾与脾肾等脏腑气阴两伤，转为正虚为主。

七、 预后转归

急性间质性肾炎的预后较好，大多数为可逆性，少数病人可遗留肾损害，并发展为终末期肾衰竭。其预后主要与疾病的严重程度、肾功能状况、肾间质浸润的程度、急性肾衰竭的持续时间和年龄等有关。

八、 预防调护

（一）预防

本病的预防主要是去除病因，病因去除后，病变一般可停止发展。如感染引起的急性间质性肾炎，可根据感染的途径和特点加以预防。药物过敏或毒物所致者，应及时停用药物及毒物；在服用有可能导致急性间质性肾炎的药物期间，应定期做血、尿检查，发现异常，立即停药。

（二）调护

本病出现少尿时应注意限制水和盐的摄入。饮食宜清淡，忌肥腻香燥、辛辣之品，禁房事，注意适当休息，有助于早日恢复健康。

九、 临床验案

患者张某，男，15 岁，初诊日期为 2002 年 8 月 8 日。因“肢体疼痛、皮肤瘙痒 1 周，头面浮肿 4 日”入院。患者 1 周前出现肢体疼痛、神疲乏力、小便短赤，曾静滴庆大霉素、肌注氨基比林、口服罗红霉素等 3 日，继而出现面部水肿、皮肤瘙痒，后经某医院诊断为急性间质性肾炎，治疗 2 日未愈，转入广州中医药大学第一附属医院诊治。症见：头面浮肿，发热，皮肤瘙痒，关节疼痛，小便短少，伴有血尿。既往体健。体格检查：体温 36.8℃，头面部水肿，皮肤见多处丘疹。舌质红，苔黄，脉滑数。辅助检查：血常规示白细胞计数 11×10^9/L。尿常规示尿蛋白（++），红细胞（+）。

中医诊断：水肿（湿毒下注证）。西医诊断：急性间质性肾炎。治法：清利下焦湿热。处方：苍术 15g、黄柏 15g、薏苡仁 30g、牛膝 15g、滑石 30g、甘草 6g、连翘 12g、赤小豆 30g、金银花 15g、蒲公英 12g。每日 1 剂，水煎 2 次，分服。服上方 8 剂痊愈。

叮嘱患者暂停服用西药，饮食宜清淡，忌肥腻香燥、辛辣之品，注意适当休息。

按语：现代医学认为，急性间质性肾炎为药物过敏、感染或某些不明的原因致肾间质炎细胞浸润、肾小管退行性变的一类急性病变，属于中医学“水肿”范畴，当责之于湿热毒下注为患。其病由湿邪热毒浸淫，内归脏腑，肺失宣发，脾失健运，升降失调，三焦水道壅塞，肾不能化气行水，开合失度，湿邪热毒内停而成。四妙散加减为本病治疗之适应方，其中二妙散清热燥湿，六一散清热利湿，使邪有出路，加连翘散、薏苡仁、赤小豆、金银花、蒲公英清热解毒，加牛膝引药下行入膀胱与肾，故切合病机，疗效良好。

第二节　慢性间质性肾炎

慢性间质性肾炎（CIN）是一组由多种原因引起、临床以肾小管（萎缩）和肾间质（细胞浸润和纤维化）病变为突出表现的疾病，相应的肾小球及血管病变较轻微。其特点是疾病早期，以肾小管功能损害为主要表现，而不是大量蛋白尿；至疾病后期则表现为慢性进展性肾衰竭。本组疾病由于起病多隐匿，肾功能减退逐渐发生，故早期肾损害可能不被认识。另一个临床常见的错误倾向是将原发不大明显的慢性间质性肾炎误诊为非活动性慢性肾盂肾炎。目前认为，慢性间质性肾炎及其伴随的肾小管萎缩和纤维化是不可逆的。

由于 CIN 临床过程隐匿，其导致肾间质纤维化的程度也不一致，患者常至出现显著肾功能下降才会就诊。因此，目前对 CIN 的发病率缺乏确切统计资料。来自世界不同地区的数据显示其在终末期肾脏病的患者中所占比例差异很大，在苏格兰地区为 42%，而在美国则仅为 3%。根据国内大样本因肾脏病而行肾活检患者的资料，CIN 的检出率约为 0.9%；而在因慢性肾功能不全而行肾活检的患者中，慢性小管间质病变者占 11.7%。无论其发病率究竟如何，CIN 确实是导致进展性慢性肾脏病的不可忽视的重要原因之一。

本病属中医“劳淋”“消渴”“虚劳”“腰痛”“关格”等证范畴。

一、 中医病因病机

中医对本病的病因病机认识可归纳为如下几点。

1. 外邪屡犯

淋证日久不愈，损伤脾肾，加之外邪屡犯，益损脾肾，从而发为劳淋，劳淋不已，终致脾肾衰败。

2. 毒物伤肾

长期服用某些药物或接触环境毒物，药毒内侵，内攻伤肾，日久使肾气耗竭，脾肾受损，酿成本病。

3. 劳倦内伤， 禀赋不足

先天禀赋不足，加之劳倦过度，或久病不愈，益伤脾肾，终至脾肾虚亏，湿浊内蕴，发为本病。

总之，本病主证以虚损为主，同时可兼有外邪、水湿及瘀血，呈虚中夹实之证。病变脏腑重点在脾肾。

二、 西医发病机制

慢性间质性肾炎的病因有多种，大部分是由伴尿流梗阻的复杂性慢性肾盂肾炎、药物、代谢性或免疫性疾病等引起。本病发病机制是否与免疫有关尚未定论，不同病因的慢性间质性肾炎之发病机制也不尽相同。目前认为引起肾小管间质损伤的机制大致有微血管损伤、肾小管细胞损伤、肾小管细胞—炎症细胞相互作用、肾小管细胞—纤维母细胞相互作用等方面。

三、临床表现

（一）全身表现

慢性间质性肾炎起病多隐匿，病人早期无水肿、高血压等肾小球疾病的表现，在体检或其他疾病就诊时，发现有氮质血症或尿检异常。临床表现可分为如下几方面：①肾浓缩功能障碍症状，如多尿，多饮，口干烦渴，甚至肾性尿崩。②肾酸化功能不良症状，可表现为肾小管性酸中毒，继而产生肌软弱、骨软化、肾结石，儿童可致发育不良或肾性糖尿及氨基酸尿。③原发性肾脏病的症状，如肾绞痛，肾盂肾炎反复发作，糖尿病或严重的高血压。④肾乳头坏死症状，可见肉眼血尿、腰痛，尿中偶可发现坏死组织。⑤肾功能不全症状，少尿、浮肿，恶心呕吐，纳呆厌食，口中尿臭，贫血，高血压等。⑥其他，部分病者有失钠性肾炎或失钾性肾炎表现。

（二）实验室及其他检查

1. 尿液检查

有少量蛋白尿，少量红、白细胞及管型，24 小时尿蛋白定量一般不超过 1.5g，蛋白常为小分子量的肾小管性蛋白，尿溶菌酶和微球蛋白排泄量增高。

2. 肾功能检查

早期主要是肾小管间质功能异常，表现为浓缩能力障碍、保钠功能障碍、肾性酸中毒、肾排钾功能障碍、内分泌功能不全等。晚期则血肌酐、尿素氮升高，肾小球滤过率降低。

3. 肾盂造影

当有明显尿路梗阻时，可有肾盂积液，肾盏扩张和变钝；复杂性肾盂肾炎可发现双侧肾脏大小不等，肾外形不规则，肾盏变形。

4. 肾B型超声、CT检查

在阐明各种间质性肾炎的病因及其分期方面有很大帮助。

5. 肾组织活检

镜检的主要形态学异常是间质纤维化，单核细胞浸润和不同程度的肾小管结构变形、退变和萎缩。病变多呈灶性分布，但也可以是弥漫分布的。病变早期肾小球一般无明显改变，晚期常被纤维组织围绕，最终演变为肾小球硬化。肾小血管受累的程度不一，高血压的病人可发生较严重的透明性变和内皮增生。常可见肾乳头异常，包括乳头变形、硬化，有些病例可发生乳头坏死。当病变进展至终末期时，在病理上与其他原因所致终末期肾脏无法区别。

四、诊断与鉴别诊断

（一）诊断

①有尿路梗阻、长期接触肾毒素或用药史。②存在肾小管功能不全，且肾小管功能损害较肾小球功能损害较早出现和较严重。③轻度肾小管性蛋白尿和白细胞尿，尿β微球蛋白排泄增加。④有时可发现双侧肾脏大小和损害程度不相等。⑤有肾功能损害表现，但一般无水肿和高血压。

（二）鉴别诊断

鉴别诊断中最重要的是与慢性肾小球肾炎的鉴别：①慢性肾小球肾炎常有水肿、高血压等病史和表现，而慢性间质性肾炎则无。②慢性肾小球肾炎常有较大量蛋白尿（大于1.5g/d）且为肾小球性，有各种管型尿；而慢性间质性肾炎早期一般仅有轻度蛋白尿，且为肾小管性，尿沉渣常仅有少量白细胞。③慢性肾小球肾炎肾小球功能损害较明显，往往要到病程后期才出现肾小管功能不全；慢性间质性肾炎肾小管功能损害较明显且发生早于氮质血症。④慢性肾小球肾炎肾盂造影无异常表现，而慢性间质性肾炎可能有异常。如鉴别仍有困难，可考虑作肾活检。肾活检对慢性间质性肾炎的诊断价值虽然有限，但有助于确诊或排除慢性肾小球肾炎。

五、治疗

（一）中医治疗

1. 辨证治疗

（1）脾肾气（阳）亏虚

症状：神疲乏力，腰膝酸软，食欲不振，失眠健忘，或有小便涩痛，淋沥不畅，遇劳而发，舌淡红，苔白，脉沉细。阳虚者则具面色㿠白，肢冷畏寒，腹胀便溏，腰酸冷痛沉重，尿清长，夜尿多，或见少尿，舌淡胖苔薄白，脉沉缓。

治法：脾肾气虚——健脾益肾；脾肾阳虚——温补脾肾。

代表方：无比山药丸合补中益气汤；脾肾阳虚用金匮肾气丸加减。

处方举例：山茱萸15g、菟丝子15g、巴戟天15g、杜仲15g、山药15g、熟地黄15g、茯苓15g、泽泻15g、肉苁蓉20g、黄芪20g、党参20g、白术15g、熟附子9g、肉桂3g。若夜尿多，小便清长者，加桑螵蛸15g、益智仁15g、乌药15g以补肾固涩缩尿；若小便量少、涩痛，淋沥不畅者，可加车前子15g、川萆薢30g、瞿麦15g以利水通淋祛湿。

（2）气阴两虚

症状：全身乏力，腰膝酸软，手足心热，口干不欲饮水，食欲不振，大便不调，舌质略红，边有齿痕，苔薄白，脉细或数。

治法：益气养阴。

代表方：参芪地黄汤。

处方举例：太子参30g、党参30g、黄芪30g、麦冬15g、五味子6g、生地黄15g、山药15g、山茱萸15g、牡丹皮10g、茯苓15g、泽泻15g、杜仲15g、牛膝15g、菟丝子15g。手足心热者，可加地骨皮15g、黄柏10g、知母12g以益阴清热。

（3）肝肾阴虚

症状：头晕头痛，耳鸣，咽干口燥，腰膝酸软，烦躁易怒，舌偏红少苔，脉细数。

治法：滋补肾肝，潜阳熄风。

代表方：杞菊地黄汤加减。

处方举例：枸杞子 15g、菊花 15g、钩藤 15g、生地黄 15g、山药 15g、山茱萸 15g、牡丹皮 10g、茯苓 15g、泽泻 15g、女贞子 15g、桑寄生 20g、珍珠母 30g。腰膝酸痛者，可加杜仲 15g、狗脊 15g、牛膝 15g 以补肾壮腰；烦躁易怒、咽干者，可加黄芩 10g、栀子 15g、沙参 15g、白芍 15g 以清肝养阴。

（4）气血两虚

症状：头晕目眩，少气懒言，动则心慌心悸，易汗出，面色苍白无华或萎黄，舌淡嫩，苔薄白，脉沉细。

治法：补气养血。

代表方：八珍汤加减。

处方举例：党参 30g、白术 15g、茯苓 15g、熟地黄 18g、当归 12g、白芍 15g、川芎 9g、黄芪 20g、炙甘草 10g。气虚卫阳不固，易汗出者，可重用黄芪 30g，加防风 10g、浮小麦 30g 以益气固表敛汗；血虚重者，可加阿胶 15g、紫河车 15g、首乌 20g 以补益精血。

（5）湿浊内阻

症状：面色无华，神情疲惫，少尿或尿多清长，或见水肿，恶心呕吐，食欲不振，胸闷腹胀，口中尿臭，严重者可见神昏谵语，舌质淡胖，苔白腻或黄腻，脉细或兼数。

治法：湿热中阻——清热化湿，和胃止呕；寒湿内阻——温补脾阳，通腑泄浊。

代表方：湿热中阻者用黄连温胆汤加大黄、紫苏叶；寒湿内阻者以温脾汤加减。

处方举例：法半夏 15g、竹茹 10g、陈皮 9g、茯苓 15g、枳实 15g、黄连 10g、紫苏叶 15g、大黄 10g、白蔻仁 10g、人参 9g、熟附子 9g、厚朴 15g、黄芪 20g、干姜 9g、藿香 15g。若湿热痰浊蒙蔽心包而见神昏谵语者，可加服安宫牛黄丸豁痰开窍；浮肿、尿少者，可加泽泻 15g、车前子 15g、猪苓 15g 等以利水消肿。

2. 其他治疗

①冬虫夏草：具有补肾益肺，改善肾功能，延缓肾功能恶化和提高患者细胞免疫功能等作用。可用于慢性间质性肾炎肾功能不全患者。每日 3～5g，煎汤连渣服。②人工虫草菌制剂：包括金水宝胶囊、百令胶囊、至灵胶囊等。功效与冬虫夏草相同。

用于慢性间质性肾炎肾功能不全患者。每次3～4粒，每日3次。③保肾康片：此药是根据中药川芎的有效成分进行化学合成，具有抗凝及扩张微血管等作用。用于慢性间质性肾炎肾功能不全瘀血型患者。每次4～6片，每日3次。④尿毒清：具有温肾健脾，通腑排泄，活血养血，清热解毒之功用。用治慢性间质性肾炎肾功能不全，可降低血肌酐、尿素氮浓度，延缓慢性肾衰竭进展。每次1～2包，每日3次。⑤复方大黄灌肠液（大黄、槐花、积雪草，本院制剂）：具有通腑泄浊，清热解毒功用。用治慢性间质性肾炎肾功能不全，可降低血肌酐、尿素氮浓度。每次150～200ml加温开水至250ml左右，保留灌肠，每日1～2次。⑥复方丹参注射液、川芎嗪注射液：具有活血化瘀，改善肾血流量，增高肾小球滤过功能作用。可用于慢性间质性肾炎肾功能不全患者。复方丹参注射液15～20ml加入5%葡萄糖液250ml中静滴，每日1次，30日为一疗程。川芎嗪注射液160～200加入10%葡萄糖液250ml中静滴，每日1次，30日为一疗程。⑦单方验方：地肤子汤，地肤子30g加红枣4枚同煎内服，对慢性间质性肾炎皮肤瘙痒者有效。紫苏叶15g、党参15g、白术15g、熟附子10g、法半夏15g、黄连10g、大黄9g、丹参15g、六月雪30g、绿豆衣30g、砂仁6g，用治慢性间质性肾炎肾功能不全脾虚湿浊上逆患者。⑧针刺疗法：慢性间质性肾炎肾功能不全水毒上凌心肺见恶心呕吐，口有尿味，小便少，神昏谵语，可针刺人中、十宣、气海、神门、三阴交穴，具有醒神开窍，利水降浊功用。⑨食疗：参圆汤，人参6g加桂圆肉10枚，共煮内服，有养血安神功效。用治慢性间质性肾炎贫血、心悸怔忡者。扁豆山药粥，扁豆15g、山药30g、粳米30g，加水煮粥，用治慢性间质性肾炎脾虚湿盛纳少患者。芦根绿豆粥，绿豆100g、芦根100g、生姜10g、紫苏叶15g，先煎芦根、生姜、紫苏叶，去渣取汁，入绿豆煮作粥，任意食用。用于慢性间质性肾炎湿热内阻之呕吐、烦热者。土茯苓猪骨汤，土茯苓30～50g、猪脊骨500g，将猪脊骨加水4碗煎成3碗，去猪骨及上层浮油，加入土茯苓，煮至2碗，每日1剂，分2次服。用治慢性间质性肾炎肾功能不全湿热内阻之胸闷纳呆，口中尿臭，便秘或大便稀薄热臭者。

（二）西医治疗

1. 病因治疗

（1）尿路感染

对于细菌感染引起的慢性间质性肾炎，须用抗生素抗感染，去除感染源。用药时注意细菌敏感性的变化、用量和疗程，并根据肾功能状态调整药物用量，尽量选择对肾脏毒性小的药物。

（2）镇痛剂性肾病

作出诊断后即应停止服用有关药物。减少非那西汀投放量有助于预防本病的发生。

（3）梗阻性肾病

及时解除梗阻，同时控制感染，保存肾功能。

（4）中毒性肾病

药物引起的中毒性肾病，应停用该药；重金属引起的中毒性肾病，应减少接触并用解毒药。

2. 对症治疗

包括纠正体液、电解质及酸碱平衡紊乱，降压，纠正贫血等，终末期肾衰竭可用透析或肾移植疗法。

六、临床思路

慢性间质性肾炎形成多因五脏柔弱，肾亏精少，加之感受湿热、毒邪，以致肾失开合，气化失调，致水津与精微物质的输布、分清泌浊及水液出入不循常道；肾病及脾，水谷精微不能化生精血，升降输布失调，则精微物质外泄失度；肾病及肝，肝血不藏，筋脉失养；病延日久，则正气亦伤，湿浊内生。如湿热伤肾，耗气伤阴，肾气不固，遂见多尿、夜尿、引水自救、口渴多饮，病似“劳淋”“消渴”；虚火灼伤肾络或气虚不能摄血，故尿中夹血；也可因气虚及阳，精微外泄，尿中混有蛋白；精血亏耗，筋脉失养，则肢体麻木、痿废；病延日久，脾肾阳虚、湿毒内蕴；病陷晚期，有类关格，可出现面色灰滞、恶心欲吐、尿少尿闭等症。故本病的病理性质总属本虚标实。初期为湿热下注，或毒邪伤肾，或他脏病及于肾，以邪实为主；病至后期，肾脏虚损较甚，累及肝、脾，而致封藏失司，肝风内动，气血虚衰，湿浊化生，转以正虚邪实为主。

七、预后

慢性间质性肾炎若能早期诊断，及时治疗，去除致病因素，一般预后较佳；反之，若失治误治，肾功能不全进入终末期阶段，则病情危重，预后多不良，需中西医结合进行抢救治疗。

从中医来看，本病若发展成“关格”“虚劳”证，则病危，预后欠佳。

八、预防调护

（一）定期体检

慢性间质性肾炎的原因众多，有些病因不明，发病隐匿，出现肾功能不全才感觉到疾病的存在，较难预防，因此应重视定期体检，这对早期发现、早期治疗本病有重要意义。

（二）积极治疗原发疾病

对诊断明确的慢性间质性肾炎，应积极治疗原发疾病，如解除尿路梗阻，防治尿路感染、避免使用镇痛剂等，可使本病病情停止发展，甚至可改善肾功能。

（三）避免病情恶化诱因

病后要尽量避免促使肾功能恶化的诱因，如劳累、外感、失水和饮食不节等。

九、临床验案

患者刘某，女性，40岁，初诊日期为2008年3月24日。因“尿频泡沫尿3年，加重伴1月前呕血黑便1次”就诊。3年前因尿频、泡沫尿，查体发现血肌酐262μmol/L，就诊于某医院，门诊给予口服尿毒清颗粒、百令胶囊、小苏打等治疗，患者血肌酐稳定。1月前患者因胃部不适，并出现呕血、黑便，查血肌酐344μmol/L，24小时尿蛋白定量0.28g。为求进一步治疗，特来就诊。症见：乏力，腰酸，胃部嘈杂不适，无双下肢水肿，无头晕头痛，时心慌不适，纳眠可，夜尿 1～2 次，伴泡沫，大便正常，黄色成形，每日 1 次。既往患者有脑外伤病史，遗留有头痛，长期应用脑清片治疗。体格检查：血压 128/70mmHg（17/9.3kPa），心率 89 次/分。上腹部轻压痛，未触及反跳痛。舌暗红，苔薄黄，脉沉稍弦。

中医诊断：尿浊（脾肾亏虚，湿浊内停证）。西医诊断：慢性间质性肾炎。治法：健脾益肾，清化湿热，通腑泄浊。处方：黄连 10g、黄芩 12g、茯苓 12g、白术 12g、陈皮 12g、党参 15g、生地黄 15g、川牛膝 15g、枳实 15g、六月雪 30g、酒大黄 9g、清半夏 9g、知母 9g、白豆蔻 6g、酒山茱萸 20g、黄芪 45g、干姜 3g、水蛭 3g。每日 1 剂，水煎每次服 200ml。

叮嘱患者注意清淡饮食，进食容易消化食物，限制肉类摄入。

复诊（2014 年 4 月 8 日）：查血肌酐 308μmol/L，24 小时尿蛋白定量 0.20g。患者胃部嘈杂等不适症状缓解，调整药方去知母，每日 1 剂，病情逐步稳定控制，疗效巩固。追踪病情，患者基本稳定，排尿情况较前改善。

按语：慢性间质性肾炎，属于中医“尿浊”“腰痛”“水肿”等范畴，中医治疗当以清热解毒，利湿化浊为主要治疗原则。慢性间质性肾炎的病因病机不外乎外感与内伤合而为病，其病本为正虚，标实为热毒之邪，病机为外感热毒之邪，沿卫气营血迅速传变，火热灼伤阴液，伤及血分；内因肺脾肾俱虚，致肺失通调，脾失健运，肾失开合，而水运失司。内外合病，或为热毒内侵，或为湿热壅盛。清热解毒，利湿化痰外可祛热毒之邪，内可强肺脾肾之气。故以黄连温胆汤清热解毒，利湿化浊，可取得较好疗效。

第三节 梗阻性肾病

梗阻性肾病常常由于肿瘤、结石、前列腺肥大等因素引起，尿路梗阻最常见，而尿路梗阻所致的肾损害，称为梗阻性肾病。其严重程度取决于梗阻的程度、部位、梗阻的持续时间及有无并发感染等。肾脏的病理改变与一般的梗阻性肾病相同。

泌尿系统大部分是管道器官，肾盏、肾盂、输尿管、膀胱和尿道的任何部位的梗阻，最终都将引起肾脏的积水和肾功能的减退甚至丧失。泌尿外科多数疾病都可能引起某一部位的梗阻，无论是机械性梗阻还是动力性梗阻，因此泌尿系统梗阻时泌尿系统疾病的常见表现，并不是一个独立的疾病。膀胱以上的梗阻，仅影响一侧肾脏，而膀胱以下的梗阻，由于膀胱的缓冲，对肾脏的影响一般比较晚，一旦梗阻加重引起肾积水，造成的损害是双肾，容易引起肾衰竭。

本病属中医的“腰痛”“淋证”“癃闭”等疾病范畴。

一、 中医病因病机

老年人梗阻性肾病多因肿瘤、结石、前列腺肥大、感染等原因所致。中医认为本病的形成，多因外邪入侵，蕴结下注；或毒邪停聚，阻塞尿路；或脏腑虚损，气化不利，水道不通所导致。病位在肾和膀胱，但与肺、脾、肝、三焦关系密切。

二、 西医病因病理

泌尿系统梗阻的病因很多，可以是机械性的，也可以是动力性的，以机械性梗阻占大多数。有先天性原因，也可以是后天性疾病引起。梗阻原因除泌尿系统本身的梗阻性病变以外，也可以由泌尿系统外的疾病造成。临床上尚有所谓医源性梗阻，如妇科或外科手术、盆腔放射治疗等所致的泌尿系统梗阻性疾病。不同年龄和性别的患者有一定的区别，小儿先天性畸形多见，成人常见病因包括泌尿系结石、创伤、炎症、结核和肿瘤，老年男性常见的病因是前列腺增生，女性则可能与妇产科疾病有关。

三、 临床表现

梗阻性肾病主要临床表现为腰部及侧腹部胀感，甚或钝痛、绞痛，多尿、夜尿，尿流变细，排尿不畅或中断，甚则无尿，若严重梗阻多有肾积水，肾肿大可摸及且有触痛。若下尿路急性完全性梗阻，可迅速出现急性肾衰竭；不完全性尿路梗阻常并发尿路感染，发病后期，血清肌酐及尿素氮增高，最后发生慢性肾衰竭。

四、 诊断与鉴别诊断

肾梗阻性疾病的诊断应该包括梗阻的病因、部位和对肾功能损害的程度。

（一）一般检查

注意有无尿毒症的全身性改变，包括贫血貌、皮肤灰棕色、恶心呕吐、呼吸深、高血压、出血倾向等。检查肾脏是否增大，肾区有无压痛和叩击痛，腰肌有无刺激症状。

（二）实验室检查

血常规、尿检查，注意是否存在氮质血症、酸中毒和电解质平衡失调，尿细菌培养了解感染细菌情况，尿找结核杆菌和尿脱落细胞学检查有助于病因的诊断。

（三）泌尿系统造影

泌尿系统梗阻性病变需要造影检查时，均须先拍泌尿系统X线平片（KUB），包括：静脉尿路造影；逆行上尿路造影；肾穿刺造影。

（四）电子计算机断层扫描（CT）

CT可以发现肾积水，同时可用于梗阻性疾病的病因诊断。注射造影剂以后，可以观察到梗阻的部位，运用三维重建技术，可以更清楚地显示梗阻部位及梗阻的原因。CT可以发现肿大的淋巴结、肾脏的肿瘤、结石、骨破坏、后腹膜纤维化、盆腔肿瘤、前列腺增生和肿瘤等疾病。

（五）超声检查

B超检查是目前最常用的检查之一，使用简便无损伤，可以发现肾积水、肿瘤、结石等疾病。在超声引导下的肾盂穿刺引流，是缓解梗阻症状最常用的手段。

五、 治疗

（一）中医治疗

1. 辨证治疗

（1）湿热蕴结

症状：腰部胀满不适甚至疼痛，小便不畅或频急，尿短赤，或尿血，或伴发热寒战，小腹胀满，纳差，大便不畅，舌红苔黄腻，脉滑数。

治法：清热利湿，利尿通淋。

代表方：八正散。

处方举例：木通 10g、车前子 15g（包煎）、萹蓄 12g、滑石 15g、大黄 8g、栀子 12g、泽泻 12g、牛膝 12g、黄柏 10g、甘草 10g。血尿甚者，加白茅根、生蒲黄、藕节；兼心烦，口舌生疮者，合用导赤散；阴伤口干咽燥，手足心热者，改用滋肾通关丸加生地黄、车前子、牛膝等；若湿热壅结三焦，气化不利者，可用黄连温胆汤加减等。

（2）血瘀浊滞

症状：小便滴沥不畅，或尿如细线，小腹胀满疼痛，可触及包块，小便刺痛，或尿中夹有砂石、血块，舌唇紫暗，或有瘀点，脉弦或涩。

治法：活血化瘀，化浊通闭。

代表方：桂枝茯苓丸。

处方举例：桂枝 9g、茯苓 15g、当归 10g、牡丹皮 15g、赤芍 12g、桃仁 10g、穿山甲 15g、怀牛膝 15g、生地黄 20g、甘草 6g。尿中有砂石者，加金钱草、海金沙、鸡内金、冬葵子；血尿甚者，加用三七粉、琥珀粉等；若尿闭胀痛难忍者，加麝香少许吞服；气血两虚者，加黄芪、太子参等。

（3）气阴两虚，湿浊内蕴

症状：腰腹钝痛，触之有包块，日渐增大，尿频急或滴沥不畅，色如洗肉水，或夹有血块，或有异味，小腹坠胀，小便欲出而不得，神疲乏力，纳差呕恶，口干低热，舌淡或红，少苔，脉沉细无力。

治法：滋阴益气，清热解毒。

代表方：大补元煎。

处方举例：党参 20g、山药 20g、生地黄 24g、山茱萸 12g、枸杞子 15g、牡丹皮 12g、当归 10g、益母草 20g、半枝莲 15g、白花蛇舌草 15g。若中气亏虚者，可加用补中益气汤合清热解毒之品；若阴虚火旺者，加知母、地骨皮、龟板等。

（二）特色治疗

（1）通淋排石合剂、化瘀排石合剂、益肾排石合剂

每次 40ml，每日 2～3 次。主治尿路结石。

(2) 通瘀灵

每次4片，每日3次。主治梗阻性肾病血瘀阻滞型。

(三) 其他疗法

(1) 单方验方

①玉米须50g、车前子20g、生甘草10g，加水500ml煎取400ml，去渣温服，每日3次。适用于湿热内蕴之小便不利。②牛蒡煎：新鲜牛蒡叶汁、生地黄汁各等量，加水适量，煎三五沸，调滑石粉服用。主治阴虚癃闭。③蜣螂粉：蜣螂适量，研成细粉，每日3g，开水送服。治前列腺肥大症。

(2) 针灸

针刺足三里、中极、三阴交、阴陵泉等穴，反复提插捻转，强刺激。体虚者灸关元、气海穴；亦可按摩膀胱区。

(3) 食疗

①芡实茯苓粥：芡实、茯苓各等量，以粳米煮粥常服之。主治中气不足之癃闭。②黄芪60g、鲜鲤鱼1尾（250～500g），煮汤饮，肉可食。主治气血两虚之小便不利，本粥宜间断服食。③白茯苓粉15g、粳米50g，同煮食用。主治中气不足之癃闭。

(四) 西医治疗

治疗原则是解除梗阻和控制感染。在梗阻解除前后应注意水和电解质平衡。如伴有急性肾衰竭，应先行血液透析，继之行手术解除梗阻。

六、临证思路

梗阻性肾病常常属于中医肾病治疗中的难点，需要结合现代医学处理，包括手术等方案。中医辨证本病分为实证与虚证两大类。实证以清热利湿、活血化瘀为主要治则，常用八正散合萆薢分清饮及桃红四物汤加减化裁，普通治疗药物难以达到理想效果，活血化瘀常需使用到破血行血等峻猛之类药物，如三棱、莪术等。虚证治则是滋肾阴、温肾阳，补中益气，升清降浊，常用右归丸及补中益气汤等。另外本病发生发展过程中，经常存在虚实夹杂的情况，需要扶正与祛邪同用。

七、预后

梗阻性肾病的预后取决于梗阻的部位、梗阻的持续时间及有无并发感染等因素的影响。若早期明确病灶，积极治疗，预后良好；若误治失治，则可导致肾功能不全，预后不良。

病情初起多以湿热、浊瘀、邪毒和砂石邪实为主，正气未损，若积极治疗，预后尚好；若病情迁延或久治误治而致正气亏损，脾肾衰败及气血阴阳不足，则预后甚差。

八、预防调节

①多饮水，但是避免矿物质含量过高的硬质水。②加强运动，促进新陈代谢。③限制嘌呤高的食物摄入，避免尿酸过高，出现结石。

九、临床验案

患者彭某，男，50岁，初诊日期为2017年3月2日。因“右侧腰痛2年，伴尿血5日”就诊。患者2年前出现右侧腰痛，阵发性绞痛，间断伴有尿血出现，曾在当地医院就诊，B超检查发现右肾有结石，大小不祥，间断服药治疗，未行复查。5日前，突发出现右侧腰痛加重，胀痛刺痛为主，伴有血尿，量较多，鲜红色，部分夹有血块，未出现发热，双下肢乏力，尿频急。随后到门诊就诊，目前患者右侧腰痛明显，并向右侧中腹、下腹放射痛，小便黄浊赤，尿频急，大便硬，无发热。既往5年前有肾结石体外碎石后。体格检查：体温37.2℃，血压138/86mmHg（18.4/11.5kPa），右肾叩击痛明显，右侧中腹轻压痛，无反跳痛。舌质淡红，苔白，脉沉弦。尿常规示白细胞56个/UL，红细胞3862个/UL；双肾B超提示右侧输尿管上端扩张，伴中等量积液形成。

中医诊断：腰痛（肾阳不足，血络瘀阻证）。西医诊断：输尿管结石并梗阻（右侧）。治疗：活血化瘀，利尿通淋，温肾助阳。处方：金钱草45g、三棱15g、莪术15g、桃仁15g、赤芍20g、海金沙15g（包煎）、石韦15g、皂角刺10g、王不留行

30g、大黄 7g、乌药 15g、桂枝 10g、枳实 10g、熟地黄 20g、制附子 10g（先煎）、威灵仙 10g、甘草 10g。7 剂，每日 1 剂，水煎服。

复诊：服药后自觉腰痛明显减轻，尿路症状明显好转，尿检查白细胞、红细胞明显减少，持续用药 10 剂。嘱多饮水。

患者先后复诊 5 次，治疗时间 40 日，患者诉从尿液中排出砂石，有忽然排出后全身舒畅感。复查 B 超检查示双肾未见异常。右侧输尿管梗阻已经解除，未见积液。嘱继续使用中药 1 周后暂停。后续随访未出现不适症状。

按语：梗阻性肾病最常见原因为输尿管结石梗阻，多由膀胱湿热久蕴，煎熬水液，日积月累，聚为砂石。砂石阻塞尿路，则排尿艰涩不畅。结石积聚膀胱则影响其气化功能，尿出不利，甚则欲出不能，窘迫难受，痛引小腹；结石滞留于肾，则影响肾司二便之职。砂石阻滞，则气血运行不畅而瘀滞，故不通则痛，砂石伤络则出现尿血，若久病耗伤肾中阳气，不能正常运化水湿，则水湿聚集，而发为肾积水。本病初始多为实证，久病伤及正气，或为气虚，或为阴虚，或为肾气不足，而砂石未去，故为虚实夹杂之证。在治疗上常采用消补兼施，寒温并用之方法，故临床能取得较好疗效。特别是肾积水，往往是肾阳虚衰，无力祛邪的表现，故肾积水常用温阳化气之品，这是取得疗效的关键。

第四节　尿酸肾病

由于嘌呤代谢紊乱引起体内尿酸积聚，或因肾脏排泄尿酸减少而引起高尿酸血症，尿酸及其盐类沉积于肾脏产生的病变，称尿酸肾病或称痛风肾病。

血尿酸水平过高对人体健康相当有害，不仅可以导致痛风、结石和急、慢性肾衰竭，近年来更多的证据表明，高尿酸血症本身对肾脏和心血管系统有着直接的损伤作用，是肾脏病和心血管疾病的独立危险因素。长期痛风有显著的肾损害者占 41%，85%为男性。25%患者死于肾衰竭。

根据尿酸肾病的临床表现，本病多归属中医学“痹证”“淋证”“腰痛”等范畴。

一、 中医病因病机

高尿酸血症是形成尿酸肾病的直接原因。而原发性高尿酸血症的产生原因目前认为主要由嘌呤代谢紊乱所致。导致嘌呤代谢紊乱的因素除与超高蛋白饮食、嘌呤代谢过程中酶活性变化（次黄嘌呤——尿嘌呤磷酸核糖转换酶活性降低，磷酸核糖焦磷酸合成酶和黄嘌呤氧化酶活性升高）有关外，部分仍未明确。继发性高尿酸血症的发生常由恶性肿瘤引起，特别是在化疗时发生。此外，其他情况如慢性肾衰竭、饥饿、利尿药等药物的使用及一些过多的有机酸，均可导致尿酸增高。尿酸肾病的发病机制一般认为是尿酸沉积肾脏引起的间质化学炎症，晚期导致间质纤维化，小动脉硬化、肾小球硬化，或尿酸结晶在肾小管内急骤沉积，使尿流梗阻而发生急性肾衰竭。

中医对本病的病因病机认识一般认为，与素体虚弱、卫表不固，或住所潮湿，风寒湿邪外侵，流注经络关节，气血为邪所闭而成本病；或因饮食不节，过食鱼虾肉类肥甘厚味之物，损伤脾胃，致痰湿内生，化瘀化热，痰湿热瘀或痹阻关节，或灼阴烁液、熬煎成石，或入脏及肾，肾络痹阻而成本病。

二、 西医发病机制

尿酸肾病与尿酸是否导致心血管疾病一样，对于尿酸是否可以导致肾病，多年来一直存在争议。由于早期的动物实验多为急性高尿酸血症模型，其导致的损伤也主要是急性高尿酸后尿酸在肾脏结晶引起的梗阻性损伤，这与临床上常见的慢性高尿酸血症不很相符。近几年出现了利用尿酸氧化酶抑制剂在啮齿类动物中构建的慢性高尿酸血症，使尿酸对肾脏及心血管的作用机制得以深入研究。临床上尿酸或尿酸盐导致的肾脏损伤不仅仅是由于尿酸盐的结晶导致的梗阻，更主要的是尿酸结晶可以启动炎症反应。细胞的吞噬或者内吞带有阴离子的晶体可以激活补体系统和炎症细胞，并伴有细胞因子和其他介质如肿瘤坏死因子和白介素-8等的释放。受影响组织的实质细胞如滑膜细胞和肾脏的肾小管细胞，也能内吞尿酸晶体，也能够释放细胞因子，使局部炎症反应放大。最近的研究表明，可溶性尿酸盐对于肾脏和血管细胞也有损伤作用。

三、 临床表现

（一）全身表现

1. 痛风性关节炎急性发作

常因疲劳、精神紧张、饱食、酗酒、感染、关节外伤等诱发。受累关节以跖趾关节为多，其次为踝、手、腕、膝和肘关节，尤以第一跖趾关节最为常见。关节疼痛开始数小时后出现显著的红肿热痛等过敏症状，夜间起病、加重者居多，肩、髋等大关节较少累及，但一旦受累常有渗出液。

2. 慢性关节炎及痛风石

痛风性关节炎反复发作进入慢性阶段，尿酸盐在关节内沉积逐渐增多，引起关节骨质侵蚀缺损及周围组织纤维化，使关节发生僵硬畸形，活动受限。此外，尿酸盐结晶可在关节附近肌腱、腱鞘及皮肤结缔组织中沉积，形成黄白色、大小不一的痛风结节（或痛风石），常发生于耳轮、前臂伸面、跖趾、手指、肘部等处。在关节附近的结节，容易溃破成瘘管，可有白色粉末状尿酸盐结晶排出。

（二）肾损害表现

1. 间质性肾炎

由尿酸盐结晶沉积于肾组织所引起。早期仅有蛋白尿和显微镜血尿，随着病程进展，肾功能逐渐减退，现夜尿增多、尿比重偏低、氮质血症，最后发展成尿毒症。

2. 急性肾衰竭

大量尿酸结晶广泛阻塞肾小管腔，导致尿流梗阻而产生急性肾衰竭症状。

3. 尿路结石

20％～25％原发性痛风患者并发尿酸性尿路结石，较大结石者常引起肾绞痛、血尿和尿路感染症状。

（三）实验室及其他检查

（1）尿液检查

尿呈酸性，可见蛋白尿、血尿，24 小时尿酸排出量大于 1.5g。

（2）血液检查

血尿酸增高。

（3）肾功能检查

血肌酐、尿素氮可升高；酚红排泄试验、莫氏比重试验可异常；肾图可呈梗阻图形。

（4）X 线检查

病灶骨质可见圆形或不规则缺损。

（5）肾活检

肾髓质沉淀集结双折光尿酸结晶。

四、诊断与鉴别诊断

（一）诊断

①有长期高蛋白饮食、肿瘤和放化疗史，30 岁以上男性常有家族遗传史。②关节炎的症状与体征，多在夜间或酒后突发关节痛，以趾关节为著，局部红、肿、热、痛，功能受限，常伴有发热、血象增高、血沉加快等。③血尿酸：男性大于 420μmol/L，女性大于 360μmol/L。④尿异常：尿呈酸性，尿液有蛋白，血尿，24 小时尿酸排泄量大于 1.5g。⑤肾功能损害：内生肌酐清除率下降，酚红排泄试验下降，尿比重低且固定，血肌酐、尿素氮升高。⑥尿排石史，结石成分为尿酸盐。

尿酸肾病的诊断在原发性高尿酸血症确定后，临床具备上述④、⑤、⑥条件之一项以上者即可诊断。

（二）鉴别诊断

1. 肾衰竭引起的高尿酸血症

鉴别要点：①尿酸肾病的血尿酸和血肌酐升高不成比例，血尿酸/血肌酐大于2.5，以尿酸升高较突出，而肾衰竭引起的高尿酸血症，尿酸和血肌酐成比例上升。②尿酸肾病常有痛风性关节炎表现，而肾衰竭继发的高尿酸血症则很少有。③尿酸肾病高尿酸血症出现于氮质血症之前，而急性肾衰竭继发的高尿酸血症则出现于氮质血症之后。

2. 类风湿关节炎

本病引起关节僵硬畸形时，易与痛风肾病之关节损害混淆。但类风湿关节炎多发生于中、青年女性，好发于手指小关节和腕、膝、踝、骶髂和脊柱等关节，表现为游走性对称性关节炎；且血尿酸不高，类风湿因子多阳性，X线示关节面粗糙，关节间隙狭窄，甚至关节面融合，与尿酸肾病骨质缺损有明显不同。

3. 化脓性关节炎与创伤性关节炎

尿酸肾病之急性关节炎症状易与化脓性关节炎或创伤性关节炎混淆，但后两者血尿酸不高，滑囊液检查无尿酸盐结晶，创伤性关节炎常有较重受伤史，化脓性关节炎滑囊内含大量白细胞，培养可得致病菌，可作鉴别。

五、治疗

（一）中医治疗

1. 辨证治疗

（1）湿热痹阻

症状：关节灼热疼痛，甚如刀割，昼轻夜甚，不可屈伸，皮肤红肿，或发热恶风，口渴烦躁，小便黄赤，舌质红，苔黄腻，脉弦数。

治法：清热利湿，活血通络。

代表方：宣痹汤、二妙散、犀角汤。

处方举例：防己 15g、栀子 15g、连翘 15g、滑石 30g、薏苡仁 20g、蚕砂 30g、赤小豆 30g、海桐皮 20g、苍术 10g、黄柏 10g、羚羊角 30g、桑枝 30g、豨莶草 30g。恶风者，可加姜活 12g、防风 10g；发热口渴者，加生石膏 30g、知母 12g。

(2) 寒湿痹阻

症状：关节疼痛重着，遇寒痛甚，得温痛减，屈伸不利，皮肤麻木不仁，触之不热，形寒肢冷，舌淡，苔白腻，脉弦紧或沉紧。

治法：温阳祛寒，除湿止痛。

代表方：乌头汤、蠲痹汤。

处方举例：制川乌 10～30g、麻黄 6～10g、白芍 15g、黄芪 30g、姜活 15g、独活 15g、桂枝 10g、秦艽 15g、当归 15g、川芎 10g、乳香 10g、姜黄 15g。若湿重者，加防己 15g、苍术 15g、薏苡仁 30g、蚕砂 30g；瘀滞者，酌加桃仁 15g、红花 10g、炮山甲 15g、皂角刺 10g。

(3) 湿热下注

症状：尿中时夹砂石，小便艰涩，或排尿时突然中断，尿道灼热刺痛，腰酸绞痛难忍，痛引少腹，或尿中带血，舌红或暗红，苔薄黄或黄腻，脉弦或数。

治法：清热利湿，通淋排石。

代表方：八正散、石韦散。

处方举例：石韦 30g、冬葵子 15g、车前子 20g、瞿麦 15g、滑石 30g、金钱草 30g、海金沙 20g、鸡内金 15g、大黄 9g、山栀子 15g。腰痛如绞者，加白芍 30g、甘草 6g、川楝子 15g；尿血明显者，加白茅根 30g、小蓟 30g、三七 6g；兼血瘀者，加桃仁 15g、牛膝 15g、三棱 10g、莪术 10g 等；结石日久，气血不足者，加黄芪 30g、当归 15g、熟地黄 15g。

(4) 湿热蕴结

症状：尿少尿闭，纳呆厌食，恶心呕吐，口中尿臭，烦躁，发热口干，胸闷腹胀，严重者见神昏抽搐，苔黄腻，脉滑数。

治法：清热化湿，泄浊和胃。

代表方：黄连温胆汤、甘露消毒丹。

处方举例：黄连 10g、法半夏 15g、竹茹 10g、茯苓 20g、陈皮 20g、大黄 10g、紫苏叶 15g、藿香 15g、石菖蒲 15g、滑石 30g、黄芩 12g、茵陈 20g、白豆蔻 15g。神昏者，加服安宫牛黄丸 1 只，分 2 次口服；抽搐者，加羚羊角 30g、钩藤 20g。

(5) 脾肾气虚

症状：神疲乏力，腰膝酸痛，面色少华，纳差腹胀，大便稀溏，夜尿增多，舌质淡胖、边有齿印，苔白或白腻，脉沉缓。

治法：健脾补肾益气。

代表方：益气补肾汤、参芪地黄汤。

处方举例：党参 20g、黄芪 20g、白术 15g、茯苓 20g、山药 30g、山茱萸 15g、熟地黄 15g、泽泻 15g、巴戟天 15g。兼湿浊者，可加法半夏 15g、土茯苓 30g、薏苡仁 30g、苍术 15g；夜尿多者，加芡实 15g、桑螵蛸 15g、金樱子 30g；兼瘀者，可加益母草 30g、丹参 20g、川芎 10g、赤芍 12g 等。

(6) 气阴两虚

症状：面色无华，头晕耳鸣，腰膝酸痛，神疲乏力，气短自汗，手足心热，心悸少寐，口咽干燥，纳少腹胀，舌质红，苔少，脉细或细弦。

治法：益气养阴。

代表方：参麦地黄丸。

处方举例：人参 10g、太子参 30g、麦冬 15g、生地黄 20g、山药 20g、山茱萸 15g、茯苓 20g、泽泻 15g、牡丹皮 10g。阴虚内热显著者，加知母 10g、黄柏 9g、地骨皮 20g；心烦少寐者，加夜交藤 30g、酸枣仁 15g；纳呆呕恶者，加黄连 10g、紫苏叶 15g、竹茹 10g、法半夏 15g、谷芽 30g、麦芽 30g。

2. 其他疗法

(1) 单方验方

①川萆薢 30g、土茯苓 30g、苍术 15g、黄柏 12g、牛膝 12g、薏苡仁 30g、木瓜 20g、五加皮 15、土鳖虫 6g、延胡索 10g、车前草 30g。水煎服，每日 1 剂，用治湿热内蕴、瘀血阻络型痛风肾病。②黄芪 20～30g、丹参 10～15g、淫羊藿 6～30g、薏苡仁 15～30g、桑枝 30g、蚕砂 10g（包）、秦艽 6～10g、益母草 15～30g。水煎服，每日 1 剂，用治尿酸肾病可降低血尿酸及血肌酐、尿素氮。③猫须草 60g，水煎内服，每日 1 剂。本品具有清热利湿、溶石排石利尿作用。可用治尿酸肾病结石患者。

(2) 针刺疗法

取膀胱俞、中极、阴陵泉、三阴交、委阳、然谷穴。每日针刺1次，10日为一疗程。用于尿酸肾病结石患者。

(二) 西医治疗

1. 一般治疗

饮食应注意少进食含嘌呤高的食物（动物心、肝、肾、脑及沙丁鱼、蠔等），或酒，避免诱发因素，避免使用抑制尿酸排出的药物（如呋塞米和噻嗪类利尿药），注意多饮水和碱化尿液，碱化尿液可予碳酸氢钠每日4～6g或枸橼酸钠每次10ml，每日3次。

2. 增加尿酸排泄药物

肾功能正常、尿酸排泄在正常范围者，可选用阿司匹林，每日3g。丙磺舒，每次0.25g，每日2次，1周后加量0.5g，每日2次。磺吡酮作用较丙磺舒强几倍，但肾功能障碍时，其作用明显降低。开始每次50mg，每日2次，以后渐增至每日200～400mg。常见副作用为发热、皮疹和白细胞减少等过敏或毒性作用。苯溴马隆（苯溴酮），为强有力的利尿酸药，用量为每日25mg，以后可加量至每日50～100mg。急性期忌用，以免引起转移性痛风性关节炎。应用本药期间，一定要注意碱化尿液，以防尿石形成。

3. 抑制尿酸生成的药物

别嘌呤醇是尿酸合成抑制剂。对尿酸肾病、肾结石和痛风结节肿的患者均适用，与排尿酸药合用疗效更好。常用剂量为每日300～400mg。副作用有发热、皮疹、恶心、白细胞及血小板减少、肝功能损害等。

4. 急性痛风性关节炎治疗

秋水仙碱，对本病有特效。开始每小时0.5mg或每2小时1mg，至症状缓解或出现恶心呕吐、腹泻等肠胃道副反应时停用，一般需4～8mg，症状可在24～48小时内控制，以后可给每次0.5mg，每日2～3次，维持数日后停药。副作用主要有对骨髓的抑制和肝功能的损害。吲哚美辛，开始每次 25～50mg，每日 3 次，症状减轻后，每次 25mg，每日 2～3 次，连服 2～3 日。副作用有胃肠道刺激、水钠潴留，头晕、头痛、皮疹等，有活动性消化道溃疡者禁用。吡罗昔康片，每日 20mg，1 次顿服，偶有肠胃道反应，长期用药应注意血象及肝肾功能。萘普生（消痛灵），每日 500～750mg，分 2 次服用，胃肠道反应较小。

5. 肾衰竭治疗

参照急、慢性肾衰竭治疗方法进行处理。

六、临床思路

尿酸肾病的临床研究近年逐渐引起重视并取得一定进展。目前的研究显示，我国痛风发病率近年直线上升，尿酸肾病亦有明显增加，且南方城市病人的上升速度比北方城市快，男性占 90%以上，患者多为肥胖、高脂血症、高嘌呤饮食及酗酒者。这种变化认为可能与社会经济发展，生活水平提高，人们饮食结构改变有关。西医对本病的治疗，一般采用丙磺舒促进尿酸排泄，以别嘌呤醇抑制尿酸的生成，用秋水仙碱消炎止痛。近年，在促进尿酸排泄的药物应用方面，更多使用具有副作用少、促尿酸排泄力强特点的苯溴马龙（痛风利仙）药物。

中医对本病的临床研究，在病因方面，有人认为有外因、内因之分，外因为风、寒、湿、热之邪侵袭；内因为饮食不节，嗜食肥甘，七情劳倦内伤，也有人则认为多因脾肾虚弱、脉络瘀阻、湿热壅滞而致肾络痹阻。但一般认为，本病多由素禀不足，肾虚脾弱，饮食不节，或他病及肾，药毒损伤，致湿邪痰浊瘀血聚于肾络，阻滞于经脉关节所致。在病机方面，有人强调本病以气阴两虚为基本病机，亦有人认为以痰浊内蕴、瘀血阻络为主。多数人认为本病属于本虚标实、虚实夹杂之证。早期邪实为主，中晚期则虚实兼有，正虚以肝肾阴虚、脾肾阳虚、气阴两虚多见；邪实以湿痰热瘀为主。在治疗研究方面，有的以专方专药治疗为主，如目前有报导应用化湿泄浊祛瘀方（川萆薢、土茯苓、苍术、黄柏、牛膝、薏苡仁、木瓜、五加皮、土鳖虫、延胡索、车前草）加减治疗痛风肾病 20 例，结果显效 11 例，好转 6 例，无效 3 例，总有效率达 85%。用养阴活血祛痰方（生地黄、玄参、北沙参、丹参、泽兰、川芎、萆薢、土茯苓、胆南星、赤芍、莱菔子、山楂）加减治疗尿酸肾病 31 例，有效率达

98.8%。更多人则主张分型辨证施治。1999 年海口全国中医肾病专题研讨会拟订了尿酸肾病中医证型标准试行方案，该方案根据本病的一般发病规律和中医“急则治标，缓则治本”的原则，采取分期（急性发作期和慢性期）分证的分型标准，急性发作期以痹痛、石淋论治，概括了本病急性关节炎或慢性关节炎急性发作以及尿酸结石梗阻或并发尿路感染的证候特点。其中痹痛分湿热蕴阻和寒湿痹阻型；石淋分湿热下注及气血阻滞型。慢性期以正虚为本，邪实为标，标本结合全面反映本病某阶段的病机，根据标本轻重，指导扶正祛邪的侧重。本证分脾肾气虚、肝肾阴虚、脾肾阳虚、气阴两虚、阴阳两虚型；标证分湿热、水湿、痰湿、湿浊、寒湿、瘀血六型。

七、 预后

一般来说，尿酸肾病若能早期得到诊断和治疗，肾功能无明显受损者，预后较佳。反之，若肾功能受损严重者，则病情较重，预后较差。中医认为，本病“入腑则病浅易治，入脏则病深难治”。

八、 预防调护

①调整饮食，减少嘌呤含量高的食物摄入，如羊肉、动物内脏、鸽肉及虾蟹鱼肉等海产品、扁豆、豌豆、菜花、菠菜等。②多饮水及碱化尿液。③严格控制饮酒，戒酒为佳。④避免受凉或过度疲劳。

九、 临床验案

患者张某，男性，54 岁，初诊日期为 2004 年 12 月 26 日，因“反复踝、膝关节肿痛 3 年”就诊。患者 3 年前经常喝啤酒后出现反复双踝关节、膝关节红肿疼痛，伴全身轻度浮肿，发作时皮肤红肿，疼痛剧烈，不能活动，困倦乏力，伴有发热，口苦口臭，尿黄赤，大便硬结。既往高血压病史 2 年，维持口服降压药物治疗，血压控制平稳。体格检查：体温 38.6℃，双踝关节、右侧膝关节红肿，触痛明显，不能屈伸。舌质红，苔白厚，脉弦数。辅助检查：血分析提示白细胞计数 12.0×10^9/L，中性粒细胞比率 0.86，血尿酸 568μmol/L；生化 8 项提示血肌酐 170μmol/L；C 反应蛋白

86mg/L；B超提示右肾结石，大小约2.4mm×3.6mm。

中医诊断：痹证（湿热闭阻证）。西医诊断：痛风性关节炎，尿酸肾病。治法：清热祛湿，活血化瘀，通络止痛。处方：当归15g、赤芍12g、川芎10g、熟地黄15g、桃仁12g、红花12g、忍冬藤30g、海风藤30g、独活12g、苍术12g、黄柏12g、川牛膝12g、威灵仙18g、秦艽12g、仙鹤草12g、薏苡仁30g、黄芪12g、白术10g、泽泻15g、白茅根15g。上方每日1剂，水煎服。

叮嘱禁食辛辣肥甘厚味，禁老火汤、海鲜、啤酒。多饮水。

复诊：4日后关节肿痛消失，坚持后续治疗，经过一个月时间，患者临床症状消失，各种化验指标恢复正常，随访两年无复发。

按语：尿酸肾病，属于中医学"痹证"范畴，中医学认为由于患者素体虚弱，卫外不固，复感外邪，内外相因，风寒湿热流注经络关节，淫居于脉道之中，日久邪气缠绵不去，血滞成瘀，深入骨骼而成痹证。若痹证进一步进展，病邪郁久化热，或病邪由浅入深，由经络入脏腑，则产生相应的脏腑病变。邪伤肾阴，阴虚内热，热灼津液，产生杂质，沉于肾与膀胱，形成砂石，则成为"石淋"。其病变初期在关节经络，后期则伤及肾脏，既可表现为肾虚内热，砂石阻滞，又可表现为肾气亏损，封藏失职，甚至脾肾双亏，湿浊留滞，而形成"关格"危证。本病治疗以清热祛湿，活血化瘀，通络止痛为基本法则，疗效显然。

第五节　肾性尿崩症

尿崩症有因下丘脑-垂体后叶病变使机体抗利尿激素分泌和释放减少或完全缺乏所致的中枢性尿崩症及因肾小管对抗利尿激素（ADH）不起反应而引起的肾性尿崩症。本章主要介绍肾性尿崩症。肾性尿崩症是指血浆ADH正常甚或增高情况下，肾脏不能浓缩尿液而持续排出稀释尿的病理状态，患者的尿比重常常持续低于1.005或尿渗透压低于200mOsm/kg·H_2O。有先天性和后天性两大类，前者系遗传性肾小管病，即家族性肾性尿崩症；后天性者，乃因各种原因损害了肾髓质的高渗功能，使尿液浓缩受到影响，但对ADH仍有一定的反应，又被称为继发性或不完全性抗ADH性尿崩症。

中医无肾性尿崩症病名，根据本病的临床表现，可归入中医学“消渴”范畴。

一、中医病因病机

先天性肾性尿崩症属性连锁显性遗传性疾病，由女性遗传，男性发病。患者机体抗利尿激素不缺乏，但远端肾小管和集合管对抗利尿激素不敏感（无论是内源性或外源性抗利尿激素）。后天性肾性尿崩症常由慢性肾盂肾炎、梗阻性肾病、镇痛剂肾病、肾小管性酸中毒、肾小管坏死、肾髓质囊性病、海绵肾和多发性骨髓瘤等病，引起肾髓质浓缩功能障碍。中医认为，本病的发生，与先天禀赋不足、饮食不节、情志失调、邪热内盛和久病劳倦等因素有关。

1. 禀赋不足

先天不足，肾阳虚衰，不能固摄束液，津液直下而引起本病；或肾阴虚弱，“无阴则阳无以化”，以致肾气失固，发为本病。

2. 饮食不节

长期嗜食肥甘厚味、辛热刺激之品，损伤脾胃，积热内蕴。脾胃虚弱，气血生化之源不足，日久导致肾精亦亏；脾虚不能升清降浊，可致津液直下；积热日久，耗伤肾阴，均可引起本病。

3. 情志失调

长期精神刺激，肝气郁结，日久化火，耗伤真阴，可导致本病的发生。

4. 邪热内盛

外感或内伤邪热亢盛，耗伤肺肾阴津，使肺失敷布、肾失固摄而产生烦渴多饮，尿多等症状。

5. 久病劳倦

久病不愈，脾肾亏虚；或体劳、房劳过度，脾肾两虚，均可导致脾失转输、升清，肾失固摄，从而发为本病。

综上所述，本病病位主要在肾，涉及肺、脾、肝诸脏，其病机特点是脾肾亏虚为本，阴虚燥热为标。在疾病的不同阶段，病机特点也不相同，早期以阴虚燥热为主，病程日久则以脾肾亏虚为主。

二、 西医病因病机

肾性尿崩症，是指在血 AVP 水平正常或轻度升高情况下，肾脏不能浓缩尿液，而排出大量稀释尿。肾性尿崩症可分为原发性肾性尿崩症（即遗传性加压素尿崩症）和继发性肾性尿崩症两类。肾性尿崩症是指肾脏对 ADH 作用不敏感而导致的一种持续排出低渗透压尿液的一种多尿状态。其临床特点是：尽管血液中有充足的 ADH，机体仍然排出持续的低渗尿，对外源性的 ADH 无反应，或在部分肾性尿崩症的患者仅有较弱的反应。肾性尿崩症也可分为完全性肾性尿崩症（肾脏对 ADH 或外源性药物完全没有反应）和部分性肾性尿崩症（肾脏对药物剂量的 ADH 有部分反应）。

三、 临床表现

1. 临床表现

起病缓慢，有烦渴、多饮、多尿、瘦弱无力、食欲不振、焦虑失眠、皮肤干燥、记忆力减退、头痛头晕、便秘、心悸等症状，常伴电解质紊乱、发热、视力减退等。如烦渴而饮水过多可发生水中毒，出现头痛剧烈、恶心呕吐、体温下降、精神错乱、惊厥、昏迷，甚至死亡。儿童患者可出现智力差、生长发育不良，尿量太多可合并巨大膀胱和输尿管积水等。

2. 实验室检查

（1）尿液

成人每日尿量在 4000ml 以上，多者超过 100000ml，儿童在 2000ml 以上，比重低于 1.006（不典型者可达 1.012），渗透压多为 150～1800mOsm/kg · H_2O。

（2）高渗盐水试验

静脉输入高渗盐水（2.5%～3.0%氯化钠液体），使血浆渗透压升高。肾性尿崩症患者对本试验无反应。

(3) 血浆抗利尿激素测定

正常人血浆 ADH 为 1～5U/ml，肾性尿崩症患者的血浆 ADH 正常或增高。

(4) 其他检查

可出现电解质紊乱，如血钠、氯和尿素氮升高，静脉肾盂造影可见肾盏、输尿管和膀胱扩张。

四、诊断与鉴别诊断

(一) 诊断

根据多饮、烦渴、多尿的临床特点，尿比重和尿渗透压低、血浆 ADH 正常或升高、对高渗盐水试验和外源性 ADH 无反应等的检查，结合有关血液电解质、肾功能和泌尿系统影像学等检查以及家族遗传史、慢性肾脏病史等，一般可以作出肾性尿崩症的诊断。

(二) 鉴别诊断

本病需与中枢性尿崩症、精神性多饮多尿、糖尿病等相鉴别。

1. 中枢性尿崩症

临床表现与肾性尿崩症相似，但患者血浆 ADH 低于正常水平，对禁水试验、高渗盐水试验和外源性 ADH 均有明显反应，再行有关头颅部位的影像学检查，即可作出诊断。

2. 精神性多饮多尿

多见于成年人，女性多于男性。开始时先饮水量增多，而后出现尿量增加，多饮多尿较轻，呈间歇性，多有精神不正常或神经官能症等。对 ADH 反应差，使症状加重，但对高渗盐水反应迅速，尿量明显减少。

3. 糖尿病

糖尿病患者有多饮、烦渴、尿多表现，但常伴有多食、身体消瘦以及血糖升高、尿糖阳性等，故不难鉴别。

五、 治疗

（一）中医治疗

1. 辨证治疗

（1）阴虚燥热

症状：口渴多饮，尿多，面色潮红，失眠多梦，心悸烦躁，消瘦乏力，手足心热，舌红苔少而无，脉细数。

治法：滋阴清热，生津止渴。

代表方：知柏地黄丸、白虎加人参汤。

处方举例：偏于阴虚者，用知柏地黄丸加沙参15g、麦冬15g、玄参12g、五味子10g；偏于燥热者，用白虎加人参汤加黄连6g、黄柏10g、天花粉30g、芦根30g等。夹湿热者，可酌加薏苡仁30g、淡竹叶12g、泽泻15g、萆薢15g、黄柏10g等。夹血瘀者，加桃仁10g、红花6g、丹参15g、赤芍12g。

（2）脾肾阳虚

症状：尿多而清，口渴多饮，腰酸膝软，纳呆乏力，面色㿠白，四肢不温，舌淡嫩苔白，脉沉弱尤以尺脉明显。

治法：补脾益气，温肾固摄。

代表方：金匮肾气丸。

处方举例：附子10g、肉桂2g（冲）、熟地黄15g、山茱萸10g、山药15g、茯苓15g、牡丹皮10g、黄芪20g、党参15g、菟丝子15g、桑螵蛸15g。若脾气虚弱明显者，用四君子汤加黄芪30g、山药15g、砂仁6g（后下）、龟板15g（先煎）等。若病久不愈，阳损及阴而见阴阳两虚者，宜阴阳双补，方用鹿茸丸。

此外，可在辨证基础上加入固津摄尿之品，如桑螵蛸15g、金樱子15g、益智仁15g、覆盆子12g、煅牡蛎30g（先煎）、芡实15g等，以提高疗效。

2. 其他治疗

①六味地黄丸6g，每日2次。或六味地黄饮，10ml，每日2次。适用于肾阴亏

虚者。②知柏地黄丸6～9g，每日2次，早晚淡盐水送服。适用于阴虚火旺患者。③金匮肾气丸9g，每日2次。用于肾阳虚损患者。

3. 食疗

①何首乌、山药、黑芝麻、红枣、黑枣适量，黑毛小母鸡一只，炖服。②山药30g、山茱萸20g、粳米50g，加水适量，熬成粥，一日内分早晚2次服。用于阴虚患者。

（二）西医治疗

1. 一般原则

供给大量液体，防止脱水。给予低盐、低蛋白饮食，其中，食盐0.5～1.0g/d。积极治疗原发病。

2. 药物治疗

①氢氯噻嗪25mg，每日3次。可使尿量减少50%。②吲哚美辛25mg，每日3次，可使尿量减少。特别是与氢氯噻嗪同用时可产生协同作用。③对症治疗低钾血症可予以补充钾盐，如10%氯化钾液10～15ml，每日3次；或氯化钾缓释片1g，每日2次，严重者可予静脉补钾。低钙血症者，予以补钙，如牡蛎碳酸钙咀嚼片2片，每日3次；阿法骨化醇胶丸0.25～0.5μg，每日1次。

六、临床思路

1. 辨证分型

本病的辨证分型比较多样化，尚未有统一标准。基本分型有阴虚燥热，心火亢盛、肾阴被灼，热郁阴亏、中气下陷，肾虚、湿热下注，阴阳两虚兼上焦燥热，肺胃肾阴虚、虚火上炎，脾肾两虚等。综合起来，可分本虚（脾肾亏虚）和标实（阴虚燥热）两大证型，前者除辨别脾虚抑或肾虚为主外，尚应分辨阳虚、气阴两虚、阴阳两虚的不同；后者则应注意阴虚和燥热的孰轻孰重。此外，少数患者还兼夹湿热、水湿、瘀血等病邪。

2. 临床治法

本病的治疗，应遵循“急则治标，缓则治本”原则，早期阴虚燥热比较突出，可着重滋阴清热以治标，中、后期以脾肾亏虚为主时，则应培补脾肾以固本，但固摄缩尿的治法对各期患者均适用。除内治外，尚有作者以益气生津、滋阴助阳、固本培元之药散外敷涌泉穴，收效颇佳。

3. 中药研究

甘草含有甘草酸、甘草次酸，它们均有去皮质酮样作用，能使多种实验动物尿量排出减少；也有加强肾小管对钠、氯的重吸收作用。有报道切除垂体的动物，甘草酸仍能对其产生钠、氯潴留及抗利尿作用，表明甘草对尿崩症的治疗，不需要通过垂体发生作用。

龟板治疗尿崩症，可能与其含有的丰富钙离子激活了下丘脑的某种释放因子的辅酶有关。羚羊角有调节中枢神经功能之效，对恢复神经功能减退似有一定的作用。

有关中药治疗尿崩症的报道不多，其作用机制目前尚不太清楚，一般认为，可能与中药，特别是补肾类中药具有调节和改善下丘脑-垂体-靶器官功能低下状态有关。

七、 预后

肾性尿崩症的预后可视不同情况而有较大的不同。先天性引起的尿崩症，治疗比较困难，预后较差。继发性肾性尿崩症，在去除致病因素后，某些患者可以完全恢复正常。但不少患者疗效不好，最后可能死于各类并发症，如脱水、水中毒、低钾血症、尿毒症等。

八、 预防调护

先天性肾性尿崩症常有阳性家族史，为男性发病，因此对有本病家族史的男性后代，应注意优生节育。已生育者，尽早发现，及时治疗。

继发性肾性尿崩症者，要积极治疗原发病，慎用某些对肾小管和集合管有损伤的药物，如襻利尿剂、氨基苷类抗生素等。

本病宜低盐、低蛋白饮食以减少肌体对水的需求量。应及时补充水分，纠正电解质紊乱，防止各种并发症的发生。

九、临床验案

患者陶某，男性，4 岁。初诊日期为 2008 年 10 月 9 日。因“反复尿频 2 年余”就诊。患者于 2006 年 8 月因多尿，发育稍差，在北京儿童医院确诊为肾性尿崩症，予以氯化钾缓释片、氢氯噻嗪治疗，服药 1 周后出现呕吐、泄泻等胃肠道反应，遂自行停药。现患者口渴多饮，日饮水量约为 10L，尿量约为 9L，身体低热，汗多，身体消瘦，大便正常。既往否认家族遗传疾病。体格检查：血压 96/68mmHg（12.8/9kPa），心率 98 次/分。生长发育较同龄儿迟缓，舌红少苔，脉细数。辅助检查：尿比重 1.000，血钠 147.5mmol/L，血钾 5.74mmol/L，血氯 109.4mmol/L，血渗透压 290mmol/L；双肾 B 超正常。

中医诊断：消渴（肺胃热盛、气津两伤证）。西医诊断：肾性尿崩症。治疗：常规服用氢氯噻嗪。中医处方：方以白虎加人参汤加减。生石膏 15g、茯苓 9g、白芍 9g、粳米 9g、知母 6g、麦冬 6g、西洋参 3g（另煎）、黄芩 3g、炙甘草 3g、黄连 2g，3 剂，每日 1 剂，水煎服。

复诊（2008 年 10 月 13 日）：患者服汤药后饮水量减少，身热减轻，汗多，舌红，苔薄黄，脉细数。查尿比重 1.000，上方去麦冬，加薏苡仁 9g、葛根 6g，10 剂，水煎服。

再诊（2008 年 10 月 23 日）：患者服药后，饮水量持续下降约为 7L/d，身热消失，多汗消失，小便颜色由白变黄，余无变化。上方去薏苡仁、黄连、黄芩，10 剂，水煎服。

四诊（2006 年 11 月 15 日）：服药后尿量继续减少，尿色加深，夜间饮水量多，守方继服，30 剂。

五诊（2008 年 12 月 18 日）：患者大便量多，体重增加，饮水量明显减少，日进水量 3～5L，尿量每日 3～4L，身高明显增长，舌红，苔薄白，脉细。查尿比重 1.002，血钠 145mmol/L，上方加厚朴 4g、陈皮 3g、苍术 2g，60 剂，水煎服。

六诊（2009 年 3 月 1 日）：饮水量 3～3.5L，尿量约为 3L，查尿比重 1.004，血钠、钾正常范围，予上方继续巩固治疗，随访至今，病情稳定。

按语：肾性尿崩症是肾小管上皮细胞腺苷酸环化酶或受体缺陷，使远端肾小管对抗利尿激素的敏感性下降或缺如所致，为常染色体显性或性连锁显性遗传，目前无特效治疗方法。本病属于中医的消渴病范畴，因先天禀赋不足所致，病属肾阴亏虚，肺胃热盛，肾阴亏虚则虚火内生，上燔心肺则烦渴多饮，肺受燥热所伤，津液不能敷布而直趋下行，同时肾失濡养，开合固摄失司，故小便量多；中灼脾胃则胃热消谷、耗伤脾阴，则口渴多饮。所以本病临床上以多饮多尿为主症。方选白虎加人参汤加减，以清热益气生津为法，切合病机，故能取得较好疗效，但治疗周期常常需要较长时间。

第六节　肾小管性酸中毒

肾小管性酸中毒（RTA）是指当肾小球滤过率正常情况下，肾脏排钾功能降低造成的高氯性代谢性酸中毒。主要为近端和（或）远端肾小管酸化尿液功能障碍所致。它与肾小球滤过率低下所致的肾衰竭之低氯性氮质血症不同，以软弱无力、尿多、呕吐为主要表现。

参照肾小管酸中毒的临床表现及其生理基础，一般将其分为四大类：①远端小管酸中毒（Ⅰ型RTA），是由远端肾小管泌氢障碍所致。②近端肾小管酸中毒（Ⅱ型RTA），近端小管重吸收碳酸氢根障碍，而远端酸化功能则完好无损。③Ⅲ型肾小管酸中毒则同时具有近端和远端肾小管酸中毒的特点。④合并高血钾的肾小管酸中毒（Ⅳ型RTA），可能继发于醛固酮不足或肾小管对醛固酮不敏感。其中Ⅰ、Ⅱ型均合并低钾血症。

本病可参考中医“消渴”“呕吐”“便秘”“五软五迟”等辨证施治。

一、中医病因病机

1. 先天禀赋不足

《幼科金针·全胎》称：“先天之气具足而生者，其子易于长成；如其不足，必至羸。”所谓“羸”即发育畸形，形体衰竭之意。肾乃先天之本，胎儿在母体孕育中营养不良或母体受邪，以致肾气先天亏损。肾与新陈代谢有密切相关，肾气足则人体的代谢功能正常，水与电解质的出入循其常道；肾虚，膀胱气化失司、开合不利，酸碱失衡。人体五脏之阴阳均源于肾脏，五脏之阴非此不能滋，五脏之阳非此不能发。故肾气虚弱，可直接导致其他脏器之虚损，首当其冲的是肝和脾。肾为先天之本，脾为后天之本，主运化，一旦脾脏受邪或因肾及脾，致使脾失健运，水谷精微不能化生，且外泄失度，导致低钾低钙等电解质紊乱现象。肾藏精主骨，为作强之官；肝藏血主筋，为罢极之本，肝肾同源，精血充盛，则筋骨坚强，活动正常；肝肾不足，精血亏虚，筋骨经脉不得先天精血之灌溉，故见手足无力软瘫或手足抽搐等症。

2. 感受外邪

感受六淫外邪，客邪化热，或素体阳热之人，阳明胃热亢盛，导致热毒与燥屎相结。

3. 伤于饮食

过食肥甘之品，导致脾失健运，湿从内生，胃失和降；或肾虚土衰，湿浊内生，聚于下焦，蕴而化热，成肾虚下焦湿热证。此外，久病或他病伤阳，亦可使脾肾真阳衰败而产生此病，此时大多病情较危险。

二、 西医病因病理

肾小管性酸中毒的致病本质为近曲小管的重吸收 HCO_3^- 功能缺陷，机制包括上皮细胞受损，Na^+-K^+-ATP 酶活性降低或碳酸酐酶缺乏，这些机制引起代谢性酸中毒和尿 HCO_3^- 增加。或是远端肾小管酸化功能缺陷，在管腔液和管腔周液间无法形成 H^+ 浓度梯度，在全身酸刺激下仍然不能排泄 H^+，使尿 pH 下降到 5.5 以下。其可能的机制包括：远端小管氢泵衰竭；非分泌缺血性酸化功能障碍。另外也可能是醛固酮分泌不足或远端小管对醛固酮反应减弱。尽管远端小管泌 H^+ 功能正常，但分泌氨的能力很低，总排酸能力下降。

三、 临床表现

1. 临床症状及体征

(1) 症状

肾小管性酸中毒轻者可无症状，典型者可出现下列症状：①泌尿系统症状。多尿、夜尿、烦渴、多饮。②神经系统症状。精神不振，表情淡漠，视物模糊，倦怠嗜睡，或烦躁不安，头痛，严重者神志不清，昏迷谵妄，惊厥抽搐，癫痫发作，手足感觉异常，眼睑下垂，动作迟钝，肌麻痹，木僵或软瘫，或肩、颈及周身肌肉疼痛。③循环系统症状。疲乏虚弱，头晕、心慌气短，肢体湿冷。④消化系统症状。食欲不振，口干口苦，厌食恶心，腹胀腹痛，便秘便闭。⑤呼吸系统症状。呼吸困难，哮喘。

(2) 体征

①呼吸异常。肾小管性酸中毒时呼吸加深，呼吸增强，低血钾致肌麻痹时出现呼吸困难；心功能异常时出现心源性哮喘。②肌腱反射异常。低血钾时四肢肌张力减退，当血钾低于2.5nmol/L时，肌张力可消失。低血钾时运动失调，肱二头肌、肱三头肌及膝腱反射、跟腱反射减退或亢进。严重低钙时可发生抽搐。③心律失常。由血钾异常所致。低血钾时可发生心律不齐甚至心力衰竭；当高血钾时可出现心律失常，心动过缓，心音变弱，心脏有时扩张，甚至心跳骤停。④血压异常。低钾和低钙时常出现体位性低血压，高钾时早期血压可升高，晚期可降低。⑤定向力障碍。为低钠血症的主要表现。⑥麻痹性肠梗阻。为低血钾所致，肠音减弱或消失，腹部可见肠型，腹痛拒按，腹部X线片可见腹部数量不一的液平面。⑦发育异常。因低钙导致发育不良，可见佝偻病、骨质软化症等。

2. 临床分型

①近端肾小管性酸中毒（Ⅱ型）。②远端肾小管性酸中毒（Ⅰ型）。③混合型或Ⅲ型肾小管性酸中毒。④全远端肾小管性酸中毒（Ⅳ型）。⑤肾功能不全的肾小管性酸中毒。

3. 实验室及其他检查

(1) 尿值测定

正常人晨尿 pH 值在 5.4～6.4 范围。若晨尿值偏碱或碱性，则提示酸化功能不良，应考虑远端肾小管性酸中毒（Ⅰ型），若晨尿 pH 值在 5.5 以下，则可初步排除肾脏酸化功能障碍；当血中碳酸氢根离子（HCO_3^-）降低，而尿 pH 值在 6 以上时，应考虑排泌功能障碍，提示近端肾小管性酸中毒（Ⅱ型）。

(2) 尿可滴定酸度 (TA) 测定

在普通饮食下，正常人尿 TA 排量为 20～40mmol/24h，代谢性酸中毒或呼吸性酸中毒时，TA 增高，而远端肾小管性酸中毒（Ⅰ型）时 TA 降低。

(3) 尿铵 (NH_4^+) 测定

远端肾小管分泌的 H^+ 大部分与 NH_3 结合成 NH_4^+ 后排泄，因此测定 NH_4^+ 是反映净酸排泄最直接的方法。正常人每日 NH_4^+ 排泄量为 17～20mmol/L。慢性代谢性酸中毒而肾功能正常者，尿 NH_4^+ 排出量显著增多，可达 300mmol/d 以上；而肾性高氯性酸中毒者，其尿 NH_4^+ 的排泄量不能相应增多，甚至减少，此检验有助于远端肾小管性酸中毒与非肾性慢性高氯性酸中毒相鉴别。

(4) 尿 HCO_3^- 测定

正常成人肾小管重吸收 HCO_3^- 的肾阈值为 24～26mmol/L，当血浆 HCO_3^- 在肾阈值以下时，滤过的 HCO_3^- 全部被肾小管重吸收，尿中无 HCO_3^- 排出。若尿中 HCO_3^- 排量增多，则提示近端肾小管重吸收障碍。

(5) 尿酸负荷试验

在测定尿 pH 值时若病人无酸血症，应做酸负荷试验。

(6) 二氧化碳结合力测定

正常人其值为 22～31mmol/L，当其值低于 18～20mmol/L 时为轻度酸中毒，当二氧化碳结合力降低至 13.5～18mmol/L 时，为中度酸中毒；当二氧化碳结合力降低至 13.5mmol/L 以下时，表示病情极为严重。

四、诊断与鉴别诊断

（一）诊断

肾小管性酸中毒的病因原发者与常染色体显性遗传有关；继发者与慢性肾盂肾炎、结缔组织病、药物或毒物肾损害、多发性骨髓瘤、肾髓质囊性病、糖尿病肾病、肾小管间质性病变等疾病相关。根据发病部位和机制分为原发性和继发性，临床共分五型。其诊断方面应注意以下几点。

（1）以缺陷部位分型

Ⅰ型缺陷发生在远端肾小管；Ⅱ型缺陷发生在近端肾小管；Ⅲ型缺陷发生在小管远端和近端之间，但接近远端；Ⅳ缺陷发生在远端，但分泌缺陷不仅涉及 H^+，尚涉及 K^+；另有不完全型。

（2）以血 HCO_3^- 丢失阈分型

临床所见：Ⅰ型、Ⅲ型属无阈性肾小管性酸中毒；Ⅱ型、Ⅳ型属有阈性肾小管性酸中毒。

（3）以血钾水平区别

Ⅱ型低血钾水平远较Ⅰ型为重。

（4）以尿 pH 值区分

Ⅰ型尿的 pH 值总是大于 5.5～6，而Ⅱ型一般大于 5.5～6，也有人 pH 值小于 5.5。

（5）以酸中毒程度分型

Ⅰ型肾钙化多见，酸中毒程度较重。

（二）鉴别诊断

1. 慢性肾功能不全

以肾功能逐渐减退，氮质潴留性代谢性酸中毒，血磷增高为主，其肾小管性酸中毒虽也可出现高氯血症，血氯多正常，血钾一般较高，阴离子隙（AG）明显增高，尿酸化功能正常，尿铵排量减低。虽然Ⅳ型肾小管性酸中毒、高氯性代谢性酸中毒、高血钾与 ARF 相似，但 AG 正常，虽可伴一定程度肾小球功能不全，但血钾升高程度常与血尿素氮、肌酐水平升高程度不符。

2. 肾小管钾分泌功能障碍

其临床特征以持续性高钾和代谢性酸中毒，肾小球滤过率和尿常规正常，血醛固酮正常为主，与Ⅳ型肾小管代谢性酸中毒伴有低肾素、低醛固酮血症不同。

3. 糖尿病酮症酸中毒

其特征以血糖明显升高，尿糖、尿酮呈明显强阳性，血酮常在 5mmol 以上，血 pH 值常降至 7.35 以下，血二氧化碳结合力小于 9mmol/L 并伴有失水、失钠、失钾等一系列电解质紊乱为主。

4. 乳酸性酸中毒

其特征为乳酸血浓度大于 5mmol/L，血 pH 值小于 7.0，HCO_3^- 小于 10mmol/L，血丙酮酸相应升高达 0.2～1.5mmol/L 为主，与肾小管性酸中毒不同，可资鉴别。

5. 急性肾衰竭

临床以起病迅速，少尿，水和电解质紊乱，代谢性酸中毒和尿毒症为主要表现。其致病原因多较明确，其临床表现和发病机制与肾小管性酸中毒多有不同。

五、 治疗

（一） 中医治疗

1. 辨证治疗

(1) 湿浊内生，胃失和降

症状：恶心呕吐，食欲不振，四肢无力，脉细或滑，舌淡苔白腻或黄腻。

治法：健脾祛湿，和胃降浊。

代表方：香砂六君子汤加味。

处方举例：人参 15g、白术 15g、茯苓 15g、陈皮 10g、制半夏 12g、广木香 10g（后下）、砂仁 8g（后下）、大枣 10g、生姜 10g、竹茹 15g、枳壳 12g。若腹胀者，可加厚朴 12g；恶心呕吐甚者，可加石菖蒲 12g、代赭石 15g、丁香 3g。

（2）邪毒炽盛

症状：多尿，烦渴多饮，大便秘结，呕吐，腹胀腹痛，按之有力，舌红苔黄，脉数。

治法：清热解毒，泻热通便。

代表方：白虎汤合麻子仁丸。

处方举例：生石膏 30g、知母 12g、甘草 10g、粳米 15g、麻子仁 20g、赤芍 15g、枳壳 10g、大黄 10g（后下）、厚朴 10g、杏仁 12g。

（3）脾肾虚衰，阳气欲竭

症状：多尿，夜间为甚，腰痛，四肢关节疼痛，形寒肢冷，面色晦暗，四肢无力，萎软不仁，甚至瘫痪，腹胀，恶心呕吐，舌淡苔白或黑，脉细弱。

治法：温肾填精健脾。

代表方：右归饮。

处方举例：熟地黄 20g、山药 20g、山茱萸 15g、枸杞子 18g、甘草 10g、杜仲 15g、肉桂 15g（焗）、制附子 15g、黄芪 20g、党参 20g、白豆蔻 10g。若形寒肢冷，四肢不仁者，可合黄芪桂枝五物汤加减；若四肢疼痛甚者，可加骨碎补 20g、续断 20g；恶心呕吐者，加制半夏 12g、石菖蒲 12g。

（4）肾阴不足，下焦湿热

症状：精神倦怠，腰酸痛，尿频涩痛，口干尿黄，舌红，苔淡黄而腻，脉细数。

治法：育阴，利尿，通淋。

代表方：猪苓汤加味。

处方举例：猪苓 25g、茯苓 25g、泽泻 25g、阿胶 20g（烊服）、滑石 30g、黄柏 20g、车前子 20g、生地黄 20g、山茱萸 12g。阴虚甚者，可加墨旱莲 20g、牛膝 15g、牡丹皮 15g；湿热甚者，可加金钱草 30g、海金沙 15g、瞿麦 45g 等。

（5）禀赋不足，后天失养

症状：发育迟缓，身材矮小，鸡胸，手足抽搐，或四肢疼痛，骨骼畸形，舌淡暗苔薄，脉细无力。

治法：滋阴益肾健脾。

代表方：七福饮加减。

处方举例：人参 20g、熟地黄 20g、当归 15g、白术 15g、甘草 5g、酸枣仁 15g、远志 9g、紫河车粉 12g。若肾气不足者，可加鹿茸 10g（另炖）；髓海不足者，可加鹿角胶 20g（烊服）、阿胶 20g（烊服）；手足抽搐者，可加白芍 15g、枸杞子 20g；阴虚内热者，可加黄柏 15g。

2. 其他疗法

泽泻粥：将泽泻晒干研粉，每次取粉 10g，选用南粳米 50g，加水 500ml，先煮米为粥，待米开花后调入泽泻粉，改用文火煮沸即可，每日 2 次，温热服食，3 日为一疗程。本粥可增加尿量和尿素氮及氯化物的排泄量，对本病Ⅰ型和Ⅳ型尤宜。

（二）西医治疗

肾小管性酸中毒主要是积极治疗原发病，去除诱因，其次是改善症状，减轻痛苦。为达此目标，“早期治疗”“对症治疗”“综合治疗”是三个主要原则，具体方法如下。

1. 纠正酸中毒

补碱治疗是最主要的方法，常用有碳酸氢钠或复方枸橼酸溶液等，具体用法如下。

（1）碳酸氢钠

远端肾小管性酸中毒每日口服 0.5～1.5mmol/kg；近端肾小管性酸中毒，补碱量需加大，每日口服 15mmol/kg 以上；生长发育期的小儿因需碱量较大，每日口服 2.5～7mmol/kg，病情严重者需静脉滴入。

（2）复方枸橼酸溶液

每日 50～100ml 分 3 次服。

2. 纠正电解质紊乱

（1）低钾血症

Ⅰ、Ⅱ、Ⅲ型肾小管性酸中毒可出现低钾血症，应及时补充钾盐，常用药物是

10%枸橼酸钾溶液，每次 10ml，每日 3 次，口服，对严重低钾者应静脉滴入。

（2）高钾血症

Ⅳ型肾小管性酸中毒均伴有高钾血症，治疗方法是①限制钾盐摄入，其入量应在 30mmol/d 以下。②阳离子交换树脂：如竣化胺类阳离子交换树脂、环钠树脂、钙型阳离子交换树脂等的应用。③补充碳酸氢纳：碳酸氢钠可纠正酸中毒，缓解高钾血症。④9-A 氟氢可的松：对肾小管性酸中毒低肾素、低醛固酮血症者有效，每次口服 0.1mg 即可，对醛固酮反应性较低者常用较大剂量每日 0.3～0.5mg，口服。病重，有生命危险者，可透析治疗。

（3）低钙血症

肾小管性酸中毒可引起骨损害，应及时补充钙剂。具体方法是：①维生素 D_2，口服，成人 1 万 U 每日 3 次，小儿减半。或成人每次 40 万单位，重症隔 3～7 日可重复使用 1 次，用前需服钙剂数日；小儿隔日 40 万单位 1 次，连用 2 次为一疗程。②葡萄糖酸钙，口服，每次 1～2g，每日 3 次；小儿每次 0.5～1g，每日 3 次；或成人每次 10%溶液 10～20ml 缓慢静注，小儿每次 5～10ml 加等量 5%葡萄糖液稀释。③活性钙冲剂，口服，成人每次 5g，每日 3 次。④阿法骨化醇胶丸，口服，0.25～0.5μg，每日 1 次。

（4）治疗原发病

对继发性肾小管性酸中毒者，在对症处理的同时应积极治疗原发病。

六、临床思路

治疗研究表明，纠正酸中毒，补充钾盐、补钙、补充营养，控制感染，对提高疗效起重要作用。而中药注重温补肾阳为主，如肉苁蓉、淫羊藿、龙骨、牡蛎等能补充钾、钙，提高机体免疫力，增强体质，常常配伍清除湿热药，如苍术、萆薢等，有较好疗效。

七、预后

本病轻者可无症状，重者可危及生命，早期治疗效果较佳，肾小管性酸中毒可发生于任何年龄，其中远端肾小管性酸中毒多发生于 20～40 岁，70%为女性；近端肾小管性酸中毒多发生于男性婴幼儿，高钾型远端肾小管性酸中毒多发生于各种类型肾病的男性老年患者。

八、预防调护

由于禀赋不足，后天失养型成年患者易形成结石，应多饮水；本病晚期患者疗效差，而早期治疗疗效较好，因此应既病防变，预防向肾功能恶化方向发展。

九、临床验案

患者魏某，女性，42岁，初诊日期为2009年12月3日。因“口渴、多饮、多食、多尿、消瘦乏力1月余”就诊。患者1月前开始出现口渴难忍，多饮多尿，食量增多，但逐步消瘦，在外院予中西医治疗，因病情无缓解而求治于外院。查尿分析示尿糖（＋＋＋），尿蛋白（＋＋），尿隐血（＋＋），以糖尿病、糖尿病肾病收入住院。

中医诊断：消渴（阴虚内热证）。西医诊断：2型糖尿病，糖尿病肾病待查。治以滋补肝肾，清热除湿，予知柏地黄汤加减，并适当使用口服降糖药格列齐特、二甲双胍等治疗，但效果不佳，转至广州中医药大学第一附属医院就诊。现主要以多饮多尿为主，食量大，消瘦，疲倦乏力，四肢困倦，尿淡黄，有泡沫，口干，大便硬结，无发热。既往3年前有单位体检，诉未发现血糖异常。生命体征：血压135/82mmHg（18/11kPa），心率89次/分。形体消瘦，舌质红，苔黄厚，脉细。辅助检查：尿常规示尿糖（＋＋＋），尿蛋白（＋＋），尿隐血（＋＋），尿比重正常；血生化示血糖4.9mmol/L，钾2.91mmol/L，氯116mmol/L，钠146mmol/L，二氧化碳总含量12.2mmol/L；甲功7项未见异常；头颅MR＋MRI未见异常；第三日空腹血糖2.9mmol/L。

中医诊断：消渴（肾阳亏虚、湿热中阻证）。西医诊断：肾小管性酸中毒。治疗：温补肾阳，清热除湿。处方：白虎加苍术汤加附子、肉桂，生石膏30g、知母10g、薏苡仁30g、苍术10g、制附子10g、肉桂5g（后下）、甘草5g。服用3剂后，患者症状稍缓解，守方再进7剂，症状明显减轻，口渴不甚，尿量减少，进食趋于正常，精神明显恢复。

复诊（2009年12月15日）：查尿常规示尿糖（＋），尿蛋白（－），尿隐血

(一)；血生化示血糖 4.93mmol/L。患者症状明显减轻，口渴不甚，无神疲乏力。继续守方半月治疗，后期改为金匮肾气丸调理善后，随访 3 月，患者病情缓解，未再复发。

按语：肾小管性酸中毒，是指一组因为肾小管不能充分分泌 H^+，使血 HCO_3^- 在正常代谢情况下不能维持正常，导致临床出现酸中毒综合征。临床症状极似糖尿病，临证时易误诊为糖尿病，使用降糖药后易出现低血糖。因此，临证时，须认真做各项检查以明确，以免误诊误治。中医辨证本病以虚证为主，肾阳亏虚，同时也伴随兼夹水湿或湿热之证，治疗上以培补肾阳为主，如制附子、肉桂、淫羊藿、菟丝子、煅龙骨、煅牡蛎等，配伍清热除湿药，有兼证者，治疗宜随症加入适当药物。

第六章 尿路感染性疾病

第一节 尿路感染

尿路感染，简称尿感，是指各种病原微生物在尿路中生长、繁殖而引起的尿路感染性疾病。多见于育龄期女性、老年人、免疫力低下及尿路畸形者。根据感染发生部位可分为上尿路感染和下尿路感染，前者系指肾盂肾炎，后者主要指膀胱炎。肾盂肾炎、膀胱炎又有急性和慢性之分。根据有无尿路功能或结构的异常，又可分为复杂性、非复杂性尿感。复杂性尿感是指伴有尿路引流不畅、结石、畸形、膀胱输尿管反流等结构或功能的异常，或在慢性肾实质性疾病基础上发生的尿路感染。不伴有上述情况者称为非复杂性尿感。

发病率方面，女性尿路感染明显高于男性，比例约 8∶1。未婚女性发病占 1%～3%，已婚女性发病率增高，约 5%，与性生活、月经、妊娠、应用杀精子避孕药物等因素有关。60 岁以上女性尿感发生率高达 10%～12%，多为无症状性细菌尿。除非存在易感因素，成年男性极少发生尿路感染。50 岁以后男性因前列腺肥大的发生率增高，尿感发生率也相应增高，约为 7%。

在中医学中，尿路感染属于“淋证”范畴。

一、中医病因病机

中医认为，尿路感染病因包括膀胱湿热、肝郁气滞、脾肾亏虚，“诸淋者，由肾虚而膀胱热故也”，病位在肾与膀胱，且与肝脾有关。其病机主要是肾虚，膀胱湿热，气化失司。淋证有虚有实，初病多实，久病多虚，初病体弱及久病患者，亦可虚实并见。实证多在膀胱和肝，虚证多在肾和脾。

1. 膀胱湿热

多食辛热肥甘之品，或嗜酒过度，酿成湿热，下注膀胱，或下阴不洁，湿热秽浊毒邪侵入膀胱，酿成湿热，或肝胆湿热下注，皆可使湿热蕴结下焦，膀胱气化不利，发为热淋、血淋、石淋或膏淋。

2. 肝郁气滞

恼怒伤肝，肝失疏泄，或气滞不通，郁于下焦，致肝气郁结，膀胱气化不利，发为气淋。

3. 脾肾亏虚

久淋不愈，湿热耗伤正气，或劳累过度，房室不节，或年老久病、体弱，皆可致脾肾亏虚。脾虚而中气不足，气虚下陷，则发为气淋；若肾虚而下元不固，肾失固摄，不能制约脂液，脂液下注，随尿而出，则发为膏淋；若肾虚而阴虚火旺，火热灼伤脉络，血随尿出，则发为血淋；病久伤正，遇劳即发者，则为劳淋。

二、 西医发病机制

革兰阴性杆菌为尿路感染最常见致病菌，其中以大肠埃希菌最为常见，占全部尿路感染的80%～90%，其次为变形杆菌、克雷白杆菌。5%～10%的尿路感染由革兰阳性细菌引起，主要是粪链球菌和凝固酶阴性的葡萄球菌（柠檬色和白色葡萄球菌）。病原菌经由尿道上行至膀胱，甚至输尿管、肾盂引起的感染称为上行感染，约占尿路感染的95%。病原菌通过血运到达肾脏和尿路其他部位引起的感染为血行感染，此种感染途径少见，不足3%。泌尿系统周围器官、组织发生感染时，病原菌偶可直接侵入到泌尿系统导致感染为直接感染。此外，盆腔和下腹部的器官感染时，病原菌可从淋巴道感染泌尿系统，但罕见。是否发生尿路感染除与细菌的数量、毒力有关外，还取决于机体的防御功能。尿路梗阻、膀胱输尿管反流、机体免疫力低下、泌尿系统结构异常及导尿或留置导尿管等医源性因素为本病发生的易感因素。

三、 临床表现

（一）膀胱炎

占尿路感染的60%以上。主要表现为尿频、尿急、尿痛、排尿不适、下腹部疼痛等，部分患者迅速出现排尿困难。尿液常混浊，并有异味，约30%可出现血尿。一般无全身感染症状，少数患者出现腰痛、发热，但体温常不超过38℃。如患者有突出的系统表现，体温大于38℃，应考虑上尿路感染。致病菌多为大肠埃希菌，约占75%以上。

（二）肾盂肾炎

1. 急性肾盂肾炎

可发生于各年龄段，育龄女性最多见。临床表现与感染程度有关，通常起病较急。

（1）全身症状

发热、寒战、头痛、全身酸痛、恶心、呕吐等，体温多在38℃以上，多为弛张热，也可呈稽留热或间歇热。部分患者出现革兰阴性杆菌败血症。

（2）泌尿系统症状

尿频、尿急、尿痛、排尿困难、下腹部疼痛、腰痛等。腰痛程度不一，多为钝痛或酸痛。部分患者下尿路症状不典型或缺如。

（3）体格检查

除发热、心动过速和全身肌肉压痛外，还可发现一侧或两侧肋脊角或输尿管点压痛和（或）肾区叩击痛。

2. 慢性肾盂肾炎

临床表现复杂，全身及泌尿系统局部表现均可不典型。一半以上患者可有急性肾盂肾炎病史，后出现程度不同的低热、间歇性尿频、排尿不适、腰部酸痛及肾小管功能受损表现，如夜尿增多、低比重尿等。病情持续可发展为慢性肾衰竭。急性发作时患者症状明显，类似急性肾盂肾炎。

（三）无症状细菌尿

无症状细菌尿是指患者有真性细菌尿，而无尿路感染的症状，可由症状性尿感演变而来或无急性尿路感染病史。致病菌多为大肠埃希菌，患者可长期无症状，尿常规可无明显异常，但尿培养有真性菌尿，也可在病程中出现急性尿路感染症状。

（四）相关检查

1. 尿液检查

常规检查可有白细胞尿、血尿、蛋白尿。尿沉渣镜检白细胞大于 5 个/HP 称为白细胞尿，对尿路感染诊断意义较大，部分肾盂肾炎患者尿中可见白细胞管型；清洁中段尿沉渣涂片，革兰染色用油镜或不染色用高倍镜检查，计算 10 个视野细菌数，取其平均值，若每个视野下可见 1 个或更多细菌，提示尿路感染；清洁中段尿细菌定量培养大于或等于 10^5/ml，称为真性菌尿，可确诊为尿路感染。

2. 血液检查

急性肾盂肾炎时血白细胞常升高，中性粒细胞增多，核左移，血沉可增快；慢性肾盂肾炎肾功能受损时可出现肾小球滤过率下降，血肌酐升高等。

3. 影像学检查

如 B 超、X 线腹平片、静脉肾盂造影、排尿期膀胱输尿管反流造影、逆行性肾盂造影、CT、MRI 等，目的是为了解尿路情况，及时发现有无尿路结石、梗阻、反流、畸形等导致尿路感染反复发作的因素。

四、诊断与鉴别诊断

（一）诊断

（1）尿路感染症状

典型的尿路感染有尿路刺激征、感染中毒症状、腰部不适等，结合尿液改变和尿液细菌学检查，诊断不难。凡是有真性细菌尿者，均可诊断为尿路感染。

（2）定位

根据临床表现，上尿路感染常有发热、寒战，甚至出现毒血症症状，伴明显腰痛，输尿管点和（或）肋脊点压痛、肾区叩击痛等。而下尿路感染，常以膀胱刺激征为突出表现，一般少有发热、腰痛等。

(3) 慢性肾盂肾炎的诊断

除反复发作尿路感染病史之外，尚需结合影像学及肾脏功能检查。

①肾外形凹凸不平，且双肾大小不等。②静脉肾盂造影可见肾盂肾盏变形、缩窄。③持续性肾小管功能损害。具备上述第①、②条的任何一项再加第③条可诊断为慢性肾盂肾炎。

(二) 鉴别诊断

1. 尿道综合征

常见于女性，患者有尿频、尿急、尿痛及排尿不适等尿路刺激症状，但多次检查均无真性细菌尿。部分可能由于逼尿肌与膀胱括约肌功能不协调、妇科或肛周疾病、神经焦虑等引起，也可能是衣原体等非细菌感染造成。

2. 肾结核

本病膀胱刺激症状更为明显，一般抗生素治疗无效，尿沉渣可找到抗酸杆菌，尿培养结核分枝杆菌阳性，而普通细菌培养为阴性。静脉肾盂造影可发现肾实质虫蚀样缺损等表现。

3. 慢性肾小球肾炎

慢性肾盂肾炎当出现肾功能减退、高血压时应与慢性肾小球肾炎相鉴别。后者多为双侧肾脏受累，且肾小球功能受损较肾小管功能受损突出，并常有较明确蛋白尿、血尿和水肿病史；而前者常有尿路刺激征，细菌学检查阳性，影像学检查可表现为双肾不对称性缩小。

五、 中医辨证要点

1. 辨明病邪性质

起病急，症见发热、小便赤热、尿时热痛、小便频急，症状明显，每日小便可达数十次，每次尿量少者为膀胱湿热；小腹胀满明显，小便艰涩疼痛，尿后余沥不尽者为肝气郁滞；病情反复发作，时作时止，遇劳即发者为脾肾亏虚。

2. 辨虚实

在区别各种不同淋证的基础上，还需辨识证候的虚实。一般而言，初起或在急性发作阶段，因膀胱湿热、气滞不利所致，尿路疼痛较甚者，多为实证；淋久不愈，尿路疼痛轻微，见有肾气不足，脾气虚弱之证，遇劳即发者，多属虚证。

3. 辨标本缓急

一般以正气为本、邪气为标，病因为本、证候为标，旧病为本、新病为标等标本关系进行分析判断。

六、治疗

（一）中医治疗

1. 辨证治疗

（1）膀胱湿热

症状：小便频急短涩，尿道灼热刺痛，尿色黄赤，少腹拘急胀痛，或有寒热，口苦，呕恶，或腰痛拒按，或有大便秘结，苔黄腻，脉滑数。

治法：清热解毒，利湿通淋。

代表方：八正散。

处方举例：车前草 30g、滑石 15g、栀子 10g、瞿麦 15g、萹蓄 15g、甘草 6g、通草 15g、大黄 10g。若大便秘结，腹胀者，可重用生大黄，并加枳实以通腑泄热；若腹满、便溏者，则去大黄；若伴见寒热、口苦、呕恶者，可合用小柴胡汤以和解少阳；若湿热伤阴者，去大黄，加生地黄、牛膝、白茅根以养阴清热；若小腹胀满者，加乌药、川楝子行气止痛；若热毒弥漫三焦者，当急则治标，用黄连解毒汤合五味消毒饮清热泻火解毒；若头身疼痛、恶寒发热、鼻塞流涕、有表证者，加柴胡、金银花、连翘等宣透热邪。

(3) 肝气郁滞

症状：实证表现为小便涩痛、淋沥不宣、小腹胀满疼痛，苔薄白，脉沉弦。虚证表现为尿时涩滞，小腹坠胀，尿有余沥，面白不华，舌质淡，脉虚细无力。

治法：实证宜利气疏导，虚证宜补中益气。

代表方：实证用沉香散，虚证用补中益气汤。

处方举例：实证，沉香15g、陈皮10g、当归15g、白芍15g、甘草6g、石韦15g、冬葵子15g、滑石15g、王不留行15g。虚证，黄芪30g、炙甘草6g、人参15g、当归15g、橘皮10g、升麻10g、柴胡10g、白术15g。若胸闷胁胀者，可加青皮、乌药、小茴香以疏肝理气；日久气滞血瘀者，可加红花、赤芍、川牛膝以活血化瘀。补中益气汤补中益气以治中气不足、气虚下陷之淋证。若小便涩痛兼血虚肾亏者，可用八珍汤倍茯苓加杜仲、枸杞子、怀牛膝以益气养血，脾肾双补。

(3) 脾肾两虚

症状：小便不甚赤涩，但淋沥不已，时作时止，遇劳即发，腰酸膝软，神疲乏力，舌质淡，脉细弱。

治法：健脾益肾。

代表方：无比山药丸。

处方举例：山茱萸15g、泽泻15g、熟地黄20g、茯苓15g、巴戟天15g、牛膝15g、赤石脂20g、山药15g、杜仲15g、菟丝子15g、肉苁蓉15g。若脾虚气陷，症见小腹坠胀、小便点滴而出者，可与补中益气汤同用；若肾阴亏虚，症见面色潮红、五心烦热、舌红少苔、脉细数者，可与知柏地黄丸同用；若肾阳虚衰，症见面色少华、畏寒怯冷、四肢欠温，舌淡、苔薄白，脉沉细者，可合右归丸。

3. 其他治疗

(1) 辨病治疗

①车前草30g、白茅根30g、金钱草30g，煎水服。②凤尾草30g、珍珠草30g、白花蛇舌草30g、车前草30g、马鞭草15g、白茅根30g、甘草10g，水煎服。③中成药：如宁泌泰胶囊、尿感宁颗粒、泌尿宁、三金片等，可适用于各种急、慢性尿路感染膀胱湿热证患者。

(2) 针刺疗法

①取中极、肾俞、三阴交、复溜穴，针刺，用泻法。②取气海、三焦俞、水道、

水泉穴，针刺，用泻法。③取膀胱、肾、枕、肾上腺耳穴，针刺。

（3）食疗

①连皮冬瓜500g、薏苡仁100g，加水1000ml，煮至熟，饮汤及食冬瓜、薏苡仁，对本病有辅助治疗作用，并可预防尿路感染。②白茅根50g、马蹄50g，加水1000ml，煮至300ml，分服，亦有一定治疗作用。

（二）西医治疗

1. 急性膀胱炎

（1）单剂量疗法

常用磺胺甲基异噁唑2g、甲氧苄啶0.4g、碳酸氢钠1g，一次顿服（简称STS单剂）；氧氟沙星0.4g，一次顿服；阿莫西林，3g，一次顿服。

（2）短疗程疗法

目前更推荐此法，与单剂量疗法相比，短疗程疗法更有效；耐药性并无增高；可减少复发，增加治愈率。可选用磺胺类、喹诺酮类、半合成青霉素或头孢类等抗生素，任选一种药物，连用3日，约90%的患者可治愈。

2. 肾盂肾炎

首次发生的急性肾盂肾炎的致病菌80%为大肠埃希菌，在留取尿细菌检查标本后应立即开始治疗，首选对革兰阴性杆菌有效的药物。72小时显效者无需换药；否则应按药敏结果更改抗生素。病情较轻者可在门诊口服药物治疗，疗程10～14日。常用药物有喹诺酮类、半合成青霉素类、头孢菌素类等。治疗14日后，通常90%可治愈。严重感染全身中毒症状明显者需住院治疗，应静脉给药。慢性肾盂肾炎治疗的关键是积极寻找并去除易感因素。

3. 无症状性菌尿

是否治疗目前有争议，一般认为有下述情况者应予治疗：妊娠期无症状性菌尿；学龄前儿童；曾出现有症状感染者；肾移植、尿路梗阻及其他尿路有复杂情况者。根据药敏结果选择有效抗生素，主张短疗程用药，如治疗后复发，可选长程低剂量抑菌疗法。

4. 妊娠期尿路感染

宜选用毒性小的抗菌药物，如阿莫西林、呋喃妥因或头孢菌素类等。孕妇的急性膀胱炎治疗时间一般为3～7日。孕妇急性肾盂肾炎应静脉滴注抗生素治疗，可用半合成广谱青霉素或第三代头孢菌素，疗程为两周。反复发生尿路感染者，可用呋喃妥因行长疗程低剂量抑菌治疗。

七、临床思路

典型的尿路感染有尿路刺激征、感染中毒症状、腰部不适等，结合尿液改变和尿液细菌学检查，诊断不难。临床上尿路感染首先应进行定位诊断，明确上尿路感染或下尿路感染，前者指肾盂肾炎，后者主要指膀胱炎。肾盂肾炎、膀胱炎又有急性和慢性之分，根据定位诊断明确抗生素使用剂量及疗程；同时完善相关实验室检查，明确是否存在尿路引流不畅、结石、畸形、膀胱输尿管反流等结构或功能的异常，对于存在上述易感因素的复杂性尿路感染，应积极处理，必要时行外科手术纠正。本病需与尿道综合征、肾结核等疾病相鉴别。

急性膀胱炎、尿道炎，可单用中药汤剂、单方、中成药或口服抗菌药即可。对慢性反复发作性尿路感染，可用长疗程、联合使用抗菌药，配合使用中药可以获得较好的效果。对各类抗菌药耐药、治疗无效的患者，中医以扶正祛邪为原则，可用健脾补肾，益气养阴，清热利湿，疏肝通络，活血化瘀等方法，提高疗效。对于存在多发性肾结石和尿路畸形、狭窄、梗阻等，加强溶石化石，活血软坚之力，也可增加疗效。

洪钦国教授认为，肾虚是劳淋反复发作的内因，也是其发展过程中的必然趋势。实邪郁结下焦，气化失司，水道不利是其主要病机，同时由于湿热屡犯，或湿热流连不解，耗伤肾阴，病初多为肾阴虚兼夹湿热，病久则肾气亦虚，湿热亦有微甚之殊。久病多瘀，由于正气不足，气血耗伤，气虚则血行无力，阴虚则血黏而凝，血行不畅而形成血瘀。一旦形成，则又影响到整个疾病的转归，致迁延难愈。洪钦国教授认为本病属本虚标实，故治法为滋补肝肾，清热利湿通淋佐以活血。补中有泻，滋中寓利，是遵肾之开合生理特点而设。

八、预后

急性膀胱炎为自限性疾病，多在一周内自愈。急性肾盂肾炎若失治误治，可发展为慢性肾盂肾炎，则病情迁延不愈。少数急性肾盂肾炎可伴发败血症，肾周脓肿，则病情严重。急性尿路感染治疗若不彻底可招致复发。

九、预防调护

（一）预防

增强体质，防止情志内伤，消除各种外邪入侵和湿热内生的有关因素，如忍尿、过食肥甘、纵欲过劳、外阴不洁等，是预防淋证发病及病情反复的重要方面。注意妊娠及产后卫生，对防止子淋、产后淋的发生有重要意义。积极治疗消渴、痨瘵等疾患，避免不必要的导尿及泌尿道器械操作，也可减少本病证的发生。

（二）调护

淋证应多喝水，饮食宜清淡，忌肥腻辛燥、辛辣之品，禁房事，注意适当休息，有助于早日恢复健康。

十、临床验案

患者倪某，女，40 岁，初诊日期为 2004 年 12 月 25 日。以“反复尿频急伴腰痛 5 年，再发 1 月”就诊。患者多次小产，5 年前终于怀孕并生产，但行剖宫产后并发肾盂肾炎，当时因在哺乳期，未系统治疗，病情未能根治。此后反复发作，1 年发作少则 1 次，多则 3～4 次，已历 5 年，也屡犯感冒。近 1 月来症状再发，腰部酸痛，双膝软弱无力，小便频急，尿痛隐隐，疲劳益甚，小腹拘急，低热，盗汗，颧红，肌肤甲错，纳少，大便溏薄，胃口不佳，大便尚调，睡眠尚可。既往崩漏 2 年余，月经量多，淋漓不尽，色淡，偶有血块。体格检查：体温 37.8℃，右肾区轻微叩击痛。舌淡苔薄，脉细数无力。辅助检查：尿常规示白细胞（＋），红细胞（＋）；多次尿培养示大肠埃希菌，多种药物耐药；B超示右肾稍小，轮廓不规则，边缘欠光滑。

中医诊断：腰痛（肺脾肾俱虚，气阴两虚证）。西医诊断：慢性肾盂肾炎，月经过多。治法：健脾补肾为主，兼清虚热（同时服敏感抗生素半月）。处方：黄芪20g、银柴胡5g、青蒿10g（后下）、沙参10g、百合15g、白术10g、茯苓10g、芡实15g、薏苡仁10g、当归10g、独活10g、杜仲15g、巴戟天10g、浮小麦30g、太子参10g、炙甘草3g、白芍10g、知母5g、白茅根15g，15剂，复煎服用。

叮嘱患者禁食煎炸热毒及生冷之品，饮食宜清淡富于营养。

复诊：患者半月后复诊，病情有改善，无发热，出汗减轻，停用抗生素。原方基础上加清热通淋药继续调治，减浮小麦、银柴胡，加玉米须15g。半月后复诊，腰酸减，排尿无疼痛、滞涩，神疲乏力减轻，效不更方，继续服2月，患者诸症基本消失，月经量仍多，但已较前减少，尿培养转阴，追踪2年半，未再发作肾盂肾炎。

按语：本例患者多次小产，起病是产后，乃因体虚邪实不能尽去，又伴崩漏，正气更加不足，体虚不足以驱邪外出，致客邪难去，故反复发作。神劳乏力，腰酸膝软为脾肾两虚，易感冒为气虚卫外不固所致。颧红盗汗，提示还有阴虚。故以补肺脾肾为主，兼清虚热病邪为辅，同时配合敏感抗生素抑制杀灭细菌，中医以扶正增强抗病力，西医以祛邪直接杀灭细菌，二者合用故半月即见效，邪去后继续扶正以巩固疗效。

第二节　尿道综合征

尿道综合征（urethral syndrome，US）是指有尿频、尿急、尿痛等症状，但膀胱和尿道检查无明显器质性病变的一组非特异性综合征，又称为无菌性尿频-排尿不适综合征（sterile frequent micturition discomfort syndrome）。本病于1934年由Folsom提出。多见于已婚的中青年女性。1990年英联邦报道，每年有250万女性受此综合征影响，在男性该综合征称为前列腺痛。本综合征常由于尿道外口解剖异常（如小阴唇融合、尿道处女膜融合、处女膜伞等）、尿道远端梗阻、泌尿系统感染以及局部化学性、机械性刺激等因素所引起。

中医学将尿道综合征归属“淋证”范畴。

一、 中医病因病机

淋之名称，始见于《黄帝内经》，《素问·六元正纪大论》曰“阳明司天之证……初之气……小便黄赤，甚则淋”，并在文中称为“淋闷”。《备急千金要方》将淋证分为热淋、气淋、血淋、石淋、膏淋、劳淋。《简明医彀·淋证》曰“小腹胀急，痛引脐下，小便频少，解时滴沥涩痛，叫喊难忍为淋”，是对淋证临床表现的描述。其主要病因病机如下。

1. 膀胱湿热，下注成淋

本证多见于过食辛热肥甘之品或嗜酒过多、下阴不洁，秽浊之邪的患者，酿成湿热，下注膀胱，发而为淋。其中，《景岳全书·淋浊》谓：“淋之初病，则无不由乎热剧。”金元四大家之一刘完素在《素问玄机原病式》曰：“淋，小便涩痛也。热客膀胱，郁结不能渗泄故也。”

2. 肝气郁结，气滞成淋

本证多见于情绪抑郁、焦虑的患者，尤其是处于绝经前后女性。古代医家已经意识到情志因素对淋证的诱发很重要。《医学入门·淋》云“内因七情，心肾气郁，小肠膀胱不利，或忿怒房劳忍溺……初则热淋血淋，久则火烁为砂石淋”，着重强调了怒而化火伤肝这一病因。《金匮要略》曰：“淋之为病，小便如粟状，少腹弦急，痛引脐中。”因淋证主要脏腑在肝、脾，其所出之道在溺窍，故淋之为病，溺孔艰涩，如粟粒梗阻而不利也。肝木郁陷，故少腹弦急，肝气乘脾，故痛引脐中。《辨证录·淋浊》言：“胆气受惊则收摄过多，而十二经之气皆不敢外泄。精亦阻住而不得流，遂蓄积于膀胱阴器之间。而胆气不伸自愿未逭，何能为十二经决断耶，所以精变为淋，壅塞而难于出也。”

3. 脾胃虚弱，气陷成淋

本证多见于病久不愈，或过用苦寒舒利之品，耗伤中气的患者。《灵枢·口问》认为淋证发病与中气不足密切相关，“中气不足，溲便为之变也”。《医学正传·淋闭》云“脾土受害乏力，不能运化精微，清浊相混，故使肺金无助，而水道不清，渐成淋闭之候”，阐述了中气不足，气虚下陷，可引发淋证的机制。

4. 肾元亏虚，失固成淋

本证多见于年老、久病体弱，以及劳累过度，房事不节，或久淋不愈，湿热之邪耗损正气的患者。《素问·灵兰秘典论》云：“膀胱者，州都之官，津液藏焉，气化则能出焉。”唐代王焘的《外台秘要》曰：“肾府有虚，则心肺俱热，使小便赤而涩也。或肾气虚热，膀胱不足，加之以渴饮，即小便淋涩，皆系藏虚不能主其府而涩也。”即是认为本病病因以肾虚为主。

二、 西医发病机制

1. 泌尿系统感染

患者尿道口组织的病理改变均为慢性炎症反应，考虑为慢性泌尿系统感染反复发作导致。

2. 尿道梗阻

如膀胱颈梗阻、尿道远端周围组织纤维化或括约肌痉挛导致远端尿道缩窄。

3. 尿道外口解剖异常

如尿道处女膜融合、处女膜伞、小阴唇融合等。有报道，尿道外口至阴道口距离与尿道综合征关系密切，间距越近患病率越高，间距在 3mm 以下者患病率达 72.15%。

4. 神经功能异常

损伤、感染、X 线照射等引起尿道内纤维组织增生，使神经发生异常反射。

5. 心理因素

如紧张焦虑、多疑及内向等心理状态是尿道综合征的易感因素。

6. 其他

如免疫因素、雌激素水平下降、镁离子缺乏、医源性因素等。

三、临床表现

（一）症状

尿频、尿急、排尿困难是其主要症状，与急性膀胱炎极为相似。其次，有耻骨上疼痛、紧迫性尿失禁、压力性尿失禁、里急后重、排尿后疼痛、性交困难、性交痛等。此外，还有下腹痛、背痛、双侧腰痛。有人认为，其症状特点是反复发作，药物治疗能减轻症状，但不能根治。

（二）体征

于尿道外口处可见黏膜水肿、充血、萎缩，尿道分泌物，有时还可见尿道息肉、尿道肉阜、尿道处女膜融合、处女膜伞和膀胱三角区颗粒状增生等。尿道、膀胱颈部有压痛且伴尿道硬结。

（三）实验室检查

1. 尿常规检查

非感染性尿道综合征患者无异常发现；感染性尿道综合征患者仅有少许脓细胞，少于 5 个/HP。

2. 尿病原体培养

三次清洁中段尿细菌培养均为阴性。同时排除结核菌、厌氧菌、真菌等致尿路感染的假阴性之可能。

3. 衣原体、支原体检查

感染性尿道综合征患者有时可寻及膀胱、尿道或邻近器官感染之病灶，合并衣原体、支原体检查阳性。

4. 静脉尿路造影

可初步排除泌尿系统畸形、结核、肿瘤、结石以及膀胱憩室等疾病。

5. 膀胱尿道镜检查

了解尿道、膀胱有无感染、肿瘤、结石，有无尿道狭窄及间质性膀胱炎等。

6. 尿流动力学检查、排尿期膀胱尿道造影或影像尿流动力学检查

表现为膀胱过度活动、膀胱逼尿肌收缩力减退、远端尿道缩窄和尿道压力增高等。其中远端尿道狭窄最常见，而膀胱过度活动症往往是其症状迁延的病理基础。

四、诊断与鉴别诊断

（一）诊断

本病的诊断是排除法，只有排除了其他可以导致尿路刺激征的疾病后才能确诊本病。首先应排除尿路感染，多次的尿培养是必要的，应注意标本要在用药前采集，阳性结果为尿路感染，阴性报告中，还应排除结核、真菌、寄生虫、支原体和衣原体等特殊病原体感染。

（二）鉴别诊断

1. 泌尿系统感染

包括肾盂肾炎和膀胱炎等多有明显尿频、尿急、尿痛和尿道烧灼感等症状。肾盂肾炎还常伴有发热、头痛、腰痛、乏力、食欲不振等全身症状，肾区有压痛及叩击痛。实验室检查，尿常规可见大量白细胞、脓细胞和红细胞；中段尿培养有致病菌生长，菌落计数大于或等于 10^5 个/ml。

2. 泌尿系统结核

有尿频、尿急、尿痛症状，长期规范抗生素治疗无效，行尿沉渣抗酸染色涂片检

查可发现结核杆菌。采用聚合酶链反应技术（PCR）检测尿液中结核杆菌的DNA可大大提高泌尿系统结核的诊断率，行结核杆菌培养可明确诊断，但敏感性不高。早期结核在静脉尿路造影可见典型的肾小盏边缘虫蛀样改变；结核晚期则可出现一侧肾脏不显影、膀胱挛缩、对侧肾积水的典型结核改变，有时还可发现肾结核空洞和钙化。

3. 神经源性膀胱

多继发于糖尿病，脊髓灰、白质炎，脑炎，脑卒中，脑脊膜膨出，脊柱裂，脊膜膨出以及中枢神经或周围神经损伤等伴膀胱过度活动时，其症状与尿道综合征有相似之处。表现为尿频、尿急、排尿困难、紧迫性尿失禁等排尿功能障碍症状。但尿流动力学检查示，尿道压力正常，膀胱逼尿肌压力增高并反射亢进，有时可出现尿潴留、肾积水和肾功能减退等。

4. 尿路真菌感染

可表现有尿路刺激症状，尿液一般细菌培养无致病菌生长，但患者常有以下特点：合并糖尿病、肿瘤，免疫力低下、长期应用抗生素或激素免疫抑制药，长期留置导尿管。其特征性表现为尿中排出真菌球，显微镜下可见真菌孢子和菌丝。

五、治疗

（一）中医治疗

1. 辨证治疗

（1）膀胱湿热，下注成淋

症状：小便短数，灼热刺痛，尿色黄赤，少腹拘急胀痛，腰痛拒按，寒热起伏，常伴有口渴，心烦，口舌生疮，大便秘结，舌红苔黄腻，脉滑数。呕恶、或腰痛拒按，或有大便秘结，苔黄腻，脉滑数。

治法：清热泻火，利湿通淋。

代表方：八正散或四妙散。

处方举例：瞿麦15g、灯心草2扎、车前子12g、乌药12g、滑石20g、生薏苡仁

12g、茵陈 12g。若热盛明显者，加栀子等清热药；若热盛损络，迫血妄行，溢出脉外，小便涩痛有血者，则为血淋，治疗上加予小蓟、白茅根等凉血止血中药；若湿热蕴结，尿液受其煎熬，日夜累积，尿中杂质结为砂石，则为石淋，常加用排石三金——金钱草、海金沙、鸡内金；若大便秘结者，加大黄、厚朴。

（2）肝气郁结，气滞成淋

症状：多见于女性，主要表现为气淋实证——少腹胀满，小腹胀甚，尿后余沥不尽，小腹拘急、小便涩痛，或痛及少腹、脐中，善叹息，情志不舒，胸胁苦闷或痛，烦躁不宁，失眠，烘热汗出。舌质淡，苔薄白或薄黄，脉沉弦。

治法：疏肝利胆，行气通淋。

代表方：逍遥散。

处方举例：柴胡 15g、白芍 12g、当归 12g、茯苓 20g、白术 12g、炙甘草 5g、薄荷 9g（后下）、牡丹皮 10g、栀子 15g、枳壳 15g、郁金 10g、麦冬 15g。若患者明显表现出郁而化火，常在逍遥散上的基础上，添加栀子以清热泻火，即是来源于《内科摘要》丹栀逍遥散；重视询问患者睡眠情况，因睡眠质量差会影响，甚至加重患者症状，故对失眠或梦多患者，加用酸枣仁、远志、合欢皮、夜交藤等安神药物；如膀胱胀痛明显，加行气药乌药、川楝子等。

（3）脾胃虚弱，气陷成淋

症状：尿余沥不止，少腹坠胀，面色㿠白，神疲无力，少气懒言，或伴有腹胀便溏，肢困乏力，纳差，舌质淡，舌体胖大，或有齿痕，脉虚细无力。

治法：健脾益气。

代表方：补中益气汤。

处方举例：黄芪 30g、甘草 10g、党参 25g、当归 10g、橘皮 10g、升麻 10g、柴胡 10g、白术 15g。

（4）肾元亏虚，失固成淋

症状：小便淋漓不尽，腰膝酸软，形寒肢冷，畏寒喜暖，小便清长，或伴下肢水肿沉重，晨起减轻，舌淡苔白，脉沉细。

治法：补肾固涩。

代表方：肾阴虚者六味地黄汤，肾阳虚者金匮肾气汤。

处方举例：六味地黄汤，熟地黄 25g、山茱萸 15g、山药 20g、泽泻 10g、牡丹皮 10g、茯苓 20g。金匮肾气汤，干地黄 20g、山药 15g、山茱萸 15g、泽泻 10g、桂枝

6g、制附子 6g。若肾虚火症状明显，加予知母、黄柏等清热类中药，但用量不宜过大。一般认为，肾阳虚者单纯使用金匮肾气汤，补肾阳的力度往往不足，常会添加杜仲、巴戟天、黄精、肉苁蓉等壮肾阳药物。

2. 其他治疗

参见本章第一节“尿路感染”相关内容。

（二）西医治疗

由于尿道综合征的确切病因仍难以确定，故目前尚无标准的治疗方案。所采取的治疗原则一是针对症状，二是针对可能的诱因，予以纠正。根据不同病例的临床表现及尿流动力学检查所见采用不同的药物治疗、外科治疗以及行为治疗 3 种方法。

1. 一般治疗

休息、利尿、热水坐浴、下腹热敷理疗等。

2. 行为治疗

包括心理治疗及生物反馈治疗。医生需与患者进行耐心的交谈，使患者对疾病能有正确的认识，并积极配合治疗。膀胱功能训练是行为治疗和生物反馈治疗的重要内容，通过膀胱训练能增强神经系统对排尿的控制能力，降低膀胱的敏感性，重建正常的排尿功能，从而缓解或消除尿频及尿急症状。具体方法是白天鼓励多饮水，进行其他劳作或休闲活动分散对尿意的注意力。主动控制排尿时间，逐渐延长排尿间隔时间，适量配合有关药物治疗。

3. 药物治疗

（1）α-受体阻滞药

如萘哌地尔 25mg，每日 2 次，特拉唑嗪 2mg，每日 1 次，或坦洛新（哈乐）0.2mg，每日 1～2 次，口服。

（2）解痉镇痛药

抗胆碱类药物如普鲁本辛（溴丙胺太林）、山莨菪碱（氢溴酸山莨菪碱），或选择性平滑肌松弛剂如泌尿灵，毒蕈碱受体阻滞药如酒石酸托特罗定片（舍尼亭）等。

(3) 镁离子口服液

可以提高细胞外液镁离子的浓度，降低逼尿肌的兴奋性，使之处于舒张状态，从而提高膀胱的顺应性。

(4) 镇静及抗抑郁药

如阿普唑仑（佳乐定）0.25mg，每日3次，或氟西汀（百忧解）20mg，每日2～3次，有抗焦虑、抗抑郁的协同作用。

(5) 辣椒辣素或辣椒辣素类似物

2%利多卡因40ml注入膀胱保留30分钟作为局部麻醉，正常膀胱容量者于排空膀胱后以30ml/min的速度注入浓度为100μmol/L的辣椒辣素溶液100ml，保留30分钟。有局部烧灼痛等副作用，但灌注后膀胱容量增加，疗效好，维持时间长，可作为顽固性尿道综合征的一种有效的治疗手段。有研究表明，人类膀胱内存在对辣椒辣素敏感的神经，应用辣椒辣素阻断传入神经后，94%的患者症状得到改善甚至消失，而辣椒辣素类似物辣度为辣椒辣素的1000倍，所需灌注浓度小，具有同样治疗效果，而无辣椒辣素的副作用，似乎更值得应用。

(6) 抗生素

感染可能是本症的基本因素，故目前仍主张在发作时适当选用抗生素治疗，但应避免长时间应用。

(7) 局部封闭治疗

常用封闭药物如庆大霉素8万U，地塞米松5mg加入2%普鲁卡因6ml，灌入膀胱。可用于膀胱颈及近端尿道封闭，膀胱三角区封闭。

(8) 雌激素

用于雌激素水平低下者，分全身用药和局部用药。常用尼尔雌醇2mg，每半月或1月1次；或己烯雌酚0.5mg，每日1次，连用3周停药1周，酌情重复一疗程；或替勃龙（利维爱）隔日或每3日半片；或己烯雌酚霜剂，外阴或阴道局部应用等。

4. 外科治疗

无症状的尿道梗阻、尿道狭窄、尿道处女膜融合等，可行手术治疗。

六、 临床思路

尿道综合征的主要症状有尿频、尿急、尿痛、排尿困难等膀胱刺激征，而尿检结果常为阴性，考虑与尿路慢性感染、尿路梗阻、神经功能异常、尿流动力学异常及心理因素等有关。诊断上主要依据临床症状、体征及实验室检查，同时需除外引起膀胱刺激征的其他感染性疾病。需与尿路感染、泌尿系统结核、肿瘤、神经源性膀胱等相鉴别。

目前主要根据不同病例的临床表现及尿流动力学检查，采用不同的药物及外科治疗，亦应注意心理治疗及生物反馈治疗，以利于症状缓解。经行为治疗、药物治疗，适当配合尿道扩张术，多能取得较好的效果。有局部病变或解剖异常者，可行手术治疗，但应掌握手术指征，选择适当手术方式。

中医以清热利湿通淋为治疗大法，可用清热泻火，利湿通淋，疏肝利胆，行气通淋，健脾益气，补肾固涩等方法辨证论治。血瘀是大部分淋证患者病变发展的重要环节，中医认为“久病伤肾，久病夹瘀”，其中叶天士说到“久病必入络，其所谓病久气血推行不利，血络之中必有瘀凝，故致病气缠绵不去，必疏其络而病气可尽也”。《轩歧救正论》云“夫淋虽由热生湿，湿生则水液混浊，凝结为患”。同时，日本学者研究认为，女性尿道综合征与血瘀密切相关，特别是盆腔内血流的缓慢，局部体液的郁积均可导致本病的发生，故治疗用药中当佐以三七、丹参、延胡索、郁金等活血化瘀之品。

七、 预后

尿道综合征一般预后良好，不会导致严重并发症和后遗症。但个别患者可能迁延难愈，反复发作，对工作、生活、学习产生不良影响，应引起重视。

八、 预防调护

保持情绪平稳，注意调畅情志，多饮水，勤排尿，注意外阴清洁，消除各种外邪入侵和湿热内生的有关因素。饮食上适宜清淡为主，少食肥甘辛热刺激之品。

九、 临床验案

患者李某，女，52岁，初诊日期为2016年3月21日。因“尿频、尿急、尿痛1个月”就诊。患者1个月前出现尿频、尿急、尿痛，外院多次查尿常规、中段尿培养及泌尿系统B超未见异常，并予口服左氧氟沙星抗生素治疗，但症状未见好转，就诊时患者诉尿频、尿急、尿痛，情绪激动时尤甚，伴腹胀、烦躁、易汗出，月经量少，自觉发热、口渴，间有胸胁痛，失眠，纳可，大便硬。既往史无特殊。体格检查：舌淡红苔薄黄，脉弦。辅助检查：尿常规示阴性；多次尿培养示阴性；B超示正常。

中医诊断：淋证（肝郁气滞证）。西医诊断：尿道综合征。治法：疏肝理气。处方：柴胡15g、白芍20g、当归10g、茯苓20g、白术10g、炙甘草5g、薄荷5g、牡丹皮10g、栀子15g、远志15g、酸枣仁10g、枳壳15g、郁金10g、麦冬15g。共7剂，每日1剂，水煎内服，早晚分服。叮嘱患者调畅情志，避免情绪激动。

复诊：1周后复诊，患者诉尿频、尿急、尿急症状明显改善，无口渴，原方减去麦冬，继服7剂，嘱患者服完中药后，若仍有尿频、尿急等症状，返院复诊。

三诊：再1周后复诊，患者诉尿频、尿急、尿痛等症状已缓解。

按语：本例患者处于更年期，情绪焦虑、烦躁，肝失条达，气机郁结，膀胱气化不利，水液运行障碍，故见尿频、尿急、尿痛；气郁化火，则见发热、口渴、大便硬。综合舌脉象，故中医诊断为淋证之肝郁气滞证。故用逍遥散配合牡丹皮、栀子、远志、酸枣仁、枳壳、郁金、麦冬以共奏疏肝清热，行气活血，滋阴安神，缓急止痛之功。其中柴胡疏肝解郁，为君药；当归、白芍养血柔肝，与柴胡同用，补肝体助肝用，使血和则肝和，血充则肝柔，为臣药。从现代药理学上看，白芍中白芍药苷有较好解痉作用，能抑制大鼠胃肠、子宫平滑肌，有一定镇静和扩张血管作用，当归中抗乙酰胆碱、组胺等可使平滑肌痉挛收缩，有明显解痉作用，可改善焦虑精神状态，缓解尿频、尿急等症状。

第三节 肾结核

肾结核是由结核分枝杆菌引起的肾感染。其感染途径主要是体内结核病灶中的结核菌经血流播散至肾脏。原发病灶多在肺部，其次为附睾、女性生殖器附件、骨关节和淋巴结。开始时在双侧肾皮质引起粟粒性结核病灶，以后经肾小管侵犯髓质，形成结核性肉芽肿，常潜伏多年后才发生干酪化而扩散。故肾结核出现症状时，肺结核多已愈合。由于双肾病灶的发展不一致，故临床上90%表现为单侧性肾结核。干酪样病灶在肾乳头破溃后形成空洞，有时病灶发生纤维化、钙化，可引起肾小盏颈部瘢痕狭窄，使肾盏形成闭合性脓腔。结核菌随尿流播散，可引起输尿管、膀胱结核。输尿管因瘢痕狭窄，可引起尿流梗阻而发生肾盂积水或积脓。膀胱结核可引起黏膜小溃疡和形成结核结节，肌层纤维化可引起膀胱容量减少。膀胱三角区病变严重时，可使健侧输尿管口狭窄和（或）闭锁不全，引起膀胱输尿管反流，造成健侧肾脏继发性结核和积脓。病变侵犯肾实质血管还可引起闭塞性脉管炎。尿中结核菌经后尿道进入前列腺、输精管、精囊和附睾，故半数以上男性患者可并发生殖系统结核，尿道亦可因结核而发生狭窄。

本病是全身结核病的一部分，约占肺外结核的15%，多在原发性结核感染后5～20年才发病。多见于成年人，儿童少见。我国综合统计75%的病例发生在20～40岁，男性的发病数略高于女性。

在中医学中，本病属于“肾痨”“尿血”“腰痛”范畴。

一、 中医病因病机

中医学认为，本病的发病原因为内虚与痨虫感染，正气虚弱而致“痨虫”（结核杆菌）乘虚而入，痨虫传入于肾，耗伤肾阴，水亏火旺。肾与膀胱相表里，邪热下迫膀胱，日久必致阴损及阳，阴阳两虚。本病多为正虚邪实。早期邪盛，治法应以祛邪为主。若病情迁延日久，正虚邪伏，精气亏损，治疗上则以扶正为主。

1. 膀胱湿热， 毒邪下注

多食辛热肥甘之品，或嗜酒过度，酿成湿热，下注膀胱，或下阴不洁，湿热秽浊毒邪侵入膀胱，酿成湿热，或肝胆湿热下注，皆可使湿热蕴结下焦，膀胱气化不利，发为肾痨、尿血。

2. 肾阴亏耗， 阴虚火旺

久病正虚或痨虫感染，房室不节，相火妄动，或忧劳过度等，均可伤及肾之精血，肾阴亏虚，虚火内生，灼伤肾与膀胱血络而致肾痨、尿血。

3. 精气亏损，气不摄血

肾中精气亏虚，不能固摄，血络中血液妄行，下溢水道而成尿血。

二、西医发病机制

肾结核的原发病灶主要为肺部的初染结核灶，其次为骨、关节、附睾、女性附件、淋巴结、肠道等结核灶。结核杆菌由血行播散至两侧肾皮质，肾皮质病变初呈炎症反应，继而形成结核病灶，该处氧张力高，和肺尖部的病灶类似，有利于结核杆菌的生存和生长。病菌可长期处于静止状态，在全身或局部免疫力削弱的情况下，病变可向肾乳头扩展，发展为肾髓质结核。肾乳头发生溃疡、坏死，病变蔓延至肾盏，肾盏可发生干酪样坏死、溃疡性空洞形成等损害，最终溃破入肾盂，结核杆菌可从尿中排出。病理损害可进一步向下蔓延累及输尿管、膀胱等。染菌的脓尿自尿路排出时，可刺激膀胱，引起膀胱黏膜和黏膜下层炎症、结核结节、干酪样坏死、溃疡，临床上出现膀胱刺激症状。在病变过程中，破坏与修复常同时进行，故在尿路各部位可出现瘢痕收缩所致的梗阻，使梗阻以上部位病变加重。肾盏颈部病变可致引流不畅的闭合性脓腔；肾盂、输尿管交接处的梗阻性病变可致肾盂积脓；输尿管呈现交替的扩张与狭窄（串珠样改变）；临床上偶有输尿管完全闭合，含有结核杆菌的尿不能进入膀胱，膀胱刺激征反见缓解，尿中无明显改变，即出现所谓“肾自截”情形；输尿管、膀胱交接处病变可蔓延至整个膀胱，病变深入肌层，最后导致纤维化，膀胱发生挛缩，容积变小。晚期肾结核因膀胱挛缩引起对侧输尿管口或下段狭窄，而致对侧肾盂积水（约16%），也有因单纯输尿管口狭窄而引起对侧肾盂积水但无膀胱挛缩者。

三、临床表现

（一）症状及体征

本病多见于青壮年，男性稍多于女性。其临床表现取决于病变范围，以及输尿管、膀胱继发结核的严重程度。局限于肾皮质时可无临床表现，故本病早期多无明显症状。最早出现的症状往往是尿频，系干酪样病灶向肾盂穿破后，含有脓液和结核杆菌的尿对膀胱刺激所致。当病变累及膀胱，出现膀胱结核性溃疡时，则尿频更为严重，并可出现尿急、尿痛等症状。膀胱发生挛缩时，尿频严重而每次尿量极少（小于50ml），甚至尿失禁；若有尿道狭窄，则有排尿困难等。肾绞痛不多见，发生率小于10%。

血尿亦常见，约60%患者可有无痛性血尿，在部分患者可作为首发症状，肉眼血尿占70%～80%。血尿可来自肾脏或膀胱，前者血尿为均匀性、整个尿程均见血尿（全程血尿），后者见于排尿终了、膀胱收缩时（终末血尿）。血尿引起血块堵塞时，可出现肾绞痛等症状。

发生肾盂积水、肾积脓或肾周组织结核病变时可出现腰痛、腰部酸胀等局部症状，并可有发热、盗汗、全身不适、消瘦等全身中毒症状（仅10%～15%）。

晚期双肾结核或一侧肾结核并发对侧严重积水时，则出现贫血、水肿、食欲缺乏、恶心呕吐等慢性肾功能不全症状。

除晚期病例外，肾结核患者多数全身情况不受影响，体格检查亦无异常发现，仅部分患者可有肾区叩击痛。肾结核出现临床症状时，多数已无活动性肺结核，约半数患者存在陈旧性肺结核灶。部分可有淋巴结结核或骨结核、附睾结核，在男性患者，精囊和前列腺结核也较常见。

（二）实验室检查及其他检查

1. 尿常规和24小时尿沉渣找结核杆菌

尿常规呈酸性尿是肾结核的特点。早期尿常规的唯一异常可为无菌性脓尿和镜下血尿，分别可达46%～89%和12%～77%。蛋白尿（±）～（+）为13%～80%。在治疗前多次检查尿沉渣抗酸杆菌的阳性率可达70%。

2. 尿培养

取晨尿培养。结核杆菌间歇性向尿中排出，治疗前至少留3次晨尿作检查，结核菌培养阳性率可达80%～90%。传统结核培养需4～6周，采用BACTEC MGTT960快速培养可缩短诊断时间至1～2周。

3. 结核菌素试验

结核杆菌纯蛋白衍生物（PPD）试验的阳性率为88%～100%。但PPD与卡介苗（BCG）存在交叉反应，我国是普遍接种卡介苗的国家，因此PPD皮试最大的问题是存在假阳性反应，只能作为诊断参考，而不能凭借其来诊断结核感染。

4. 特异性结核抗原多肽刺激后的全血或细胞IFN-γ测定

系检测结核分枝杆菌特异性抗原多肽刺激全血或单个核细胞后产生的IFN-γ水平来诊断现症结核感染，目前最主要的2种方法为QuantiFERON-TB试验和T-SPOT. TB试验，敏感性与特异性均较高，对于包括肾结核在内的肺外结核有诊断价值，但只能诊断有无结核感染（包括潜伏结核感染与活动性结核感染），尚不能作为确诊依据。

5. 影像学检查

腹部X线平片可见肾实质钙化，呈斑点状或不规则形，晚期可见整个肾脏钙化。全肾广泛钙化时可诊断为肾结核，局限的钙化灶应与结核和肿瘤钙化相鉴别。肾盏改变（边缘不整、扩大、变形，甚至消失）是重要的诊断依据；至病变严重时可出现输尿管狭窄，呈“腊肠样”或“串珠样”改变；晚期可见多个肾盏不显影或呈大空洞。静脉肾盂造影显影不佳或有可疑病变时，进行逆行肾盂造影将有助于诊断。作大剂量静脉滴注造影或用超声波定位后作肾穿刺造影则有助于诊断。CT检查对本病诊断有重要意义，可提供病肾结构和功能的资料，并有助于与肾肿瘤、肾上腺瘤的鉴别诊断。可发现肾盏肾盂结构改变、空洞或钙化。核素扫描亦可提供肾实质结构和功能的情况，对估计治疗反应和肾功能改变很有帮助。

6. 膀胱镜检查

病变累及膀胱时，膀胱镜检查常在患侧输尿管口附近见膀胱黏膜小溃疡、结节等病变。

四、 诊断与鉴别诊断

（一）诊断

早期诊断肾结核并给予合理治疗都能治愈，但 70%的病例在出现第一个症状一年后，才能作出正确诊断。为做到早诊早治，凡遇下列情况时应考虑肾结核的可能：①无菌性脓尿和（或）血尿。②不明原因的膀胱刺激症状。③有尿路感染症状，而一般细菌培养多次阴性。④尿路感染经抗菌治疗后，尿菌转阴，但仍有膀胱刺激征或尿沉渣异常。肾结核的早期诊断，不能单纯依靠临床症状，应重视实验室检查。尿常规已有异常发现，如脓尿和（或）血尿时，应反复作结核杆菌检查和影像学以及膀胱镜检查。24 小时尿沉渣找抗酸杆菌和结核菌素试验亦有助诊断。

在双肾结核、唯一肾的结核以及肾结核对侧肾积水时，在静脉肾盂造影时不易区别单侧肾结核并发对侧肾积水和双肾结核，但在治疗上却有原则性的区别，因此应进一步予以鉴别。大剂量静脉肾盂造影以及肾穿刺造影亦有助于明确诊断。

（二）鉴别诊断

1. 慢性肾盂肾炎

表现为尿频、尿急、尿痛等膀胱刺激征，伴血尿和腰痛。但症状多呈间歇性反复发作，无持续性低热。尿的普通细菌培养可发现致病菌。红细胞沉降率（血沉）一般正常，结核菌素试验阴性。尿中无抗酸杆菌。

2. 急性膀胱炎

表现为明显的尿频、尿急、尿痛等膀胱刺激征。但常伴有下腹部及会阴部坠胀不适感，且无发热等全身症状。经抗生素治疗 6 日通常症状可以消失。

3. 急性肾盂肾炎

表现为明显的尿频、尿急、尿痛等膀胱刺激症状，伴有发热、腰痛。但无消瘦、贫血等慢性消耗症状。尿的普通细菌培养可发现致病菌。结核菌素试验阴性。尿中无抗酸杆菌。

4. 肾结石伴积水

肾结石继发感染时可表现为尿频、尿急、尿痛；伴有发热、腰痛。但无持续性低热，有时可发生剧烈的肾绞痛。KUB 平片可发现不透光影。红细胞沉降率（血沉）一般正常，结核菌素试验阴性。尿中无抗酸杆菌。

5. 肾肿瘤

可表现为腰痛、血尿及腰腹部肿块。但尿频、尿急、尿痛等膀胱刺激征不明显。尿中无白细胞。B 超检查、X 线检查及 CT 检查可发现肾脏有占位性病变。

五、治疗

（一）中医治疗

1. 辨证治疗

（1）膀胱湿热，毒邪下注

症状：尿频，尿急，尿痛（灼热性终末痛），尿血（终末期血尿或无痛性全程血尿），或小便浑浊如米泔败絮，甚则脓尿，大便黏腻不爽，口苦口黏，口干不欲饮，舌红苔黄腻，脉濡数或滑数。

治法：清热解毒，利水除湿。

代表方：八正散合小蓟饮子加减。

处方举例：车前子 15g、瞿麦 9g、萹蓄 9g、滑石 15g、栀子 9g、炙大黄 9g、生地黄 24g、小蓟 15g、淡竹叶 6g、炒蒲黄 9g、藕节 9g、当归 6g、炙甘草 9g。尿频量少、尿道涩痛或有脓尿者，加蒲公英 15g；有蛋白尿者，加地龙 6g、黄芪 30g、益母草 12g；血尿多者，加茜草 10g、白茅根 10g、石韦 10g；有尿路结石者，加金钱草 30g、鸡内金 15g。

（2）肾阴亏耗，阴虚火旺

症状：尿频，尿急，尿痛（持续性少腹疼痛），甚则尿失禁，尿血淋漓夹血丝瘀块，伴潮热盗汗，五心烦热，咽干口燥，眩晕耳鸣，腰酸腰痛，颧红，舌红干苔少，脉细数或细弦。

治法：滋阴降火，解毒抗痨。

代表方：二至丸合知柏地黄丸加减。

处方举例：知母 10g、黄柏 10g、生地黄 15g、山茱萸 10g、百部 15g、女贞子 15g、墨旱莲 15g、地骨皮 15g、青蒿 6g、龟板 15g。低热不退者，加银柴胡 10g、胡黄连 6g；心烦失眠者，加夜交藤 15g、合欢皮 10g；目眩耳鸣者，加磁石 20g、枸杞子 12g、菊花 12g；咽喉干痛者，加射干 6g、玄参 10g。

(3) 精气亏损，气不摄血

症状：尿频量少，尿失禁，尿血不止，尿痛不显，伴腰酸腰痛，面色无华，心悸气短，神疲倦怠，舌淡苔白，脉细弱。

治法：补益精气，扶正抗痨。

代表方：大补元煎加减。

处方举例：黄精 30g、山茱萸 15g、枸杞子 15g、杜仲 15g、菟丝子 15g、鹿角胶 15g、当归 10g、黄芪 15g、百部 15g、黄柏 15g、熟地黄 10g。尿频而少者，加猪苓 10g、泽泻 10g；形寒肢冷、便溏者，可用干姜 5g、熟附子 10g，去熟地黄、鹿角胶；血尿不止者，加阿胶 10g、三七 3g。

2. 其他治疗

(1) 中成药治疗

可辨证选用抗核宁胶囊、抗痨丸、六味地黄丸、金匮肾气丸、百令胶囊等。血尿较重者，可加用宁泌泰胶囊、尿感宁颗粒等。

(2) 针刺疗法

适合体质虚弱者。

主穴：肾俞、肺俞、结核穴（大椎旁开 3.5 寸，左右各一），委中，针直刺 5～8 分。

配穴：肾热（在第 7、8 胸椎棘突间旁开 5 分，左右各一）、足三里穴，针直刺 5～8分。

以上均用补法，每日针刺 1 次，每次双侧交替，2 周为 1 个疗程。

(3) 食疗

①马齿苋酒：鲜马齿苋 1500g、黄酒 1250ml。将鲜马齿苋洗净捣烂，放入黄酒中浸 3～4 日，纱布滤取汁，贮于瓷瓶，每日饭前饮 15～20ml。②可连枝茶：绿茶 1g、十大功劳叶 10g。将十大功劳叶（可连枝）干品用冷开水快速洗净，加茶叶，用刚沸之开水冲泡大半杯，加盖，10 分钟可饮。饮之将尽，略留余汁，再泡再饮，直至冲淡弃渣。③虫草老鸭汤：冬虫夏草 20g、老公鸭 1 只（约 1000g）、葱 20g、姜 15g、料酒 20g、盐 3g。将虫草放入酒中浸泡；鸭宰杀后去毛及内脏，洗净；葱切段，姜拍松。将绍酒、盐抹在鸭身上，虫草、葱、姜放入鸭腹内，加水 2500ml。将锅置武火上烧沸，再用文火炖熬 1.5 小时。每日 1 次，佐餐食用。

(二) 西医治疗

肾结核的药物治疗要选用敏感药物，并采取联合用药和彻底治疗的原则。除化疗外，许多病例需要手术治疗，方法包括病灶清除，部分和全肾切除。输尿管狭窄和膀胱挛缩等并发症亦需要手术。

1. 抗结核药物治疗

诊断一经确定，应及早给予抗结核药物治疗。一般采用 2～3 个月的强化治疗期，可采用如异烟肼（每日 300mg，顿服，儿童每日 5～10mg/kg）、利福平（每日 450～600mg，空腹顿服）、吡嗪酰胺（每日 15～30mg/kg，顿服）以及乙胺丁醇（每日 15～25mg/kg，顿服）标准联合强化治疗 2～3 个月，再以异烟肼与利福平联合乙胺丁醇治疗 6～9 个月。如为耐多药结核菌感染，则不选用已耐药的异烟肼和利福平等药，强化期至少选用 5 种药物联合，巩固期也至少有 3 种药物联合治疗，疗程多在 18 个月以上。

在肾功能不全患者中用药要予以额外关注。利福平、异烟肼、吡嗪酰胺与乙硫异烟胺以及丙硫异烟胺从胆道排泄，因而可以常规剂量给予。相比之下，应用链霉素和其他氨基糖苷类以及乙胺丁醇完全从肾脏排泄，则必须谨慎。链霉素和其他氨基糖苷类最好避免使用，而乙胺丁醇则根据患者的肾小球滤过率（GFR）调整剂量，若 GFR 介于 50～100ml/min，剂量宜用 25mg，每周 3 次；若 GFR 介于 30～50ml/min，则采用 25mg，每周 2 次的剂量。治疗期间，应每月复查尿结核杆菌培养，3～6 个月作静脉肾盂造影一次。化疗结束后，至少随访 1 年，期间应定期作尿常规、尿结核杆菌培养（3 次）以及静脉肾盂造影；如有复发，再按药敏结果予以联合治疗。轻者 5 年不复发可认为已治愈，倘若已有明显的膀胱结核，或合并肺结核、骨关节结核，随诊时间则需长达 10～20 年，甚至更长时间的观察。药物治疗可使肾结核病灶纤维化加重，部分病例可因纤维化而加重梗阻，从而加速肾的损害，应注意随诊。

2. 手术治疗

手术指证：一侧肾病变严重或（和）并发膀胱挛缩及对侧肾盂积水，局限于肾脏一部分且与肾盂相沟通的病变或病灶等，适合手术治疗。肾外结核呈活动性或双肾病变严重，纵使有手术指征，亦应暂缓手术，待化疗至病情稳定或一侧肾脏显著好转后再行手术。手术前须进行化疗，一般用异烟肼与利福平联合乙胺丁醇治疗，每日 1 次（强化疗法）1～2 个月，术后继续以上述方案治疗 2 个月，然后用异烟肼、利福平以及吡嗪酰胺联合乙胺丁醇治疗，每周 3 次（间歇化疗法），化疗至切除术后 4 个月、重建术后 7 个月。

六、临床思路

典型的结核中毒症状，如长期低热、潮热、盗汗、消瘦合并腰酸腰痛和膀胱刺激征时，大部分病例都能被诊断。但临床上大部分病例都在肺结核痊愈多年后，方出现肾结核的临床症状，且症状多不典型，缺乏特异性表现，容易被误诊为一般细菌性尿路感染。故常规抗感染治疗一周无效者，需考虑本病。肾实质结核，只有累及膀胱时才出现膀胱刺激征。

早期诊断肾结核并给予合理治疗都能治愈。药物治疗上，抗结核药因其疗效确切而在临床上广泛使用。其中，利福平、异烟肼、吡嗪酰胺与乙硫异烟胺以及丙硫异烟胺从胆道排泄，因而可以常规剂量给予。链霉素和其他氨基糖苷类完全从肾脏排泄，最好避免使用。乙胺丁醇需根据患者的 GFR 调整剂量。用药应注意“早期、联合、足量、长程、彻底”等原则。部分病例需结合手术治疗。

因抗结核药物需长期服用，不良反应大，故联合使用中药可获得较好的效果。对抗痨药物耐药或治疗无效的患者，中医以扶正祛邪原则，可用清热解毒，滋阴降火，补益精气等方法，提高疗效，缩短病程，减少不良反应和并发症。对于存在肾结核结节或尿路畸形、狭窄、梗阻等，加强活血软坚之力，也可增加疗效。本病多为正虚邪实。早期邪盛，治法应以祛邪为主。若病情迁延日久，正虚邪伏，精气亏损，治疗上则以扶正为主。

七、预后

城市中的晚期肾结核病例已非常少见。如能及时发现与治疗，绝大多数患者能治愈。如迁延失治，部分患者可并发生殖系统结核。男性肾结核患者，结核杆菌可由后尿道进入生殖器官（精囊、输精管、附睾和前列腺），50％～70％并发生殖系统结核。女性患者可并发输卵管结核或盆腔结核。合并肝硬化、艾滋病或长期激素治疗的患者预后较差。

八、预防调护

（一）预防

控制传染源，切断传播途径，保护易感人群，是传染病预防的三大措施。开放性肺结核患者的排菌是结核传播的主要来源，患者咳嗽或打喷嚏所排出的结核菌悬浮在飞沫核中，被人吸入后即可引起感染，是该病的主要传播途径。而生活贫困、居住拥挤、营养不良等是经济落后社会中人群结核病高发的原因。慢性疾病和吸烟亦是结核病发病的危险因素。

（二）调护

因本病为慢性消耗性疾病，故患者治疗期间应注意卧床休息，营养充足，高蛋白、高热量饮食，必要时可给予肠外营养。

九、临床验案

患者赵某，女，40岁，初诊日期为2005年4月2日。因“反复尿频尿痛伴乏力1年，再发1月”就诊。患者于1年前无明显诱因出现尿频、尿痛，诊断为尿路感染，曾先后应用β-内酰胺类、大环内酯类药物抗炎治疗，病情每于抗炎治疗后好转，劳累、受凉后反复。后经各项辅助检查诊断为肾结核，予吡嗪酰胺、乙胺丁醇、利福喷汀等药物抗结核治疗。患者用药 1 日后即出现尿量急剧减少（24 小时尿量约 400ml），急查肾功能未见异常，考虑尿量减少由抗结核药物副作用所致，故立即停用抗结核药物。现症见：尿痛、尿频，周身乏力，尿道灼热疼痛，腰酸痛。既往肺结核病史 20 年，经拍摄 X 线胸片证实目前已痊愈。体格检查：体温 37.5℃，左侧肾区压痛，双侧肾区叩击痛。舌质淡红，苔薄黄，脉沉弦。辅助检查：尿常规示白细胞（＋）、红细胞（＋）；多次尿培养示可见结核分枝杆菌；腹部 CT 示左肾上极低密度影；结核菌素试验（＋＋）。

中医诊断：肾痨（膀胱湿热，毒邪下注证）。西医诊断：肾结核。治法：清热解毒，抗痨通淋。处方：车前子 15g、瞿麦 15g、萹蓄 15g、紫花地丁 15g、蒲公英 30g、猪苓 15g、马齿苋 30g、十大功劳叶 15g、猫爪草 15g、百部 15g、青蒿 15g、甘草 10g。60 剂，每日 1 剂，水煎取汁 250ml，分早晚 2 次服用。叮嘱患者禁食煎炸热毒及辛辣之品，饮食宜清淡富于营养。

复诊：患者 2 月后复诊，症状有改善，尿路刺激征消失。复查尿常规示正常，结核菌素试验（＋）。在原方基础上加强清热通淋药继续调治，减瞿麦、萹蓄、甘草，加黄芩 15g，蒲公英减至 20g，继续服用 3 个月。

再诊：患者诸症基本消失，查结核菌素试验（±）。继续守前方加减：大蓟 20g、黄芩 15g、小蓟 20g、蒲公英 20g、猪苓 15g、马齿苋 15g、十大功劳叶 20g、猫爪草 20g、百部 15g、青蒿 15g。再服药 3 个月。四诊：查结核杆菌实验（－）。为巩固疗效，嘱患者按上方中药剂量，按比例研末口服。此后随访 3 次，各项检查均为阴性，遂宣告临床治愈。

按语：现代医学治疗肾结核，仍然用吡嗪酰胺、乙胺丁醇、利福喷丁等抗结核药物，虽然疗效确切，但其副作用较大。本案例以清热解毒，抗痨通淋法拟方，标本兼治，收效显著。方中蒲公英、马齿苋清热解毒，利湿通淋，共为君药；十大功劳叶止痨咳，杀虫，青蒿清虚热，除骨蒸，车前子、瞿麦、萹蓄利尿通淋，活血通经，猪苓利水渗湿，共为臣药；紫花地丁清热解毒，黄芩泻实火，共为佐药；甘草调和诸药。全方共奏清热解毒，抗痨通淋之功。而现代药理研究表明：十大功劳叶、猫爪草、青蒿对结核分枝杆菌有明显的抑制作用；百部、小蓟对人型结核杆菌有明显抑制作用；蒲公英、紫花地丁、黄芩有消炎作用，并有抑制结核杆菌生长的作用；猪苓有利尿作用，也有抑制结核杆菌生长的作用。诸药合用，能够有效抑制结核杆菌的繁殖、活动，逐步杀灭结核杆菌，从而达到促进病变组织纤维化、钙化的目的。

第四节　真菌性尿路感染

真菌性尿路感染属广义尿路感染范畴，是指真菌经血行或上行感染，侵入尿路而引起的一种尿路感染。全身性真菌感染常可经血流进入尿路，这种情况颇为常见，但局限于尿路的真菌感染则甚罕见。近年来随着免疫抑制剂、抗生素在临床上的广泛应用，本病发病率有所上升，约占全部尿路感染的4.8%。

在中医学中，本病归属于“淋证”范畴。

一、中医病因病机

中医学对本病病因病机的认识如下。

1. 膀胱湿热

外感湿邪，入里化热，或外阴不洁，湿热之邪内侵，均可致膀胱湿热。湿热之邪阻碍膀胱气机，可见尿频、尿急、尿浊。

2. 气滞血瘀

起居不慎，感受湿毒之邪，入里化热，而致湿热内蕴，阻滞气机，气机不畅则气滞，气滞则血瘀，气血瘀阻于肾府而见腰痛，尿夹血块。膀胱气机不畅，而致尿频、涩痛、余沥不尽。

3. 肾虚夹湿

长期使用抗生素或抗肿瘤药物、免疫抑制剂等，或身患糖尿病而致肾气亏虚，正虚则易感邪，邪毒入里，下注膀胱而发为本病。

二、 西医发病机制

在人类引起侵袭性感染的真菌，一直被分为原发性致病菌和机会性致病菌。原发感染常发生在看来健康的或有细胞介导免疫缺陷的患者，机会感染常发生在由各种原因所致的吞噬功能障碍的患者，包括代谢不良、慢性消耗性疾病、激素或免疫抑制剂治疗。泌尿生殖系统真菌感染可分如下 3 类。

（一）原发性真菌感染

包括皮炎芽生菌、组织胞浆菌、球孢子菌等，它们均存在于环境中，患者多因暴露于受污染的环境而感染。

（二）机会性真菌感染

包括生存于环境中的曲霉、隐球菌或作为正常菌群存在于消化、外生殖道的念珠菌、球拟酵母菌等。

（三）罕见性真菌感染

包括一些广泛存在于自然界中的环境性致病菌，如地丝菌、青霉菌、芽生菌等。

此处主要讨论前两组感染。常见的有念珠菌性尿路感染。念珠菌是一种条件致病菌，只有在机体抵抗力下降和（或）念珠菌过度生长时，才可能成为致病菌。有利于念珠菌尿路感染产生的因素有如下几种。

（1）抗生素

应用抗生素治疗引起正常菌群失调，尤其是长期大量应用广谱抗生素时。

（2）激素及免疫抑制剂

该类药物的使用以及肿瘤患者行放射治疗和（或）化疗时，使机体的防御功能减弱。

（3）尿路局部抵抗力下降

如留置导尿管，尿路畸形等情况。

（4）慢性疾病

慢性消耗性疾病，导致患者体质极度虚弱。

(5) 糖尿病

机体对抗念珠菌的功能降低，当血糖大于8.34mmol/L时，念珠菌生长率提高。

(6) 尿pH值

念珠菌生长的适宜pH值是5.1～6.4，正常尿液呈酸性，有利于念珠菌生长。

三、临床表现

(一) 症状及体征

本病的临床表现差异性较大，轻者可无症状或仅有脓尿，亦可呈典型尿路感染表现，重者甚至可继发肾衰竭。存在系统性真菌感染者，常有发热、寒战等全身症状。尿路真菌感染有以下几个类型。

(1) 肾盂肾炎型

其临床表现与细菌性肾盂肾炎相似，可表现为急性或慢性，主要有2种形式：一是多发性肾皮质脓肿；二是集合管或乳头弥散性真菌浸润，和（或）有肾乳头坏死。此2种形式常可同时出现，常伴真菌球形成。

(2) 膀胱炎型

女性多见，常继发于细菌性膀胱炎治愈后。主要症状有尿频、尿急、夜尿、尿液混浊或血尿，偶有气尿（因尿中念珠菌发酵尿糖所致），有时在膀胱内可见大的真菌球、肉芽肿形成。

(3) 输尿管梗阻型

由真菌球堵塞输尿管引起。真菌球移行至输尿管并在其中活动，可发生肾绞痛，若双侧输尿管完全堵塞，则出现无尿、肾盂积水积液等，严重时可继发急性肾衰竭。

(4) 肾乳头坏死型

由大量真菌浸润肾乳头引起。临床表现类似一般肾乳头坏死，由于乳头坏死脱落，静脉肾盂造影时（IVP）可见多个不规则的小空洞。

(5) 瘘管型

有报道皮炎芽生菌、组织胞浆菌、新型隐球菌尿路感染可出现膀胱结肠瘘管、尿路皮肤瘘管。

各型尿路真菌病可有不同并发症，如膀胱炎型可见大的真菌球、肉芽肿形成；输尿管梗阻型可出现无尿、肾盂积液、急性肾衰竭等；瘘管型可出现膀胱结肠瘘管、尿路皮肤瘘管。

（二）实验室检查

（1）尿常规

尿白细胞增多，或见脓尿、镜下血尿。

（2）清洁中段尿培养

一般细菌培养阴性，真菌培养阳性，念珠菌菌落计数为1万～1.5万/ml。真菌在室温时分裂繁殖很慢，其分裂期通常在5小时以上，故受检尿液可放置较长时间而不会增加真菌数目。

（3）血液培养

一般细菌培养阴性，特殊的真菌培养阳性。

（4）血清念珠菌抗体

血清抗念珠菌抗体（血清沉淀素、凝集素等）的测定有助于诊断，肾念珠菌感染的患者血清沉淀素的阳性率为83%，但有约10%的假阳性。

四、诊断与鉴别诊断

（一）诊断

诊断主要依据临床表现及反复血、尿标本培养。导尿作真菌定量培养大于或等于1万/ml菌落数，或未经沉淀的新鲜导尿标本镜检，10个视野平均有真菌1～3个/HP者，或男性的清洁中段尿标本或女性的导尿标本中真菌培养阳性，都意味着尿路真菌感染，可以结合其临床症状做出本病的诊断。

（二）鉴别诊断

（1）急性肾盂肾炎

全身中毒症状相对较重，中段尿培养可发现致病菌，对抗生素敏感，常规抗感染治疗有效。

(2) 膀胱炎

临床表现类似真菌性尿路感染，但病程短，尿培养有致病菌生长，抗生素治疗有效。

五、 治疗

(一) 中医治疗

1. 辨证治疗

(1) 膀胱湿热

症状：发热，汗出不退，恶寒，全身困重，伴尿频，尿急，尿痛，下腹胀闷不适，或见大便不爽，舌质偏红，苔薄黄，脉滑。

治法：清热解毒，利湿通淋。

代表方：五味消毒饮合八正散。

处方举例：金银花 15g、野菊花 15g、青天葵 15g、蒲公英 18g、白花蛇舌草 30g、瞿麦 15g、萹蓄 15g、滑石 25g（先煎）、土茯苓 20g。发热重者，加柴胡 15g、葛根 18g、生石膏 30g（先煎）；大便秘结者，加虎杖 18g；下腹胀痛者，加乌药 15g、厚朴 15g。

(2) 气滞血瘀

症状：尿出不爽，尿频，尿痛，尿中排出血块，少腹胀痛，或腰部刺痛。舌暗红，有瘀点瘀斑，苔薄白，脉弦或涩。

治法：行气化瘀通淋。

代表方：石韦散。

处方举例：石韦 15g、冬葵子 15g、白芍 15g、当归 12g、甘草 5g、陈皮 12g、王不留行 18g、乌药 15g、川楝子 18g、地龙 15g。若尿中排出血块量多，舌质紫暗等瘀血症状明显者，加三棱 15g、莪术 15g、泽兰 15g；少腹胀痛者，加小茴香 12g、柴胡 15g。

(3) 肾虚夹湿

症状：有长期使用抗生素、免疫抑制剂或患消渴史，症见腰膝酸软，神疲乏力，面色无华，尿余沥不尽，遇劳加重，舌质淡红，苔薄白，脉细。

治法：益肾补虚，利湿通淋。

代表方：知柏地黄丸。

处方举例：知母 15g、黄柏 15g、生地黄 15g、山药 15g、山茱萸 12g、泽泻 15g、茯苓 15g、生薏苡仁 15g、车前子 18g。若症见五心烦热，舌质淡红，少苔等阴虚症状明显者，加二至丸；若膀胱刺激征明显者，加白花蛇舌草 30g、茵陈 18g、滑石 30g（先煎），以加强利湿通淋之力。

2. 其他治疗

参见本章第一节“尿路感染”有关内容。

（二）西医治疗

目前世界范围内尚无治疗真菌性尿路感染的指南及规范。现今临床上广泛采用的治疗本病的方法有以下几种。

1. 消除易感因素

这是预防和治疗真菌性尿路感染的最好方法，如避免长期使用抗生素、免疫抑制药，消除尿路梗阻，控制糖尿病等使机体抵抗力下降的疾病，尽量减少导尿及长期保留尿管等。

2. 碱化尿液

真菌在酸性尿中繁殖迅速，故应给予碳酸氢钠口服，每次 1.0g，每日 3 次，以碱化尿液，造成抑制真菌生长的环境。

3. 药物治疗

常用有效药物是两性霉素 B、氟胞嘧啶（5-FC）、氟康唑、伊曲康唑。给药途径包括局部及全身应用。

(1) 局部应用

对导管相关性的念珠菌性尿路感染，拔除导尿管换为三通管，注入两性霉素 B 50mg/L 冲洗膀胱，每日 1 次，持续用药 7～10 日，治疗的成功率在 75%以上。如能同时治疗高三酰甘油血症、减量或停用糖皮质激素和广谱抗生素等，其成功率会更高。也可经尿道插管，用制霉菌素 200 万 U/L，每 6 小时 1 次，直至尿真菌转阴，适用于膀胱真菌感染。

(2) 全身应用

轻症病例可口服氟胞嘧啶（5-FC），剂量 150mg/（kg・d），连服 1～3 个月，由于其 95%由肾排出，故对肾真菌感染疗效好。也可用氟康唑（200mg/d）、伊曲康唑（400mg/d）。

对于播散真菌感染的重症病例，或局灶感染持续不消退者，可用两性霉素 B，静脉滴注 0.1mg/（kg・d）开始，渐增加至 1mg/（kg・d），药液应避光缓慢地滴入，耐受性差者可酌减剂量；临床疗效差者可酌加剂量；病情严重者，每日剂量可用至 60mg，病情稳定后再改用 25～35mg/d。本药有肾损害，在肾衰竭时，宜按肌酐清除率减量使用。在用药过程中，应每周监测肾功能，一旦出现药物性肾损害应及时停药或换药。

停用抗真菌药指征：治疗过程中，每周复查尿培养及尿常规，连续 2 次尿标本无菌或尿路造影证实充盈缺损消失时方能停止抗真菌治疗。

4. 转移因子

有报道转移因子可治疗真菌性感染，认为其有调整机体免疫功能的作用。

六、临床思路

念珠菌以酵母菌和真菌丝 2 种形式存在于尿中，有人认为真菌丝的存在意味着入侵，但仍有争议。真菌尿路感染，可由血源播散，亦可由上行感染。如果感染仅局限于泌尿系统，则多为上行性，故真菌性阴道炎和肠道真菌感染者，均易伴有尿路真菌感染。

提高真菌性尿感的诊断取决于对本病提高警惕性。凡存在真菌感染的易感因素（如长期用抗生素或免疫抑制药、糖尿病等），出现尿感症状或尿中白细胞增多，而细菌培养阴性且应用常规抗感染治疗无效时，均应注意真菌性尿感的存在。治疗上首先要纠正其易感因素（如减量或停用糖皮质激素或免疫抑制剂，严格控制血糖，拔除尿管等），消除真菌的繁殖环境，其次才应考虑抗真菌药物治疗。后者疗程长，副作用大，价格昂贵，在使用前需充分权衡患者症状、预后、经济条件等因素。对于无法确定是真菌定植还是真菌感染者，不应早期使用抗真菌药。

大多数中医学者认为，对本病进行辨证论治，较单一的专方专药治疗，前者疗效更好，尤其应强调分期论治。在早期（初期）予清热利湿通淋，中期予养阴解毒，后期予健脾补肾，兼清热除湿。有人发现合并使用健脾补肾兼清热除湿之中药复方，较单纯应用抗真菌药物，前者对于耐药性真菌感染具有更好的疗效。

七、 预后

真菌性尿路感染的预后取决于是否早期诊断和合理治疗，以及是否合并肾功能损害。若能早期诊断和合理选用抗真菌药物，大多数患者可治愈。对于反复感染者，应积极寻找易感因素，如是否合理使用抗生素、免疫抑制剂，糖尿病患者血糖是否控制良好等。若合并肾功能不全，则多数预后不佳。

八、 预防调护

1. 预防

避免长期不规范使用抗生素、免疫抑制剂、糖皮质激素等药物，避免长期留置导尿管，积极治疗原发病如糖尿病等。积极治疗甲癣、股癣等其他部位的感染。

2. 调护

保持外阴卫生，多饮水，忌食辛辣、肥腻之品。

九、 临床验案

参见本章第一节“尿路感染”有关内容。

第五节　支原体尿路感染

支原体是一群介于细菌与病毒之间、目前所知能独立生活的最小微生物。1937年Drsnes等从巴氏腺脓肿分离出支原体，这是支原体在人类致病的首例报道。从泌尿生殖道检出的支原体有7种之多，主要是人型支原体（Mycoplasma hominis，MH）和解脲支原体（Ureaplasma urealyticum，UU）。从少数婴儿（主要是女婴）的生殖道中能分离到支原体，UU占多数，多来自母体，3个月以后迅速减少。青春期前男性生殖道很少有支原体寄居，但8%～22%的女性携带支原体。青春期后生殖道出现支原体主要是性接触的结果。一项调查表明性成熟、无症状的女性下生殖道UU分离率为56.8%，而国外流行病学资料显示，性成熟女性子宫颈或阴道解脲支原体携带率可达40%～80%。支原体的检出率与年轻、多性伴及非屏障避孕等因素有关，正常男性的支原体分离率约14%。

在中医学中，本病归属于“淋证”范畴。

一、中医病因病机

参见本章第一节“尿路感染”有关内容。

二、西医发病机制

目前发病机制尚不明确。经血清型研究发现UU至少有14种血清型，从非淋菌性尿道炎（nongonococcal urethritis，NGU）病人中分离的UU以血清型4最常见。血清型4也与无症状性脓尿有关。UU可引起部分NGU（10%～30%）。但UU常在无尿道炎人群的尿道中检出，推测仅某些血清型致病，病人可能为第一次接触该病原体，或存在某种促发因素，如黏膜免疫缺陷。此外，UU所致的尿道炎可以是亚临床性的和自限性的。另一种从人类生殖道分离出的支原体为MH。部分衣原体阴性、UU阴性患者可能由该支原体致病，尤其是某些经久不愈的NGU病例。有资料认为人型支原体与卵巢脓肿输卵管炎、脓肿出血性膀胱炎有密切关系。UU 还可引起前列腺炎、附睾炎、不孕症、尿路结石、肾盂肾炎等。临床上 MH 和 UU 引起生殖器以外的感染亦不少见，已发现在肾移植创伤和泌尿生殖道器械操作后发生 MH 败血症者。

三、临床表现

（一）症状和体征

与一般的细菌性尿路感染相似，支原体引起的尿路感染也可有发热、腰痛、膀胱刺激征等急性肾盂肾炎表现，也可表现为单纯下尿路感染症状；典型表现为尿道刺痒及轻重不等的尿痛及烧灼感，尿道口轻度红肿，常有浆液性或浆液脓性尿道分泌物，较淋病性尿道炎分泌物稀薄而少，或仅在晨起时发现尿道口有白膜形成，有部分患者可完全无任何尿路感染的症状和体征，尿沉渣也可无白细胞增多，仅尿支原体培养阳性，因此临床上常易漏诊。女性患者主要感染部位为子宫颈，尿道炎症状不明显，常表现为急、慢性宫颈炎和宫颈糜烂、白带增多，或者轻度排尿困难、尿频。

（二）实验室检查

1. 尿常规

尿白细胞增多。

2. 支原体分离培养

取新鲜清洁中段尿，接种于支原体培养基，在适宜的培养条件下，支原体易被分离。当发现有菌落生长时，应作同型特异性抗体抑制试验，以作支原体的分型。

3. 血清学诊断试验

诊断支原体感染的实用方法。可用支原体制成抗原，与病人血清作补体结合试验，在疾病后期的血清补体结合抗体滴度比初期升高 4 倍或以上，有诊断意义。

4. 其他

分子生物学诊断方法用于临床试验，有 MG 缺口翻译、全基因组 DNA 探针、UU-rRNA 特异的 DNA 探针及 MH-rRNA 基因探针等。利用 DNA 探针进行的核酸印迹试验，诊断生殖道支原体感染，敏感性稍差（56%～63%），但特异性较高，可鉴别各种支原体甚或种间的生物型。为弥补敏感性的不足，现多开展多聚酶链式反应以帮助诊断。

四、 诊断与鉴别诊断

（一）诊断

①尿道口有稀薄分泌物，或内裤可见脓痂，显微镜下发现大量白细胞（大于或等于 5 个/HP）。②尿拭子取分泌物培养，发现解脲支原体生长（不小于 10^4/ml）。③淋球菌培养阴性。

（二）鉴别诊断

1. 淋病

潜伏期 3～5 日，排尿困难多见，全身症状少见，尿道分泌物多，呈脓性，分泌物涂片及分泌物培养均可见革兰阴性双球菌生长。

2. 衣原体感染

症状和体征方面无法鉴别，需行相关病原体培养以鉴别。

五、 治疗

（一）中医治疗

参见本章第一节“尿路感染”相关内容。

（二）西医治疗

因为支原体没有细胞壁，因此支原体对作用于细胞壁的抗生素耐药。因此，内酰胺类及糖肽类抗生素对支原体无效。

抑制蛋白合成的抗生素对大多数支原体有效。MH 对林可霉素敏感，但对红霉素耐药；与之相反，UU 对红霉素敏感，但对林可霉素耐药。协同试验的结果表明，根治 UU 相当困难，即便只根除下生殖道的 UU 也并非易事。MH 对克林霉素敏感，而 UU 对克林霉素仅中度敏感。氨基糖苷类有抗支原体的作用。

四环素类是常用的治疗支原体感染的药物。但是已经发现了对四环素耐药的生殖道支原体变种，因此四环素不再对支原体普遍有效。

在某些情况下，需使用针对 MH 的特殊抗生素，可以选择克林霉素，尤其是在四环素无效的情况下。针对性治疗 UU 时，主要是治疗男性的非淋球菌性尿道炎的时候，如四环素无效，可以选择红霉素或氟喹诺酮类抗菌药物。

推荐方案为：多西环素 100mg，口服，每日 2 次，7 日；阿奇霉素 1g，单次口服，或 0.25g，每日 1 次，首剂加倍，共 5～7 日；左氧氟沙星 500mg，口服，每日 1 次，7 日；莫西沙星 400mg，口服，每日 1 次，7～14 日。

如果患者同时合并存在盆腔炎，则需按照盆腔炎治疗方案进行治疗，总疗程 14 日。

六、临床思路

本病为性传播疾病，患者主要表现为尿道涩痛、刺痛、烧灼感和排尿困难，常伴有不同程度的尿急及尿频，尿道口可有轻度红肿，尿道分泌物稀薄，量少，为浆液性或脓性。也有部分病人无任何临床症状。尿路感染常规抗感染治疗一周无效，需考虑本病的可能。支原体分离培养、血清学诊断试验可帮助确诊本病。治疗上，MH 常选用克林霉素或四环素，UU 可选用红霉素、阿奇霉素或氟喹诺酮类抗菌药物。中医药辨证治疗及治则治法可参见本章第一节“尿路感染”相关内容。

七、预后

本病通过与衣原体感染者的性接触传播。部分患者因未早期诊断，或延误治疗，可引起各种严重并发症。若治疗及时、彻底，可于数周内逐渐好转，最终可治愈，不会遗留后遗症。

八、预防调护

1. 预防

参见本章第六节“衣原体尿路感染”相关内容。

2. 调护

坚持正确规范治疗，避免半途而废。治愈后定期复查。患病期间忌食辛辣肥腻之品，劳逸结合。

九、临床验案

参见本章第一节“尿路感染”有关内容。

第六节　衣原体尿路感染

衣原体是介于细菌与病毒之间的细胞内寄生物，直径 250～500nm。使人类致病的衣原体有 3 种，生殖道沙眼衣原体（chlamydia trachomatis，CT）、鹦鹉热衣原体和肺炎衣原体。40%～50%的非淋菌性尿道炎是由沙眼衣原体引起。CT 是一类严格在真核细胞内寄生的原核微生物，根据主要外膜蛋白抗原差异可分为 18 个血清型：A、B、Ba、C；D、Da、E、F、G、H、I、Ia、J、K；L1、L2、L2a、L3。前 4 个血清型主要与沙眼有关，后 4 个可引起性病性淋巴肉芽肿，与泌尿生殖道感染有关的是中间 10 个血清型（D～K），尤其是 D、E、F 型最常见。不同型别感染引起的泌尿生殖道炎可能对临床表现有影响；同种血清型衣原体感染的复发与淋球菌合并感染有关。

在中医学中，本病归属于“淋证”范畴。

一、 中医病因病机

参见本章第一节“尿路感染”相关内容。

二、 西医发病机制

CT需要通过宿主细胞繁殖，只侵犯柱状上皮细胞和移行上皮细胞，故在女性初始感染部位多为宫颈鳞柱交界部黏膜及尿道黏膜，造成宫颈黏膜炎和尿道炎。而男性生殖道内柱状上皮细胞对CT非常敏感。CT被宿主易感细胞吞噬后形成包涵体，引起炎症变化而发病。其在宿主细胞的生长繁殖周期有两个生物相：原体存在于细胞外，无繁殖能力，传染性强，对抗生素不敏感；始体存在于细胞内，繁殖能力强，但无传染性，对抗生素敏感。此外，CT常合并淋病奈瑟菌、梅毒螺旋体等其他性传播疾病病原体感染。

三、 临床表现

（一）症状和体征

CT的致病特点是多发生在性活跃人群，潜伏期1～3周，临床过程隐匿，多无症状或症状轻微，有症状者可因感染部位不同而临床表现各异。男性常感尿道刺痒及轻重不等的尿痛及烧灼感，疼痛较淋病轻，尿道口轻度红肿，常有浆液性或浆液脓性尿道分泌物，较淋病性尿道炎分泌物稀薄而少，或仅在晨起时发现尿道口有白膜形成。有的患者症状不明显或无任何症状，而往往被误诊。女性患者主要感染部位为子宫颈，尿道炎症状不明显，常表现为急、慢性宫颈炎和宫颈柱状上皮异位白带增多或者轻度排尿困难和尿频，亦可完全无症状。病程迁延易形成慢性炎症，造成组织损伤、粘连及瘢痕形成。

（二）实验室检查

1. 尿道分泌物涂片镜检

男性患者可从阴茎根部向尿道口轻轻挤按尿道，以求获得较多分泌物；无分泌物患者留晨尿离心取沉渣镜检，高倍镜下（400×）白细胞 10～15 个以上，油镜下（1000×）白细胞 5 个以上，无革兰阴性双球菌，即应高度疑此病。

2. 病原学检查

沙眼衣原体培养需特殊实验条件，广泛应用较难。现多用特异性单克隆抗体染分泌物涂片，用免疫荧光或免疫酶标技术观察，阳性率达 90%以上。核酸扩增法如聚合酶链反应（PCR）和连接酶链反应（LCR）有极好的敏感性。但 PCR 不推荐用于确诊病人是否治愈，至少不用于治疗结束 2 周以内的患者，因为对充分治疗的病例，PCR 结果阳性的持续时间比培养法长。

四、 诊断与鉴别诊断

（一）诊断

本病确诊需病原学检查。现多采用尿道分泌物涂片检查，若高倍视野下白细胞多于 10 个，同时无革兰阴性双球菌即应高度怀疑此病，通过用特异性单克隆抗体染分泌物涂片，免疫荧光或免疫酶标技术观察，阳性率可达 90%以上。

（二）鉴别诊断

1. 淋病

潜伏期 3～5 日，排尿困难多见，全身症状少见。尿道分泌物多且呈脓性，分泌物涂片可见革兰阴性双球菌阳性，培养为淋病奈瑟双球菌。

2. 支原体尿路感染

与衣原体感染症状十分相似，两者鉴别需依赖病原体培养结果。

五、 治疗

（一）中医治疗

参见本章第一节“尿路感染”相关内容。

（二）西医治疗

1. 推荐方案

阿奇霉素 1g，单次顿服；多西环素 100mg，口服，每日 2 次，疗程 7～10 日。

2. 替代方案

米诺环素 100mg，每日 2 次，10 日；红霉素碱 500mg，口服，每日 4 次，7 日；四环素 500mg，口服，每日 4 次，2～3 周；氧氟沙星 300mg，口服，每日 2 次，7 日；左氧氟沙星 500mg，口服，每日 1 次，7 日。

3. 治愈标准

患者经过规范治疗结束 1 周后，自觉症状消失，无尿道分泌物，尿沉渣涂片无白细胞，碘染色的细胞涂片也未见衣原体包涵体。男性患者无尿道分泌物和尿痛，尿沉渣无白细胞；女性患者白带异常症状及宫颈炎、尿道炎症状消失。疗程结束后 3 周以上检测衣原体，或重复检测，病原体均为阴性，可排除检验误差，判为治愈。

六、 临床思路

本病为性传播疾病，CT 是非淋菌性尿道炎的主要病原体。尿道刺痒及轻重不等的尿痛及烧灼感是本病的主要症状，常伴尿道口红肿和尿道分泌物增多。偶可有轻度排尿困难和尿频。部分患者可完全没有任何症状而被误诊漏诊。尿路感染常规抗感染治疗一周无效，需考虑本病的可能。明确诊断依赖特异性单克隆抗体染分泌物涂片，免疫荧光或免疫酶标技术。治疗上首选阿奇霉素、多西环素，如药物过敏或耐药，可选用米诺环素、红霉素碱、四环素、左氧氟沙星等。中医药辨证治疗及治则治法可参见本章第一节“尿路感染”相关内容。

七、预后

多数生殖道衣原体感染经及时正规治疗，预后良好，无任何后遗症。如病人虽经治疗但症状持续存在，或症状消失后又出现，很可能是性伴未经治疗，发生再感染，或存在引起尿道炎或宫颈炎的其他原因，应进一步明确诊断。部分衣原体感染患者可导致一系列心理问题，包括治疗后仍出现临床症状如尿道不适等，易导致社会问题。部分尿道炎或宫颈炎患者虽经积极治疗，最终还可能转化为慢性或持续性感染。

八、预防调护

（一）预防

1. 预防衣原体感染

如性生活活跃人群必须认识到衣原体感染的危害性，患者性伴必须接受相关检查，患者的健康性教育，安全的性行为，性伴侣管理、伴侣评估、促进性伴侣治疗是避免感染的有效措施。

2. 预防衣原体感染患者的并发症发生

如避免输卵管炎及其不良后果，包括预防围生期或产后感染及衣原体感染的其他并发症。美国疾病预防控制中心（CDC）推荐所有妊娠女性在首次产前检查时进行衣原体筛查。25岁以下的妊娠女性和衣原体感染风险升高的妊娠女性应该在妊娠晚期重复检测。

3. 预防再次衣原体感染

衣原体感染患者性伴的干预措施包括诊断和治疗，这对降低再感染非常关键。因此提倡对性伴进行健康管理。建议避免生殖道、口、肛门性交，及时带安全套，直至患者和性伴治疗结束。

（二）调护

坚持正确规范治疗，避免半途而废。治愈后定期复查。患病期间忌食辛辣肥腻之品，劳逸结合。

九、临床验案

参见本章第一节“尿路感染”有关内容。

第七节　滴虫性尿路感染

滴虫性尿道炎（trichomoilal urethritis）又称尿道滴虫病（urethral trichomo—niasis，UTN）。男、女性均可发生，但以女性多见，系女性通过游泳、洗浴、性交等途径感染阴道毛滴虫（trichomonas vaginalis，TV，简称阴道滴虫）后，即寄生于阴道内，后再引起尿道感染，进而通过性交又使男性感染。除发生滴虫性尿道炎外，尚可导致阴道炎、膀胱炎、前列腺炎。

在中医学中，本病归属于“淋证”范畴。

一、中医病因病机

中医对本病病因病机可概括为：不洁性交，阴部不洁，感染病虫，病虫侵入阴部致病。

1. 湿热下注

阴部不洁，感染病虫，湿热蕴结，下注阴部而致本病。

2. 肝郁脾虚

湿热下注，日久不愈，损伤肝脾，脾虚湿盛，蕴于下焦，肝木不调，郁而化火，以致虫蚀阴中。

3. 肾阴亏虚

湿热下注，日久伤脾，脾虚日久，渐致水土不和，肾阴亏损，导致本病。

二、西医发病机制

阴道毛滴虫为一种鞭毛虫，属原虫类，没有包囊期，只有滋养体期。固定染色滋养体呈梨形，长7～32μm，略大于分叶核白细胞。活体无色透明，有折光性，体态多变。其前端有鞭毛3～5根，平均4根，虫体前1/2处有波动膜（undulating membrane），为虫体作旋转式运动的器官，核呈卵圆形泡状，细胞质内有颗粒。虫体后有鞭毛1根，较前端者短。TV对周围环境的适应性很强，喜潮湿，在3～5℃的环境中能存活21日，在46℃的环境中尚能存活20～40分钟，在干燥炎热的环境中能存活6小时左右，所以TV离开人体后也能传播。

TV一般寄生在泌尿生殖系统。虫体在阴道壁上皮细胞生长时，消耗糖原，阻碍了阴道内乳酸菌酵解产生乳酸，使阴道的pH值由正常的酸性变为中性或碱性，适于虫体和细菌的生长，即破坏了所谓的阴道“自净作用”。其致病性和侵袭力与虫体的毒力及宿主的抵抗力有关。TV的侵入在细胞间移动损伤了上皮组织，虫体释放的毒素刺激组织发生炎症。另有体外实验表明，虫体可以分泌多种因子，对宿主组织起到附着接触杀伤的作用。

三、临床表现

（一）症状及体征

尿道口处痒感、烧灼痛，伴尿频、尿急、尿痛与终末血尿，偶可出现脓尿。尿道口红肿，并有少量无色透明的稀薄或乳状分泌物。晨起时有少许分泌物附着于尿道口上。逆行性感染导致滴虫性肾盂肾炎时，可有寒战、高热、腰痛、全身不适、胃肠道反应等表现。

（二）实验室检查

1. 分泌物涂片镜检

取新鲜尿道分泌物或尿液、前列腺液，加盐水涂片镜检，可发现活动的毛滴虫。留取标本前，应清洗会阴部、尿道口周围。采集标本时，试管宜紧贴于尿道口。标本于检查前应注意保暖。可反复检查，必要时可行培养。其特点是特异性高，诊断及时，但敏感性较低。

2. 悬滴检查法

取尿道口分泌物及尿液标本，离心后检查沉渣。

3. 培养法

分泌物放入蛋黄浸液培养基，在37℃保温箱里培养48小时后镜检，检出率可达93％。为诊断UTN的金标准。

4. 膀胱尿道镜检查

可观察到后尿道、膀胱颈部、三角区有充血，红色小乳头状息肉样隆起，并黏附有一层薄的絮状物。

四、 诊断与鉴别诊断

（一）诊断

分泌物涂片镜检（又称湿片镜检）作为筛查手段，应成为男性尿道分泌物异常患者常规检查的方法之一，以提高本病的诊断率，减少误诊率。阳性者应进行分泌物培养，以明确诊断。

（二）鉴别诊断

1. 非淋菌性尿道炎

尿道刺痒，伴尿频、尿急、排尿困难，尿道外口见少许水样黏性分泌物。病原体多为沙眼衣原体。

2. 前列腺炎

可有尿频、尿急、尿痛、尿道分泌物或尿后滴白，会阴部胀痛不适等。肛门指检可触及前列腺体肿大、触痛，表面不规则，结节等。前列腺液检查可见脓细胞，卵磷脂小体减少等。

五、治疗

（一）中医治疗

1. 辨证治疗

（1）湿热下注

症状：阴部丘疹潮红，流黄水，瘙痒，伴心烦少眠，口干口苦，舌红，苔黄腻，脉滑数。

治法：清热利湿杀虫。

代表方：龙胆泻肝汤。

处方举例：龙胆草 15g、栀子 15g、黄芩 15g、柴胡 15g、车前子 15g、泽泻 12g、生地黄 12g、当归 12g、鹤虱 15g。若瘙痒甚，加地肤子 25g、白芷 15g；若大便秘结者，加虎杖 18g、熟大黄 10g。

（2）肝郁脾虚

症状：阴中痒如虫行，伴烧灼感，或有脓性分泌物，伴心烦寐少，多愁易怒，脘闷不适，纳差，舌红，苔黄腻，脉细数。

治法：清热利湿，疏肝和脾。

代表方：逍遥散。

处方举例：柴胡 15g、当归 12g、白芍 12g、白术 12g、炙甘草 5g、生姜 8g、薄荷 9g。如夜寐不佳者，加五味子 12g、灯心草 2 扎。

（3）肾阴亏虚

症状：阴部溃烂，自行收干，干痒，阴毛脱落，伴头晕耳鸣，腰酸痛，膝软无力，手足心热，舌红，少苔，脉数无力。

治法：清热利湿，补肾滋阴。

代表方：知柏地黄汤。

处方举例：知母 15g、黄柏 15g、生地黄 18g、山药 15g、山茱萸 12g、泽泻 9g、牡丹皮 9g、萆薢 18g、车前子 18g。若气机郁滞，疼痛者，加柴胡 15g、延胡索 15g。

2. 其他治疗

（1）洁尔阴

为纯中药制剂，早晚清洗加入适量温开水清洗阴部，对本病有一定的辅助治疗作用。

（2）舒乐宁洗剂

对滴虫、淋球菌等引起的尿路感染、阴道炎均有治疗效果。加入适量温水冲洗外阴。

（3）针刺治疗

取太溪、三阴交、太冲、百虫窝穴，用泻法。

（4）外治法

①苦参 30g、蛇床子 30g、黄柏 30g，煎水外洗；②明矾 25g、野菊花 20g、金银花 20g，煎水外洗；③黄柏 1g，研末，用雪花膏 40g 混匀，外搽患处。

（二）西医治疗

1. 甲硝唑（灭滴灵）

每次 200mg，每日 3 次，服用 7～10 日；同时用娇妍凝胶消毒剂，置入阴道内，每晚 1 次，连续 7～10 日。甲硝唑治疗疗效显著，但由于甲硝唑具有戒酒硫作用，故在治疗期间及治疗结束后24小时内禁止饮酒。另外，在妊娠头3个月内不应使用，可在妊娠3个月以后服用。

2. 硝马唑

每次250mg，每日2次，服用6日；或用1%乳酸、娇妍洁阴洗液冲洗阴道后再用娇妍凝胶消毒剂，置入阴道内，每晚1次，共10日。

3. 氟硝咪唑

每次200mg，每日3次，连服5日。

前列腺、精囊同时感染时，患者可出现遗精或血性精液，此时治疗应每日按摩前列腺1次，并同时加用其他抗生素治疗，在肯定治愈之前，应禁止性生活。女性患滴虫性尿道炎的同时，多伴有滴虫性阴道炎，后者必须彻底治疗，提高阴道“自净作用”是关键。可选用1%乳酸、0.5%醋酸冲洗阴道后再放入甲哨唑（灭滴灵）栓剂，每晚1次，10日一疗程。

六、临床思路

UTN是性传播疾病，通过性接触和其他方式接触被阴道毛滴虫污染的水、生活用品等而致病。临床上以尿道分泌物、尿道口轻微炎症及排尿刺激感为特征。寻找滴虫是确诊的关键。甲哨唑是治疗UTN的首选药物。在临床上对尿道口有异常分泌物的患者行湿片镜检、培养对本病的早期诊断有益处。不典型病例行PCR可提高确诊率。在条件较差的诊所和下级医院，也可用甲哨唑行诊断性治疗。戒除不洁性行为，根治配偶TV感染和注意个人卫生是预防UTN的有力措施。中医药在本病的中、后期治疗上有一定优势。如对慢性滴虫感染者，采用滋阴清热的方法对消除症状、杀灭滴虫有较好效果。对中、后期患者，既有正虚，又有邪实，采用攻补兼施等方法，如益气解毒、养阴利湿，既可提高机体免疫力，又可抗滴虫感染。近年来在中药外治方面亦有不少的报道。其治疗原则主要是清热解毒，滋阴清热等。常用外用药有土茯苓、黄柏、地肤子、白芷、茵陈、蛇床子、苦参、明矾等。

七、 预后

本病如能早期诊断，恰当治疗，疗效颇佳，预后良好。并发症和全身症状罕见。

八、 预防调护

（一）预防

本病为性传播疾病。控制传染源，切断传播途径，是预防 UTN 的主要方法。

1. 传染源

UTN 患者和带虫者是主要传染源。

2. 传播途径

有直接传播和间接传播 2 种。前者即性交传播。在国外，阴道滴虫病主要是通过直接传播，因此将它归属于性病，而在我国则有所不同。我国人口众多，但公共卫生设施较发达国家相对落后，因此，公共场所的传播也成为重要的传播途径。如公共浴池的坐椅或公共厕所的坐便器，公共浴池，夏天时人口密度很大又消毒不严的游泳池，借穿他人内裤，租用泳衣等，都可能造成滴虫的传播。另外，家庭成员间互用洗浴盆、医源性交叉感染，也是导致滴虫间接传播的主要原因。

（二）调护

患病期间忌辣椒、胡椒、咖喱等辛辣食物和羊肉、狗肉、桂圆等热性食物，因其能助火，加重症状。忌吃虾、蟹、贝等海产品，因其会加重瘙痒症状。

九、 临床验案

参见本章第一节“尿路感染”有关内容。

第八节　淋病

淋病（gonorrhea）是淋病奈瑟菌（简称淋菌）引起的以泌尿生殖系统化脓性感染为主要表现的性传播疾病。本病多发生于性活跃的青年男女，是一种古老而又常见的性病，也是《中华人民共和国传染病防治法》中规定的需重点防治的乙类传染病，其发病率居我国性传播疾病第二位。近年来世界淋病病例数有明显增加的趋势。我国自1975年以后，淋病又死灰复燃，病人逐年呈直线增多，是性病主要发病的病种。近几年随着梅毒病例的大幅上升，淋病病例有呈逐年下降的趋势。

在中医学中，本病归属于“淋证”“尿浊”“精浊”范畴。

一、中医病因病机

中医对本病病因病机可概括为以下几方面。

1. 湿毒内蕴

由于不洁性交，或穿着不洁物，湿毒之邪自外而入，寄居前阴，并向周围扩散、蔓延。初伤气血，局部气血壅滞，血肉腐败，或伤及膀胱气化功能，或侵袭宗筋。若邪毒“鸱张”，正气不足，邪毒化热生火，波及脏腑，导致五脏六腑功能紊乱；若邪毒内陷心包可致神志失常。

2. 肝肾两伤，余毒未除

邪毒内蕴，若久治、失治，正气渐虚，无力胜邪，邪毒内扰，缠绵不愈，肝肾两伤，若因劳累、饮酒等湿热刺激而诱发余毒，可呈现急性发作态势。

总之，本病病因为湿热邪毒，病位在膀胱及肝、肾。从疾病发展看，可分为急性期与缓解期。急性期以湿毒内蕴为主，缓解期以肝肾两伤，余毒未除为病机。

二、西医发病机制

淋病奈瑟菌于1879年由Neisseria首次分离出，属奈瑟球菌科奈瑟球菌属。病原体为革兰阴性双球菌，呈肾形，成双排列，两个凹面相对，大小一致，长约0.7μm，宽0.5μm。它是嗜二氧化碳的需氧菌，革兰染色阴性，最适宜在潮湿、温度为35℃、含5%二氧化碳的环境中生长。常存在多形核白细胞内，椭圆或球形，常成双排列，无鞭毛、无荚膜、不形成芽孢，对外界理化条件的抵抗力差，最怕干燥，在干燥环境中1～2小时即可死亡。在高温或低温条件下都易致死。离开人体不易生存，对各种化学消毒剂的抵抗力也很弱，一般消毒剂容易将其杀灭。

本病为淋病奈瑟菌经直接感染（不洁性交）或间接感染（污染的衣物、毛巾等与尿道口接触）而发病。病原体在患者泌尿生殖道柱状上皮的尿道口旁腺滋生，也可发生在结合膜及直肠黏膜。若被感染者全身状况较差，淋病奈瑟菌尚可经血行扩散，产生菌血症、脓毒血症、感染性心内膜炎、脑膜炎等。

三、临床表现

（一）症状及体征

1. 男性淋病

（1）急性淋病

潜伏期一般为2～10日，平均3～5日。开始尿道口灼痒、红肿及外翻。排尿时灼痛，伴尿频，尿道口有少量黏液性分泌物。3～4日后，尿道黏膜上皮发生多数局灶性坏死，产生大量脓性分泌物，排尿时刺痛，龟头及包皮红肿显著。尿道中可见淋丝或血液，晨起时尿道口可结脓痂。伴轻重不等的全身症状。

（2）慢性淋病

一般多无明显症状，当机体抵抗力减低，如过度疲劳、饮酒、性交时，即又出现尿道炎症状，但较急性期炎症轻，尿道分泌物少而稀薄，仅于晨间在尿道口有脓痂黏附，即“糊口”现象。由于尿道长期存在炎症，尿道壁纤维组织增生而形成瘢痕，前尿道形成多处瘢痕时，使分泌物不能通畅排出，炎症易向后尿道、前列腺及精囊扩延，并发前列腺炎、精囊炎，甚至逆行向附睾蔓延，引起附睾炎。排尿终了时尿道中常混有来自后尿道的淋菌，因此，后尿道炎和前列腺炎又为前尿道炎的传染源。由于前列腺和精囊的分泌物排入后尿道，并不断刺激后尿道，使其不断增厚，反过来又导致腺管引流不畅。这样相互影响，促使淋病病程迁延，不易治愈，并成为重要的传染源。

2. 女性淋病

(1) 急性淋病

感染后开始症状轻微或无症状，一般经3～5日的潜伏期后，相继出现尿道炎、宫颈炎、尿道旁腺炎、前庭大腺炎及直肠炎等，其中以宫颈炎最常见。70%的女性淋病患者存在尿道感染。淋菌性宫颈炎常见，多与尿道炎同时出现。

(2) 慢性淋病

急性淋病如未充分治疗可转为慢性。表现为下腹坠胀、腰酸背痛、白带较多等。

(3) 妊娠合并淋病

多无临床症状。患淋病的孕妇分娩时，可通过产道而感染胎儿，特别是胎位呈臀先露时尤易被感染，可发生胎膜早破、羊膜腔感染、早产、产后败血症和子宫内膜炎等。

(4) 幼女淋菌性外阴阴道炎

外阴、会阴和肛周红肿，阴道脓性分泌物较多，可引起尿痛、局部刺激症状和溃烂。

(二) 实验室检查

1. 显微镜检查

取男性尿道分泌物涂片作革兰染色，镜检多形核细胞内见革兰阴性双球菌为阳性。适用于男性无并发症淋病的诊断，不推荐用于咽部、直肠和女性宫颈感染的诊断。

2. 淋球菌培养

为淋病的确诊试验，适用于男、女性及所有临床标本的淋球菌检查。

3. 核酸检测

用 PCR 等技术检测各类临床标本中淋球菌核酸阳性。核酸检测应在通过相关机构认定的实验室开展。

四、 诊断与鉴别诊断

（一）诊断

应根据流行病学史、临床表现和实验室检查结果进行综合分析，慎重作出诊断。

（1）疑似病例

符合流行病学史以及临床表现中任何一项者。

（2）确诊病例

同时符合疑似病例的要求和实验室检查中任何一项者。

（二）鉴别诊断

（1）非淋菌性尿道炎

临床症状类似淋病，但病情较重，潜伏期比淋病长，达 1～3 周，分泌物少，呈浆液性，排尿困难极少见，无全身症状。分泌物涂片检查无革兰阴性双球菌，但支原体、衣原体培养可发现致病菌。

（2）软下疳

一般在外生殖器，发生在尿道口、舟状窝者有脓性分泌物，尿道口红肿、剧痛，溃疡处可查到杜克雷嗜血杆菌。

（3）尿道内疱疹

局部明显烧灼感，呈间断性发作，多在包皮、龟头、冠状沟处有疱疹，可与本病鉴别。

五、 治疗

（一）中医治疗

1. 辨证治疗

（1）湿毒内蕴

症状：尿道口红肿，并有脓性分泌物，小便短赤，频而数急，灼热刺痛，口干，口苦，舌质红，苔黄腻，脉滑数。

治法：清热利湿解毒。

代表方：八正散合五味消毒饮。

处方举例：车前子 15g、滑石 30g、萹蓄 15g、瞿麦 15g、栀子 15g、甘草 5g、大黄 10g、金银花 15g、野菊花 15g、蒲公英 25g、土茯苓 30g。若兼血尿者，可加大蓟 15g、小蓟 15g、白茅根 30g，凉血解毒；若下腹胀痛甚者，加乌药 15g。

（2）肝肾两虚，余毒未除

症状：尿时涩痛不甚，但排尿无力，滴沥不尽，遇劳加重。伴有腰痛或酸痛不适，会阴部坠胀感，自汗，遗精，舌质红，少苔，脉沉细。

治法：补肾化浊，清热解毒。

代表方：萆薢分清饮。

处方举例：萆薢 18g、石菖蒲 18g、益智仁 15g、乌药 15g、土茯苓 18g、甘草 5g。若阴虚明显者，加二至丸；若热甚者，加栀子 15g、黄柏 12g；尿血者，加大蓟 15g、小蓟 15g、白茅根 30g；肾虚下元亏损明显，症见潮热、五心烦热、舌质红、少苔、脉细数者，合用六味地黄丸。

2. 其他治疗

（1）单方验方

土茯苓 30g、甘草 10g，煎服以茶代水，每日饮用；或琥珀末 3g，分 2 次口服，连续 1 周；或猪苓 20g、泽泻 12g、黄柏 12g、滑石 25g，水煎服。

(2) 针刺治疗

取关元、气海、八髎、三阴交穴，强刺激；或取肾俞、中极、膀胱俞、三阴交穴，用平补平泻手法，每日 1 次。

(3) 熏洗疗法

大黄 30g、防风 12g、大青叶 15g、花椒 15g、蛇床子 15g、白矾 10g，煎水熏洗外阴，每日 2～3 次。

(4) 食疗

①木耳 30g、黄花菜 120g，水煎服，每日服食 2 次。②连皮冬瓜 200g、生薏苡仁 50g，煮水服食。

(二) 西医治疗

应遵循及时、足量、规则用药的原则；根据不同的病情采用不同的治疗方案；治疗后应进行随访；性伴应同时进行检查和治疗。告知患者在其本人和性伴完成治疗前禁止性行为。注意多重病原体感染，一般应同时用抗沙眼衣原体的药物或常规检测有无沙眼衣原体感染，也应作梅毒血清学检测以及 HIV 咨询与检测。

1. 无并发症淋病

淋菌性尿道炎、子宫颈炎、直肠炎推荐方案：头孢曲松 250mg，单次肌内注射；或大观霉素 2g（宫颈炎 4g），单次肌内注射。替代方案：头孢噻肟 1g，单次肌内注射；或其他第 3 代头孢菌素类，如已证明其疗效较好，亦可选作替代药物。如果衣原体感染不能排除，加抗沙眼衣原体感染药物。

2. 有并发症淋病

(1) 淋菌性附睾炎、前列腺炎、精囊炎推荐方案

头孢曲松 250mg，每日 1 次肌内注射，共 10 日；或大观霉素 2g，每日 1 次肌内注射，共 10 日。替代方案：头孢噻肟 1g，每日 1 次肌内注射，共 10 日。如果衣原体感染不能排除，加抗沙眼衣原体感染药物。

(2) 淋菌性盆腔炎门诊治疗方案

头孢曲松 250mg，每日 1 次肌内注射，共 10 日；加口服多西环素 100mg，每日

2次，共14日；加口服甲硝唑400mg，每日2次，共14日。住院治疗推荐方案：头孢替坦2g，静脉滴注，每12小时1次；或头孢西丁2g，静脉滴注，每6小时1次，加多西环素100mg，静脉滴注或口服，每12小时1次。注意：如果患者能够耐受，多西环素尽可能口服。在患者情况允许的情况下，头孢替坦或头孢西丁的治疗不应小于1周。对治疗72小时内临床症状改善者，在治疗1周时酌情考虑停止肠道外治疗，并继以口服多西环素100mg，每日2次，加口服甲硝唑500mg，每日2次，总疗程14日。孕期或哺乳期女性禁用四环素、多西环素。妊娠头3个月内应避免使用甲硝唑。

3. 治愈标准

①临床症状、体征完全消失，3～6个月内不复发。②停药后3～6个月反复尿检查正常，反复多次尿道、前列腺、阴道分泌物镜检及培养均无淋球菌存在。

六、临床思路

淋病是古老又常见的性传播疾病，多发生于性活跃的青年男女。诊断依据包括以膀胱刺激征为主的症状，如尿道刺痛，尿道口烧灼发红，分泌物增多及泌尿生殖道的炎症性改变等，确诊依赖淋球菌的镜检、培养和核酸染色。治疗上，三代头孢为首选，可合并使用多西环素、大观霉素、甲硝唑等。及时、足量、规则、长程治疗并防止再次感染是治愈本病的关键。患者性伴侣应同时进行检查和治疗，并要求患者本人和性伴侣在完成治疗前禁止性行为。中医药在治疗慢性淋病及改善淋病患者的症状上有一定优势。除本文中所列举的治法外，尚有学者对慢性淋病患者使用养阴清热法、化瘀解毒法、疏肝解郁法等，均有较好的疗效。

七、预后

淋病的早期诊断及治疗有重要意义。本病若早期诊断后采取规范治疗，绝大多数患者可彻底治愈。对治疗不彻底的患者可发展为慢性淋病（如慢性淋病性尿道炎可引起尿道狭窄），则预后较差。

若患者自身抵抗力较差，淋球菌经血行扩散，又可产生菌血症、心内膜炎、心包炎、关节炎、脑膜炎等危重症。

从中医角度看，早期以湿热邪毒内蕴为主，若邪毒炽盛，则可邪陷心包，导致病情危重。若疾病迁延，则可发展为肝肾亏损，余毒未清，疾病由腑入脏，由气入血，转为慢性则可损害宗筋，造成不育。

八、 预防调护

1. 预防

(1) 切断传染源、打破传播途径

预防本病的重要措施。包括洁身自好，杜绝婚外性行为，打击嫖娼卖淫活动等。

(2) 保护易感人群

对与淋病患者有性接触者，即使涂片和培养阴性也要予青霉素治疗。淋病患者的性伴侣要积极预防治疗；可疑淋病患者要用 1/5000 高锰酸钾溶液清洗外生殖器。对淋病患者污染的物品要消毒。

2. 调护

应卧床休息，禁饮酒及辛辣刺激之品。

九、 临床验案

患者付某，女，30 岁，初诊日期为 2004 年 9 月 10 日，因“尿频伴阴道分泌物增多 1 月余”就诊。患者 1 月前始无明显诱因出现尿频尿急，无排尿痛，伴阴道分泌物增多，脓样，有气味，阴道干涩作痒，症状反复且进行性加重，遂来诊。既往体健，体力劳动者，月经史规律。本人无冶游史。详细询问发现其夫近期有冶游史。体格检查：体温 37.4℃，外阴潮红，阴道黏膜充血。舌红苔黄，脉弦数。辅助检查：尿常规示白细胞（＋＋）、红细胞（＋＋）。宫颈管分泌物培养示奈瑟双球菌菌落生长。其夫尿道分泌物镜检示奈瑟双球菌（＋）。

中医诊断：淋证（湿毒内蕴证）。西医诊断：淋病。治法：清热利湿解毒。处方：车前子 15g、滑石 30g、萹蓄 15g、瞿麦 15g、栀子 15g、甘草 5g、大黄 10g、金银花

15g、野菊花 15g、蒲公英 25g、土茯苓 30g，14 剂，复煎服用。0.9%生理盐水 250ml+头孢曲松钠 2g 静滴，每日 2 次，疗程 2 周。叮嘱患者禁食煎炸热毒及生冷之品，饮食宜清淡富于营养。

复诊：半月后复诊，诸症基本消失，白带无异味，其夫尿道分泌物亦消失。复查宫颈分泌物、尿道分泌物镜检及培养，均为阴性。追踪半年余，症状未再发。

按语：淋病相当于中医“淋证”中的“湿热淋”，也属于中医妇科带下、阴痒范畴，多因不洁性生活，直接感受湿热淫毒之邪所致，治疗应利湿化浊，清热解毒，慢性者宜辨证施治，在以上基础上辅助以健脾补肾，益气养阴，扶正祛邪。笔者根据病因病机制定以八正散合五味消毒饮加减，结合西医用药对淋病治疗，方中金银花、蒲公英、野菊花清热解毒，瞿麦、木通、车前子、萹蓄利水通淋，清利湿热，栀子清三焦之火，兼以通淋，熟大黄凉血解毒，逐瘀通经，泻火，甘草和药缓急。现代药理研究证实金银花、蒲公英、野菊花具有显著的抑菌解毒作用，激发机体免疫功能，参与抗炎的某些环节；大黄对淋球菌有较强的抑制作用。共同达到清热泻火解毒，利水通淋而使其痊愈。本病需联合第三代头孢抗生素一起治疗，疗效好，见效快，且不易复发。

第九节　乳糜尿

乳糜尿为肠道吸收营养物质形成的乳糜液，因淋巴管堵塞，逆流至泌尿系统淋巴管中，引起泌尿系统淋巴管内压力增高、曲张破裂，乳糜液流入尿中所致。其中含有蛋白、脂肪以及淋巴细胞。如果是丝虫病所至的乳糜尿，那么尿沉渣中一般可以见到红细胞。乳糜尿及乳糜血尿是班氏丝虫感染的并发症，由于丝虫进入淋巴管，造成淋巴管损害而成。2%～10%的丝虫感染者可发生乳糜尿，一般发生于感染后 3～5 年。多发生于青壮年，以 20～40 岁的男性为多见。乳糜尿的复发率较高，据有关报道一般在 20%～30%，其复发的原因为劳累过度、酗酒、进食高脂肪餐、感冒发热、胎前产后等。经验证明，农村大忙季节（劳累）、季节前后（多脂餐）复发较多。

在中医学中，本病属于“膏淋”“尿浊”范畴。

一、中医病因病机

中医学认为，乳糜尿的发病与脾肾二脏有密切关系。《丹溪心法》云：“真元不足，下焦虚寒，小便白浊，凝如膏糊。”《医学心悟》曰：“浊之因有二种，一由肾虚败精流注；一由湿热渗入膀胱，肾气虚，补肾之中必兼利水。盖肾经有二窍，溺窍开则精窍闭也。湿热者，导湿之中必兼理中，盖土旺则能胜湿，以土坚凝，则水自澄清也。”其主要病因有以下 3 点。

1. 湿热下注

多食辛热肥甘之品，或嗜酒过度，酿成湿热，下注膀胱，或下阴不洁，湿热秽浊毒邪侵入膀胱，酿成湿热，或肝胆湿热下注，皆可使湿热蕴结下焦，膀胱气化不利，发为膏淋。

2. 脾虚气陷

脾为生化之源，脾虚则运化无权，而致水谷精微不能播散输布全身，精微下泄，故致小便浑浊。

3. 肾虚不固

肾为藏精之所，肾亏则封藏失司，不能固摄水谷精微，故不能分清泌浊，下经膀胱，小便如乳汁或如脂膏。

二、西医发病机制

乳糜液或淋巴液出现在尿液中，尿液呈现乳白色，称之为乳糜尿。乳糜尿内含有脂肪、蛋白质、红细胞、白细胞等。乳糜尿混有血液，尿呈现红褐色谓之乳糜血尿。

食物中的脂肪在小肠内被水解后，与磷脂、胆固醇和载脂蛋白结合形成乳糜微粒，乳糜微粒经过淋巴系统和乳糜管最后由胸导管进入血液循环。正常情况下，每小时生成 120ml 淋巴液，其中的蛋白质约占血浆蛋白总量的二分之一。因此，维持淋巴系统的正常循环非常重要。

传统观点认为乳糜尿的主要原因是胸导管或大淋巴管阻塞，而新的观点则认为乳糜尿的发病机制是整个淋巴系统动力学的改变。当各种原因破坏了乳糜池、腰、肠总干附近中心部位的淋巴管壁及瓣膜，较粗的淋巴管弹性及淋巴液流速受到影响，使淋巴引流迟缓、潴留，管内压力增加，返流聚积，最终导致淋巴管曲张、破裂。如淋巴管破裂部位与泌尿系统相通，即产生肾盂淋巴瘘，乳糜即进入尿液形成乳糜尿。常见的淋巴管破裂部位在肾盂穹隆，因该处最薄弱，如伴有毛细血管破裂则出现血尿。

根据病因，乳糜尿分为寄生虫性及非寄生虫性两大类，以前者为主。寄生虫性乳糜尿又以丝虫病引起的乳糜尿最常见。班氏丝虫成虫寄生在腹膜后淋巴系统，对淋巴组织长期的机械性和炎性刺激、损伤，以及淋巴管中心病灶坏死或成虫死亡阻塞淋巴管，使淋巴回流受阻，淋巴液逆流形成淋巴泌尿道通路，而引起乳糜尿的发生。其他寄生虫如滴虫、钩虫、疟原虫、包虫等也会导致淋巴管病变，造成乳糜尿。肿瘤压迫、结核、创伤、先天性淋巴管瓣膜功能异常等非寄生虫因素较少见。

三、 临床表现

（一）症状和体征

乳糜尿外观可以呈典型的乳白色，亦可以呈白色混浊、黄色混浊、红色混浊或洗肉水样，其中可混有乳糜尿凝块。凝块可以导致肾绞痛、下尿路刺激症状和梗阻症状，甚至尿潴留。乳糜尿混浊度可分为轻、中、重三度。在患者进食高脂、高蛋白饮食后或过度疲劳后，乳糜尿程度会明显加重。部分丝虫病性乳糜尿可伴有象皮肿。

淋巴液的漏出可以造成体内蛋白不同程度的流失，造成患者贫血和低蛋白血症，严重时可造成重度营养不良，甚至危及生命。

（二）实验室检查

1. 尿常规

尿液在玻璃容器内静置后可分 3 层：上层为白色脂质，中层为乳糜块，底层为红、白细胞，尿蛋白阳性。

2. 乳糜尿试验

浑浊尿液经离心沉淀浑浊不消失，加入乙醚后混浊消失，经苏丹Ⅲ染色显微镜下见黄色脂肪颗粒，称乳糜尿试验阳性。如果是丝虫病所致的乳糜尿，尿中有可能检出微丝蚴。

3. 血常规

夜间抽血可查到微丝蚴。急性期血白细胞计数增多，嗜酸粒细胞亦显著增多。

4. 膀胱镜检查

嘱病人检查前2～3小时进高脂性食物，如油煎荷包蛋、重油炒饭等，并加强活动。待看到尿液呈乳白色时立即进行检查，以观察乳糜自何侧输尿管口喷出。另外，还可行逆行输尿管插管收集肾盂尿作镜检及乳糜试验。逆行肾盂造影时可见明显的肾盂淋巴反流。

5. 淋巴造影

可显示淋巴系统与泌尿道间病理性交通的部位、数目和程度。通常采用经足背淋巴管造影。正常淋巴造影时，肾区无造影剂显示，乳糜尿病人患侧可显示肾蒂淋巴管迂曲扩张，可见肾盂肾盏轮廓；腹膜后淋巴管粗细不均，甚至呈竹节状；淋巴结可有充盈缺损。

四、 诊断与鉴别诊断

（一）定性诊断

乳糜尿在体外容器静置后分3层：顶层为白色脂质，中层为乳糜块，底层为红细胞和白细胞。如将乳糜层混入乙醚，乳糜溶于乙醚，再加入苏丹Ⅲ染色为红色，应用此法可以诊断乳糜尿，也可与脓尿、结晶尿相鉴别。另外，尿蛋白测定、血浆蛋白测定等有助于疾病程度的判断。

（二）定位诊断

淋巴管造影可清楚显示淋巴管形态变化和肾逆流影像，但其操作相对复杂，技术要求高。此外，造影剂需加压注入淋巴管，为非生理状态，有可能引起淋巴感染、肺栓塞等并发症。泛影葡胺逆行肾盂造影可见肾盂、肾盏淋巴瘘管和肾周淋巴管显影，扩张的淋巴管增粗、迂曲、交错而呈网状，瘘管多、粗者可使肾门及腰丛淋巴管及淋巴结显影，呈簇条状。该方法在定位诊断乳糜尿的同时，对部分病例可起到治疗作用。

膀胱镜检查以见到输尿管口喷射乳白色尿为阳性标准，诊断为一侧或双侧乳糜尿。但在乳糜尿较轻时，镜下难以判明，尚需其他检查明确。

近十多年来，开始采用核素淋巴显像技术研究淋巴系统病变。该检查是利用淋巴系统对标记化合物大分子颗粒的渗透吸收，随淋巴液转运回流，从而显示出淋巴通路的结构形态与引流功能。核素淋巴显像技术是一种生理性无创性检查，可作为定位诊断乳糜尿的新的选择方法，也可用于监测疗效或预后。检查前 2～4 小时进食高脂肪餐，诱发乳糜尿，可提高诊断阳性率。

（三）鉴别诊断

1. 丝虫病

丝虫病所致的乳糜尿是慢性丝虫感染的主要症状之一，是乳糜尿最常见的原因。丝虫在淋巴系统反复引起淋巴管炎，大量纤维组织增生，使腹部广泛淋巴管、胸导管阻塞。丝虫引起的乳糜尿常间断出现，过劳、妊娠、分娩常是诱因。

2. 腹腔结核

广泛的腹腔结核可累及腹腔腹膜后淋巴管，逆流至泌尿道淋巴管中，引起乳糜尿，往往同时合并肾结核。腹腔结核和肾结核常常由肺淋巴结结核继发而来。

3. 肿瘤

原发或转移至腹膜后纵隔等部位的恶性肿瘤，可压迫阻塞腹腔淋巴管或胸导管，引起乳糜尿。临床上以淋巴瘤最多见。纵隔肿瘤和中心型肺癌亦可引起乳糜尿，有时同时伴有乳糜胸水。

4. 胸腹部创伤或大手术

因损伤了腹腔淋巴管或胸导管而导致。往往有手术或外伤病史可提供诊断。

5. 原发性淋巴管疾病

罕见，幼年发病，由胸导管先天畸形或广泛淋巴管先天发育不全引起。

6. 其他原因

如肾盂肾炎、肾小球肾炎、妊娠压迫、疟疾等，偶尔可引起乳糜尿。文献中仅有个例报道。

五、 治疗

（一）中医治疗

1. 辨证治疗

（1）湿热下注

症状：小便混浊，夹凝块如絮，上浮如油，或带血色、血丝、血块，排尿有阻塞、灼热感，口干，口苦，舌苔黄腻，脉濡数。

治法：清热利湿，通淋化浊。

代表方：萆薢分清饮。

处方举例：萆薢24g、石菖蒲12g、乌药12g、益智仁9g、土茯苓30g、石莲子30g、甘草6g。

（2）脾虚气陷

症状：小便乳白，每因劳倦或进食油腻反复发作或加重，小腹坠胀，尿不畅，神倦乏力，面色无华，舌淡苔白，脉细弱。

治法：益气升提。

代表方：补中益气汤。

处方举例：黄芪 30g、党参 24g、白术 15g、当归 10g、陈皮 6g、茯苓 10g、苍术 10g、升麻 6g、柴胡 6g、炙甘草 3g。

(3) 肾虚不固

症状：小便混浊，日久不愈，形体日渐消瘦，头昏耳鸣，腰膝酸软，舌淡胖，脉沉细。

治法：补肾固涩。

代表方：菟丝子丸。

处方举例：菟丝子 30g、金樱子 24g、女贞子 15g、党参 15g、莲须 15g、芡实 24g、淮山药 18g、益智仁 10g、桑螵蛸 10g、生甘草 6g。

2. 饮食治疗

①黄芪煲生鱼，喝汤吃鱼。用于巩固治疗、恢复期。②芹菜适量，洗净榨汁，加入白糖调味，每副 100ml，每日 2～3 次；或鲜芹菜 100g、粳米 100g，煮粥食用。用于湿热型乳糜尿或乳糜血尿。③荠菜 24g，白茅根 120g，水煎代茶。用于湿热型乳糜尿或乳糜血尿。④螺蛳 500g，白酒、调料适量，炒熟后吃螺蛳肉，并饮用余下酒液。

3. 单方验方

①萆薢 30g、桑寄生 30g、太子参 15g、白术 15g、茯苓 15g、乌药 15g、丹参 15g、珍珠草 15g、百部 12g、石菖蒲 10g、甘草 6g、木香 3g。适用于脾虚、清浊不分证。②萆薢 12g、薏苡仁 12g、滑石 12g、车前子 12g，半夏 10g、川楝子 10g、知母 6g、枸杞子 6g，黄柏 5g、陈皮 5g、乌药 5g、淡竹叶 5g。适用于湿热下注证，偏于湿重者。③糯稻根 30g、大枣 5 枚，煎汤代茶。适用于恢复期巩固治疗。

4. 针刺放血

取双侧阴陵泉、关元、肾俞穴附近暴胀的血络，以 75% 乙醇溶液棉球消毒后，用三棱针刺破，任其流血，待血止时拔火罐，视出血量多少决定拔罐时间，一般为 10～15 分钟。

（二）西医治疗

1. 保守治疗

早期轻度患者多采用保守治疗，如控制蛋白及脂肪摄入，口服中药或肾盂局部灌注药物等，同时减少体力劳动，症状自然缓解率高，但疗效并不确切。

减少体力劳动，尤其是在发作期应绝对卧床，以免病情加重。同时，应限制脂肪及蛋白质的摄入。还可用中短碳链脂肪酸来代替平常较多食用的中长碳链脂肪酸，在保证一般生理需要的同时，还能使其更多地从肠道毛细血管吸收，从而减少从淋巴的吸收，以缓解病情。但休息、饮食疗法并不能去除乳糜尿的根本病因，故只作为辅助治疗。

此外，多饮水可减少乳糜凝块形成的可能，从而利于淋巴肾盂瘘的愈合。

2. 肾盂内灌注治疗

肾盂灌注的原理是通过灌注刺激性药物引起肾乳头化学性反应，促使乳糜瘘闭合，从而达到治疗的目的。灌注用药物包括1%硝酸银、红霉素、四环素、35%复方泛影葡胺、20%碘化钠等。肾盂灌注疗法具有可重复治疗、创伤较小等优点。其缺点是易复发，远期疗效不确切；其次，部分患者局部反应剧烈，甚至出现休克。有文献报道，硝酸银灌注可导致肾乳头坏死和急性肾衰竭。

3. 丝虫性乳糜尿的药物治疗

（1）乙胺嗪

又称海生群。此药在临床上用以治疗丝虫病已有40余年，为目前治疗丝虫病的首选特效药物，尤其对班氏丝虫、马来丝虫等效果更为显著。服药后能广泛迅速分布于除脂肪组织外的各组织体液中迅速杀灭丝虫。在口服1～3个疗程后，可使血液中的微丝蚴基本消失。

（2）呋喃嘧酮

呋喃嘧酮是我国研发的一种治疗丝虫病特效药物。但如患者饮酒则可引发呼吸困难、胸闷等反应，故禁忌在用药期间饮酒。

有学者认为，乳糜尿是丝虫病的晚期表现，故乙胺嗪、呋喃嘧酮等药物无法改善丝虫性乳糜尿的症状。

4. 手术治疗

保守治疗无效且肾盂灌注治疗无效时，必须进行外科手术干预。手术方法包括断流术和分流术两大类。

六、临床思路

典型的乳糜尿不难诊断，典型症状加乳糜尿试验即可明确诊断。部分血尿患者，乳糜尿定性试验也可有阳性，需警惕合并乳糜尿。本病需鉴别丝虫病、腹腔结核、腹膜后肿瘤、原发性淋巴管疾病等病因。

目前西医主要通过手术及硝酸银肾盂冲洗等方法治疗，但由于创伤大、疗效不确切，常不被患者接受，而中医药治疗则具有无创伤、无痛苦、疗效好的优点。研究发现，湿邪常为致病之因，故治疗的始终必须兼顾利湿，使邪有出路。本病与脾肾关系密切，脾为生化之源，肾为藏精之所。脾虚则运化无权，肾亏则封藏失司，而致精微下泄，清浊不分，故小便浑浊，如乳汁或如脂膏。本病的治疗基本大法是补中益气，清热利湿，健脾益肾。

七、预后

本病初起，正盛邪实。若积极治疗，同时配合清淡饮食，避免劳累，可望痊愈。病久则正虚邪实，如治疗得当，配合饮食、生活调理，可获病情稳定。坚持巩固治疗，有望治愈。如病情反复发作，迁延不愈，正虚邪恋，恐难根治。

八、预防调护

1. 预防

注意个人卫生，特别是皮肤清洁卫生，不去血丝虫疫水疫区，防止病虫毒邪从表皮而入。

2. 调护

饮食宜清淡，忌食肥甘厚味、辛辣刺激之品。注意劳逸结合，增强体能锻炼，提高机体免疫力。但应避免劳累过度。保持良好的精神状态，生活规律，坚持治疗。

九、 临床验案

患者杨某，女，46 岁，初诊日期为 2007 年 12 月 8 日。因"反复乳糜血尿半年"就诊。患者于 1 年前无明显诱因出现尿米泔水样，后逐渐出现尿色红白浑浊，诊断为乳糜血尿，经枸橼酸乙胺嗪（海群生）、呋喃嘧酮等抗丝虫治疗 1 月余，病情反复，劳累、受凉后反复。现症见：头昏、面色无华、神疲乏力、纳少。既往史无特殊。体格检查：体温 37.2℃，双下肢象皮肿。舌质淡，舌体胖大，舌边有齿痕，苔薄白，脉沉滑。辅助检查：乳糜尿定性试验阳性，清洁中段尿培养阴性。血常规示血红蛋白 51g/L。

中医诊断：尿浊（膀胱湿热，毒邪下注证）。西医诊断：乳糜血尿。治法：益气养血。处方：黄芪 40g、当归 15g、生地黄 30g、白芍 20g、苎麻根 30g、仙鹤草 30g、阿胶 20g、蒲黄炭 20g、大蓟 30g、大黄炭 10g、棕榈炭 20g。10 剂，每日 1 剂，水煎取汁 250ml，分早晚 2 次服用。叮嘱患者禁食煎炸热毒及肥甘辛辣之品，饮食宜清淡富于营养。

复诊：患者 10 日后复诊，血尿症状消失，但仍有脾气虚表现。在原方基础上加强健脾益气药继续调治。方药如下：黄芪 40g、当归 15g、生地黄 30g、地龙 10g、党参 30g、茯苓 30g、白术 15g、山药 20g、阿胶 20g、苎麻根 30g、莲须 30g、金樱子 30g。15 剂，服法如前。

再诊：半月后患者纳增，精神大振，面色渐润，尿色清，血红蛋白升至 85g/L。为巩固疗效，嘱患者守上方继续调治 2 周。此后随访 3 次，无不适，尿色清，乳糜尿试验阴性，遂宣告临床治愈。

按语：乳糜（血）尿患者尿色混白，为水谷精微外泄，病久必致血虚，治疗总以养血补气为多。但养血益气并非解决病虚之躯的长久之策。若能健脾，脾气健运，水谷精微即可充分吸收，远胜于单纯养血益气。

第七章 肾结石

肾结石是指在肾小管或肾集合系统形成的结石，部分肾结石可随尿液排入输尿管或膀胱，表现为输尿管结石或膀胱结石。肾结石是个全球性疾病，在热带和亚热带比较多发，具有明显的地区性；而且经济发达国家发病率高于欠发达国家，发展中国家尿石症发病率近期明显升高。我国是世界三个结石高发地区之一。我国发病率，南方明显高于北方，好发于20～40岁，男性比女性多见，男女之比为3∶1，发病率有逐年上升的趋势，特别是上尿路结石，继发或并发出现的梗阻、感染、息肉、肿瘤及肾功能损害甚至丧失也有所增加。

肾结石是临床常见病之一，临床上小便排出砂石，或排尿时突然中断，尿道窘迫刺痛，或腰腹绞痛难忍，或小便带血为主要症状，属于中医的“石淋”“血淋”“腰痛”的范畴。

一、 中医病因病机

《诸病源候论》曰“诸淋者，由肾虚而膀胱热故也”，指出淋证的内在因素是肾虚，膀胱有热。《医宗金鉴》曰“石淋犹如碱结裆，是因湿热炼膀胱”，认为膀胱是由湿热煎炼而成。中医认为肾结石的发病与下列因素有关。

1. 湿热蕴结

患者外感湿热之邪，或过食辛辣厚味酒肉，酿成湿热，若湿热下注，煎熬尿液，尿液浓缩，杂质析出，日久而成砂石。

2. 气滞血瘀

或因气机不畅，或因气虚，血行不畅，日久则气滞血瘀，瘀血客于肾脏，阻塞尿路则成石淋。

3. 脾肾两虚

过食寒凉逐瘀之剂，或因手术取石，或因体外震波碎石术后，日久导致脾肾两虚，而成虚实夹杂之证。

总之，肾结石的病位在肾与膀胱，涉及肝、脾，病机是以肾虚为主，砂石内结为标，兼夹湿热、气滞、瘀血为病，属虚实夹杂之证。

二、西医发病机制

目前认为，肾结石主要由于尿内形成异常的晶体及晶体聚集物所引起，与尿中形成结石的盐类晶体浓度的过饱和、抑制物缺乏及促进物的增多有关。结石基质物质、尿液中的某些大分子和尿路上皮脱落的组织、细胞等，为结石晶体的形成和生长，提供支撑，形成结石的支架。同时肾脏内管道系统黏膜的病变，有利于晶体的附着而形成结石，因此结石病是一种代谢性疾病。

结石形成的有关因素包括外界环境因素、个体因素、泌尿系统异常及尿液的改变。外界环境因素包括自然环境，个体因素又包括种族遗传、疾病、代谢异常、药物影响及饮食习惯，泌尿系统异常有包括梗阻、感染、异物及肾损害，多种因素的异常最终导致尿液的改变，成石盐晶体过饱和，抑制物减少，结石形成的促进物增多，导致晶体成核、结晶，然后聚集、生长成团，滞留于泌尿系统形成结石。如果尿路上皮有损伤，有利于晶体的附着，结石就更易于生长。尿液中结石的基质物及晶体形成的促进物的存在，又为结石的形成提供了条件。尿路中结石的含钙结石与尿中的几种主要成分的变化有关：尿钙、尿磷、尿酸、尿草酸和尿 pH 值增加，尿酸性黏多糖、尿量减少是结石形成的危险因素。泌尿系结石形成的过程较为复杂，多种成分参与其中，主要经过三个阶段：①尿液呈过饱和状态后，盐类晶体成核、生长、聚集形成结石微粒。②结石微粒之间或和肾小管上皮相互作用，在肾小管中滞留、长大。③滞留在肾小管的结石微粒游走到肾单位的肾乳头表面，最后进入肾集合系统，形成肉眼可见结石。

三、临床表现

（一）临床症状与体征

1. 临床症状

临床上常见腰痛、血尿，或出现尿时排石，或突发无尿，肾积水或肾功能不全等表现，也有病人无任何症状，仅在体检时发现有肾结石。

2. **体征**

肾结石的主要体征是脊肋角压痛和叩击痛。肾绞痛发作静止期，仅有患侧脊肋角的叩击痛。肾绞痛发作期，患者躯体屈曲，腹肌紧张，患侧脊肋角可有压痛和局部肌紧张。肾区叩击痛对肾、输尿管结石有诊断意义。输尿管压痛：①上输尿管点位于腹直肌外缘平脐。②中输尿管点位于两侧髂前上棘与耻骨结节所作垂直线的交点。

（二）辅助检查

1. **实验室检查**

包括血液分析、尿液分析。复杂性肾结石血分析包括血清/血浆钙、血浆甲状旁腺激素、酸负荷试验及血液 pH、钾、碳酸氢盐、氯化物等；尿液分析包括尿量及尿液中钙、草酸、枸橼酸、尿酸、镁、尿酸、钠、钾、肌酐含量等。

2. **结石成分分析**

包括定性分析和定量分析。常见结石成分分析依次为草酸钙类、尿酸类、磷酸钙类、磷酸铵镁类和胱氨酸类等。

3. **影像学检查**

①B 超：可以发现 2mm 以上结石，并了解集尿系统有无积水扩张，可作为泌尿系统结石的常规检查方法。②尿路 X 线平片：尿路平片可以发现 90%左右的 X 线阳性结石，了解结石的大小、数目、形态和位置。③静脉尿路造影（IVU）：确定结石位置，并了解尿路的形态及肾脏功能。④CT 扫描：敏感性高于尿路平片，其中 CT 值可评估结石的成分。CT 三维重建亦可了解结石全貌、尿路形态。增强 CT 能够显示肾积水的程度和肾实质的厚度，并反映肾功能的状态。⑤逆行或经皮肾穿刺造影：属于有创的检查方法，不作为常规检查手段。⑥磁共振水成像（MRU）：用于不宜行 IVU 的患者，了解尿路形态。⑦核素：了解分侧肾脏血流灌注、肾功能及有无尿路梗阻。

四、诊断与鉴别诊断

（一）诊断

临床上见腰痛、血尿，或出现尿时排石，或突发无尿时，结合既往病史、药物史及辅助检查，不难诊断。

（二）鉴别诊断

尿路结石肾绞痛须与急性阑尾炎、胆囊炎、胆石症、胆管蛔虫症、溃疡病、胰腺炎等引起的疼痛鉴别。在女性还需与卵巢囊肿扭转、宫外孕鉴别。一般急腹症可在系统检查血、尿常规后得到确诊，其他结合X线腹平片亦可确诊。对于不典型的病例，在急诊观察期间，急腹症病变常逐渐加重，很少缓解，而泌尿系统结石呈间歇性发作，间歇时症状减轻，再结合实验室各项检查，不难鉴别。

五、治疗

（一）中医治疗

1. 辨证治疗

（1）湿热蕴结

症状：腰腹疼痛如刀割，小便艰涩，时夹有砂石，舌质红苔黄，脉弦滑。

治法：清热利湿，通淋排石。

代表方：八正散加减。

处方举例：通草6g、车前子20g、瞿麦20g、萹蓄12g、大黄12g、滑石粉15g、甘草9g、灯心草6g、鸡内金15g、金钱草30g。热重，大便秘结者，加栀子15g；腰痛甚者，加白芍15g、延胡索15g；血尿明显者，加白茅根30g，大蓟15g、小蓟15g；尿频、涩痛明显者，加白花蛇舌草30g、蒲公英30g。

（2）气滞血瘀

症状：腰腹胀痛或绞痛，小便涩滞，尿中夹有血块，舌质暗紫，舌苔黄，脉弦。

治法：行气祛瘀排石。

代表方：沉香散加减。

处方举例：沉香 10g、陈皮 12g、当归 12g、白芍 12g、石韦 10g、滑石粉 15g、冬葵子 12g、王不留行 12g、甘草 9g。腰腹痛剧者，加蒲黄 15g、五灵脂 10g、桃仁 10g；腹胀满者，加乌药 15g、槟榔 15g；血尿，加血余炭 12g。

（3）肾阴亏虚

症状：尿中有砂石，兼有头晕目眩，耳鸣，心烦咽燥，腰膝酸软，舌红苔少，脉细数。

治法：滋阴排石。

代表方：六味地黄丸和石韦散加减。

处方举例：生地黄 15g、泽泻 10g、山茱萸 15g、山药 15g、牡丹皮 10g、茯苓 15g、瞿麦 15g、滑石粉 15g、冬葵子 15g、车前子 15g。

（4）脾肾亏虚

症状：少腹坠胀作痛，尿有余沥，食欲不振，倦怠乏力，舌质淡苔白，脉细无力。

治法：补肾健脾，温阳溶石。

代表方：济生肾气丸和补中益气汤加减。

处方举例：制附子 10g、肉桂 12g、茯苓 20g、山药 20g、山茱萸 12g、川牛膝 12g、车前子 20g、柴胡 12g、白术 15g、陈皮 12g、党参 15g、甘草 9g、石韦 15g、萹蓄 15g、瞿麦 15g。尿血者，加小蓟 10g、墨旱莲 30g、地榆 15g、白茅根 30g；腰痛者，加红白芍 15g、木香 10g、甘草 10g；加强排石，可用金钱草 30g、白芷 10g、海金沙 30g；加强溶石作用，可用鸡内金 30g、胡桃 10g、冬葵子 30g、夏枯草 30g、玉米须 30g。

2. 其他治疗

（1）针灸疗法

①根据病变部位选穴：肾或输尿管上、中段结石取肾俞、三焦俞、京门、天枢穴；输尿管下段结石取小肠俞、关元俞、膀胱俞、次髎、中极、水道穴。湿热重，加阴陵泉、三阴交、委阳穴，用泻法。阴虚，加太溪穴，用补法。肾阳不振，加命门、

关元穴，用补法。用提插捻转手法，留针 40 分钟。②指压第三腰椎横突水平的腰大肌外侧缘附近，不论结石位于输尿管何处，有助于缓解绞痛，有助于结石排出。

（2）单方验方

金钱草 30g、连钱草 30g，热开水泡，代茶服。

（3）食疗

木耳 30g、黄花菜 120g，加水 1000ml，煎至 200ml，每日分 2 次饮完。或生藕节 500g、冬瓜 1000g，洗净切片，加水适量，煮汤服。

（二）西医治疗

1. 一般治疗

（1）多饮水

维持每日尿量在 2000～3000ml 以上，尿液稀释有利于小结石的冲刷和排出，并有助于防止复发。

（2）限制钠摄入

肾小管排钠增加，钙的排泄也会增加。限制钠盐摄入，尿钠减少，尿钙也会相应减少。结石患者每日钠的摄入量应该控制在 3g 以内。

（3）限制动物蛋白摄入

动物蛋白消化吸收增加肾结石的发生概率。蛋白消化产生代谢性酸中毒，导致骨释放钙，增加血钙负荷。酸中毒也降低肾小管钙重吸收，导致高钙血症。尿 pH 降低，尿酸分泌增加，引起尿酸性结石。建议蛋白摄入量控制在 0.8～1g/（kg·d）。

（4）限制草酸摄入

大量摄入富含草酸的食物，尿液中的草酸排泄量会明显地增加。草酸钙结石患者尤其是高草酸尿症的患者应该避免摄入富含草酸的食物。

（5）钙摄入

最近大宗人群研究证实，高钙饮食反而降低结石的发生率。饮食中钙量增加，可以在肠道中与饮食中的草酸结合，降低草酸浓度。草酸是结石形成的一个重要原因，因此草酸的吸收及排泄减少，可有效降低草酸钙结石的形成。鉴于高钙饮食对结石形成的影响及低钙饮食对骨质钙丢失的危险，不建议低钙饮食。

2. 外科治疗

目前常用的治疗方法包括体外冲击波碎石（ESWL）、经皮肾镜取石术（PNL）、输尿管软镜、腹腔镜取石术及开放手术。对于具体患者来说，根据结石在肾脏内的具体位置，选择损伤性更小、并发症发生率更低的治疗方式。

六、临床思路

肾绞痛合并血尿或与活动有关的血尿和腰痛，就应该考虑为肾结石。询问患者与结石有关的手术史、有无长期卧床病史、患者的职业、饮食习惯和有无大量应用某种药物的病史，了解患者家族中有无结石患者。肾结石急性发作时病人腰部或上腹部持续钝痛或阵发剧烈疼痛，常放射至同侧下腹部或外阴，绞痛发作时可见冷汗出、呕吐，双侧完全梗阻可引起无尿，肉眼或镜下血尿，尿分析可见盐类结晶，腹部平片或B超、静脉肾盂造影等可明确结石的大小、数目、位置、肾功能及是否合并积液等情况。通过病史，临床表现及必要的检查，绝大多数肾结石病人可以确诊。

洪钦国教授认为，肾结石的形成，多由湿热蕴结、气滞血瘀、脾肾两虚所致。患者外感湿热之邪，或过食辛辣厚味酒肉，酿成湿热，湿热下注，煎熬尿液，杂质析出，日久而成砂石；或因气机不畅，或因气虚，血行不畅，日久则气滞血瘀，瘀血客于肾脏，阻塞尿路则成石淋；患者或因过食寒凉逐瘀之剂，或因手术取石，或因体外震波碎石术后，日久导致脾肾两虚，而成虚实夹杂之证。本病有虚实之分，病位在肾与膀胱，尚涉及肝、脾。初起多实，久病必虚。邪实以湿热蕴结、气滞血瘀多见；虚则脾肾两虚为主。治疗大法为通淋排石，或清热利湿，通淋排石；或行气化瘀，通淋排石；或健脾补肾，通淋排石。

七、预后

影响肾结石患者预后的因素包括：结石的数目、大小、位置、形状、性质、患者的年龄、性别、肾功能状况等因素。一般来说，数目少较数目多易治，肾盂结石较肾盏结石易治，直径小于1cm的较大于1cm的易治，外观光滑者易治，肾功能正常者易治，中青年较老年患者易治。凡是肾结石梗阻已影响肾功能者，预后较差，若由梗阻肾继发慢性肾功能不全，应早期行肾脏替代疗法。若内科保守治疗应严格掌握适应证，凡有手术及碎石指征者，应予手术取石或体外震波碎石。

八、预防调护

肾结石患者应大量饮水。合理的饮食习惯对肾结石的防治有重要意义。若为尿酸结石需限制蛋白质摄入量，多进食蔬菜、水果，少食或禁食含嘌呤高的食物，包括动物内脏、海产品等，以及菠菜、豆类、菜花及蘑菇等。磷酸盐及磷酸镁胺结石：鼓励进食酸性食物，不宜摄入高磷酸钙饮食。草酸钙结石：忌食萝卜、菠菜、巧克力、茶叶、土豆及豆制品。

九、临床验案

患者罗某，男，25 岁，学生。因左上腹绞痛 2 日，于 1967 年 11 月 1 日入院治疗。患者前天晚上突发左上腹持续疼痛，阵发性绞痛，伴恶心欲呕。入院时自诉 2 日未解大便，小便正常。舌质稍红，苔薄微黄，脉弦数。左肾区压痛、扣痛明显。尿常规示蛋白（±），红细胞（＋＋），白细胞（－）。

中医诊断：淋证（下焦湿热证）。西医诊断：泌尿系统结石并肾绞痛。治法：清热利水通淋。处方：金钱草 60g，海金沙 15g，鸡内金 15g，冬葵子 15g，琥珀末 4.5g（冲服），砂牛末 1.5g（冲服），木香 12g（后下），柴胡 12g，每日 1 剂。入院当日及第 5 日晚上因绞痛剧烈各于痛处拔火罐并针足三里、天枢（双）穴，加电。经上述治疗，患者于入院第 2 日疼痛开始渐减，后至消失，唯第 5 日晚上又突发剧痛，经拔罐后绞痛明显减轻，第 6 日溺时尿道刺痛，第 8 日溺时排出砂粒样结石 1 粒，之后症状消失。第 11 日，腹部平片示泌尿道部位均未见明显不透 X 线致密结石影。于第 13 日痊愈出院。（国医大师邓铁涛医案）

按语：肾结石患者常常以肾绞痛症状来就诊，肾绞痛的出现乃肾中结石阻滞于内，引起气血运行失调，气机升降失常，所以不通则痛。急则治其标，首先采取拔火罐加针刺的方法疏通经脉，通畅气机，而使绞痛缓解。疼痛缓解后给予清热利水通淋中药冀以逐出结石而治愈。此乃标本缓急，各有侧重。

第八章 肾血管性疾病

第一节 肾动脉狭窄

肾动脉狭窄是指肾脏动脉管腔狭窄的疾病。主要病因有动脉粥样硬化、肌纤维发育不良和大动脉炎等，青年患者以后2种病因为多见，前者主要见于老年人。临床上提及的肾动脉狭窄，一般指肾动脉粥样硬化性狭窄（ARAS）。

患病率方面，目前尚无整个人群ARAS的流行病学资料，现有的研究结果均以高危人群为研究对象。在年龄65岁以上老年人群中，ARAS患病率至少为7%。

在疑为冠心病患者中，ARAS患病率为14%～17%；在确诊的冠心病患者中，ARAS患病率为12.7%～27.9%。危险因素为年龄、体质指数、血肌酐、高血压史、糖尿病病史、缺血性脑血管病病史与顽固性高血压，其中年龄、高血压和冠状动脉多支血管病变为ARAS的独立危险因素。临床研究结果显示，在我国肾动脉狭窄病因中，动脉粥样硬化所致比例从1990年前的28.9%增至1990年后的64.0%～71.1%，成为目前肾动脉狭窄的首要病因。

在中医学中，肾动脉狭窄属于“脉痹”“脱疽”范畴。

一、中医病因病机

对于肾动脉狭窄的病因病机，目前尚未有统一的观点，肾动脉狭窄患者往往饮食不节，嗜好肥甘厚味。《素问·痹论》云：“饮食自倍，肠胃乃伤。”甘性缓，缓则脾气滞，脾气匮乏，不能运化水湿。水湿内停，导致气机升降失司，阳用不宣，阴霾四布，湿浊厥逆；脾主升清降浊失常，导致脂浊入脉中成痰浊，壅阻血脉，滞而为瘀，痰瘀阻滞血脉，遂成肾动脉狭窄。《素问·生气通天论》曰：“味过于甘，心气喘满。”故见肾动脉狭窄患者常伴心衰、突发肺水肿等情况。肾为先天之本，秉赋不足、后天失养、久病耗损或年老体衰均可导致肾精亏虚。人到中年，肾元渐亏，肾气渐衰。肾阳虚衰则不能鼓动五脏之阳，血脉失于温煦，痰湿内聚，鼓动无力而痹阻不通；若肾阴亏虚，则不能滋养五脏之阴，血脉失养；或虚火偏旺，灼津成痰，痰浊痹阻血脉，发为肾动脉狭窄。肾主元气，而元气为一身诸气之根本，《医林改错》云："元气既虚，必不能达于脉管，血管无气，必停留而瘀。"肾气虚无力祛邪外出，形成瘀血，可导致肾动脉狭窄的缓慢进展。因此，多数学者认为肾动脉狭窄的主要病机是气虚血瘀、痰瘀互结、脾虚湿盛、痰瘀化毒、肝肾阴虚等，可以归纳为本虚（肝、脾、肾不足）及标实（气滞血瘀、痰瘀、痰湿）病证。

二、西医发病机制

肾动脉狭窄的病因主要有动脉粥样硬化、纤维肌性发育不良和大动脉炎等。肾动脉狭窄是引起肾血管性高血压的重要原因。肾动脉狭窄引起的高血压与肾动脉狭窄程度成正比，肾动脉狭窄大于70%时肾血流量明显减少，肾素-血管紧张素系统激活，外周血管阻力增高，水、钠潴留致血压升高。部分动脉粥样硬化所致的肾动脉狭窄者血压可正常，主要表现为缺血性肾脏病（患侧肾缺血、肾小球硬化、肾小管萎缩及间质纤维化）。

三、临床表现

（一）肾血管性高血压

肾动脉狭窄所致高血压的特点是病程短、舒张压升高明显，常大于110mmHg（14.7kPa）。与原发性高血压相比，高血压家族史阳性率较低。对于家族史阴性、新近起病的年轻高血压患者，要高度怀疑纤维肌性发育不良的可能。中年起病，尤其是合并其他器官动脉粥样硬化者，应考虑动脉粥样硬化所致的肾血管性高血压。40%患者有腹部血管杂音。实验室检查尿常规可正常或有轻度蛋白尿，部分患者有低钾血症。

（二）缺血性肾病

老年高血压患者合并进行性肾功能损害、轻度尿检异常（蛋白尿小于1g/d、少量红细胞及管型)，尤其伴周围血管病变时，应高度怀疑本病的可能。有学者发现，有上述表现者，半数以上患者存在明显的肾动脉狭窄，使用 ACEI 或 ARB 类降压药会进一步加重肾功能损害。

(三) 相关检查

1. 超声检查

腹部超声波检查是一项简便无创的筛选方法。双侧肾脏大小不等（肾脏长径相差 1.5cm 以上）提示可能存在一侧肾脏的慢性缺血。如能结合多普勒血管超声检查，肾动脉狭窄处血流改变，则诊断价值更大。肥胖、肠胀气或有腹部手术史等可能影响检查的准确性。

2. 静脉肾盂造影

静脉肾盂造影是既往常用的筛选方法，如发现一侧肾脏长径较对侧缩短大于 1.5cm，患肾显影延迟或显影后消失缓慢，有重要的诊断价值。

3. 血浆肾素活性测定

约 75%的肾血管性高血压患者存在血浆肾素活性的增高。如卡托普利试验阳性（口服卡托普利 25～50mg，分别测定服药前、后 1 小时血浆肾素活性，若服药后肾素活性明显升高为阳性)，则诊断意义更大。本试验的敏感性为 61%，特异性为 86%。

4. 核素肾显像

利用 131I-马尿酸钠或核素 99mTc-DTPA（二乙烯三胺）测定肾血流量或肾小球滤过率，对本病的诊断价值不大。但如能配合卡托普利肾显像检查，可提高诊断本病的敏感性（92%）和特异性（93%）。

5. 肾动脉造影

肾动脉造影是诊断肾动脉狭窄的“金指标”，可准确显示肾动脉狭窄的部位、病变范围及狭窄程度，并可间接提示肾动脉狭窄的病因。肾动脉造影可引起急性肾衰竭、出血或血栓形成等并发症，应严格掌握适应证并做好预防措施。肾功能不全者宜选用非离子造影剂。

四、 诊断与鉴别诊断

(一) 诊断

肾动脉狭窄的诊断可分为以下三个步骤：明确肾动脉狭窄及其程度、明确肾动脉狭窄的病因、鉴别其他机制造成的 GFR 下降。对于肾动脉不全患者，如临床上存在高血压、糖尿病、周围血管病变等肾动脉狭窄高危因素，尤其伴顽固性高血压、肾脏萎缩和肾脏两侧大小不等时须排除肾动脉狭窄，及时进行彩色多普勒超声检查、双侧肾 GFR 测定、血浆肾素活性等初步筛查。Scr 小于 221μmol/L 应考虑行肾脏 CT 血管造影（CTA），Scr 大于 221μmol/L 时采用磁共振血管成像（MRA）或数字减影血管造影（DSA）明确肾动脉病变及程度。肾动脉狭窄明确后，根据临床和影像学特征判断其病因是动脉粥样硬化、大动脉炎或纤维肌性结构不良等。

(二) 鉴别诊断

肾动脉狭窄应与良性肾小动脉硬化症及肾小动脉胆固醇结晶栓塞相鉴别。此外还应与糖尿病肾病和其他肾小管间质性疾病，如反流性肾病、药物性间质性肾炎、尿酸性肾病等鉴别。

1. 良性肾小动脉硬化症

良性肾小动脉硬化症与肾动脉狭窄均有高血压、肾功能不全、轻度尿检异常等表现，但良性肾小动脉硬化症患者常有长期高血压病史，而肾动脉狭窄患者可不伴有高血压或仅有较短期的高血压；两者肾脏病变的临床表现相似，但前者双肾大小常对称；病理上两者均表现为肾脏缺血性病变，但前者肾小动脉硬化更明显；此外，是否存在肾动脉狭窄是两者鉴别诊断的关键，前者无狭窄。

2. 肾小动脉胆固醇栓塞

动脉粥样硬化血管外科手术或导管插管诱发管壁粥样硬化斑块大量碎裂，胆固醇结晶广泛栓塞肾小动脉时，临床呈急性肾衰竭；动脉粥样硬化斑块反复自发性少量碎裂，引起肾小动脉多次小范围栓塞时，临床可表现为亚急性或进行性慢性肾衰竭。后者常与肾动脉狭窄难于鉴别。胆固醇栓塞症好发于60岁以上男性；患者多有严重的主动脉及其分支的动脉粥样硬化、高血压、外周及脑血管疾病、心肌梗死等；肾外表现多种多样，如网状青斑、痛性肌肉结节、肢体坏疽等。由于胆固醇结晶栓塞引起的急性肾小管坏死可自发性恢复，故病程中肾功能可有一过性改善。实验室检查常见外周血嗜酸粒细胞增多、低补体血症等，但短期内均可恢复。肾脏病理特征除与肾动脉狭窄类似的缺血性病变外，小动脉和（或）肾小球中可存在胆固醇结晶；光镜下仅能见到胆固醇结晶溶解后的双凹形、针行裂隙，电镜下可见脂质成分。

五、 治疗

（一）中医治疗

1. 辨证治疗

（1）脾肾气虚，湿热夹瘀

症状：倦怠乏力，气短懒言，面色晦暗，肢体困重，腰酸膝软，食少纳呆，脘腹胀满，恶心呕吐，口干口苦，舌淡暗，苔黄腻、有瘀斑，脉沉细弱。

治法：清热利湿，补气活血。

代表方：四妙汤合四君子汤。

处方举例：黄柏10g、苍术10g、牛膝10g、薏苡仁15g、党参10g、白术10g、茯苓10g、炙甘草6g。

（2）肝肾阴虚，湿浊挟瘀

症状：头晕头痛，腰酸膝软，耳鸣健忘，面部烘热，五心烦热，神疲乏力，肢体困重，脘腹胀满，口干口苦，食少纳呆，尿少色黄，舌暗红，苔腻，脉弦细。

治法：补益肝肾，活血利湿。

代表方：六味地黄汤合二陈汤。

处方举例：熟地黄15g、山药15g、山茱萸10g、牡丹皮10g、泽泻10g、茯苓15g、法半夏10g、竹茹10g、炙甘草6g。

（3）气阴两虚，湿热蕴毒

症状：倦怠乏力，少气懒言，口干咽燥，五心烦热，腰酸腰痛，口干口黏，舌胖，苔黄厚腻，脉弦细。

治法：补气养阴，清热利湿解毒。

代表方：生脉汤合四妙汤。

处方举例：人参10g、麦冬10g、五味子10g、黄柏10g、苍术10g、牛膝10g、薏苡仁15g。

（4）脾肾阳虚，血行瘀滞

症状：畏寒肢冷，面色晦暗，疲倦乏力，气短懒言，食少纳呆，腰膝酸软，腰部冷痛，脘腹胀满，肌肤甲错，肢体麻木，夜尿清长，大便不实，舌淡有齿痕，舌质紫暗或有瘀点瘀斑，脉沉弱。

治法：温阳活血。

代表方：金匮肾气汤合膈下逐瘀汤。

处方举例：桂枝10g、制附子10g、熟地黄15g、山药15g、山茱萸10g、牡丹皮10g、泽泻10g、茯苓15g、五灵脂6g、当归10g、川芎10g、红花10g、桃仁10g、赤芍10g、香附10g、延胡索10g、枳壳5g、乌药10g。

（5）脾肾衰败，湿浊弥漫

症状：神疲乏力，四肢不温，腰膝酸软，脘腹痞闷，恶心呕吐，口干黏腻，水肿，舌胖大，边有齿痕，质暗，脉细。

治法：补肾健脾，利湿化浊。

代表方：四君子汤合温胆汤。

处方举例：党参10g、白术10g、炙甘草6g、茯苓15g、法半夏10g、竹茹10g、陈皮10g、枳实10g。

（二）西医治疗

肾动脉狭窄的治疗方法主要有药物、血管成形术和外科手术。

1. 血管成形术

此方法包括经皮肾动脉球囊扩张和放置血管支架。由于此方法安全可靠，已成为首选的治疗方法。适用于各种病因引起的肾动脉狭窄，尤其是纤维肌性发育不良患者。常见的并发症有穿刺部位的血肿、造影剂引起的肾功能损害和胆固醇栓塞。

2. 外科手术治疗

适用于肾动脉狭窄介入治疗无效、多分支狭窄或狭窄远端有动脉瘤形成等。手术治疗包括血管重建、动脉内膜切除、肾移植等。如上述治疗无效，可行患肾切除术。

3. 药物治疗

适用于单侧肾动脉狭窄伴血浆肾素水平增高的患者。常选用 ACEI 或 ARB。使用时必须从小剂量开始，逐渐加量，并密切观察血压及肾功能的变化。双侧肾动脉狭窄者使用 ACEI 或 ARB 类药物需慎重。

六、 临床思路

肾动脉狭窄的临床表现缺乏特异性，常漏诊误诊；对于肾动脉不全患者，如临床上存在高血压、糖尿病、周围血管病变等肾动脉狭窄高危因素，尤其伴顽固性高血压、肾脏萎缩和肾脏两侧大小不等时须排除肾动脉狭窄，及时明确诊断及治疗。

中医方面，肾动脉狭窄存在多虚多瘀的特点，兼夹湿热痰浊等，临床上表现多以虚实夹杂为主，须以补虚活血为大法，根据患者的证候表现，灵活使用清热利湿，化痰泄浊等治法。

七、 预后

肾动脉狭窄的最终结局是终末期肾病，同时也增加了心血管事件发生的风险。本病患者多死于终末期肾病或心脑血管并发症。影响本病进展的风险因素包括肾功能不全的程度、高血压、高血脂、吸烟、嗜酒、肥胖、高龄和糖尿病。肾动脉狭窄进展至缺血性肾病的比例尚不清楚。有研究提示合并肾动脉狭窄的维持性透析患者预后较其他原因导致的终末期肾病患者差，并且肾动脉狭窄导致的终末期肾病患者肾移植术后存活率也低。

八、预防调护

（一）预防

增强体质，防止情志内伤，消除各种血行瘀滞和湿热内生的有关因素，如吸烟、过食肥甘、纵欲过劳、昼夜无常等，是预防肾动脉狭窄发病及病情反复的重要方面。

（二）调护

饮食宜清淡，戒烟，控制血压、血糖、血脂，忌肥腻香燥、辛辣之品，注意适当活动，有助于早日恢复健康。

第二节　肾动脉血栓形成

肾动脉血栓形成，是指肾动脉主干及其分支的血栓形成，致肾动脉管腔狭窄或闭塞，引起肾功能恶化。肾动脉血栓可因血管壁病变（创伤，动脉粥样硬化，血管炎等）或血液高凝状态而产生。肾动脉血栓的病因多种多样，临床表现也各不相同，甚至无临床症状及体征，造成临床诊断困难。可疑病例应监测肾功能、血清酶，必要时行肾动脉造影明确诊断，争取早诊断，及时处理，肾功能可以完全恢复。

在中医学中，肾动脉血栓形成可见于“腹痛”“癃闭”等范畴。

一、中医病因病机

肾动脉血栓形成是西医病名，在中医古籍中未见记载，现代医家依据其临床表现和病因，认为其病因病机或因湿热蕴结，过食辛辣厚味，酿湿生热，湿热不解，下注膀胱；或湿热素盛，肾热下移膀胱，膀胱湿热阻滞，气化不利而为癃闭；或因年老久病体虚或烦劳过度等引起肾阴亏虚，肝阳上亢；或因情志所伤，引起肝气郁结，疏泄不及，三焦水液运行和气化功能障碍，致使水道的通调受阻，形成癃闭；或因久病脾肾阳衰内生痰浊瘀血，气血逆乱，气滞血瘀阻滞肾脉，造成腹痛、癃闭；或因肾阴亏虚，水不涵木，肝用太过，则肝阳上扰而造成头痛、眩晕，甚至肝风内动，气机逆乱，气滞血瘀阻滞肾脉，气机不畅，不通则痛；瘀血阻滞肾脉，肾失开合则成癃闭。《景岳全书》描述：“或以败精，或以槁血，阻塞水道而不通也。”故由上述病因病机可知，本病病性属本虚标实，虚实夹杂，湿热蕴结、浊瘀阻塞、肝郁气滞、肺热壅盛为标属实，脾气不升、肾阳亏虚、命门火衰、气化不利为本属虚。故在治疗上，当以清利湿热，散瘀消结，祛痰化浊，行气通闭治疗实证，而在虚证治疗上以补益脾肾、助阳化气为主。

二、 西医发病机制

肾动脉血栓形成主要在肾动脉创伤性检查或治疗（如经皮肾动脉造影、肾动脉内球囊扩张）、肾动脉病变（如肾动脉粥样硬化、动脉炎或动脉瘤等）的基础上形成。此外，血液高凝状态（肾病综合征尤其是膜性肾病）等也可有肾动脉血栓形成。其主要病因可分为以下几类。①外伤：肾蒂损伤、肾动脉球囊扩张、主动脉或肾动脉造影、肾动脉重建术、肾移植术后。②血管内皮损伤或撕裂：动脉粥样硬化、肾动脉瘤、夹层动脉瘤、纤维肌性发育不良。③血管炎：结节性多动脉炎、大动脉炎、白塞综合征。④感染相关：梅毒。⑤高凝状态：后天性原因，如抗磷脂抗体、肝素诱发血小板减少、高同型半胱氨酸血症、肾病综合征；先天性或遗传原因，如抗凝血酶缺乏、蛋白 C 缺乏、蛋白 S 缺乏、抗活化的蛋白 C 和 V 因子 Leiden 变异。⑥其他原因。

三、 临床表现

肾动脉栓塞和血栓形成的临床症状及轻重程度取决于肾动脉阻塞的程度、部位及范围。局部细小血管的栓塞临床上常无症状，肾动脉或较大分支的阻塞常可诱发肾梗死，表现为突发剧烈的腹痛或患侧腰痛，可伴恶心、呕吐、发热、寒战、轻度蛋白尿和血尿。广泛双侧肾动脉栓塞或孤立肾肾动脉栓塞可出现急性肾衰竭。

四、诊断与鉴别诊断

（一）诊断

存在肾梗死高危因素的患者突发持续性腰痛应注意本病的可能，应尽快完善相关检查。若核素肾显像或静脉肾盂造影发现肾节段性低灌注（分支阻塞）或肾脏无灌注（肾动脉主干完全阻塞），常提示本病的可能。CT 和 MRI 增强扫描可显示增强减低的梗死区。肾动脉栓塞的确诊赖于选择性肾动脉造影。一般典型病例无需作肾动脉造影，仅限于需行手术治疗的患者。

（二）鉴别诊断

本病须与急性胆囊炎等急腹症、其他肾脏病、其他部位动脉栓塞相鉴别。

1. 急性胆囊炎、胰腺炎等急腹症

急性胆囊炎患者查体墨菲征阳性，腹部 B 超可见到胆囊炎症或胆结石的存在；急性胰腺炎腹痛可呈“腰带状”，血、尿淀粉酶的增高及动态曲线有确诊意义。

2. 其他肾脏病

肾结石伴泌尿系统感染可出现类似肾梗死的症状和体征，但肾功能受损轻微或正常，无高血压及血清酶学增高。

3. 其他部位动脉栓塞

肠系膜动脉闭塞引起肠缺血坏死的早期表现与肾梗死相类似，病情发展可出现血便或呕血。不典型的急性心肌梗死症状也可与急性肾梗死混淆。动态观察心肌酶和心电图的衍变很重要。选择性动脉造影是确诊的“金标准”。

五、治疗

（一）中医治疗

1. 辨证治疗

（1）湿热蕴结

症状：肢体困重，腹痛腹胀，恶心呕吐，口干口苦，小便不利，舌红，苔黄腻，脉弦滑。

治法：清热利湿。

代表方：四妙汤。

处方举例：黄柏 10g、苍术 10g、牛膝 15g、薏苡仁 15g。

（2）痰瘀互结

症状：肢体困重，脘腹胀满，腹痛，小便不利，舌暗红，苔腻，脉弦涩。

治法：活血化痰。

代表方：膈下逐瘀汤合二陈汤。

处方举例：五灵脂 6g、当归 10g、川芎 10g、红花 10g、桃仁 10g、赤芍 10g、香附 10g、延胡索 10g、枳壳 5g、乌药 10g、泽泻 10g、茯苓 15g、法半夏 10g、竹茹 10g、炙甘草 6g。

（3）气滞血瘀

症状：肌肤甲错，肢体麻木，胸闷腹胀，腹痛，小便不利，舌淡，舌质紫暗或有瘀点瘀斑，脉弦涩。

治法：行气活血。

代表方：血府逐瘀汤。

处方举例：当归 10g、川芎 10g、红花 10g、桃仁 10g、生地黄 10g、赤芍 10g、牛膝 10g、桔梗 10g、柴胡 6g、枳壳 10g、炙甘草 6g。

（4）脾肾气虚

症状：倦怠乏力，少气懒言，食少纳呆，腹痛，小便不利，舌淡有齿痕，苔白，脉沉弱。

治法：补肾健脾。

代表方：四君子汤。

处方举例：党参 10g、白术 10g、茯苓 10g、炙甘草 6g。

（二）西医治疗

肾动脉栓塞或血栓形成诊断确立后应尽早治疗，以恢复肾脏血流灌注。具体措施包括：肾动脉内灌注纤溶酶原激活剂溶栓；全身抗凝；外科手术取栓；原发病的治疗等。

六、临床思路

肾动脉血栓的病因多，临床表现不典型，甚至可无症状及体征，诊断困难。对于临床上有肾动脉血栓的高危人群，如创伤，动脉粥样硬化，血管炎或血液高凝状态等患者，出现突发的剧烈腹痛或患侧腰痛，伴恶心、呕吐、发热、寒战、轻度蛋白尿和血尿，甚至无尿等情况，均应监测肾功能、血清酶，必要时行肾动脉造影明确诊断，争取早诊断和及时处理以最大程度地恢复肾功能。

中医方面，本病多以虚实夹杂为主，根据患者的证候表现辨证论治，灵活使用清热利湿，活血止痛，化痰祛浊，健脾补肾等治法。

七、预后

肾动脉血栓的预后与致病原因、栓塞范围及有效治疗开始的早晚有关。创伤性肾动脉血栓形成时，多数病例有严重的多脏器损害，死亡率很高，1/4 的患者死于急性发作期，多因肾外并发症，如心血管系统疾病（心肌梗死、心力衰竭），或脑梗死，败血症等。死于尿毒症者不多见。

年轻患者创伤后肾动脉血栓若数小时不及时手术取栓，肾功能很难恢复，甚至引起死亡，而老年人在动脉粥样硬化的基础上发生肾动脉血栓，预后相对较好，肾功能多有所自发恢复，其原因是在血栓发生前，肾动脉硬化及狭窄已形成许多侧支循环，减轻了血栓发生后的肾缺血。

八、 预防调护

（一）预防

积极预防和治疗引起本病的原发疾病。尽量避免外伤及创伤性检查和治疗方法。

（二）调护

饮食宜清淡，忌肥腻香燥、辛辣之品，注意适当休息，有助于早日恢复健康。

第三节　肾静脉血栓形成

肾静脉血栓（RVT）指肾静脉主干和（或）分支内血栓形成，导致肾静脉部分或全部阻塞而引起的一系列病理生理改变和临床表现。慢性肾静脉血栓形成，可没有任何急性受累的症状。但发生急性肾静脉血栓的患者可有严重腰痛和腹痛，受累肾脏肿大，可出现蛋白尿、水肿和肾功能损害。早在 1840 年 Rayer 就提出了肾病综合征可伴有肾静脉血栓。儿童患者发生肾静脉血栓多与脱水等因素有关，成人患者可由肾病综合征、感染、恶性肿瘤和创伤等多种原因引起，其中肾病综合征是成人致病的常见原因。

在中医学中，肾静脉血栓形成属于“腹痛”“癃闭”“尿血”“脉痹”等范畴。

一、 中医病因病机

肾静脉血栓形成在中医古籍文献中没有记载，根据其发病原因及临床表现，多数现代医家认为其病因病机是因患者久病伤气，气伤则血行不畅，血行缓慢，以致瘀血阻于脉中；或因饮食不节，嗜食膏粱厚味，湿热内生，流注于血脉，湿热与瘀血互结，阻于脉道所致。脉络滞塞不通，不通则痛；营血回流受阻，水津外溢，聚而为湿，停滞于脉外则肿。本病的病位在脉络，病机多以正虚邪实、虚实兼夹为特点。

二、 西医发病机制

引起肾静脉血栓的主要原因有：全身高凝状态（如肾病综合征，尤其是膜性肾病）、肾静脉受压（如腹膜化后纤维化、肿瘤或脓肿等）、血管壁受损（如肾癌侵袭肾静脉、外伤等）、妊娠或服用避孕药等情况。此外，其他一些因素也可促进肾静脉血栓的形成，如严重水肿致有效循环血容量不足、利尿过猛及使用激素治疗等。

三、 临床表现

本病的临床表现取决于血栓形成的速度、栓塞的程度、侧支循环的形成等。慢性小分支静脉血栓，尤其侧支循环建立良好者常无明显临床症状。急性 RVT 的典型临床表现为：①急性持续性患侧腰胁痛或腹痛。②尿检异常。常有血尿（镜下血尿或肉眼血尿）和蛋白尿或原有蛋白尿增多。③患侧肾脏增大。④肾功能损害。尤其是双侧肾静脉血栓形成时，可出现少尿和急性肾衰竭。慢性 RVT 多有持续性的腰背痛及肾小管功能的异常，如肾小管性酸中毒、肾性糖尿等。此外，肾静脉血栓脱落常可并发肺栓塞。

四、 诊断与鉴别诊断

本病的确诊有赖于选择性肾静脉造影。肾静脉内充盈缺损或静脉不显影等都有助于 RVT 的诊断。其他非侵入性检查，如 CT、MRI、B 型超声波及血管彩色多普勒检查等，由于敏感性欠佳，临床实际应用价值有限，仅对诊断肾静脉主干大血栓有一定帮助。

五、 治疗

（一）中医治疗

1. 辨证治疗

（1）湿热蕴结

症状：肢体困重麻木，腹痛腹胀，恶心呕吐，口干口苦，尿浊，下肢水肿，小便不利，舌红，苔黄腻，脉弦滑。

治法：清热利湿。

代表方：四妙汤。

处方举例：黄柏 10g、苍术 10g、牛膝 15g、薏苡仁 15g。

（2）脉络瘀阻

症状：肌肤甲错，肢体麻木，腹痛腹胀，尿浊，小便不利，下肢水肿，舌淡，舌质紫暗或有瘀点瘀斑，脉弦涩。

治法：活血通络。

代表方：血府逐瘀汤。

处方举例：当归 10g、川芎 10g、红花 10g、桃仁 10g、生地黄 10g、赤芍 10g、牛膝 10g、桔梗 10g、柴胡 6g、枳壳 10g、炙甘草 6g。

（3）脾虚湿阻

症状：神疲乏力，少气懒言，食少纳呆，脘腹痞闷，恶心呕吐，口干黏腻，尿浊，小便不利，下肢水肿，舌胖大，边有齿痕，脉濡细。

治法：健脾利湿。

代表方：参苓白术散。

处方举例：莲子 10g、薏苡仁 15g、砂仁 6g、桔梗 10g、白扁豆 10g、茯苓 15g、人参 10g、炙甘草 6g、白术 15g、山药 15g。

（4）气虚血瘀

症状：疲倦乏力，气短懒言，食少纳呆，脘腹胀满，肌肤甲错，肢体麻木，尿浊，小便不利，下肢水肿，舌淡有齿痕，舌质紫暗或有瘀点瘀斑，脉沉涩。

治法：补气活血。

代表方：补阳还五汤。

处方举例：川芎 10g、黄芪 20g、当归尾 15g、赤芍 10g、地龙 10g、红花 10g、桃仁 10g。

（二）西医治疗

RVT 确诊后应尽早给予局部溶栓或全身抗凝治疗，包括链激酶或尿激酶、肝素等。外科手术主要用于肾静脉主干大血栓形成、抗凝溶栓治疗无效、反复发生肺栓塞的患者。

六、临床思路

具有肾静脉血栓致病因素的患者，凡有下述情况者，应行进一步辅助检查，以明确诊断：①突然出现剧烈腰痛。②难以解释的血尿增多。③难以解释的尿蛋白增加。④难以解释的肾功能急剧下降。⑤不对称的下肢水肿。⑥肾病综合征患者出现顽固性的激素抵抗。⑦肾病综合征患者出现肺栓塞或其他部位栓塞。

中医方面，本病患者多有瘀有湿，用药需重在活血利水以祛邪，补气健脾以固本，根据有无化热、阳虚等加减化裁。

七、预后

影响肾静脉血栓预后的因素包括两个方面：①栓塞并发症的出现，如增加了肺栓塞的发生率而预后差。②对肾功能的影响，肾静脉大血栓可使肾功能恶化，增加蛋白尿，加重肾脏负担。但慢性肾静脉血栓是否加速肾脏病进展尚无定论。

八、预防调护

（一）预防

增强体质，防止情志内伤，消除各种外邪入侵和湿热内生的有关因素，如过食肥甘、纵欲过劳等。积极预防和治疗引起本病的原发疾病，也可减少本病的发生。

（二）调护

饮食宜清淡，忌肥腻香燥、辛辣之品，注意适当休息，有助于早日恢复健康。

第四节　肾静脉受压综合征

左肾静脉受压也称胡桃夹现象，是指左肾静脉回流入下腔静脉过程中，在穿经由腹主动脉和肠系膜上动脉形成的夹角或腹主动脉与脊柱之间的间隙内受到的挤压，常伴有左肾静脉血流速度的下降、受压处远端静脉的扩张。当胡桃夹现象引起血尿、蛋白尿和左腰腹痛等一系列临床症状时，称为肾静脉受压综合征。肾静脉受压综合征患者发病年龄在4～40岁。最常见的临床症状为血尿（包括肉眼或镜下血尿），蛋白尿及左侧腰腹部疼痛。

在中医学中，肾静脉受压综合征属于“尿血”“尿浊”“腰痛”范畴。

一、中医病因病机

肾静脉受压综合征在中医古籍中未有记载，当代医家根据其蛋白尿、血尿、腰痛等症状认为，本病患者多为瘦长体型，且素体虚弱，阴虚生内热，肾脉络受压，血行不畅，滞而成瘀，瘀血内阻，血不循经而出血；或因肾脉络受压，血行不畅，滞而成瘀，不通则痛，血瘀日久，郁而化热，热迫血妄行则血溢脉外；或因脾肾气虚，无力统血行血，气虚血瘀，而致本病。本病的病位在脾肾，病机以虚证为主，大致可分为脾肾亏虚、血瘀、血热等证型。

二、西医发病机制

正常情况下左肾静脉经过腹主动脉与肠系膜上动脉之间的夹角跨过腹主动脉前方注入下腔静脉。此夹角为45°～60°，被肠系膜脂肪、淋巴结、腹膜和神经纤维丛等填充，使左肾静脉不致受压。肾静脉受压综合征患者此夹角一般小于16°，导致左肾静脉受压，使左肾静脉血液回流受阻，导致左肾静脉高压而引起左肾、输尿管及生殖腺静脉内压增高产生一系列临床综合征。

三、临床表现

肾静脉受压综合征多数以血尿伴或不伴腰痛就诊，大部分患者为体型瘦长的青少年，临床表现为直立性蛋白尿、男性左侧精索静脉曲张等。部分中老年女性患者可表现为血尿和盆腔淤血综合征。

四、 诊断

肾静脉受压综合征的诊断是排除性诊断，即典型的临床症状和辅助检查能够证明存在“胡桃夹”结构，同时排除其他可能引起临床症状的病因（如肿瘤、结石、感染、畸形和肾小球疾病等）。目前较为公认的诊断指标为：①尿红细胞形态为非肾小球源性（即尿中红细胞形态正常比例大于90%）。②尿中钙排泄量比正常（钙/肌酐小于0.20）。③膀胱镜检查为左侧输尿管喷血（肉眼血尿发作时）。④肾活检正常或轻微病变。⑤腹部B超、CT和MRI表现为左肾静脉受压、扩张。⑥下腔静脉和左肾静脉测压证实左肾回流障碍，左肾静脉压与下腔静脉压力差在4mmHg（0.5kPa）以上。⑦排除其他可能引起血尿的病因。本病诊断的“金标准”是左肾静脉造影，测量其远端与下腔静脉的压力差大于3.68mmHg（0.49kPa）以上，即可确诊。但血管造影是有创检查，相比之下B超检查方便易行，应作为最常用的检查手段。多普勒B超检查在仰卧位、直立位、左侧卧位、右侧卧位时受压的左肾静脉内径扩张3倍以上即可确诊。

五、 治疗

（一）中医治疗

1. 辨证治疗

（1）血瘀

症状：肌肤甲错，肢体麻木，腰痛，尿血，尿浊，舌暗，舌质紫暗或有瘀点瘀斑，脉弦涩。

治法：活血化瘀。

代表方：血府逐瘀汤。

处方举例：当归10g、川芎10g、红花10g、桃仁10g、生地黄10g、赤芍10g、牛膝10g、桔梗10g、柴胡6g、枳壳10g、炙甘草6g。

(2) 血热

症状：尿血、血色鲜红，腰痛，尿浊，心烦口渴，身热，舌红绛，脉滑数。

治法：凉血止血。

代表方：小蓟饮子。

处方举例：生地黄 15g、小蓟 15g、滑石 10g、川木通 10g、蒲黄 10g、藕节 15g、淡竹叶 10g、当归 10g、栀子 10g、炙甘草 6g。

(3) 脾肾亏虚

症状：倦怠乏力，少气懒言，食少纳呆，腰痛，尿血，尿浊，舌淡有齿痕，苔白，脉沉弱。

治法：补肾健脾，益气养阴。

代表方：参芪地黄汤。

处方举例：人参 10g、黄芪 15g、熟地黄 10g、山药 10g、山茱萸 10g、牡丹皮 10g、泽泻 10g、茯苓 10g。

(二) 西医治疗

分为保守治疗和手术治疗。对于大部分儿童、少年患者，在临床上虽有反复发作的镜下血尿或间断性、短时无痛肉眼血尿，但无贫血、腰痛者，临床上可以观察随访，一方面可以等待侧支循环建立，另一方面肠系膜上动脉起始部周围脂肪结缔组织增加可缓解左肾静脉压迫程度。对于确诊为单纯肾静脉受压综合征的患者，表现为无症状血尿及直立性蛋白尿者可保守治疗而暂无须特殊治疗。某些诱因（如剧烈运动、感冒）可诱发血尿或使血尿反复发作，嘱患者避免剧烈运动及预防感冒。但对于反复血尿的患者，出现贫血、严重精索静脉曲张或腰痛者，患者不能忍受的，特别是成年患者，保守治疗效果一般，此时常采用外科手术治疗。

手术适应证：①经 2 年以上观察或内科对症治疗，症状无缓解或加重者。②出现并发症者，如腰酸、头晕、乏力。③有肾功能损害者。

六、临床思路

本病患者多数以血尿、可伴有腰痛就诊，多数患者为体型瘦长的青少年，临床上须仔细排查引起血尿的其他病因，包括肾小球肾炎、结石、肿瘤等原因，可先行腹部血管彩超等无创检查以初步筛查，确诊须行左肾静脉造影。根据患者的临床症状程度，仔细评估病情及相关风险，确定保守治疗或手术治疗。

七、预后

肾静脉受压综合征以血尿为主要临床表现，通常预后较好。可单发也可与肾脏病共存，对于有肉眼血尿和蛋白尿的肾静脉受压综合征患者，尤其是合并大量蛋白尿和血尿素氮增高时，需警惕是否合并肾脏病可能，必要时可行病理活检明确，以避免延误肾脏病的治疗。

八、预防调护

（一）预防

增强体质，防止情志内伤，避免剧烈运动及预防感冒，是预防本病发病及病情反复的重要方面。

（二）调护

饮食宜清淡，忌肥腻香燥、辛辣之品，忌房劳过度，注意适当休息，有助于早日恢复健康。

第九章 遗传性与先天性肾脏病

第一节 遗传性肾炎

遗传性肾炎，即Alport综合征，是指Ⅳ型胶原基因突变所致的一种遗传性肾脏病，在肾脏以血尿、蛋白尿、进行性肾功能损伤为特征，常伴有高频感应神经性耳聋和眼底病变。根据遗传方式可分为X连锁显性遗传（占85%）、常染色体隐性遗传（占10%）、常染色体显性遗传（占5%）。

发病率方面，发生遗传性肾炎的基因概率大约是1/5000或1/10000。终末期肾脏病中遗传性肾炎占0.2%～5%，占儿童慢性肾衰竭患者的1.8%～3%，占各年龄接受肾移植患者的0.6%～2.3%。但在持续性血尿患者，尤其患儿中，遗传性肾炎较常见，占11%～27%。

在中医学中，遗传性肾炎属于“尿血”“耳聋”“水晶障证”“视瞻昏渺”范畴。本节着重“尿血”的辨证治疗。

一、中医病因病机

中医认为，遗传性肾炎是由先天禀赋不足，邪热伤肾所致。感受外邪、饮食不当、劳倦过度、药毒损伤常常是疾病诱发和加重因素。病位主要在肾，涉及肺、脾、肝、心等脏腑。基本病机为肾元虚衰，浊毒内蕴。其病理性质乃本虚标实，本虚以肾元亏虚为主，标实以水气、湿浊、血瘀、肝风等证为多。

1. 肾元亏虚

肾为先天之本，先天禀赋不足，肾精亏虚，阴虚则生内热，灼伤血络，故见血尿；肾开窍于耳，肾气不足，不能上濡清窍，则见耳聋；精血同源，肾精不足无以濡养肝血，肝开窍于目，肝血不足，目失濡养，则视物不清；肾精化肾气，肾气不足，固摄失职，精微下泄，则见蛋白尿。

2. 感受外邪

外邪侵袭、肺卫失和，肺失通调，水道不利，水湿、湿浊蕴结，更伤脾肾之气，水液运化失调，潴留体内，则见水肿、少尿。

3. 饮食不当

饮食不洁或不节，则脾胃受损，运化失职，水湿壅盛，聚湿成浊。

4. 劳倦过度

疲劳过度伤心脾，房劳过度伤肾精。脾肾虚衰则气化失司、升降失调，水液内停，湿浊中阻，而成肾劳、关格之证。肾精不足，肝木失养，遂致肝风内动之证。

二、 西医发病机制

无论何种遗传型的遗传性肾炎均是因编码Ⅳ型胶原α链的基因突变所致。Ⅳ型胶原是肾脏基底膜中主要的细胞外基质蛋白。Ⅳ型胶原基因突变导致肾小球基底膜出现广泛增厚、变薄及致密层分裂的病变。遗传性肾炎主要有3种遗传型，分别由编码不同的Ⅳ型胶原α链的基因突变所致。X连锁显性遗传型遗传性肾炎最多见，约占85%，致病基因为编码Ⅳ型胶原α5链的COL4A5基因。X连锁显性遗传型遗传性肾炎有1个亚型累及COL4A5和COL4A6两个基因突变。约15%的遗传性肾炎为常染色体隐性遗传型，致病基因为COL4A3或COL4A4基因，表型较严重的病例均为COL4A3或COL4A4基因的纯合子突变或复合杂合子突变。常染色体显性遗传型遗传性肾炎非常罕见，仅在几个无关家系中确定了COL4A3或COL4A4基因突变。

三、 临床表现

（一）肾脏表现

尿血为最常见的临床表现，患者可表现为持续性镜下血尿，也可表现为肉眼血尿。蛋白尿多见于男性，随着年龄增长或血尿的持续而出现，甚至发展至肾病水平。慢性肾功能损害为本病另一突出表现，最终进入终末期肾病。

（二）听力障碍

30%～50%患者伴有感音神经性耳聋，听力障碍发生在耳蜗部位，病变以双侧为主，常减少至 2～8kHz。多数患者听力减退程度与肾功能减退程度平行。

（三）眼部病变

10%～20%有眼部病变。遗传性肾炎特征性眼部病变包括前圆锥形晶状体、眼底黄斑周围点状和斑点状视网膜病变及视网膜赤道部视网膜病变。

（四）血液系统异常

AMME 综合征是伴有血液系统异常的遗传性肾炎，主要表现为遗传性肾病综合征、精神发育迟缓、面中部发育不良以及椭圆形红细胞增多症。

（五）弥漫性平滑肌瘤

某些青少年型遗传性肾炎家系或患者伴有显著的平滑肌肥大，食管、气管和女性生殖道（如阴蒂、大阴唇及子宫等）为常见受累部位，并出现相应症状，如吞咽困难、呼吸困难等。

（六）其他表现

甲状腺疾病、IgA 缺乏症、脑桥后神经炎、升主动脉动脉瘤、肛门直肠畸形、精神病、纤维肌结构不良、Ⅰ型神经纤维瘤病及特纳综合征等可能为与遗传性肾炎共存的疾病。

（七）相关检查

1. 尿液检查

常规检查可有血尿、蛋白尿。

2. 肾脏组织病理活检

光镜及免疫荧光检查通常无特殊意义的病理变化。电镜下可见肾小球基底膜出现广泛增厚、变薄及致密层分裂病变。

四、 诊断与鉴别诊断

（一）诊断

目前诊断遗传性肾炎主要依据临床表现、肾组织电镜诊断、组织基膜 IV 胶原 α 链染色以及基因分析。

1. 临床表现

典型的遗传性肾炎临床表现为“血尿＋耳聋＋肾衰竭家族史”，这是诊断本病最简单的方法，但存在诊断不确切及容易漏诊的问题。

2. 肾组织电镜诊断

遗传性肾炎患者肾组织电镜典型的病理改变是肾小球基底膜厚薄不均，致密层撕裂、分层、篮网状、虫蚀状改变。但小年龄的遗传性肾炎患者肾组织电镜改变不典型，常表现为肾小球基底膜弥漫变薄，容易误诊为薄基底膜肾病。

3. 依据肾组织或皮肤组织Ⅳ型胶原 α 链染色诊断

肾组织或皮肤组织Ⅳ型胶原 α5 链染色方法不仅可以确诊遗传性肾炎，而且可以区分不同遗传型。X 连锁显性遗传型遗传性肾炎男性患者肾组织Ⅳ型胶原 α5 链染色在肾小球和包曼囊均呈阴性，皮肤基底膜Ⅳ型胶原 α5 链呈阴性；女性患者肾组织Ⅳ型胶原 α5 链在肾小球和包曼囊均呈间断阳性，皮肤基底膜Ⅳ型胶原 α5 链呈间断阳性。常染色体遗传型遗传性肾炎患者肾组织Ⅳ型胶原 α5 链染色在肾小球呈阴性，包曼囊呈阳性；皮肤基底膜Ⅳ型胶原 α5 链染色阳性。

4. 依据基因突变诊断

基因突变检测方法不断更新，从基因组 DNA 单个基因扩增测序，到目前应用的二代测序（多个基因同时扩增测序），极大地提高了遗传性肾炎确诊的能力。基因突变检测不仅是确诊遗传性肾炎的有效方法，而且在预测疾病进展的风险、产前基因诊断和再生育的遗传咨询以及指导治疗方面有重要作用。

（二）鉴别诊断

1. 薄基底膜肾病

临床典型表现为无症状性肾小球源性血尿，多数的肾功能始终正常，且不伴眼、耳病变，常为家族性、常染色体显性遗传病变，其唯一的组织病理学发现是肾小球基底膜弥漫性变薄，正常基底膜宽度为300～400nm，而在本病仅为150～225nm。肾活检和皮肤活检组织中的Ⅳ型胶原 α 链的表达和分布正常。

2. 指甲髌骨综合征

本病为常染色体显性遗传，肾脏病主要表现为蛋白尿、镜下血尿、水肿及高血压，仅10%病例进入终末期肾衰竭。有指甲萎缩、角化不全、骨发育不良等表现，但无眼、耳病变。肾活检电镜下GBM增厚呈花斑或虫蛀状，有膜内纤维丝，是与遗传性肾炎鉴别的病理学特征。

五、治疗

（一）中医治疗

1. 辨证治疗

（1）热迫膀胱

症状：尿血，血色鲜红，或伴尿频、尿急、尿痛，常因感受外邪而加重，腰背酸痛，发热恶寒，咽痛咳嗽，口干渴，舌红苔黄腻，脉数或滑数。

治法：清热利湿，凉血止血。

代表方：小蓟饮子加减。

处方举例：滑石20g、栀子15g、通草15g、小蓟30g、藕节15g、当归6g、生地黄 12g、竹叶 15g、蒲黄 15g、生甘草 6g。若伴风寒感冒者，去滑石，加荆芥、防风、杏仁、麻黄等；若伴风热感冒者，去滑石，加金银花、连翘、薄荷、牛蒡子、杏仁等；若热象较重，尿频、尿急、尿痛严重者，用小蓟饮子合八正散治疗。

（2）肝肾阴虚

症状：腰酸乏力，尿血鲜红，劳则尤甚，手足心热，耳鸣耳聋，双目干涩，视物模糊，舌质红，脉细数。

治法：滋补肝肾，凉血止血。

代表方：知柏地黄汤合二至丸。

处方举例：熟地黄 24g、山药 15g、山茱萸 12g、茯苓 15g、泽泻 15g、牡丹皮 10g、知母 10g、黄柏 10g、女贞子 15g、墨旱莲 30g、白茅根 30g。若伴湿热下注，尿血较甚者，加瞿麦、萹蓄、栀子炭、小蓟；若神昏不明者，加白蒺藜、菊花、石决明等；若耳聋耳鸣者，加龟板胶、鹿角胶、菟丝子、川芎等；若内热甚者，加地骨皮、白薇等；兼见血瘀者，加益母草、赤芍等。

（3）脾肾衰败，湿浊内盛

症状：面色萎黄，头晕乏力，视物昏矇，神光不聚，面睑浮肿，少尿，尿色淡红，呕恶纳呆，舌淡，脉濡细或沉细。

治法：健脾益肾，化湿降浊。

代表方：防己黄芪汤或济生肾气丸合温胆汤。

处方举例：党参 15g、黄芪 15g、熟地黄 24g、山药 20g、山茱萸 12g、当归 12g、土茯苓 30g、竹茹 12g、法半夏 10g、陈皮 6g、虎杖 20g、丹参 15g。若湿浊内盛，见恶心呕吐，大便不爽者，加大黄（后下）、炒槐花等，或使用大黄灌肠液 150～200ml 加水至 200～250ml 保留灌肠，每日 1～2 次；若腰膝酸痛者，加炒杜仲、菟丝子；若血痕明显者，加赤芍、益母草、桃仁等。

2. 其他治疗

（1）辨病治疗

①炒槐花 50g、煨郁金 50g，研末，每次 10g，豆豉汤下。治疗血尿有一定疗效。②墨旱莲、车前草各 20g，水煎服。治疗一切血尿之症。③熟地黄 30g、紫珠草 15g、白茅根 25g，水煎服。治疗阴虚血尿。④中成药：血尿安可用于治疗尿血，肾炎康复片、肾炎舒片等可用于治疗不同证型肾炎。

(2) 食疗

①鲜芥菜200g，鸡蛋1只，芥菜煎煮取汁，打入鸡蛋，煮熟食用，每日2次，1个月为一疗程。②鲜芹菜适量榨汁，加白糖调味，每服100ml，每日2～3次。

(二) 西医治疗

1. 肾素-血管紧张素-醛固酮系统抑制剂

研究发现血管紧张素转换酶抑制剂和血管紧张素受体阻滞剂可以降低尿蛋白，推迟遗传性肾炎肾衰竭发生。建议一线治疗是ACEI，二线治疗是ARB和醛固酮受体拮抗剂。

2. 基因治疗和干细胞治疗

遗传性肾炎是由COL4A3、COL4A4、COL4A5基因突变导致，理论上通过将突变基因纠正或者注入无突变的足细胞产生正常的Ⅳ型胶原α3、α4或α5链即可以治愈。但目前基因治疗和干细胞治疗仅在细胞实验和小鼠模型水平进行，尚未应用到遗传性肾炎患者。

3. 未来治疗新靶点

近年来基础研究提示MicroRNA-21、胶原受体、基质金属蛋白酶（MMP-2、MMP-3、MMP-9、MMP-12）、转化生长因子-β_1、结缔组织生长因子等是治疗遗传性肾炎的新靶点，有望开发新的药物以达到进一步延缓肾衰竭发生的目的。

4. 肾移植

对进展至终末期肾脏病的遗传性肾炎患者肾移植是有效的治疗措施之一。有研究报道遗传性肾炎患者肾移植后5年存活率为92.9%，移植肾的存活率为89%，因此，研究者建议与其他原因导致的终末期肾脏病相比，遗传性肾炎患者应该优先行肾移植治疗。

六、临床思路

遗传性肾炎诊断主要依据临床表现、肾组织电镜诊断、组织基膜Ⅳ型胶原α链染色以及基因分析。对于血尿、伴或不伴蛋白尿、肾功能进行性减退的患者，应详细询问家族史并进行听力及眼部检查，肾活检电镜结果符合遗传性肾炎者可确诊，组织基膜Ⅳ型胶原α链染色以及基因分析可帮助明确家系遗传方式。

感染是本病重要的诱发和加重因素，一旦发现呼吸道、泌尿道及肠道感染，需积极控制，同时可使用中医药治疗扶助正气，提高抵抗力。慢性并发症如高血压、心力衰竭等也是本病加重因素，应积极防治并发症，延缓肾衰竭进程。

洪钦国教授认为，先天禀赋不足是本病的重要因素，固护肾气，调摄肾阴、肾阳是本病治本之法。同时本病发展至后期涉及肝、脾、肾等多个脏腑功能失调，且中医认为久病必虚、必瘀，所以在健脾温阳补肾的基础上可加益气活血之品，疗效更佳。

七、预后

女性患者一般预后较好，但妊娠可明显加重病情，甚至可导致肾衰竭。男性患者多在30岁以后发生肾功能不全，肾外疾患出现愈早预后愈差，肾功能不全进行性发展。

八、预防调护

（一）预防

本病之源在于先天不足，正气虚弱，所以邪气侵袭易于诱发。故适寒温、慎起居、勿过劳可避免病情反复。

（二）调护

饮食宜食清淡之品，少食煎炸辛辣，可防助湿生热，耗散阴精。

九、临床验案

患者吴某，女，30岁，初诊日期为2009年1月3日。患者因“血尿1年余”就诊。缘患者1年前感冒后发现面目微肿，多次尿常规示隐血（＋＋＋），伴有听力下降，于外院行肾活检考虑遗传性肾炎，其母亲有血尿病史，伴恶寒、腰痛，月事延后，白带增多，饮食、二便正常。舌淡红，苔薄白，咽红，脉浮细。

中医诊断：血尿（风水相搏）。西医诊断：遗传性肾炎。治法：益气疏风，消肿止血。处方：玉屏风散合黄芪防己汤合参苏饮加减。黄芪 20g、防风 15g、白术 10g、党参 20g、紫苏叶 10g、枳壳 6g、前胡 10g、茯苓 15g、陈皮 6g、法半夏 10g、当归 10g、白茅根 30g、蝉蜕 10g、僵蚕 10g、防己 6g、大腹皮 15g、仙鹤草 30g。7 剂，水煎服，每日 1 剂。

复诊（2009 年 1 月 21 日）：患者面目微肿基本消除，腰酸胀，不耐劳作，饮食一般，小便浅黄，大便正常。舌质暗淡，苔薄白，脉细滑。尿常规示隐血（＋＋），红细胞 4～8 个/HP。处方：茜草 10g、鱼腥草 15g、白花蛇舌草 15g、车前草 15g、白茅根 30g、小蓟 30g、藕节 10g、蒲黄炭 15g、竹叶 10g、萆薢 15g、石韦 30g、生地黄 20g、炒栀子 10g、黄芪 20g、桔梗 3g。10 剂，水煎服，每日 1 剂。

再诊（2009 年 2 月 14 日）：腰酸胀明显减轻，乏力减轻，带下偏多，饮食、二便正常。舌质淡红，苔薄白，脉沉细。尿常规示正常。处方：党参 30g、淮山药 30g、苍术 30g、白术 30g、车前子 10g（包煎）、荆芥炭 15g、柴胡 6g、白芍 10g、红藤 15g、败酱草 15g、乌贼骨 30g、制香附 10g、仙鹤草 30g、白茅根 30g、茜草 10g、蒲黄炭 10g、甘草 3g。7 剂，水煎服，每日 1 剂。

按语：患者初诊时诊断属“血尿”，乃因风邪袭表，肺气闭塞，通调失职，风水相搏，发为水肿，病久耗气，已见气虚之症，气虚失于固涩，故白带增多、尿血。故治疗以益气疏风，消肿止血为法，方用玉屏风散和黄芪防己汤合参苏饮加减，玉屏风散以益气固表，防己黄芪汤益气行水，参苏饮益气解表，加大腹皮行水，蝉蜕、僵蚕以疏风，白茅根、仙鹤草以止血，当归养血。7 剂后，浮肿消除，故治疗以止血益气为法，大队止血药加黄芪益气、小剂桔梗畅通气机。10 剂后水肿、血尿已痊愈，仍带下偏多，故予补中健脾、化湿止带之完带汤加减。

第二节　薄基底膜肾病

薄基底膜肾病是指以肾小球性血尿、伴或不伴少量蛋白尿、肾功能正常和血压正常为主要临床表现的一种遗传性肾病。组织学表现为肾小球基底膜弥漫性变薄。因预后良好，以往又称良性家族性血尿。

发病率方面，本病发病率各家报道不一，估计高达5%～10%，约占原发性无症状性血尿的20%。该病可发生于任何年龄，男女比例为1∶(2～3)。

在中医学中，薄基底膜肾病属于“血尿”范畴。

一、 中医病因病机

中医认为，薄基底膜肾病根本病机是先天禀赋不足，感受外邪、饮食不当、劳倦过度、药毒损伤常常是加重因素。病位主要在肾，与肺、脾、胃有关。其病机主要是脾肾虚衰，固摄失职，或热灼肾络发为血尿。其病理性质为本虚标实，本虚以肾元亏虚为主，标实以湿热、血瘀为主。

1. 肾元亏虚， 先天禀赋不足

肾元亏虚，肾失固摄，精微下泄，而成血尿、蛋白尿。

2. 感受外邪

感受风寒、风热之邪是本病主要诱发和加重因素。感受外邪，肺卫失和，邪气循经下传于肾，损伤肾络，发为尿血。

3. 饮食不当

饮食不洁或不节，脾胃受损，运化失职，水湿壅盛，郁而化热，湿热蕴结下焦，损伤肾络，发为血尿。

4. 劳倦过度

劳伤心脾，统摄无权而尿血。

二、 西医发病机制

薄基底膜肾病以常染色体显性遗传为主，发病机制尚未阐明，多数学者认为该病为常染色体显性遗传，遗传基因定位于第 2 号染色体 COL4A3/COL4A4 区域，该区域为编码Ⅳ型胶原 α3 和 α4 链的基因。由于Ⅳ型胶原合成障碍，导致肾小球基底膜成熟不完全而变薄，可能是致病的直接原因。

三、 临床表现

1. 临床症状

绝大部分患者表现为血尿，其中多数患者为持续性镜下血尿，上呼吸道感染和剧烈运动后部分患者可出现肉眼血尿。约 1/3 患者（女性为主）有腰部钝痛和酸痛感。患者血压通常正常。儿童以无症状单纯性血尿多见，成人患者中 45%～60%合并有轻度蛋白尿。

2. 实验室及其他检查

(1) 尿液检查

患者可有血尿，尿红细胞位相显微镜检查为大小不一，呈多种形态的肾小球源性红细胞，约 1/3 患者有红细胞管型。45%～60%成人可有蛋白尿（不大于 500mg/d)。

(2) 肾活检组织检查

肾脏活检光镜检查正常或轻度异常，肾小球系膜呈轻度至中度增生；免疫荧光阴性；电镜下只有弥漫性 GBM 变薄而无电子致密物沉积，这也是本病唯一的或最重要的病理特性。正常基底膜宽度为 300～400nm，而在本病基底膜宽度仅为 150～225nm，最薄的肾小球基底膜为 110nm，为正常人的 1/3～2/3。

四、 诊断与鉴别诊断

(一) 诊断

薄基底膜肾病的诊断依赖于肾脏超微结构的观察。电镜下 GBM 变薄是诊断此病的必备条件，但何谓变薄尚未统一。GBM 厚度在出生后早年生长迅速，9 岁后生长缓慢，40 岁达一高峰，女性 GBM 厚度小于男性。

（二）鉴别诊断

1. IgA 肾病

IgA 肾病多见于男性，蛋白尿较严重，肉眼血尿、血尿合并蛋白尿及肾功能不全的发生率较薄基底膜肾病高，特征性病理改变为免疫荧光示单纯 IgA 或 IgA 为主的免疫球蛋白在系膜区的弥漫沉积，电镜示电子致密物在系膜区的沉积。以上这些特点可鉴别薄基底膜肾病和 IgA 肾病。

2. Alport 综合征

Alport 综合征早期以血尿、进行性肾功能损伤为特征，常伴有高频感应神经性耳聋和眼底病变，可合并蛋白尿，临床表现较薄基底膜肾病重，预后差。电镜下 Alport 综合征患者 GBM 不规则增厚与变薄交替存在，致密层呈撕裂、分层状改变伴高电子密度颗粒。

五、 治疗

（一）中医治疗

1. 辨证治疗

（1）肾气不固

症状：尿血，尿色淡红，或伴有泡沫尿，头晕耳鸣，精神困惫，腰脊酸痛，舌质淡，脉沉弱。

治法：补肾益气，固摄止血。

代表方：无比山药丸。

处方举例：山药 20g、肉苁蓉 12g、熟地黄 10g、山茱萸 10g、生黄芪 30g、怀牛膝 10g、茯苓 15g、续断 10g、菟丝子 10g、五味子 10g、赤石脂 15g、仙鹤草 15g、蒲黄 15g。若尿血较重者，可酌加牡蛎、金樱子、补骨脂固摄止血；腰脊酸痛，畏寒神怯者，加鹿角片、狗脊温补督脉。

(2) 肾虚火旺

症状：小便短赤带血，头晕耳鸣，神疲，颧红潮热，腰膝酸软，舌质红，脉细数。

治法：滋阴降火，凉血止血。

代表方：知柏地黄丸。

处方举例：生地黄 10g、山药 20g、山茱萸 10g、茯苓 15g、泽泻 10g、牡丹皮 10g、知母 10g、黄柏 10g、墨旱莲 15g、藕节 30g。若颧红潮热者，加地骨皮、白薇清退虚热。

(3) 脾肾气虚

症状：倦怠乏力，气短懒言，食少纳呆，腰膝酸软，脘腹胀满，大便不实，口淡不渴，舌淡有齿痕，脉沉细。

治法：补气健脾益肾。

代表方：异功散。

处方举例：党参 15g、黄芪 30g、白术 10g、茯苓 15g、薏苡仁 15g、续断 10g、菟丝子 10g、六月雪 30g。若脾虚湿困者，可加制苍术、藿香、佩兰、厚朴化湿健脾；若脾虚便溏者，加炒扁豆、炒芡实健脾助运；便干者，加制大黄通腑泄浊；水肿明显者，加车前子、泽泻利水消肿。

(4) 瘀血阻络

症状：尿色紫暗或夹有血块，面色晦暗，腰痛，肌肤甲错，肢体麻木，舌质紫暗或有瘀斑瘀点，脉涩或细涩。

治法：活血通络，化瘀止血。

代表方：桃红四物汤。

处方举例：桃仁 9g、红花 6g、当归 12g、川芎 9g、赤芍 15g、丹参 15g、三七粉 3g（冲服）。若气虚血瘀者，加用生黄芪益气活血；久病瘀滞难以取效者，可加用祛风通络或虫类活血药，如全蝎、蜈蚣、土鳖虫、水蛭等。

2. 其他治疗

中成药：金水宝或百令胶囊均可补肺肾，肾病患者长期服用可调节免疫功能。适用于肺肾气虚者。

（二）西医治疗

极少数有大量蛋白尿的薄基底膜肾病患者或肾病综合征患者，可用激素治疗。合并高血压者应控制血压在正常范围内。已有慢性肾功能不全者，应遵循相应治疗原则进行治疗。出现发作性肉眼血尿时，注意有无上呼吸道感染可行相应治疗。对于仅表现为血尿，血压正常，肾功能正常的患者，无需特殊药物治疗，应避免剧烈运动，定期检测血压和肾功能，避免不必要的治疗和肾毒性药物的使用。

六、临床思路

单纯性血尿合并轻度蛋白尿，无肾功能进行性减退，电镜下见弥漫性 GBM 变薄而无电子致密物沉积，结合良性家族性血尿史可诊断本病。本病预后良好，早发现，早干预，控制诱发因素是治疗本病关键。要重视家族史的询问，儿童要警惕 Alport 综合征，成人则需明辨是基底膜肾病还是家族聚集性 IgA 肾病。

要注重外感邪气的治疗。《灵枢·经脉》提出“肾足少阴之脉……其直者从肾上贯肝膈，入肺中、循喉咙、挟舌本”，可见咽属肾所主，喉为肺之门户，外邪入侵途径不外口鼻、皮毛，风热之邪轻扬向上，首先犯上，口鼻受之，咽喉为必经之地，外邪上犯搏结咽喉，邪热熏灼，乳娥红肿疼痛，或湿热之邪盘踞咽喉不解，适逢肾虚不足或气虚、阴虚或气阴两虚，则邪易循足少阴经侵犯至肾，成为薄基底膜肾病尿血、蛋白尿的发病之因。或素有肾虚，咽喉热结邪蕴，则有虚虚之害，更伤肾元，成为薄基底膜肾病加重或诱发的因素。因此，薄基底膜肾病与外感有密切关系。

洪钦国教授认为，肾气亏虚是发病之本。肾为先天之本，阴阳之根，命门之所居，敛藏五脏六腑之精气，脾为后天之本，主运化，统摄五脏六腑之气血。生理上肾脾先后天互根，精血互生，病理上五行相克相侮，二者常相互影响，脾肾同病，失其统摄，血溢妄行。《医学衷中参西录·理血论》言，“中气虚弱，不能摄血，又秉命门相火衰弱，乏吸摄之力，以致肾脏不能封固，血随小便而出也”。故薄基底膜肾病的常见临床表现与肾虚有关。

七、预后

绝大部分患者预后良好，肾功能可长期维持在正常范围。但当受诱发因素影响时，可出现肾功能损害。

八、预防调护

（一）预防

及早发现，积极控制诱发因素。对于已出现慢性肾衰者，应积极控制诱发因素，纠正高血压及水、电解质、酸碱平衡失调。

（二）调护

积极预防感冒及感染。居处卫生、通风，注意个人卫生。一旦感冒，应及时辨证服用中药及中成药治疗，避免肾毒性药物的使用。

九、临床验案

患者晏某，女，19岁，初诊日期为2008年12月22日。因“反复血尿、蛋白尿2年”就诊。缘患者2005年开始出现肉眼血尿，查尿常规示隐血（＋＋），2006年外院肾活检示弥漫性GBM变薄，结合家族血尿史，考虑为薄基底膜肾病。后出现尿蛋白（＋）。近两年反复感冒，畏寒，面色㿠白，乏力，常出现鼻塞、咽痛等症，纳呆，二便调。月经周期或长或短，行经10日左右。辅助检查：尿常规示隐血（＋＋＋），尿蛋白（＋）。

中医诊断：血尿（脾肾两虚）。西医诊断：薄基底膜肾病。治法：健脾益肾。处方：左归丸加四君子汤加减。药物：黄芪15g、熟地黄6g、党参12g、枣皮10g、淮山药10g、僵蚕6g、杜仲6g、菟丝子10g、枸杞子10g、玉米须15g、仙鹤草15g、白术6g、茯苓6g、砂仁3g（后下）、陈皮3g、甘草2g。14剂，每日1剂，水煎服。

复诊（2009年1月3日）：服药期间，月经行动第10日。稍畏寒，乏力减轻，夜间梦扰，纳可，二便调。舌质淡红，苔薄白，脉细小滑。处方：原方去茯苓、砂仁、陈皮，加茯神10g、当归10g。14剂，每日1剂，水煎服。

再诊（2009年1月19日）：药后病情稳定，偶有头晕、欲吐，咽喉不利，饮食、二便正常。舌质淡红，苔白，脉沉细小滑。处方：党参10g、黄芪15g、熟地黄6g、枣皮 10g、淮山药 15g、牡丹皮 6g、茯苓 10g、泽泻 10g、玉米须 30g、蝉蜕 10g、陈皮 6g、法半夏 10g、墨旱莲 12g、甘草 2g。14 剂，每日 1 剂，水煎服。

四诊（2009 年 2 月 19 日）：月经未净，轻微头痛，偶感畏寒，面色㿠白，饮食、二便正常。舌质淡红，苔白，脉沉细。尿常规示尿蛋白（±）。处方：黄芪 30g、当归 10g、菟丝子 15g、淫羊藿 10g、枸杞子 15g、熟地黄 10g、枣皮 10g、淮山药 12g、茯苓 12g、覆盆子 12g、僵蚕 6g、蝉蜕 6g、玉米须 10g、香附 10g、甘草 5g。14 剂，每日 1 剂，水煎服。后继以参芪地黄汤加减调养，复查尿常规示尿蛋白阴性，痊愈。

按语：患者辨证为脾肾两虚，以黄芪合四君子汤为主以健脾，左归丸或六味地黄汤以益肾，玉米须益肾利尿，蝉蜕、僵蚕以疏风利咽而收到疗效。

第三节　多囊肾

多囊肾是一种常见的遗传性肾病，双侧肾脏皮质均可受累，双肾多个小管节段或肾小球囊进行性扩张，形成多个液性囊肿，最终破坏肾脏结构和功能，导致终末期肾衰竭。遗传方式分为常染色体隐性遗传型和常染色体显性遗传型。

发病率方面，常染色体显性遗传型多囊肾是最常见的多囊性肾病，具有遗传异质性，全球发病率为 1/1000～1/4000，发病年龄多在 30～50 岁，也可在任何年龄发病，无明显性别差异。常染色体隐性遗传型（婴儿型）多囊肾，临床较罕见，发病率 1/10000～1/40000，一般在婴儿期即有明显表现，少部分发生于儿童或青少年。

在中医学中，多囊肾属于“积聚”“腰痛”“关格”范畴。

一、 中医病因病机

中医认为本病的形成，主要是由于禀赋不足，加之劳倦过度、饮食不节、情志不舒，或感受六淫之邪，致经络气血阻滞不通，气血痰浊留滞腰部，发为积聚。正虚、邪结是积聚发病的两个基本方面，气血凝聚是形成积聚的重要病理改变。病性为本虚标实，病位在肾，与肝、脾功能失调密切相关。

1. 先天不足、脾肾不足、肝肾亏虚

肝、脾、肾三脏功能失调，人体气血的运行、水液代谢的排泄、三焦气化的失司，使气、血、水相互搏结，蓄积于肾，遂成此病。

2. 外感内伤

外感病邪、情志抑郁、饮食不节等影响脏腑功能，阻碍气血的运行和水液的代谢排泄，而致病变发展，终成顽疾。

二、西医发病机制

1. 常染色体显性遗传型多囊肾

本病为常染色体显性遗传，子代发病率为50%。无家族遗传史者，为患者自身基因突变所致，目前已知的突变基本有两个，PDK1和PDK2。PDK1位于16号染色体的短臂，PDK2位于4号染色体的短臂。本病的分子发病机制尚不明确，主要有以下几种假说：①螺旋区—螺旋区相互作用假说。②二次打击说。③终止信号假说。具体可归纳为突变基因在毒素、感染等环境因素“二次打击”下，体细胞发生突变，引起纤毛和多囊蛋白结构和功能异常，细胞周期调控和细胞内代谢障碍，上皮细胞增殖，形成微息肉，阻塞肾小管腔，基底膜成分异常，细胞极性改变，小管细胞腔膜面分泌液体增加，同时新生血管形成增多，为不断增殖的细胞提供营养。以上这些表型异常是囊肿衬里上皮细胞不断增殖，囊肿进行性增大，产生了类似良性肿瘤的生物学行为，最终导致疾病进展和肾功能丧失。

2. 常染色体隐性遗传型多囊肾

本病与PKHD1基因突变有关，该基因定位于第6染色体短臂2区1带，分布于肾脏皮质和髓质集合管，升支粗段肾小管上皮细胞和胆管上皮细胞。与常染色体显性遗传型多囊肾类似，肾脏纤毛结构和功能的异常可能与常染色体隐性多囊肾发病关系密切。

三、 临床表现

（一）常染色体显性遗传型多囊肾

1. 肾脏表现

肾脏大小形态正常或略大，随年龄增长囊肿数目及体积逐渐地增加，表现为双侧肾脏皮、髓质有多个液性囊肿形成，直径从数毫米到数厘米不等。囊液通常为黄色澄清，创伤、自发出血或合并感染时可为巧克力色。随着囊肿增大增多，肾脏体积也逐渐增大，肾脏长径最长大于 40cm，重量达 8kg 以上。当肾脏大到一定程度，可在腹部扪及。触诊肾脏质地较硬，表面可呈结节状，随呼吸移动，双侧肾脏大小可不对称。本病常导致肾功能进行性下降，其他肾脏表现还包括高血压、泌尿系感染和结石、尿液浓缩功能受损、血尿、背部和胁腹部疼痛等。其中疼痛是最常见的早起症状之一，60％患者可见，性质为钝痛、胀痛、刀割样或针刺样疼痛，可向上腹部或耻骨上放射。急性疼痛或疼痛突然加剧常提示囊肿破裂出血、结石或血块引起的尿路梗阻或合并感染。慢性疼痛为增大的肾脏或囊肿牵拉肾包膜及肾蒂，压迫临近器官或间质炎症所致。巨大肝囊肿也可引起右肋下疼痛。

2. 肾外表现

肝脏囊肿是常染色体显性多囊肾最常见的肾外表现，一般在发现肾囊肿 10 年后才表现，女性尤其是多次妊娠者发病年龄提前，且囊肿体积较大，可能与雌激素有关。大多数患者无症状，少数可表现为疼痛、囊肿感染和出血。颅内动脉瘤发生率随年龄增长而增加，有家族史者为高危人群。通常无症状，也可表现出神经定位体征和头痛。颅内动脉瘤破裂导致蛛网膜下隙出血或颅内出血，表现为激烈头痛、癫痫发作、意识障碍等，这是常染色体显性遗传型多囊肾患者早期死亡的最主要原因。

常染色体隐性遗传型多囊肾

发病年龄不同，临床表现有较大差异。婴儿期起病者，以肾脏受累为主要表现，包括肾脏增大，快速进展至终末期肾病，存活率低。部分严重者在妊娠 24 周时即可通过超声检查发现肾脏显著增大，可伴随羊水过少、膀胱内无尿，这些胎儿通常死于肺发育不全。存活婴儿中80%可成长至15岁以上，表现为肾小管功能障碍和进行性肾功能减退，常见高血压。起病较晚者，常以肝脏受累为主，有时肝脏受累为最突出的临床表现。肝脏疾病并发症包括门静脉高压症、急性细菌性胆管炎等，肝功能多正常。

（三）实验室及其他检查

1. 实验室检查

尿常规早期无异常，中晚期时有镜下血尿，部分患者出现蛋白尿，伴结石和感染时有白细胞和脓细胞尿；病变早期仅几个囊肿时，就可出现肾浓缩功能受损表现，提示该变化不完全与肾结构破坏相关，可能与肾脏对抗利尿激素反应不良有关，肾浓缩功能下降先于肾小球滤过率降低；血肌酐随肾代偿能力的丧失呈进行性升高；肌酐清除率为较敏感的指标。

2. 影像学检查

超声检查敏感性高、无放射性、无创伤性、经济、简便，是首选的辅助检查方法。肾脏超声表现为肾体积明显增大，肾内多个大小不等的囊肿与肾实质回声增强。彩色多普勒超声表现为肾脏各囊壁间有花色血流，分布杂乱，肾血流量减少，阻力指数升高。高敏度超声可发现直径0.2cm的微小囊肿，因此超声也常作为产前诊断和常染色体显性遗传型多囊肾患者直系亲属的筛查方法。CT和磁共振诊断常染色体显性遗传型多囊肾精确度高，可检出0.3～0.5cm的囊肿，当囊肿发生出血或感染时，CT和磁共振可提供有价值信息。分子诊断是常染色体显性遗传型多囊肾的确诊手段，多用于囊肿发生前和产前诊断，以及无明确家族遗传史而与其他囊肿性疾病鉴别困难者。

四、 诊断与鉴别诊断

（一）诊断

1. 常染色体显性遗传型多囊肾

常染色体显性遗传型多囊肾的诊断主要根据家族遗传史、临床表现、影像学检查及分子诊断。

(1) 家族遗传史

常染色体显性遗传型多囊肾具有常染色体显性遗传病特征，即代代发病，男女发病率相等，患者基因为杂合子，外显率100%，但仅60%患者有明确家族史。

(2) 临床诊断标准

主要标准：①肾脏皮、髓质弥漫散布充满液体的囊肿。②明确的多囊肾家族遗传史。次要标准：①多囊肝。②肾衰竭。③腹壁疝。④心脏瓣膜病。⑤胰腺囊肿。⑥脑动脉瘤。⑦精囊腺囊肿。⑧眼睑下垂。如具有2项主要标准及1项次要标准，临床即可确诊常染色体显性遗传型多囊肾。如仅有第1项主要标准，无家族遗传史，则要有3项以上的次要标准，才能确诊常染色体显性遗传型多囊肾。

2. 常染色体隐性遗传型多囊肾

常染色体隐性遗传型多囊肾早期及非创伤性诊断主要依靠影像学检查，超声检查为首选，超声显示肾实质呈弥漫性强回声。CT敏感度更高，磁共振则可直接显示扩张的充满液体的集合管。静脉肾盂造影表现为肾盏、肾盂及输尿管显影迟缓，造影剂聚集在扩张集合管内，使肾脏呈放射条纹状改变，这种改变可在注射造影剂后持续24小时。单纯靠检测突变基因来明确诊断或进行产前咨询比较困难。

(二) 鉴别诊断

1. 结节性硬化症

常染色体显性遗传，除双肾和肝脏囊肿外，还可出现皮肤及中枢神经系统的损害，如血管平滑肌脂肪瘤、恶性上皮样血管平滑肌脂肪瘤、面部血管纤维瘤和色素减退斑等。临床主要表现为惊厥、反应迟钝，可与常染色体显性遗传型多囊肾病鉴别。

2. Von Hippel-Lindau 病（VHL 病）

常染色体显性遗传、双肾多发囊肿，常伴肾脏实体瘤（如肾细胞癌、嗜铬细胞瘤等）、视神经和中枢神经肿瘤，可与常染色显性遗传型多囊肾鉴别。不伴实体瘤的VHL病与常染色体显性遗传型多囊肾相似，需要检测突变基因加以鉴别。

3. Ⅰ型口-面-指综合征

这是常见的X连锁显性疾病。男性不能存活，女性患者肾脏表现与常染色体显性遗传型多囊肾很难区分，但肾外表现可供鉴别。1型口-面-指综合征患者有口腔异常。如舌带增宽、舌裂、腭裂、唇裂、牙齿排列紊乱，面部异常如鼻根部增宽、鼻窦、颧骨发育不良，以及手指异常。

4. 单纯性肾囊肿

单纯性肾囊肿的发病率随年龄增加而上升，该病无家族史，肾脏体积正常，典型的肾囊肿为单腔，位于皮质，囊肿周围通常无小囊肿分布、无肝囊肿等肾外表现。一般无症状，呈良性经过，通常不需要治疗。

五、 治疗

（一） 中医治疗

1. 辨证治疗

（1） 肝脾不和，气滞血阻

症状：腰酸胀或痛，遇劳则重，喜按喜揉，卧则减轻，腹块不大，或可扪及，触痛不甚，面色欠华或如常人，小便时赤，舌略暗，苔薄白，脉弦细。

治法：行气活血，疏肝健脾。

代表方：宣明三棱汤、茜根散。

处方举例：三棱8g、莪术6g、槟榔10g、木香10g、白术15g、茯苓20g、当归10g、茜草根15g、生地黄12g、贝母15g。若脾胃气滞，胸闷脘胀者，可合用四磨饮；腰膝酸软者，加续断、狗脊、菟丝子、杜仲等，也可合大补元煎调补脾肾，消癥散积。

（2） 脾气亏虚，寒湿凝聚

症状：胸闷腹胀，腰酸楚或板滞不舒，纳呆或食后脘胀，面色萎黄或㿠白无华，大便或软或泄，腹块胀痛，或小便不利，下肢浮肿，舌淡苔白腻，边有齿痕，脉濡缓或沉细。

治法：温阳化湿，消癥散积。

代表方：春泽汤合大七气汤。

处方举例：白术 20g、茯苓 20g、猪苓 30g、泽泻 15g、党参 30g、青皮 8g、陈皮 8g、桔梗 15g、木香 10g、桂枝 10g、莪术 8g、香附 12g。若脾虚纳减便溏者，加山药、白扁豆、莲肉等，也可加服香砂六君丸；腰酸冷痛者，加附子、肉桂、干姜，但有尿血者宜慎用温热药；脾气亏虚不能摄血而见尿血者，可加炒蒲黄、三七粉、琥珀粉等；尿中有砂石排出者，可合用三金汤。

(3) 肝肾不足，瘀血内结

症状：腰腹胀痛，腹渐膨隆，腹块如豚，高低不平，按之痛胀，甚或胸闷脘胀，难以平卧或俯卧，形体消瘦，面目虚浮，舌黯淡，或有瘀点紫斑，脉涩。

治法：活血化瘀，软坚散结。

代表方：鳖甲煎丸（本方可以丸药吞服，也可以汤代丸）、膈下逐瘀汤。

处方举例：太子参 20g、鳖甲 20g（先煎）、生地黄 24g、熟地黄 24g、地鳖虫 10g、牡丹皮 15g、大黄 8g、桃仁 10g、赤芍 15g、莪术 8g、蜂房 12g、柴胡 15g、生甘草 10g。若脾胃功能虚弱，气血亏损者，可合用八珍汤或十全大补丸虚实并调；面色黧黑，少腹胀痛，小便不利，或尿血紫暗夹血块者，可服大黄蛰虫丸以攻逐蓄血。

(4) 脾肾虚衰，痰浊壅盛

症状：形体羸瘦，面色黧黑，腹大坚满，块大拒按，尿少浮肿，或兼恶心呕吐，纳谷锐减，或畏寒肢冷，小便清长，舌淡胖、暗，脉沉细涩；或口干咽燥，心烦失眠，小便短赤，舌暗红，脉细数。

治法：扶正祛邪，活血化瘀。

代表方：济生肾气丸、六味地黄汤或大黄附子汤合温胆汤。

处方举例：大黄 10g、制附子 10g、细辛 3g、法半夏 15g、茯苓 20g、枳实 12g、竹茹 12g、大腹皮 15g、丹参 15g、益母草 20g。若痰热重而心烦口苦者，加黄芩、黄连；若腹胀痛者，加白芍、桂枝；若肿块巨大者，加炙鳖甲、炒穿山甲、莪术；若偏阳虚者，酌加肉桂、仙茅、巴戟天等；若阳不化气，水湿内留而浮肿者，可用防己黄芪汤合真武汤；若尿少尿闭，恶心呕吐严重者，宜用温脾汤；若偏阴虚者，方用六味地黄汤加味；若阴虚阳亢而头晕头痛者，加白蒺藜、石决明、天麻、酸枣仁、龙骨等；若阴虚内热，灼伤脉络，症见尿短赤，或带血丝者，加黄柏、知母、墨旱莲、白茅根、小蓟等。

2. 其他治疗

(1) 辨病治疗

①西洋参 2g、绞股蓝 2g、何首乌 6g，切成薄片后以沸水冲焖，当茶频饮，每日 1～2 次。可治疗气血俱虚，尿血频作、腰痛腹胀等。②中成药：鳖甲煎丸祛邪扶正，用于气滞血瘀，痰瘀互结者。若久病体弱，长期服用宜配合补益之剂。大黄䗪虫丸适用于气结血瘀型多囊肾。归脾丸适用于脾气虚型多囊肾。知柏地黄丸、六味地黄丸适用于肝肾阴虚型多囊肾。

(2) 针刺疗法

多囊肾邪气久客、正气虚弱者，治宜攻补兼施。针刺主穴肾俞、膀胱俞穴；配穴天枢、足三里穴，可留针 20 分钟。每日针 1 次，10 日为一疗程，休息 5～7 日可开始另一疗程。

(二) 西医治疗

1. 常染色体显性遗传型多囊肾

目前主要治疗措施是控制并发症、延缓疾病进展。治疗原则为降低患病个体出生率，及早诊断，加强患者教育，定期检查，积极控制并发症，对终末期肾病患者及时采取肾脏替代治疗。

(1) 一般治疗

注意休息，忌吸烟，忌饮浓茶、咖啡及含乙醇饮料，忌巧克力，有高血压时低盐饮食，病程晚期推荐低蛋白饮食。多数患者早期无需改变生活方式或限制体力活动。当囊肿较大时，应避免剧烈的体力活动和腹部受创。定期随访。

(2) 控制并发症

①疼痛：部分患者的疼痛为一过性、可观察。疼痛剧烈时可予麻醉止痛剂。如果疼痛严重，止痛剂不能缓解且影响患者生活时，可慎重考虑手术治疗。②出血：多囊肾患者囊肿出血或肉眼血尿多为自限性，故一般卧床休息、止痛、适当饮水、防止血凝块阻塞输尿管等保守治疗效果较好。保守治疗无效的患者经 CT 检查或血管造影后

行选择性肾动脉栓塞治疗或肾脏切除。已行血液透析患者如反复发作血尿应选用小分子或无肝素透析，并考虑经导管选择性肾动脉栓塞术。③高血压：高血压是多囊肾最常见并发症之一，也是促进肾功能恶化因素之一，严格控制血压可延缓肾功能减退，降低死亡率。高血压早期应限盐，保持适当体重，适量运动。当以上措施无效时，药物治疗首选血管紧张素转换酶抑制剂、血管紧张素受体拮抗剂和钙通道阻滞剂。对于药物不能控制的高血压，可考虑肾囊肿去顶减压术或肾脏切除术。④感染：泌尿系统感染常见，其他感染包括胆管炎、肠憩室炎等。尽早进行致病菌培养，选用敏感抗生素，可望获得较好疗效。疗程需要 2 周以上。⑤结石：鼓励患者多饮水，根据结石大小和部位，可采取内镜取石或手术取石。

（3）肾外症状

多囊肝以减少肝囊肿体积为原则，可采用超声引导下囊肿穿刺抽液并注入硬化剂，还可采用手术治疗，如腹腔镜囊肿去顶减压术及肝叶切除术。囊肿感染以囊肿液穿刺引流联合抗生素治疗。颅内动脉瘤对于 18～35 岁有动脉瘤家族史的常染色体显性遗传型多囊肾患者，应进行磁共振或血管造影检查。如无阳性发现，5 年后复查；如有阳性结果，应通过血管造影确定动脉瘤大小，决定是否手术治疗。

（4）手术治疗

保守治疗无效者可采用手术治疗去除增大的囊肿。手术仅限于药物治疗无效的剧烈疼痛、顽固性高血压，难以控制的感染或肾移植术前为安置移植肾。主要有以下几种：①超声引导下囊肿穿刺抽液术。②囊肿去顶减压术。③腹腔镜下去顶减压术。④囊肿肾切除术。⑤高选择性肾血管内栓塞术。

（5）肾脏替代治疗

包括腹膜透析、血液透析和肾移植。

2. 常染色体隐性遗传型多囊肾

目前，对于常染色体隐性遗传型多囊肾主要是对症治疗，包括控制高血压、延缓肾衰竭进展及处理并发症，与常染色体显性遗传型多囊肾类似。肝胆疾病的治疗主要是防治门静脉系血管曲张破裂出血，可行血管硬化疗法或门静脉分流术，脾功能亢进时可行脾脏切除术，胆管炎和由此产生的肝脓肿和脓毒症，应给予抗生素治疗及外科引流。当进入终末期肾衰竭时，可行肝肾联合移植。

六、临床思路

多囊肾病的诊断主要根据家族遗传史、临床表现、影像学检查及分子诊断。B超是诊断多囊肾的重要手段，具有操作简单、经济、敏感度高、无放射性和无创伤性等优点，是多囊肾首选诊断方法。多囊肾患者诊断明确后，应对患者的肾脏功能、肾外受累情况和并发症进行评估，明确有无需要外科干预的并发症，如囊肿出血、感染、结石所致的剧烈腰痛，囊肿出血破入腹膜引起的大出血，反复发作及迁延不愈的囊肿感染，危及生命的颅内动脉瘤等。其次要对患者家系进行细致的家族史调查、B超筛查和遗传咨询，有条件者应对家系成员进行基因诊断，达到症状前和产前诊断。

洪钦国教授认为本病主要由先天禀赋不足所致，气血痰浊瘀滞为重要病理改变，因此肾气不足、脉络瘀阻始终贯穿于本病的整个发病过程，治疗中不但要重视肾脏的调护，更要注重活血化瘀药的使用。丹参、三棱、莪术是治疗多囊肾的常用药物，具有增加血流量，利水消肿的作用。另外，临床常配合使用疏肝解郁，理气止痛药物，如延胡索、枳壳、香附、川楝子、郁金等，以增其效。

七、预后

常染色体显性遗传型多囊肾一般在20～60岁出现肾功能损害症状，到60岁时约45%女患者发展至终末期肾衰竭。不发展至终末期肾衰竭的患者，若其血肌酐低于140mmol/L时，则寿命可与普通人群一样。常染色体隐性遗传型多囊肾围产期死亡率为30%～50%，出生后存活超过1个月的患儿5年生存率为80%～95%。婴儿期血肌酐超过200mmol/L者，通常5年内即进入终末期肾衰竭。出生1、5、15年后进入终末期肾衰竭者分别为85%、76%和63%。

八、预防调护

（一）预防

预防本病目前尚无确切的有效预防措施，唯有早发现，及时治疗，控制并发症，才能延缓病情的发展。有条件地区，宜对其家庭成员进行普查与定期随访，如能在胚胎期就能做出诊断，即可及时中止妊娠，这对提高优生率，减少发病率具有重要的积极意义。

（二）调护

多囊肾的护理主要在于心理、劳役、饮食、情志等方面。首先要使患者树立战胜疾病的信心，劳逸结合。虽然本病目前尚无根治方法，但只要认真对待，合理调养，正确治疗，病情仍可有一个相当长的稳定时期，或带病延年。饮食宜清淡新鲜而又富于营养，少食生冷滋腻或辛辣刺激之品，戒烟酒，保持排便通畅。高血压、少尿、浮肿明显者，宜限制钠盐摄入。肾功能已有损害者，更应注意各方面的护理调养，并积极控制和治疗各种并发症的发生和发展，适当参加文体娱乐活动，但应注意防止腰腹部的挤压碰撞，以免囊肿破裂出血；病情重者，宜卧床休息。

九、临床验案

患者朱某，男，32岁，初诊日期为2006年6月12日。患者因“双下肢水肿1年余，加重1月”就诊。缘患者1年前开始觉双下肢轻微水肿，未予重视，渐出现腰腹胀痛，于当地中药治疗半年，无明显效果，遂至广州中医药大学第一附属医院就诊，行B超提示双侧多囊肾。现症见：双下肢轻度水肿，小便较少，腰膝酸软，时有抽筋，面色黧黑，腰胀痛，小腹可触及包块，有压痛，晨起恶心，纳差，眠差，大便干结，数日1行。体格检查：双肾区叩击痛阳性。舌淡暗，苔黄腻，脉细滑。辅助检查：血肌酐示328mmol/L，二氧化碳结合力19.8mmol/L。

中医诊断：关格（脾肾亏虚，瘀热中阻证）。西医诊断：多囊肾，慢性肾功能不全。治法：补益脾肾，清热利湿，化瘀泄浊。处方：黄连12g、半夏15g、竹茹12g、大黄15g、枳壳12g、丹参12g、茯苓15g、木香10g、紫苏梗10g、积雪草10g、生地黄15g、牡丹皮12g、当归12g、泽泻12g、黄芪20g、山药15g、甘草6g。15剂，复煎服用。

复诊：患者服上药半月后诉大便通畅，小便较前变多，水肿消减，复查血肌酐轻微下降。后服此加减方1年余，血肌酐稳定在300mmol/L左右。

按语：本病例多囊肾发现时已至肾功能不全，病性属虚实夹杂，且以实邪为主，因此治疗时应以祛邪为主，兼以扶正。因此按洪钦国教授经验，以黄连温胆汤为主方，加以活血化瘀、理气通腑之药，使痰浊血瘀等有形实邪从大便而去。同时，在治疗后期，重视调理脾肾，使中土健旺，肾气充沛，邪不干正。

第四节　髓质海绵肾

髓质海绵肾简称海绵肾，是一种肾发育异常性囊性肾脏病，以肾椎体部乳头管和集合管呈梭形或小囊状扩张为特征，大部分累及双侧肾脏，少数仅累及一侧肾脏或部分肾盏。通常表现为肾钙质沉着或肾结石、肾小管酸化和浓缩功能障碍、髓质集合管囊性扩张及尿路感染等。该病多合并先天性疾病，如先天性偏身肥大、巨大舌-脐膨出综合征、马方综合征、先天性结缔组织发育不全综合征等。

发病率方面，髓质海绵肾发生率为 1/5000～1/20000，而在肾结石患者中较常见，为 3%～5%，甚至高达 20%。多数髓质海绵肾均属散发，无家族史，男性多见。

在中医学中，该病属于“血尿”“腰痛”“淋证”等范畴。

一、 中医病因病机

中医认为，髓质海绵肾的根本病机是先天禀赋不足。外邪所伤、情志所伤、饮食所伤、房劳所伤常常是疾病诱发和加重因素。病位主要在肾。病性属虚实夹杂。

1. 肾元亏虚

肾气不固，则封藏失职，血随尿出；肾阴不足，则阴虚火旺，热迫血妄行而成尿血。

2. 外邪所伤

外感风邪，湿热化火，或湿热蕴结肾与膀胱，导致肾阴不足，湿热郁蒸，引起热淋、血淋，久之尿液受其煎熬，尿中杂质结为砂石。

3. 七情所伤

情志过极可化火，火热更伤阴液，致阴虚火旺，使肾阴阳失衡。

4. 脾肾亏虚

饮食不洁伤脾胃，脾虚水湿内停，湿郁化热，蕴积下焦，耗伤阴液而发病。

5. 房劳所伤

房劳不节，损伤肾气及精血，加重此病。

二、 西医发病机制

髓质海绵肾常累及一侧或双侧肾脏的单个或多个乳头，其病理表现主要是集合管呈梭形或囊状扩张，病变的集合管主要位于肾髓质椎体顶部靠近肾小盏周围，直径可为1.0～7.5mm，多数1.0～3.0mm，小囊被覆上皮，可与集合管或肾盂相通。小囊肿内含不透X线的黏稠物质，约80%为含钙的小结石，可呈砂粒状，大小不等，形态不一。以往对髓质海绵肾的研究较少，发病机制不明，仅认为其是先天发育异常性疾病。因为髓质海绵肾与许多肾脏或者肾外的先天发育异常有关，例如马方综合征、先天性结缔组织发育不全综合征、先天性肝内胆管扩张症、马蹄肾等，均支持髓质海绵肾为先天性病变的假设。近年来人们对髓质海绵肾的发病机制有了一定的新认识，其中胶质细胞源性神经营养因子（GDNF）和受体酪氨酸激酶（RTK）在肾脏的发育过程中起关键作用，可能是由于GDNF或RTK基因的突变或多态性引起髓质海绵肾的发生。但并非所有髓质海绵肾患者出现GDNF或RTK突变。有学者认为，可能在胚胎形成过程中，由于病毒、药物、射线等影响，导致输尿管芽和后肾胚基两部分不能按正常程度发育和实行对接，导致胚胎发育异常。

三、 临床表现

（一）临床症状和体征

在无并发症时患者常无症状，且实验室检查均正常，但由于其解剖特征及相关的功能性改变，最常并发肾结石和肾钙质沉着，其他临床表现还包括血尿、尿路感染、甲状旁腺功能亢进，甚至慢性肾功能不全等，而高血压、蛋白尿在髓质海绵肾患者中少见。

1. 血尿

髓质海绵肾患者多有间断的镜下血尿，10%～20%患者发生无痛性肉眼血尿。血尿的原因通常与结石和感染相关，但也可继发于髓质海绵肾常伴有的高钙尿症和扩张的小管脆性增加，表现为症状明显的持续性血尿。

2. 尿路感染

是髓质海绵肾第二常见的临床表现。肾盂肾炎可为首发症状。尿液在扩张的乳突前小管内滞留和结石成为反复尿路感染的主要原因，其中大磷酸铵镁尿结石可引起严重的尿路感染并发症，最终导致终末期肾脏病。患者由于髓质单核淋巴细胞浸润，有时可发生无菌性白细胞尿。

3. 腰痛

极少数人出现腰痛症状，其原因未必与尿路结石和肾盂肾炎相关。若出现难治性剧烈腰痛，且疼痛未放射至腹股沟时，可怀疑有腰痛-血尿综合征。

4. 肾钙质沉着和肾结石

肾钙质沉着在髓质海绵肾患者中很常见，约50%有肾实质钙化。结石多为双肾多发，成分与普通泌尿系结石相似，80%为含钙小结石，常为磷酸钙和（或）草酸钙。结石可引起相关临床表现（如血尿、腰痛等），亦可无明显症状，多是在体检中偶然发现。

5. 肾小管功能受损

髓质海绵肾与肾小管许多功能的受损相关，如尿浓缩功能障碍、部分或完全性远端肾小管酸中毒、低枸橼酸尿症等。其中远端小管有分泌氢离子的功能，对尿液的酸化起重要作用。肾小管尿酸化功能改变，可能与囊性变的远端小管泌氢障碍相关。

（二）相关检查

1. 尿液检查

尿常规检查可发现尿中红细胞、白细胞，合并感染时可有脓细胞，并应作尿培养及药敏试验。肾功能不全时，血尿素氮、肌酐都会升高。

2. 影像学检查

静脉肾盂造影表现为肾小盏外侧的异常阴影：①充盈造影剂的肾小管由肾小盏杯口向锥体底方向呈放射状条形排列，此为扩张的集合管显影。②在扩张的集合管附近有多个小囊状致密影，囊腔稍大时，充盈的囊腔呈葡萄串样或花束状。③肾收集小管或小囊肿中可见多发微小结石。CT 对集合系统细节的分辨率不如静脉肾盂造影（IVP），不能很好地显示扩张的肾小管及小囊肿，但可以发现较大的囊性扩张的乳突前集合管及小肾结石。B 超可以探测到钙化和结石的非特异性声像图，表现为髓质回声增强。但由于髓质海绵肾一般囊肿小，B 超难以清楚地显示，价值不大。腹部平片表现为肾影正常或稍增大，肾脏表面光滑。若合并肾结石者，可见两侧或单侧肾实质内多发小结石，直径为 2.0～5.0mm，呈圆形、类圆形或不规则形，成簇位于椎体部。MRI 对髓质海绵肾结石显示效果较差，但对髓质内集合管扩张囊变的显示优于 CT，在一些小管扩张特别广泛的散发患者中，可以见到乳突处的长 T2 异常信号。

四、 诊断与鉴别诊断

（一）诊断

髓质海绵肾的诊断主要依赖影像学检查。以往静脉肾盂造影一直作为髓质海绵肾首选诊断方法，典型的 IVP 图像可确诊髓质海绵肾，能较直观地显示扩张的集合管，可见髓质明显增厚，造影剂充盈小囊肿，呈“花球”或“葡萄串”样改变，管腔内常可见结石。X 线腹部平片可不作为髓质海绵肾的诊断标准，但可提供诊断线索，便于观察患者肾结石及钙化的发生发展。超声、CT 检查有助于与其他疾病鉴别。

（二）鉴别诊断

1. 多发性肾结石

可有腰痛、肾绞痛、血尿等症状和排石史。KUB平片上表现为肾脏内多发密度增高的阴影，但尿路造影显示结石都位于肾盂或肾盏内，无海绵肾的特征性分布，多伴有肾盂或肾盏扩张积水。

2. 肾盂肾盏憩室伴钙化灶

可有腰痛和镜下血尿。KUB平片上显示肾脏一极局限性多发粟粒状钙化灶，随体位改变呈规则圆形或半圆形。尿路造影示肾小盏周围圆形、边缘光滑的囊腔，内有小结石阴影，造影剂排空迟缓，偶可见有细小管道与肾盏相通。B超和CT检查可发现肾实质内单发囊肿，内有多发小结石。

3. 肾结核

可有腰痛和血尿症状。KUB平片和B超可见肾实质内多发不规则钙化灶。但多伴有结核的全身症状和明显的尿路刺激症状。尿路造影示肾盂肾盏破坏，输尿管不规则狭窄或闭锁。尿中找到抗酸杆菌可明确诊断。

4. 肾钙盐沉着症

KUB平片可见肾锥体部弥漫性钙盐沉积，但为多种疾病在肾脏的表现，有原发疾病的临床特点，常伴有肾功能损害。

5. 坏死性肾乳头炎

肾乳头坏死愈合后，KUB平片和B超可发现多发肾乳头部位的钙化灶。但多有糖尿病、尿路感染、过敏、口服非那西汀等既往史，且起病急，有严重的全身症状，尿液中可发现坏死脱落的乳头组织。

五、 治疗

（一）中医治疗

1. 辨证治疗

（1）下焦湿热

症状：尿中夹有砂石，小便艰涩、疼痛，少腹拘急，或腰腹绞痛，舌红，苔黄腻，脉弦数。

治法：清热祛湿，通淋排石。

代表方：八正散。

处方举例：车前草 15g、滑石 30g（包煎）、栀子 9g、瞿麦 20g、萹蓄 20g、甘草 6g、通草 15g、大黄 6g、土茯苓 30g、金钱草 60g、海金沙 30g（包煎）、冬葵子 20g。若腰腹痛甚者，加白芍、甘草缓急止痛；若血尿明显者，加槐花、小蓟、藕节、墨旱莲等清热凉血；若排尿不畅，少腹坠胀者，加乌药理气；尿道灼热者，加蒲公英、生地榆清热解毒。

（2）气滞血瘀

症状：腰腹痛，少腹拘急刺痛，尿中夹有血块，舌紫暗或有瘀斑，苔薄，脉涩。

治法：行气化瘀，通淋排石。

代表方：沉香散合血府逐瘀汤。

处方举例：沉香 7g、石韦 30g、瞿麦 30g、萹蓄 20g、冬葵子 20g、赤芍 9g、牛膝 20g、桃仁 9g、郁金 10g、枳壳 20g、琥珀粉 2g、海金沙 30g（包煎）、王不留行 30g、甘草 6g。若兼头昏气短、四肢乏力等脾虚气弱见症者，加党参、黄芪、白术、薏苡仁补脾益气；若低热、心烦、舌红、脉细数者，加生地黄、枸杞子、知母、黄柏等滋阴降火；若腰腹胀痛明显者，加青皮、陈皮、乌药以行气除胀止痛；若腰腹刺痛明显者，加乳香、没药、赤芍、桃仁以活血化瘀；若结石久不能移动而体质较强者，可加穿山甲、皂角刺、鸡内金等以软坚消石。

（3）脾肾两虚

症状：小便不甚赤涩，但淋沥不已，时作时止，遇劳即发，腰酸膝软，神疲乏力，舌质淡，脉细弱。

治法：健脾益肾。

代表方：无比山药丸。

处方举例：山茱萸 15g、泽泻 15g、熟地黄 20g、茯苓 15g、巴戟天 15g、牛膝 15g、赤石脂 20g、山药 15g、杜仲 15g、菟丝子 15g、肉苁蓉 15g。若脾虚气陷，症见小腹坠胀，小便点滴而出者，可与补中益气汤同用；若肾阴亏虚，症见面色潮红，五心烦热，舌红少苔，脉细数者，可与知柏地黄丸同用；若肾阳虚衰，症见面色少华，畏寒怯冷，四肢欠温，舌淡、苔薄白，脉沉细者，可合右归丸。

（4）肾阴不足

症状：小便短赤带血，尿色淡红，口干心烦，目眩，头晕，耳鸣，舌红，少苔，脉细数。

治法：凉血滋阴，通淋排石。

代表方：六味地黄丸合石韦汤

处方举例：墨旱莲 15g、女贞子 15g、山药 15g、牛膝 12g、海金沙 15g、琥珀末 1.5g（冲服）、石韦 10g、冬葵子 15、黄柏 10g、白茅根 10g、小蓟 10g、藕节 10g。若兼见神倦乏力，便溏，纳呆等气虚表现者，加黄芪、党参以益气通淋；若血瘀之象明显者，加桃仁、赤芍、蒲黄活血化瘀。

2. 其他治疗

（1）辨病治疗

①金钱草 60g、冬葵子 30g，水煎服。②鸡内金 30g、芒硝 30g，共研细末，每次服 6g，每日 2 次。③琥珀 30g、芒硝 100g、硼砂 20g、海金沙 10g，共研细末，每服 5g，每日 3 次。④中成药：通淋排石合剂、尿石通等可用于肾结石者。

（2）针刺艾灸治疗

①针刺：取肾俞、尾中、夹脊、阿是、三阴交穴。方法：电针，连续波，较强刺激，留针 20 分钟。②艾灸：肾结石取关元、肾俞穴；输尿管结石取三阴交、气海穴，可选配膀胱俞、中极穴。方法：每穴以艾条灸 5 分钟，每日 1 次，10 次为一疗程。③耳穴压迫法：于肾、膀胱等耳穴处放置王不留行籽，每穴 1 粒，用胶布固定，每日压迫耳穴 5 次（以按压处微痛为度），第 3 日换药籽 1 次，在按压耳穴前 20 分钟，饮水 250～500ml。

（二）西医治疗

治疗以对症处理为主。无症状或无并发症者一般无需治疗，可定期随访观察。多饮水增加尿量，以防止或减少结石形成，合并结石时，应采取措施防止钙盐进一步沉积，如多饮水、控制高钙饮食，切记慎用排石药。由于不完全性远端肾小管性酸中毒引起的高钙尿症和低枸橼酸尿症，可以使用枸橼酸钾（10～20mmol/d）来治疗，能有效减少尿钙的排泄及肾结石的复发率，同时可以增加患者的骨密度。如果仍不能有效降低尿钙，则可以使用噻嗪类利尿剂。尿钙正常的肾结石患者，可口服磷酸盐类药物。若合并感染时应予以抗生素治疗。对单侧肾脏长期出血或感染不能控制，严重肾结石者，可慎重考虑部分或一侧肾切除。

六、临床思路

本病主要依靠静脉肾盂造影来确诊。中年人反复出现尿血伴尿路感染，间有肾绞痛和排出小结石，应考虑此病的可能。髓质海绵肾本身不能根治，无症状海绵肾无需治疗。有症状者主要针对并发症治疗，对尿路感染、肾结石、肾小管酸中毒等并发症可参考相应疾病的治疗方法。

洪钦国教授认为本病治疗重在调畅气机，利水化湿。水湿之邪积滞在肾脏是本病的主要病理因素。水停气滞，郁而生热，煎熬津液形成砂石。助气化、疏三焦是利水湿的关键，湿化热消则砂石不再生成。运用白茅根、车前草、滑石等清热利尿之药，利下焦之水湿，辅以川楝子、佛手、荔枝核等疏肝理气之药，散肝肾之郁气，达水道通调，气血条达之功。

七、预后

髓质海绵肾的预后普遍较好，本病进展缓慢，但如果反复出现感染、肾结石等，则可加速肾功能下降速度，甚至导致肾衰竭。

八、预防调护

（一）预防

多饮水，多排尿，防止钙盐在集合管和肾盂沉积。多食蔬菜水果、少食辛辣煎炸食物，积极预防尿路感染。

（二）调护

生活规律，养成良好生活习惯。避免过度劳累，适度健身。戒烟、戒酒、保持心身愉悦。

九、临床验案

患者马某，女，39岁，初诊日期为2012年7月13日。因“反复尿频、尿急、肉眼血尿2年”就诊。缘患者2年前开始出现尿频、尿急、肉眼血尿，当地医院就诊，诊断为尿路感染，予中成药及抗感染治疗后，症状反复。现症见：面色萎黄，神疲乏力，腰痛，不能憋尿，月经周期往往延后，7日未净，本次已去4日，大便可，伴口腔溃疡，反复发作，舌淡暗苔薄白，脉沉细。辅助检查：尿常规示尿隐血（++）、红细胞16个。X线腹部平片示肾椎体可见多发小结石，呈放射状。静脉肾盂造影示肾小管由肾小盏杯口向锥体底方向呈放射状条形排列，集合管附近有多个小囊状致密影，囊腔呈葡萄串样；肾收集小管可见多发微小结石。

中医诊断：淋证之石淋（脾气虚证）。西医诊断：髓质海绵肾。治法：温中健脾，理气消石。处方：黄芪30g、党参30g、白术15g、当归10g、黄精30g、升麻10g、柴胡10g、枳壳10g、石韦30g、金钱草20g、郁金10g、鸡内金20g、制附子6g（先煎）、甘草6g。15剂，复煎服用。

复诊：患者半月后复诊，诉尿频、尿急有所改善，间断排出碎石数颗，稍感乏力，余可。守原方继续治疗。之后尿频、尿急症状逐渐消失，去通淋排石药，以补气健脾为主，调治2个月之后，复查尿常规阴性。尿路平片示结石消失。

按语：本病患者髓质海绵肾主要表现为尿路感染、肾结石，前期治疗加入了石韦、金钱草、郁金等要药通淋排石。同时因本病发病的根本病因为先天不足，加之病程日久，脾肾亏虚，故以大剂量补益脾肾之药，扶助正气，以加强脾肾运化水湿之力，同时辅以疏肝行气之药，使气机条达，水道通畅，则水湿砂石顺势而下。

第五节 单纯性肾囊肿

单纯性肾囊肿是最常见的一种肾脏囊肿性疾病，一般不伴肾功能减退。通常见到的肾脏囊肿中，大多数是单纯肾囊肿，而遗传性肾脏囊肿性疾病所占比例相对较小。小于20岁者几乎没有单纯性肾囊肿。随着年龄的增长，肾囊肿的发生率越来越高。

发病率方面，单纯性肾囊肿多发于男性，患病男女比例为（1.4～1.6）：1，30～40岁单纯性肾囊肿的发生率为10%左右，至80岁时，单纯性肾囊肿的发生率达到50%以上。

在中医学中，该病属于“积聚”“腰痛”“尿血”“虚劳”范畴。

一、 中医病因病机

本病发病成因主要为素体禀赋不足，加之七情郁结，劳累过度而致肝脾受损，气机痞塞，则脾失健运，肝失疏泄，胃失和降，致湿浊内停，凝结为痰，痰瘀交阻，脉络不畅，瘀血及痰浊搏结于肾，凝聚不散，而成积证。本病病位在肾，涉及肝、脾。疾病早期多见痰瘀内盛的实证；疾病中期郁而化热，伤阴动血致虚中夹实；后期阴阳俱损，气血皆虚为虚劳。

1. 痰热互结， 气血壅滞

由于湿热内蕴，久郁化火，灼液成痰，痰热互结，流注下焦，气机失畅，血脉不行，久则痰瘀互结，凝于肾脉，发为囊肿。痰瘀日久，化热伤络，血溢脉外随尿而出，则为尿血。

2. 脾虚湿停， 痰水凝聚

由于患者平素脾肾阳虚，体内多痰多湿，阳虚则内寒，脾虚水湿之邪停留体内，无以温化，则寒痰水瘀互结，凝聚不散，聚于肾络，成为囊肿。

二、 西医发病机制

一般认为，单纯性肾囊肿来源于肾小管憩室。随着年龄的增长，肾小管憩室越来越多，到 90 岁时，每条集合管憩室数可达三个，因此可以解释单纯性肾囊肿发病率随年龄增长的趋势。囊肿可以为单侧或双侧，可以为一个或多个，一般位于皮质深层或髓质，直径一般在 2cm 左右，也有直径达 10cm 的囊肿。微镜下囊壁被单层扁平上皮覆盖、周围肾组织受压。囊肿内容物与血浆滤出液类似，囊液更新率高达每日 20 次之多。

三、 临床表现

大多数患者无明显症状，多因其他目的行超声波等影像学检查时被发现。较大囊肿可在腹部触诊时扪及，最常见的症状是胁腹部疼痛，可因较大囊肿牵拉肾包膜或压迫肾实质，也可因囊肿出血、感染等所致。部分患者出现血尿及微量蛋白尿，少数患者可有红细胞增多症，其囊液和血浆中促红细胞生成素水平增高。极少患者出现压迫性肠道或胆道梗阻，若囊肿压迫邻近血管，使局部肾血流减少、肾素水平升高而出现高血压。一旦出现感染，可有腰痛、脓尿、发热等表现。囊腔破裂罕见，一旦发生，后果较严重。

四、 诊断与鉴别诊断

（一）诊断

单纯性肾囊肿的诊断主要依靠影像学检查，如 B 超、CT、尿路造影等一般均可明确诊断。如诊断难以明确，可在 B 超引导下行囊肿穿刺，吸取囊液检查。如有必要，可行肾血管造影以明确诊断。

（二）鉴别诊断

1. 肾恶性肿瘤

单纯性肾囊肿与肿瘤同处于一个肾脏的可能性为2%。前者B超呈圆形液性暗区，壁薄，后壁回声增强；后者囊壁不规则，囊内瘤区有回声，后壁无回声增强。CT在前者呈圆形低密度区（静脉注射造影剂后不增强），可有囊周钙化线，囊肿与肾实质边界清楚、锐利；后者如有钙化，多呈中央区钙化，CT表现不完全。囊液化验时，良性囊肿呈透明草黄色，无红细胞、白细胞和非典型细胞；恶性囊肿液的外观呈血性或黑色，胆固醇、脂肪和乳酸脱氢酶含量升高，可发现恶性肿瘤细胞。肾动脉造影在单纯性肾囊肿呈圆形、无血管空白区，周围血管受压；恶性囊肿可见到肿瘤血管丰富，并有造影剂在静脉窦中浓聚成斑状阴影。

2. 肾盏憩室

虽然B超可能看到肾盏憩室与集合系统相通，但与小的单纯性肾囊肿仍难区分。但肾盏憩室患者血尿和尿路感染更常见。

五、治疗

（一）中医治疗

1. 辨证治疗

（1）气滞血瘀

症状：肢体或轻度浮肿，小便短少，腰膝酸软，耳鸣，口唇色暗，眼眶发黑，指甲紫暗，腰胀痛或刺痛，小腹或可触及包块，有压痛，舌淡暗，脉细涩。

治法：补肾利水，行气活血化瘀。

代表方：三棱汤合春泽汤。

处方举例：山茱萸10g、杜仲12g、白术12g、三棱12g、莪术2g、当归12g、木香9g、赤芍15g、丹参15g、桂枝10g、泽泻10g、党参15g。若脾虚气滞，脘闷便溏者，加用砂仁、陈皮、山药、莲子；若食滞不化或食后腹胀者，加山楂、鸡内金、谷芽、麦芽；若腰酸明显者，加菟丝子、桑寄生、续断、狗脊；若有血尿者，加侧柏叶、茜草炭、仙鹤草。

（2）肝肾亏虚

症状：浮肿明显，面色苍白，畏寒肢冷，腰腿酸软，神疲乏力，纳呆或便溏，舌嫩淡胖，苔白滑，脉沉细或沉迟无力。

治法：补益肝肾，活血化瘀。

代表方：人参鳖甲丸等。

处方举例：人参 15g、鳖甲 15g、熟地黄 15g、牡丹皮 10g、桃仁 10g、地鳖虫 15g、丹参 30g、三棱 12g、莪术 12g、蜂房 10g。若邪实而正虚明显者，应间断服用八珍汤；面色黧黑，小腹胀痛，小便不利，或尿血紫暗夹块者，可服用大黄蛰虫丸；小便红赤灼热者，加小蓟、白茅根、藕节、牡丹皮。

（3）肾虚浊阻

症状：肢体浮肿，小便不利，灼热刺痛，色黄或红，腰背胀痛，口腻纳呆，渴不欲饮，身体困重，舌红，苔黄腻，脉濡数。

治法：扶正降浊，化积散结。

代表方：温脾汤。

处方举例：党参 30g、丹参 30g、制大黄 15g、淫羊藿 15g、六月雪 30g、桂枝 10g、当归 15g、黄芪 20g、杜仲 15g、积雪草 15g 等。若纳差腹胀者，加香橼、佛手、砂仁、谷芽；若恶心呕吐者，加陈皮、竹茹、半夏、黄连；若面浮足肿者，加大腹皮、茯苓、陈葫芦。

2. 其他治疗

（1）辨病治疗

①白茅根 50g，水煎服，每日 1 次。适用于单纯性肾囊肿早期或兼有血尿者。②车前子（包煎）、泽泻各 30g，水煎服，每日 1 次。适用于单纯性肾囊肿早期或兼有水肿者。

（2）针刺疗法

①取肝俞、肾俞、脾俞、志室、飞扬、太溪、膻中穴，针刺，依证之虚实用补泻

手法。②取鸠尾、中脘、气海、肩俞、复溜、三阴交穴，针刺，依证之虚实用补泻手法。

(3) 食疗

黄芪、莲肉各15～30g，赤小豆30g，砂仁3～6g，葱白1茎，生姜3片，鲤鱼1条，药鱼同煮，不放盐，吃鱼喝汤，可消肿利尿，适用于肾囊肿伴有水肿及小便不利者。

(二) 西医治疗

单纯性肾囊肿多无症状，对肾脏功能和周围组织影响不大，一般不需治疗，只要每半年到1年随诊。如果囊肿直径较大，超过5cm或产生周围组织压迫症状，引起尿路梗阻，则需要治疗。目前主要的治疗方法有开放手术、后腹腔镜下去顶减压术、经皮肾囊肿穿刺硬化术。根据囊肿大小、患者年龄、手术风险等选择不同手术方案。

六、临床思路

单纯性肾囊肿通常无明显临床表现，多在B超或CT检查时被发现，在排除其他遗传性肾囊肿及恶性肿瘤的情况下，如无明显不适，可不予处理，定期复查。如囊肿较大，可根据情况考虑手术治疗。如有多个肾囊肿，当与多囊肾相鉴别。

西医对于单纯性肾囊肿多采取手术治疗。而中医在单纯性肾囊肿的治疗中有一定优势。在中医中，囊肿属于积聚范畴，可从瘀滞着手，分期辨证论治。在疾病早期，实证以化痰祛瘀为主，虚实夹杂阶段以滋阴清热兼活血为主，虚证阶段以滋阴扶阳，补气活血为主。在疾病后期，可在手术治疗的同时，运用中医药辅助治疗，达到扶助正气，减少手术并发症及复发概率的目的。

洪钦国教授认为，单纯性肾囊肿缘于先天元气亏虚，加后天失养，致脾肾虚损，水湿不运，气血不通，痰浊内生，瘀浊凝聚于肾脏，因而成积聚。治疗要注重温肾阳以化水湿，但瘀浊凝聚，非一时之功能散却，因此要注意固护阴液，忌过用温阳之药。尤其要注重活血行气，气血运行通畅，则瘀浊有路可行。

七、预后

单纯性肾囊肿多数预后良好，部分报道认为单纯性肾囊肿影响肌酐水平，囊肿越多影响越大。

八、预防调护

(一)预防

饮食方面注意应避免过咸类(包括腌制食品)、辛辣刺激类(包括辣椒、酒类、虾、蟹等)、被污染类(包括腐烂变质的食物、剩饭剩菜等)、烧烤类等食物。对于巧克力、咖啡、浓茶也不宜饮用。注意忌憋尿,淋浴洗澡,注意外阴部卫生,尽量避免导尿及其他尿路器械检查。

(二)调护

肾囊肿患者要避免剧烈的体育运动和腹部创伤,肾脏肿大时还应避免腰带过紧,防止囊肿破裂。积极控制高血压、糖尿病等加重因素。注意休息,并且定期监测尿常规、肾功能、血压等情况,避免一切具有肾脏毒性药物的服用。

九、临床验案

患者冯某,女,52岁,初诊时间为2000年9月21日。患者因“腰部酸痛1月余”就诊。缘患者腰酸1月余至广州中医药大学附属第一医院就诊,门诊查B超示左肾囊肿(大小4.6cm×4.3cm)。现症见:腰膝酸软,耳鸣,口唇色暗,眼眶发黑,疲倦乏力,纳差,眠可,小便较少,大便溏。体格检查:左肾区轻微叩击痛。肢体轻度浮肿。舌淡暗,脉细涩。

中医诊断:腰痛(脾肾亏虚,气滞血瘀证)。西医诊断:左肾囊肿。治法:补益脾肾,行气活血化瘀。处方:山茱萸10g、杜仲12g、菟丝子12g、桑寄生12g、三棱12g、莪术2g、当归12g、木香9g、赤芍15g、丹参15g、泽泻10g、党参15、砂仁10g、白术12g、山药15g。10剂,复煎服用。

复诊:患者药尽后复诊,诉腰酸明显缓解,续服上方2月,复查B超示左肾囊肿较前缩小,之后继续予该方加减调理脾肾,肾囊肿未再发作。

按语:本病患者辨证主要为脾肾亏虚,从而导致气血津液运行不畅,瘀滞于肾,形成囊肿，治疗以补肾健脾、活血化瘀为法，扶正祛邪兼顾，病邪自除。

第六节 肾下垂

肾下垂是指肾脏下移超过5cm或2个椎体。少数患者，肾被腹膜包裹而肾蒂松弛，能在腹部范围移动，有的甚至降到下腹部或骨盆内，或跨过中线到对侧腹部，此类肾下垂称游走肾，一般多见于右侧。大部分患者无明显临床症状，部分出现腰痛、反复泌尿道感染、恶心、呕吐等，少数可出现结石、肾血管性高血压、血尿等。

发病率方面，本病多见于瘦弱女性，男女比例约1∶5，其中70%发生在右侧，10%发生在左侧，双肾均发生的占20%。

在中医学中，肾下垂属于“腰痛”“血尿”“内脏下陷”范畴。

一、 中医病因病机

中医认为，肾下垂主要是由于先天不足，复因后天失养，或情志不舒，或湿热下注所致。病位在肾与膀胱，且与肝脾有关。其病机主要是中气不足，肾脏下垂。以虚证为多，亦有虚实夹杂者。

1. 先天不足或房劳过度

耗精伤血，无以濡养肾脏，致肾脏下垂，腰部疼痛；肾虚无以温煦脾土，加之后天乏养，脾不升清，中气下陷，致肾脏亦随之下垂。

2. 情志不调

气机不畅，升降失常，清气不升，浊阴不降而至肾脏下垂。

二、 西医发病机制

肾脏位于胸腰之间两侧的肾窝内，由于背部坚硬的纵行肌肉与腹腔脏器的固定，一般不会过多地移位。但因肾周脂肪囊下方是一个潜在的疏松的间隙，因此当腹压降低时，肾脏就可能向下移位造成肾下垂。先天性肾下垂大多是由于肾在胚胎时期受异常部位肾血管的影响，不能到达正常位置而形成。

三、 临床表现

（一）泌尿系统症状

大多数患者有腰部酸痛。部分患者有慢性尿路感染的症状，大多为尿频、尿急等膀胱刺激症状。少数病例还伴有低热或反复发热的病史。偶有下肢水肿等表现。

（二）消化系统症状

由于肾脏活动时对腹腔神经丛的牵拉常会导致消化道症状，多为腹胀、恶心、呕吐、胃纳减退等。

（三）神经官能方面的症状

此类患者常较紧张，伴有失眠、头晕乏力、记忆力减退等。上述症状的产生与肾下垂的程度不一定成正比。有时虽然下垂程度不重，但可以引起较明显的症状。

（四）肾区叩击痛

部分病例有肾区叩击痛。因解剖上右侧肾脏位置较低，肾窝较浅，易受肝脏的冲击，故右侧肾下垂也较左侧为多。

（五）相关检查

1. 尿液检查

可发现数量不等的红细胞，偶可有蛋白。也可作对比试验，即嘱病人睡前排尿平卧，次日晨起留尿标本，起床活动后再留 1 份尿标本，观察 2 份标本之间红细胞计数的差异。通常第 2 份标本中的红细胞数应比第 1 份标本中的多，合并感染时尿中可有脓细胞。

2. 低头卧位试验

嘱患者头低足高卧位 3 日（可在床脚抬高一块砖头长径的高度），在睡前、中和后分别测定尿常规或每小时尿血细胞排出率，并观察症状有无缓解。如睡后尿中血细胞明显减少甚至消失，症状缓解者，则支持肾下垂之诊断。如未缓解，则可除外肾下垂之因素。

3. 注水试验

为明确患者的腰痛是否来自肾脏，可经膀胱镜输尿管插管后向肾盂内注水，直到腰部感到胀痛，如疼痛性质与部位均与平时发作时相似者为阳性，支持肾下垂的诊断；如不相似者为阴性，不是肾下垂引起的症状。

4. 影像学检查

（1）排泄性或逆行性肾盂造影

先摄平卧位 X 线片，后摄直立位片了解肾盂位置。如肾盂较正常位置下降 1 个椎体即为肾下垂。若下降至第 3 腰椎横突水平即为 1 度；降至第 4 腰椎突为 2 度；降至第 5 腰椎横突为 3 度；第 5 腰椎以下为 4 度。

（2）超声检查

在头低足高位半小时后，用超声检查定好的肾脏位置与活动后肾脏的位置，可得出肾脏的活动度。

四、 诊断与鉴别诊断

（一）诊断

1. 轻度

有典型的腰酸痛症状，未扪及或仅触及肾下极。有的患者肾区有叩痛，静脉肾盂造影中肾活动度为 1 个椎体，超声检查中肾活动度为 3cm，有时有血尿（多为镜检）或尿路感染的并发症。

2. 中度

有明确的腰酸痛症状伴消化系统和神经官能方面的症状。可扪及肾脏。造影中肾脏活动度在 2 个椎体之内，超声检查有 3～6cm 的活动度。大多伴有血尿或尿路感染之并发症。

3. 重度

有明确的症状、体征。造影中见肾活动度超过 2 个椎体以上，或虽未超过 2 个椎体，但有明显输尿管扭曲，肾盂积水，合并结石或肾功能出现减退。超声检查肾活动度在 6cm 以上。

（二）鉴别诊断

1. 先天性异位肾

多位于腹或盆腔内，位置固定，平卧后肾不能复位。

2. 肾上极或肾外肿瘤压迫推移使肾位置降低

以上情况可以用 B 超、排泄性尿路造影或 CT 检查明确诊断。

五、 治疗

（一）中医治疗

1. 辨证治疗

（1）中气下陷

症状：腰酸下坠，遇劳加重，小便频数，大便不畅，神疲气短，舌淡苔白，脉虚软无力。

治法：益气升清，佐以补肾。

代表方：补中益气汤、参苓白术散。

处方举例：熟地黄 24g、当归 15g、补骨脂 12g、杜仲 12g、炙甘草 10g、升麻 15g、柴胡 15g、炒白术 12g、黄芪 20g、党参 20g。若腹泻者，可加山药、米壳以涩肠止泻；若便秘者，加柏子仁、麻仁等。

（2）肾气不足

症状：肾脏下垂而见腹部肿块，尿频量少，两足浮肿，腰酸楚痛，舌淡少苔，脉沉细。

治法：补益肾气。

代表方：金匮肾气丸。

处方举例：熟附子 12g、肉桂 8g、熟地黄 24g、黄芪 20g、山药 20g、茯苓 20g、白芍 15g、牡丹皮 12g、泽泻 12g、山茱萸 12g、甘草 6g。若尿检有红细胞者，加仙鹤草、墨旱莲养血止血；若血尿明显，反复发作者，加人参、三七以益气止血。

（3）肝郁脾虚

症状：情志抑郁，胸胁胀痛，尿色赤混，腰胀痛不舒，纳差，脘腹胀满，舌边红，少苔，脉弦细。

治法：疏肝理气，佐以健脾。

代表方：柴胡疏肝散合四君子汤。

处方举例：太子参 15g、茯苓 15g、山药 15g、当归 10g、陈皮 6g、生白芍 15g、枳壳 15g、柴胡 5g、川楝子 9g、牡丹皮 12g、益母草 20g、生甘草 6g。若尿色赤浊日久者，可加白茅根、墨旱莲；气郁化火，热邪下注，见尿痛、尿急者，加木通、车前草、滑石、灯心草等清热利湿通淋之品；若尿中见血者，加白茅根、三七以通络止血。

2. 其他治疗

（1）辨病治疗

①胡芦巴 12g、枳壳 12g、菟丝子 15g、熟地黄 15g、党参 15g、山药 15g、黄芪 15g、升麻 8g、柴胡 8g、当归 8g、熟附子 6g，水煎服，每日 2 次。②中成药：补中益气丸适用于脾气下陷、中气不足之肾下垂；六味地黄丸、知柏地黄丸，适用于肾阴不足或阴虚内热之肾下垂；百令胶囊适用于肾气不足或有尿血之肾下垂。

（2）针刺疗法

①取水分、委中、阴谷等体穴及肾、腰椎、尿道、神门等耳穴交替针刺治疗，10

日为一疗程。②取肾脊穴，每日针刺1次，配合健脾补肾之中药治疗，疗效显著。

(3) 食疗

①猪腰子1对（去筋膜臊腺）、补骨脂10g，煎煮食用，隔日1次，连食数日。有健脾温肾之功。②五味子9g、红枣10枚、金橘30g、冰糖适量，加水同炖，去渣饮水，每日1剂，分2次服，连服10～15日。有疏肝理气之功。③生芡实20g、粳米（或糯米）30g，两者炒黄后煮粥食用，早晚空腹各服1次，温热时食用。适用于脾肾气虚患者。

（二）西医治疗

1. 保守治疗

锻炼腹腰肌，提高腹压以抗阻肾脏的下垂。另外可使用一些提高蛋白合成的药物如苯丙酸诺龙等。锻炼腹肌的方法，可做仰卧起坐，直腿高举等训练，另外也可以使用肾托、围腰兜带。

2. 注射疗法

在肾周注入奎宁、明胶制成的胶状剂或海绵状制剂造成肾周粘连，以使肾脏固定。

3. 手术固定

后腹腔镜肾固定术。

六、临床思路

肾下垂多数患者症状不明显，严重者可有腰部酸痛坠胀，排泄性或逆行性肾盂造影是诊断本病的主要方法。西医治疗无太多有效方法，多以保守治疗为主，中医在本病治疗中有极大优势。

洪钦国教授认为，肾下垂主要是由于先天不足引起，房劳多产，久病体虚均是加重本病的重要因素，故治疗应注重补益。肾为先天之本，补益肾之精气是治疗本病的基础。脾胃为后天之本，脾气主升，故健脾益气，养后天以滋先天是治疗本病的重要方法。同时要注重气血的调养，气血充足则筋肉得以濡养而丰盈，气机条达则升降有常，肾在其位。

七、预后

本病病程长，发病隐匿。若早期发现，积极治疗，可缓解病情。若失治误治，可加重症状，治疗更为困难。但本病一般预后良好，很少发展至肾衰竭。

八、预防调护

（一）预防

避免过度劳累、站立及剧烈运动，特别是身形高瘦及体质虚弱者，注意卧床休息。

（二）调护

合理饮食，避免过食耗气伤精之品，结合食补、食疗，辅助药效，相互促进。

九、临床验案

患者宋某，女，42岁，初诊日期为2007年5月25日。因“腰部酸痛2年，加重1月”就诊。缘患者两年前开始出现偶发腰腹部酸痛，未予治疗。近1月觉症状加重，行走、劳累、久立加重，平卧减轻，伴有肢体倦怠，乏力，少气懒言，面色萎黄，纳眠可，小便可，大便溏。婚育史：孕5产2，人流3次。体格检查：双肾区叩击痛阴性。舌质淡，苔白腻，脉缓弱。辅助检查：尿常规示正常；B超示无明显异常；静脉肾盂造影示双侧肾脏活动度为3个椎体。

中医诊断：腰痛（中气下陷证）。西医诊断：肾下垂。治法：补中益气，升阳举陷。处方：黄芪30g、白术20g、党参20g、黄精15g、干地黄10g、山茱萸12g、山药15g、升麻10g、柴胡12g、当归10g、陈皮10g、炙甘草6g。15剂，复煎服用。

复诊：患者半月后复诊，诉腰酸症状有所减轻，续服前方半月后，改补中益气丸口服。坚持1年后患者诉腰酸症状完全改善，复查静脉肾盂造影示肾脏活动度极小。

按语：本例患者多次小产，肾气亏虚，加之年龄逐渐增大，脾肾渐衰，中气不足，无力托举脏腑，则出现肾脏下垂。根据患者症状及舌脉表现，脾肾气虚，中气下陷明显，治疗以健脾益肾，补中益气为主，但因肾周筋膜肌肉已经松弛，因此需要长期坚持治疗，缓慢恢复。本病治疗重点在补气，所以重用黄芪取其托举之力而达效。

第十章　肾脏肿瘤

肾脏肿瘤（renal tumor，RT）是常见的泌尿系统肿瘤，仅次于膀胱肿瘤。欧美国家的发病率明显高于亚洲国家。按照生长特性和对人体组织器官的破坏程度，可分为良性肾脏肿瘤与恶性肾脏肿瘤。良性肾脏肿瘤主要包括肾血管平滑肌脂肪瘤、肾嗜酸细胞瘤、肾腺瘤、肾纤维瘤、肾血管瘤、肾脂肪瘤、肾球旁细胞瘤；恶性肾脏肿瘤主要包括肾癌、肾母细胞癌、肾肉瘤、肾转移癌。肾脏肿瘤多数为恶性肿瘤，约占95%，但随着影像学诊断技术和病理学技术的不断发展，肾脏良性肿瘤亦不少见。

肾癌（renal carcinoma，RC）亦称为肾细胞癌、肾腺癌，起源于肾小管的上皮细胞，可发生于肾实质的任何部位，但以上、下极为多见，少数侵及全肾，左、右肾发病机会均等，双侧病变占1%～2%。本病主要发生于40～60岁的成年人，男女发病率约为2∶1，城市居民较农村发病率高。肾癌是最常见的肾脏恶性肿瘤，本章节主要针对肾癌进行论述。

在中医学中，肾癌属于“腰痛”“血尿”“肾积”“癥积”等疾病范畴。古代文献早有关于“肾岩”的记载，但有别于现代医学所指的肾癌，一般是指阴茎癌，临床应注意区分。

一、　中医病因病机

中医认为，本病多因肾气亏虚，水湿不化，湿毒内生，或外受湿热邪毒，湿热下注，入里蓄毒，气滞血瘀阻结水道所致。其病理特点属本虚标实，本虚乃肾虚，标实乃湿、热、瘀毒蕴结，病机关键是肾虚。本病病位在肾，与脾、肝关系密切。临床上随不同病因及患者体质状态等可表现为不同的证候特点。

1. 湿热蕴结

外感湿热之邪入里，或脾失健运，湿浊内生，湿毒火热，下注膀胱，阻滞经脉，络脉受损，湿热蕴结成块，久结成瘤，侵及腰部而发病。

2. 瘀血内阻

外伤跌仆损伤经脉气血，或因久病，气血运行不畅，导致经络气血阻滞不通，气滞血瘀，凝聚互结成块。

3. 肾虚毒蕴

素体肾虚，或年老肾精亏虚，阴虚火炎，导致气化不利，水湿不化，瘀结成毒，滞留腰部而成块。

4. 气血亏虚

多因久病体虚，或脾虚则水谷精微化生不足，气血化生之源枯竭致气血亏虚所致。肾气不足，不能摄血，尿血日久导致气血双亏，脏腑功能失调。

二、西医发病机制

本病的病因目前尚不完全清楚，种族及地理条件不是引起肾癌的重要因素。现代医学认为肾癌的发生与遗传因素、吸烟、黄曲霉素、放射线、工业因素有一定的相关性。肾结石合并肾癌的患者，可能与局部长期慢性刺激有关。肾细胞癌起源于近曲小管上皮细胞，病理类型分为透明细胞型、颗粒细胞型、未分化细胞型（多为梭形细胞）和混合型等4种类型。肾癌细胞可通过直接浸润、淋巴途径和血运转移。

三、临床表现

（一）临床症状

典型症状常见于中老年患者，出现无痛性血尿、腰痛、肾区扪及肿块和（或）伴有肾外症状，已排除其他疾病。

早期肾癌无明显的临床症状，常在体检时发现。肾癌的主要症状为血尿、腰痛、腰部肿块，临床上三者同时出现时也称为“肾癌三联征”。无痛性、间歇性血尿为最常见的症状，约60%的病人有肉眼或镜下血尿，多表明肿瘤已经侵入肾盂、肾盏等集合系统。腰痛大多表现为持续性肾区疼痛，若尿中伴有血块，可引起肾绞痛。腰部肿块质硬，表面不光滑。若肿块固定不动表示肿瘤已侵入周围组织。

“肾癌三联征”只见于少数患者（10%），常预示病变已至晚期，在有症状的患者中大部分只出现三联征中的1个或2个症状。也有些患者症状很不典型，如表现不明原因的发热消瘦等。早期肾癌多以无痛性血尿为主，一旦发生腰部持续性钝痛则多属晚期。肾癌晚期的患者还可表现为发热、乏力、贫血、食欲减退、消瘦及恶病质等。

（二）相关检查

1. 实验室检查

①尿常规检查可见镜下血尿，尿液细胞学检查若在尿液中发现癌细胞则可确诊，但其阳性率较低，一般对肾癌诊断意义不大。②血生化检查可发现部分病人血沉增快。③肿瘤标记物是利用实验室检验查出体内某些化学成分含量，协助对肾癌患者进行病情监测和判断预后，如肾癌患者血清铁蛋白浓度可增高，但肾良性肿瘤患者血清蛋白在正常水平，该指标作为肾癌肿瘤标志物缺乏特异性，但有助于鉴别肾脏良、恶性肿瘤。然而目前尚缺乏特异性的肾癌标志物。

2. 影像学检查

（1）B超

简便易行，对患者无创伤，故已作为肾脏肿瘤患者首先的影像学检查。它可以很容易地将肾囊肿、肾积水等疾病与肾癌鉴别，其准确率可达80％～90％。同时还可了解肾门、腹膜后淋巴情况和肝脏、肾上腺等有无转移。彩色多普勒超声检查有助于了解肿瘤瘤栓侵犯静脉的程度。

（2）X线检查

诊断肾癌的重要方法。尿路平片可见患侧肾影不规则增大，腰大肌影模糊，有10％的肾癌患者在肿块周围可见钙化影。肾盂造影及逆行尿路造影片可见肾盂或肾盏受压、变形、拉长或扭转，充盈不全或缺如，甚至出现患肾不显影。腹主动脉和肾动脉造影是肾癌早期诊断的一项重要的手段。通过造影显示其迂曲、不规则、粗细不一的血管影，且常常包绕成团。下腔静脉造影可以了解下腔静脉、肾静脉内有无癌栓，有无受到肿块的压迫浸润等改变。

（3）CT

目前最可靠的诊断肾癌的影像学方法。对囊性实性占位的鉴别准确率达93％，能显示肿瘤的范围及了解周围有无浸润、淋巴转移、远处播散等，对肿瘤的出血、液化、坏死等病变可显示出其不均性的改变。

(4) MRI

在显示肾静脉或下腔静脉受累、周围器官侵犯及良性肿瘤或囊性占位鉴别等方面有较大的意义。

(5) 核素检查

对脏器形态及功能的了解有重要价值。对不能做 X 线检查的患者更合适。

3. 病理学检查

肾癌细胞类型主要为透明细胞、颗粒细胞和未分化细胞，其中以透明细胞最为常见。颗粒细胞癌的细胞生长活跃，恶性程度较透明细胞癌高。这 2 种类型可单独存在，也可同时出现在同一瘤体内。肾穿刺活检能早期获取病理形态学诊断。肿瘤的分级、分期对制定治疗方案和判断预后有一定的临床意义，常用的分级方法为 Fuhrman 分级，分期方法有 Robson 分期和 TNM 分期。

四、 诊断与鉴别诊断

(一) 诊断

肾癌症状多变，容易误诊。血尿、疼痛和肿块三大典型症状都出现时已是晚期，因此其中任何一个症状出现时即应引起重视。肾癌的诊断主要依赖影像学检查，包括 B 超、CT 和 MRI。KUB+IVP 和肾动脉造影现已较少用于肾癌的诊断。核素扫描主要用于评价骨或肝转移。血尿患者首先应给予 B 超检查，如发现肾占位病灶，应进一步作 CT 或 MRI，明确诊断。目前临床上无症状肾癌绝大部分是由 B 超检查发现的。B 超检查一般可区分肾癌、肾血管平滑肌瘤和单纯性肾囊肿。CT 对大部分肾癌能做出正确的诊断，准确性与肿瘤的大小有关。CT 容易将出血性囊肿误诊为肾癌，MRI 则有助于鉴别诊断出血性囊肿。CT 和 MRI 对发现静脉癌栓和确定癌栓范围以及肿瘤临床分期很有帮助。穿刺活检可明确病理类型，但一般不用于肾癌诊断，建议仅当那些不能手术治疗的晚期病例在采用分子靶向药物治疗前为明确病理类型时才做穿刺活检。

（二）鉴别诊断

1. 肾脏囊肿

典型的肾囊肿从影像学检查上很容易与肾癌相鉴别，但当囊肿内出血或感染时，往往容易误诊，需结合病史及临床表现，综合分析作出诊断。

2. 肾结核

有结核病史，大多伴有膀胱刺激征和脓尿，尿中可查到结核杆菌，肾盂造影有助于诊断。

3. 泌尿系统结石

多有腰痛、肾绞痛、膀胱刺激征和排尿困难，X 线平片、B 超或 CT 检查可确诊。

4. 肾脏假瘤

肾脏形态异常、感染性包块、梗死灶、血肿、局限性肾积水以及肾血管畸形在影像学检查中可表现为肾脏占位性表现，但通过仔细询问病史及伴随的临床症状往往可作出鉴别诊断。CT 扫描及增强扫描有助于定性诊断，必要时 B 超引导下针吸细胞学检查或穿刺活检可有助于诊断。

5. 肾血管平滑肌脂肪瘤

是一种较为常见的肾脏良性肿瘤，由异常血管、成团的脂肪组织以及平滑肌组织组成。肾癌不含脂肪组织，CT 扫描可发现脂肪组织的存在，是鉴别诊断的常用方法。当肿瘤成分中脂肪组织含量极少时，会造成诊断困难。

6. 肾脏淋巴瘤

约 1/3 的淋巴瘤患者肾脏受累，影像学检查可发现肾脏肿块。多数病人已出现全身转移，肾脏肿块一般不是同时并发肾癌而是转移灶。但少数淋巴瘤患者，肾脏肿块首先被发现，此时往往难以与肾癌相鉴别。

7. 肾转移癌

肾脏血运丰富，因此其他脏器恶性肿瘤，如肺、乳腺、黑色素瘤等容易转移至肾脏。肾转移癌实际临床发病数可能高于肾癌，但因多数为尸检发现，临床重要性比较小。转移癌在血管造影时肿瘤表现为典型的无血管，肿瘤小而多发。

五、 中医辨证要点

肾癌辨证当辨明病期早晚，标本虚实，邪正盛衰。本病标实证多以湿热蕴结为主，小便色泽常为黄赤混浊。晚期多属本虚标实，以肾虚毒蕴，气血双亏为主，血尿色泽淡红，腰痛日夜不休，伴有消瘦、乏力等。临证应注意审察标本缓急，肾癌多以肾气亏虚为本，湿热邪气为标，肾癌病因为本，尿血、腰痛等证候为标。

六、 治疗

（一）中医治疗

1. 辨证治疗

（1）湿热蕴结

症状：无痛性血尿，或有腰痛，坠胀不适，腰腹部肿块，伴发热，口渴，纳呆，或有恶心呕吐，舌质暗红，舌苔黄腻，脉滑数。

治法：清热利湿，凉血散结。

代表方：八正散。

处方举例：通草 6g、车前子 10g、瞿麦 10g、大黄 6g、萹蓄 10g、滑石 10g、栀子 6g、生地黄 10g、灯心草 6g、甘草 6g。若纳呆者，可加用山楂、麦芽、神曲以健脾消食；若尿血不止者，可加小蓟、生侧柏叶、仙鹤草以凉血止血。

（2）瘀血内阻

症状：腰腹部肿物日渐增大，肾区肿胀不适，腰痛加剧，多呈刺痛或钝痛，痛有定处，血尿或夹血块，面色晦暗，舌质紫暗或见瘀斑，苔薄白，脉弦或涩或结代。

治法：理气活血，化瘀散结。

代表方：身痛逐瘀汤。

处方举例：川芎 15g、桃仁 10g、菟丝子 10g、红花 9g、没药 10g、五灵脂 9g、香附 20g、延胡索 10g、牛膝 15g、当归 20g、山慈菇 15g、白花蛇舌草 15g、甘草 6g。若痛甚者，可加乳香、白芍以行气止痛；若出血量多者，可加大蓟、小蓟、三七以化瘀止血。

（3）肾虚毒蕴

症状：腰腹肿块，尿血或腰痛，腰膝酸软，潮热盗汗，口燥咽干，耳鸣或耳聋，舌质红少津，脉细数。

治法：补肾养阴，凉血解毒。

代表方：六味地黄丸。

处方举例：熟地黄 30g、山药 20g、山茱萸 15g、泽泻 10g、茯苓 15g、牡丹皮 15g、牛膝 15g、半枝莲 20g、白花蛇舌草 20g、土茯苓 30g、甘草 6g。若五心烦热者，可加黄柏、知母、地骨皮以清虚热；若痛甚者，可加白芍、延胡索以缓急止痛；若纳少者，可加陈皮、砂仁、白术以理气健脾。

（4）气血亏虚

症状：神疲乏力，面色苍白或萎黄，自汗，心悸失眠，纳呆，形体消瘦，腰或腹部肿块明显增大，腰痛，肉眼血尿，舌质淡暗，苔白，脉细弱。

治法：补气养血，解毒散结。

代表方：八珍汤。

处方举例：党参 30g、白术 10g、茯苓 8g、当归 10g、川芎 5g、白芍 8g、熟地黄 15g、女贞子 10g、枸杞子 15g、半枝莲 15g、白花蛇舌草 20g、甘草 5g。若短气、纳差者，可加黄芪、鸡内金以补气健脾；若腰痛甚者，可加乳香、没药以行气止痛。

2. 其他治疗

（1）辨病治疗

①半边莲：有抗癌活性作用，半边莲碱对癌细胞有抑制作用，临床上多用于消化道和泌尿系统肿瘤。煎服，15～30g。②猪苓：有抗癌及提高机体免疫功能的作用，可用于多种肿瘤，对各种肿瘤伴有水肿或恶性积液效果尤佳。煎服，15～30g。③土贝母：能诱导肾癌细胞发生凋亡，能升白细胞。煎服，15～30g。④冬虫夏草：可用

于各种肿瘤及其各个阶段的治疗，通过调节机体体液免疫及细胞免疫的功能，抑制肿瘤生长。煎服，5～10g。⑤金匮肾气丸：每次 6g，每日 2 次。适用于肾癌肾气亏虚者。⑥六味地黄丸：每次 6g，每日 2 次。适用于肾癌肾阴亏虚者。⑦小金丸：每次 2g，每日 2 次。适用于肾癌痰瘀阻络等正气未衰者。⑧大黄䗪虫丸：每次 3～6g，每日 2 次。适用于肾癌气结血瘀兼有热毒者。⑨西黄丸：每日 1 丸，开水送服。适用于肾癌邪实等证型。

(2) 外治法

①双柏散：用蜜糖水调敷腰部肿块处。②癌痛散：乳香 20g、没药 20g、姜黄 20g、栀子 20g、白芷 20g、黄芩 20g、小茴香 15g、丁香 15g、赤芍 15g、木香 15g、黄柏 15g、蓖麻仁 20 粒，上药磨为细末，用鸡蛋清调匀，外敷肾穴位，6～8 小时更换 1 次。适用于肾脏肿瘤疼痛者。

(二) 西医治疗

肾癌对放疗和化疗不敏感，一般仅作为姑息治疗以减轻痛苦，延长生命，或作为手术前后的辅助治疗。手术切除一直是肾癌最主要的治疗。近年来针对肿瘤血管生成的酪氨酸激酶抑制剂等分子靶向药物，可明显延长晚期肾癌无疾病进展生存和总生存时间。

1. 手术治疗

Ⅰ～Ⅱ期病人应行根治性肾切除及区域淋巴结清扫。手术范围包括患肾、肾周脂肪、肾周围筋膜、同侧肾上腺及腹主动脉旁、下腔静脉周围、腰大肌表面淋巴结。对肿瘤侵犯肾包膜、肾盂、淋巴结有转移的病人，建议做手术后放射治疗，减少局部复发。对淋巴结有转移、血管和（或）淋巴管癌栓病人，建议手术后进行化学治疗和（或）免疫治疗。对于肾癌转移的治疗，若是单个转移灶应争取患肾与转移灶的切除；多发性转移灶，在条件允许的情况下，亦应该先切除原发病灶，然后进行综合治疗。

2. 放射治疗

肾癌对放疗不甚敏感，因此未被用作治疗的主要方法。但这种方法已被应用于手术前或手术后的辅助治疗，以及对转移性肾癌缓解疼痛等症状的处理。适应证：①恶性程度较高或第Ⅱ、Ⅲ期肿瘤，可用术后放疗作为辅助治疗。②原发肿瘤巨大和

(或）周围浸润固定或肿瘤血供丰富静脉怒张者，术前放疗可使肿瘤缩小，血管萎缩以增加切除率。③骨骼等转移性肾癌引起疼痛时，放疗可缓解症状。④不能手术的晚期病员，放疗可缓解血尿、疼痛等症状并延长生命。

3. 化学治疗

肾癌联合化疗常以长春花碱为基础联合其他药物，但总的疗效没有因联合化疗而明显提高。

4. 生物治疗

个别肾癌患者出现肿瘤自行消退现象，研究发现肾癌细胞具有较强抗原性，免疫治疗可能有效。白细胞介素-2或干扰素单独或联合应用，可获得15%～20%的有效率。动物实验表明，利用肾癌细胞裂解物刺激树突状细胞，或将肾癌细胞与树突状细胞融合制成特异性瘤苗治疗肾癌有效，但临床实际效果如何，值得进一步研究。

5. 分子靶向药物治疗

有针对血管内皮生长因子受体（VEGFR）和血小板源性生长因子受体（PDGFR）酪氨酸激酶的抑制剂，有针对mTOR的制剂，还有只针对VEGFR的制剂或针对VEGF的单克隆抗体。这些药物主要是使肿瘤稳定，真正的客观反应率很低，而且价格昂贵，需要长期服药，尽管不良反应较多，但与全身化疗相比，患者要容易接受。

6. 其他治疗

经皮射频消融和冷冻消融对肾癌也有一定的效果，但有严格的适应证。

七、 临床思路

肾癌的治疗以手术治疗为主，放疗、化疗、免疫治疗效果较不理想，亦不肯定。晚期肾癌主要以放疗、化疗为主，如有条件可行姑息性肾切除术。若有远处转移灶也可行放射治疗。复发患者以化疗为主。中医中药可以贯穿于肾癌治疗的全过程，以辨证论治结合专方专用及其他疗法与化疗、放疗及生物治疗等方法配合，可起到减毒增效的作用；单纯中医治疗在抑制肿瘤发展、改善生存质量等方面亦具有一定疗效。

洪钦国教授认为，肾癌早期以标实为主，治疗重在清利湿热，活血散结，解毒消积；晚期则以本虚为主或本虚标实兼见，治当扶正补肾，益气养血兼以祛邪。肾亏余毒证多表现在肾癌切除术后，发现有周围浸润，淋巴结或小静脉癌栓，术后腰痛，体弱，精神差，有低热，舌淡红，苔薄白，脉细滑或沉滑，治疗以益气滋肾，解毒通淋为法，方可用杞菊地黄汤或济生肾气丸加减；湿热瘀毒证多见于中晚期患者或术后复发致血尿不止，腹痛加剧，腰部或腹部肿块日益增大，伴有发热，口渴纳呆，恶心呕吐，脉滑数或弦滑，舌质暗红，苔黄白，治疗以清热利湿，活血散结止痛为法，方可用八正散加减；气血双亏、毒热瘀结证多见于晚期恶病质患者，主要表现为乏力，气短，咳嗽气促，心悸心烦，贫血消瘦，面色晦暗少华，腹部肿块或转移灶日渐增大，口干，低热，包块疼痛，脉沉细弱或虚大而数，舌淡有瘀点，白苔或黄白苔，治疗以补气养血，化瘀解毒为法，方可用八珍汤加减。

八、预后

本病的预后主要与肿瘤的大小、病理类型、临床分期和分化程度等因素有关。临床分期和治疗以及患者自身的免疫功能状态是影响预后的关键因素。透明细胞癌恶性程度较低，预后较好；颗粒细胞癌恶性程度较高，预后较差；梭形细胞癌分化最差，预后也最差。手术是肾癌的主要治疗手段之一，但存在术后复发或转移的可能，而肾癌对放射治疗及化学治疗均不敏感，中医药治疗在改善症状、提高生活质量和延长生存期等方面有着较好的前景。

九、预防调护

（一）预防

①尽量减少或避免吸烟、饮酒，避免接触芳香碳氢化合物、芳香胺、黄曲霉素、射线等致癌物质。②积极开展防癌宣传，普及防癌知识，做到对肾肿瘤的早预防、早诊断、早治疗。③加强适宜的体育锻炼，增强体质，提高抗病能力。

（二）调护

①养成良好的饮食习惯，不食用霉变腐败、熏腌食品。宜清淡饮食，适当进食鱼、蛋及少量动物肉类。适当控制糖、盐的摄入。②保持乐观的生活态度，调节情绪，提高生活质量。③细心关注身体变化，如发现异常，建议立即到正规医疗单位诊治。④术后康复患者应定期复查，每1～3个月复查一次，情况良好者每半年到一年复查一次，并坚持中西医结合综合治疗。

十、临床验案

患者秦某，男，34岁，初诊日期为2010年12月25日。因“左肾癌切除术后1年，反复发热伴尿急尿痛半年余”就诊。患者于2010年1月体检发现左肾实质性肿块，大小约2cm×3cm，遂至外院行左肾部分切除术，病理检查提示左肾透明细胞癌，肿物横切面积为3cm×3cm，术后未行化疗，予白介素-2提高免疫力。术后6月余出现低热，口渴，渴不多饮，腰酸，胃纳欠佳，肢体困重，尿急，尿灼热疼痛，大便难解，眠差。体格检查：左肾区轻微叩击痛。舌质红，苔黄腻，脉濡数。辅助检查：2010年12月25日查尿常规示白细胞（++）；肾功能未见明显异常。

中医诊断：淋证（湿热瘀毒证）。西医诊断：泌尿道感染，左肾癌部分切除术后。治法：清热利湿，活血解毒。处方：车前草15g、萹蓄15g、生地黄15g、猫爪草15g、半枝莲15g、夜交藤15g、制大黄10g、太子参10g、厚朴10g、枳壳10g、远志10g、灵芝10g、淡竹叶10g、通草5g、绞股蓝5g、甘草6g。14剂，水煎至250ml，每日1剂，早晚分服。

复诊：1月后，患者自述尿急较前明显改善，但解小便仍感觉轻微疼痛，大便1日1行，睡眠可，自觉乏力，胃纳不佳，偶感恶心，前方去绞股蓝、枳壳，加黄芪30g、制半夏10g、黄连5g、竹茹10g。

再诊：3月后，自述症状较前明显好转，无明显不适主诉。服用中草药1年半来病情稳定，无尿路刺激症状。

按语：该类患者大多为初诊病例，外感或内伤导致湿热蕴结于下焦，下注膀胱，湿热阻于肾与膀胱，导致肾与膀胱气化失常。症见血尿频现，尿血鲜红，或尿急、尿频、尿灼热疼痛，腰痛或坠胀不适，腰腹部可触及肿块，伴发热，口渴，纳呆，恶心呕吐，舌质红、苔黄腻，脉滑数。湿热蕴结于下，症见腰痛坠胀不适，伴有低热，口渴，乏力，纳呆，恶心，呕吐，舌黄腻，脉滑数。治以清利湿热，方选八正散加减。方中瞿麦除膀胱湿热，淡竹叶清小肠与心之火；萹蓄清下焦之火，利水通淋；车前子利水益肾，通草导湿从小便出，绞股蓝、猫爪草、半枝莲清热解毒抗癌，夜交藤、远志、灵芝宁心安神。若见舌苔厚腻、湿重之象，酌加杏仁、白豆蔻、生薏苡仁宣肺宽胸，利水除湿，猪苓、土茯苓、泽泻利水解毒；血尿者，加大蓟、小蓟、白茅根凉血止血；恶心、呕吐者，酌加半夏、黄连、竹茹祛痰止呕；纳差者，予陈皮、砂仁醒脾开胃；伴有低热者，酌加滑石、连翘、牡丹皮、地骨皮清虚热。

第十一章　药物性肾损害

药物性肾损害（drug-induced renal injury）或称为药物相关性肾脏病（drug associated renal disease）通常指由于药物不良反应或药物不良事件所导致的药源性肾脏病（drug-induced renal disease），由不同药物所致、具有不同临床特征和不同病理类型的一组疾病。本章将对抗菌药物、对比剂、化疗药、中草药肾损害详细展开叙述。

第一节　抗菌药物

抗菌药物肾损害是指除外其他引起肾损伤的原因，使用抗菌药物后出现肾功能受损表现，包括尿检异常、肾功能减退、肾脏影像学异常、肾脏病理学异常等。

近年来，因抗生素等药物在临床上的广泛使用，急性肾损伤的发病率逐年升高，年增长率达11%，药物因素是导致急性肾损伤的重要原因，约占急性肾损伤总发病率的19.9%。有学者对1999～2009年有关药源性急性肾损伤408例统计分析发现，药源性急性肾损伤最多的是抗生素，主要为β-内酰胺类，氨基糖苷类药物以庆大霉素为主。国外研究发现，抗生素导致肾损伤的发病率已经上升至36%。

抗菌药物所致的肾损害，在中医学属“药毒”“肾虚”“虚劳”范畴。

一、　中医病因病机

中医认为，抗菌药物肾损害病因包括痰浊阻滞、湿热瘀阻、肝肾阴虚、脾肾阳虚。病位在肾，且与肝、脾、肺、膀胱有关。其病机主要是肾虚，复感毒邪，气化失司，水道闭阻，毒邪壅滞三焦。抗菌药物肾损害属邪盛正衰，标实本虚。一般初发之期多以邪实为主；病至后期，肾气受损，遂转为正虚为主。

1. 痰浊阻滞

药毒犯胃伤脾，脾气受损，脾失健运，转输不能，水湿壅滞，痰浊内生，阻滞于中，下注膀胱，气化不利。

2. 湿热瘀阻

湿热毒邪犯肺，热邪壅滞，肺气闭塞，水道通调失司，不能下输膀胱。瘀血败精阻塞于内，或砂石内生，尿路阻塞，小便难以排出。

3. 肝肾阴虚

久病耗损阴液，导致肾阴不足，肝肾同源，肝血生化乏源，肝失疏泄，三焦气化不利。

4. 脾肾阳虚

年老体弱或久病体虚，可致肾阳不足，命门火衰，肾为先天之本，脾为后天之本，脾阳根于肾阳，肾精不足，肾气受损，导致脾气脾阳两虚。

二、 西医发病机制

1. β-内酰胺类抗生素

青霉素类药物主要通过免疫机制致病。某些药物抗原可激活体液免疫，在循环中形成抗原抗体复合物并在肾小管基底膜沉积；某些药物为半抗原，与肾小管基底膜蛋白相结合后形成全抗原，在原位形成免疫复合物。免疫复合物进一步激活补体及其他免疫分子而引起肾小管间质性肾炎。部分患者因青霉素导致过敏性休克，未及时纠正，肾脏血流灌注下降而出现严重的肾小管损伤。

2. 头孢菌素类

确切机制尚不完全清楚。可能通过下述几种机制致病：第一，通过免疫机制致病。第二，由于近端肾小管是摄取头孢菌素的主要部位，故其受损的另一机制是药物的直接肾毒性作用。第三，头孢菌素进入肾小管细胞后可以选择性地与线粒体结合，可以抑制线粒体的呼吸链、降低细胞色素 C 氧化酶的活性，引起细胞能量代谢障碍；同时，头孢菌素还可激活氧化应激反应，导致细胞内 PKC、MEK/ERK、cAMP 等信号通路的紊乱、促进自由基导致的脂质过氧化损伤。

3. 氨基糖苷类抗生素

氨基糖苷类抗生素包括新霉素、卡那霉素、庆大霉素、阿米卡星、妥布霉素、链霉素。其中，庆大霉素（gentamycin，GM）肾毒性作用机制研究较为深入。GM 所致肾损伤的发生机制主要是细胞毒性。GM 竞争性结合近曲小管上皮细胞转运体，并进入肾小管上皮细胞内，再被转入溶酶体、高尔基体和内质网内，导致溶酶体磷脂化和细胞损伤；而当 GM 在这些细胞器内累积超过一定阈值时，会导致药物溢出，进入肌浆网、线粒体，诱导细胞凋亡、降低 ATP、增加氧自由基的产生。

4. 万古霉素

万古霉素肾损害的发生机制尚不十分清楚。动物实验发现，正是万古霉素在肾小管上皮细胞的累积导致肾小管坏死。其机制是万古霉素在细胞内具有突出的嗜溶酶体活性，损伤溶酶体导致细胞坏死。万古霉素也可通过上调超氧化自由基的生成、损伤线粒体和激活补体、诱发炎症反应，导致肾小管和肾间质的损伤，甚至伴有肉芽肿的生成。

5. 碳青霉烯类

目前，临床上常用的碳青霉烯类抗生素主要包括亚胺培南/西司他丁钠和帕尼培南/倍他米隆。亚胺培南/西司他丁钠的肾毒性作用机制为：亚胺培南进入肾小管上皮细胞内，能够被脱氢肽酶（dehydropeptidase，DHP）降解，降解产物产生肾毒性，而西司他丁钠能够抑制 DHP 的活性。帕尼培南/倍他米隆的肾毒性作用机制为：帕尼培南经阴离子转运蛋白 OAT1 进入肾小管上皮细胞内，抑制细胞内线粒体有机阴离子转运体，导致能量合成障碍和细胞损伤，而倍他米隆能够抑制这种吸收。

6. 两性霉素 B

两性霉素 B 导致肾损害的可能发病机制包括如下几个方面。第一，细胞毒性，该药通过影响宿主细胞膜上的类固醇，导致细胞膜穿孔和通透性增加，进而肾小管上皮细胞坏死或凋亡。研究发现，该药还可促使肾小管上皮细胞凋亡。第二，该药能够明显减少肾血流和肾小球滤过率。第三，该药能够刺激炎性细胞因子 IL-6、IL-8 和 IL-

10 的释放，导致肾实质炎性反应。

7. 喹诺酮类

喹诺酮类抗生素中，可导致肾损害的主要包括诺氟沙星、氧氟沙星和环丙沙星，部分患者在服用此类药物后会出现轻度的肾毒性反应。

8. 磺胺类

磺胺类药物肾毒性，主要是通过在肾小管内析出结晶造成肾内梗阻，导致肾后性肾衰竭。

9. 利福平

利福平的肾毒性，可能由免疫介导，间歇用药产生的利福平抗体作用于肾小管上皮细胞并激活补体而造成肾损害。利福平抗体的阳性率高低与其肾毒性反应的发生率呈正相关，但现并未发现此抗体与血液系统异常相关。

三、 临床表现

（一）临床表现

1. 急性肾衰竭

此类药物可通过直接肾毒性引起急性肾小管坏死；还可通过引起肾小球滤过率降低而造成肾前性急性肾衰竭，或阻塞肾小管，造成急性梗阻性肾衰竭，临床表现为少尿型或无尿型。

2. 急性间质性肾炎

此类药物可通过免疫反应引起急性间质性肾炎，临床上可出现全身过敏反应，主要是药物热、药疹、淋巴结肿大等；肾脏表现为程度不一的蛋白尿、血尿、白细胞尿、嗜酸细胞尿，若近曲小管受损还可出现尿糖、肾小管性蛋白尿、肾功能减退，直至肾衰竭。

3. 肾炎综合征或肾病综合征

临床表现为蛋白尿、血尿、血压升高和水肿，病程迁延可发展至慢性肾衰竭。

4. 肾小管功能损害

主要表现为电解质紊乱（如低钾血症、低钠血症、低镁血症等）、尿检异常（如范科尼综合征、肾性尿崩症）、肾小管性酸中毒等。

5. 慢性肾衰竭

临床表现常缺乏特异性，往往在实验室检查时才被发现，其中30%左右为肾乳头坏死。

6. 其他

肾血管损害、狼疮样改变等。

（二）相关检查

1. 尿液检查

尿常规检查提示肾小管功能障碍，尿比重和尿渗透压降低，或尿液中嗜酸粒细胞增多。

2. 血液检查

血液生化检查提示血肌酐和尿素氮水平快速升高，可伴有代谢性酸中毒及电解质紊乱；或血嗜酸粒细胞增多；低钾血症、低钠血症、低镁血症等。

四、 诊断与鉴别诊断

（一）诊断

抗生素肾损害临床表现多样，依据致病机制主要分为两类：第一类为中毒性损害，多见于氨基糖苷类抗生素，往往与药物剂量有关，首次给药潜伏期2日～2月，80%在3周内起病，再次给药潜伏期为3～5日。早期仅表现为近端肾小管功能损害、尿酶增加，重者出现非少尿型或少尿型急性肾衰竭。光镜下见广泛肾小管上皮细胞坏死，以近端小管最为严重，重者累及所有肾单位。电镜下特征性改变为肾小管上皮细胞内初级与次级溶酶体明显增加，大量髓样小体形成。可见于正常人，更多见于高龄及合并高血压、糖尿病、痛风、基础肾脏病患者。第二类为过敏反应，以β-内酰胺类最为常见，潜伏期短，最短者仅15分钟，大多数在9日内出现，一般不超过2周。最早出现血尿、无菌性白细胞尿，也可表现为少量蛋白尿、腰痛，进一步发展为少尿型急性肾衰竭。此外可出现全身过敏反应、溶血性贫血、肝功能损害、淋巴结肿大，甚至合并剥脱性皮炎、多脏器功能障碍综合征等。肾活检是确诊的主要手段，光镜下呈急性间质性肾炎，病变主要分布在皮质深层和外髓部，严重时弥漫分布。

临床应用抗生素时，应密切观察尿量、尿酶、镜下血尿、肾功能等变化，及早明确诊断。

（二）鉴别诊断

1. 其他因素引起的急性肾损伤（acute kidney injury，AKI）

AKI包括肾前性、肾性和肾后性因素。其中，药物导致的肾衰竭多为肾性或肾前性。肾后性AKI多有结石或腹膜后疾病导致的输尿管狭窄、前列腺肥大、前列腺肿瘤、膀胱颈肿瘤等，突发尿量减少。肾脏超声波和腹部CT检查可帮助鉴别。

2. 其他类别的药物性肾损害

（1）对比剂肾病

CIN是应用含碘对比剂后2～3日内血肌酐水平较基线水平升高不低于25%或0.5mg/dl（44.2μmol/L）并排除其他原因所导致的肾功能障碍。

（2）化疗药肾损害

化疗药肾损害的诊断根据以下两点：①可能产生化疗药肾损害的药物应用史，包括特定的药物种类、药物应用的剂量、疗程、用药与肾损害发生的间隔时间、停药后肾损害的恢复情况等。②相应的肾脏受损表现，包括尿检异常、肾功能减退、肾脏影像学异常、肾脏病理学异常。

(3) 中草药肾损害

具有不同程度的中药或中成药用药史和肾损害表现，用药与肾损害有明显的因果关系，并排除原发性、继发性肾脏病以及感染、原发性高血压等其他因素引起的肾脏损害，符合急性和或慢性肾衰竭的诊断标准。

3. 慢性肾衰竭

慢性肾衰竭是指肾脏损伤（肾脏结构或功能异常）不少于3个月，伴或不伴有肾小球滤过率下降，临床上表现为肾脏病理学检查异常或肾脏损伤（血、尿成分或影像学检查异常）；或肾小球滤过率（GFR）小于60ml/（min·1.73m^2），不少于3个月，有或无肾脏损伤证据。结合既往病史，双肾彩超、血分析、生化等检查，可资鉴别。

五、治疗

(一) 中医治疗

1. 辨证治疗

(1) 痰浊阻滞

症状：尿少尿闭，纳呆食少，呕吐清水痰涎，胸闷腹胀，大便稀溏，头痛头昏，舌淡红，苔白腻，脉滑。

治法：健脾化痰，利湿泄浊。

代表方：温胆汤。

处方举例：五指毛桃30g、白术10g、法半夏10g、陈皮5g、茯苓15g、炙甘草6g、竹茹10g、大枣10g、枳实10g。

(2) 湿热瘀阻

症状：尿少尿闭，纳呆食少，口中臭秽，恶心呕吐，腹痛，痛有定处，夜间加重，头痛如针刺，烦躁不安，发热咽干，神昏谵语，或伴目黄尿黄，舌暗红，有瘀点瘀斑，苔黄腻，脉弦或滑数。

治法：清热利湿，化瘀通络。

代表方：黄连温胆汤合桃核承气汤。

处方举例：黄连 6g、法半夏 10g、陈皮 5g、茯苓 15g、炙甘草 6g、竹茹 10g、大枣 10g、枳实 10g、桃仁 10g、桂枝 10g、大黄 5g（后下）、芒硝 10g。

(3) 肝肾阴虚

症状：尿频量多，面红如妆，手足搐搦，入夜尤甚，腰膝酸软，口渴多饮，心烦少寐，舌红少苔，脉沉细无力。

治法：益气养阴，滋补肝肾。

代表方：生脉散合六味地黄丸。

处方举例：党参 20g、麦冬 20g、五味子 5g、熟地黄 10g、山药 20g、山茱萸 10g、牡丹皮 10g、泽泻 10g、茯苓 10g。

(4) 脾肾阳虚

症状：面色㿠白，神气怯弱，畏寒肢冷，腰膝冷而酸软无力，纳差，呕吐清水痰涎，全身水肿，尿少，舌淡胖，苔薄白，脉沉细或弱。

治法：温肾健脾，利湿泄浊。

代表方：济生肾气丸。

处方举例：制附子 10g（先煎）、肉桂 10g、熟地黄 10g、山药 20g、山茱萸 10g、牡丹皮 10g、泽泻 10g、茯苓 10g、车前子 10g、牛膝 10g。

2. 其他治疗

(1) 辨病治疗

①中成药：升清降浊胶囊、百令胶囊、六味地黄丸、金匮肾气丸、参芪扶正注射液、参麦注射液、丹参注射液、疏血通注射液、肾康注射液。②外治法：塞肛，肾康栓，每日 5 粒，分 4 次使用，早、中、晚各 1 粒，睡前 2 粒。8 周为一疗程。中药保留灌肠，复方大黄灌肠液，一次 150 毫升，加蒸馏水至 300 毫升，结肠保留灌肠，每次保留 60 分钟，每日 1～2 次。下消化道出血，活动性结肠炎，痔疮等忌用。结肠透析，使用结肠透析机，每日 1 次，14 日为一疗程。

(2) 中医特色治疗

肾病治疗仪：选取水道、阴陵泉、三阴交、足三里、膀胱俞、左肾俞、右肾俞、涌泉等穴位作高频脉冲刺激，目的是通过经络调节、改善肾功能。

（二）西医治疗

①立即停用可疑药物，纠正水电解质和酸碱平衡紊乱，维持内环境稳定。②若为肾毒性介导的急性肾小管坏死，可选用冬虫夏草及其制剂，促进坏死的肾小管上皮细胞修复，如百令胶囊 1g，口服，每日 3 次。③若为过敏反应介导的急性肾间质病变，可短期应用小剂量糖皮质激素。④若伴容量过多、高钾血症、代谢性酸中毒、血肌酐明显上升和（或）治疗需要时，提倡早期肾脏替代治疗。

六、临床思路

抗菌药物肾损害临床表现多样，依据致病机制主要分为两类：第一类为中毒性损害，多见于氨基糖苷类抗生素，往往与药物剂量有关；第二类为过敏反应，以 β-内酰胺类最为常见，与特异性体质有关，潜伏期短。抗菌药肾损害的诊断，需要结合具体用药史、典型临床表现，确诊需要依赖肾活检。本病需与其他因素引起的 AKI、其他类别的药物性肾损害和慢性肾衰竭等疾病相鉴别。

治疗上，要注重预防，严格把控抗菌药的使用指征，在使用抗菌药物前，评估肾功能情况，谨慎选择药物；其次，如已有肾小球滤过率降低者和老年人应予以减量；避免联合使用有肾毒性化疗药。在治疗过程中分清标本缓急，少尿期当加强通腑泄浊，使湿热瘀毒从大便分消；多尿期当加强固本，注重益气养阴，健脾益肾。

洪钦国教授认为，肾虚是抗菌药物肾损害的内因。肾虚，复感毒邪，气化失司，水道闭阻，毒邪壅滞三焦是其主要病机。药毒犯胃伤脾，脾气受损，脾失健运，转输不能，水湿壅滞，痰浊内生；湿热蕴结，灼津炼液，一方面耗伤肾阴，另一方面血行涩滞而为瘀；年老体弱或久病体虚，可致肾阳不足，命门火衰，肾为先天之本，脾为后天之本，脾阳根于肾阳，肾精不足，肾气受损，导致脾气脾阳两虚。洪钦国教授认为本病属本虚标实，故治法为温肾健脾祛湿，益气养阴清热，活血化瘀利水。

七、预后

抗菌药物肾损害常见，部分起病隐匿，容易漏诊和误诊，若能早期诊断和及时正确的治疗，绝大多数可以恢复。个别抗生素使用时间过长、剂量过大、肾损害药物联合使用或在肾脏病变基础上应用肾损害药物者，恢复时间长，甚至遗留永久性肾脏损害。

八、预防调护

（一）预防

①严格掌握抗生素的使用说明、联合用药与预防用药指征，避免抗生素滥用。②准确评估患者的感染性质与严重性、肾功能状态，掌握患者既往药物过敏史。③氨基糖苷类的肾毒性与疗程、总量、给药方式有关，肾功能不全时采用小剂量，每日1次给药，避免与强效利尿剂、肾毒性药物和碱性药物等合用，疗程不宜超过2周，同时注意补充血容量、纠正酸中毒和低钾血症，监测肾小管功能等，有条件作血药浓度监测。④β-内酰胺类使用前一定要询问药物过敏史，宜分次给药。⑤万古霉素属于特殊限制级抗生素，只用于治疗耐甲氧西林金黄色葡萄球菌感染和艰难梭菌引起的伪膜性结肠炎和中毒性巨结肠，应行血药浓度监测。⑥利福平再次使用极易出现过敏反应，应避免使用。⑦使用磺胺类药物时需充分水化，同时碱化尿液；使用喹诺酮类药物时也应充分水化，但避免与碱性药物同服。

（二）调护

患者应多喝水，加强营养，进食高热量、高维生素及优质低蛋白饮食，禁房事，注意劳逸结合，防止受凉感冒，避免使用肾毒性药物。

九、临床验案

患者任某，男，42岁，初诊日期为1996年3月18日。患者因上呼吸道感染引起发热，体温38.7℃，咽痛，双侧扁桃体Ⅱ度肿大，在某街道卫生室给予静脉滴注丁胺卡那霉素0.6g，连续5日。停药后3日，患者突然出现少尿，恶心呕吐，神志恍惚。入院症见：患者精神萎靡不振，头晕嗜睡，口唇干燥，烦渴欲饮，小便量约400ml/d，大便3日未行。既往史否认。体格检查：患者神清，精神差，面色萎黄，口中有氨味，舌质暗红，苔薄黄，脉沉弦。辅助检查：血液生化示尿素氮27mmol/

L，血肌酐 440μmol/L。

中医诊断：癃闭（热病后期，气阴两伤，脾肾亏虚，浊邪潴留证）。西医诊断：急性肾衰竭。治法：益气养阴，补肾健脾，通腑泄浊。处方：①大黄 10g（后下）、石韦 30g、党参 15g、黄芪 30g、当归 15g、枸杞子 12g、茯苓 15g、车前子 15g（布包）、薏苡仁 30g、徐长卿 15g、黄连 9g、紫苏叶 12g，每日 1 剂。②生脉注射液，80ml，静脉滴注，每日 1 次。③百令胶囊，每次 5 粒，每日 3 次。④清氮灌肠液（大黄、附子、牡蛎、蒲公英、益母草），150ml，保留灌肠，每晚 1 次。药后，患者大便每日 2～3 次，尿量渐增，诸症渐减，共住院 30 日，复查血肌酐 120μmol/L，血尿素氮 3.4mmol/L，治愈出院。

按语：以大黄为主的灌肠液既能通过肠道排泄毒素，又能抑制肠道细菌产氨，对降低血肌酐、尿素氮很有益处。中药汤剂采用健脾补肾，利湿化浊之剂，有助于浊邪排泄，恢复肾功能。百令胶囊系人工虫草菌丝制剂，对肾小管上皮损伤有很好的修复作用，而氨基糖苷类抗生素的肾毒性主要就是对肾小管上皮细胞的损伤，故百令胶囊用于本病十分对症。

第二节　对比剂

对比剂肾病（contrast nephropathy）是指除外其他引起急性肾损伤的原因，使用对比剂后血清肌酐较基线增加不少于 0.5mg/dl 或不少于 25%，临床上以出现一些列水、电解质、酸碱平衡紊乱，以及代谢产物潴留为特征。

对比剂肾病是继灌注不足、肾毒性药物后引起院内获得性急性肾衰竭的第三位主要原因，占医院获得性肾衰竭的 11%，病死率高达 14%。一般人群对比剂肾病发病率较低，为 0.6%～14.5%，冠状动脉造影者 7%，高危险患者明显增加，可达 90% 以上。

对比剂肾病为现代医学诊断。中医学本无相关论述，但根据对比剂肾病发病时出现少尿、无尿、水肿、恶心、呕吐等临床表现，将其归属于“癃闭”“关格”“肾风”等范畴。

一、中医病因病机

中医认为，对比剂肾病的病因包括药毒伤络、湿热蕴结、瘀血内阻、气阴两虚。病位在肾，与膀胱、脾、肺、肝、三焦密切相关。基本病机为肾失濡养或肾脏受损，气化失司，水道闭阻，毒邪壅滞三焦，气机逆乱。对比剂肾病属邪盛正衰，标实本虚，标急本缓。一般初发之期多由对比剂之药毒内伤，生热化火，伤津灼络，以邪实为主；病至后期，肾气受损，遂转为正虚为主。本病起病急骤，病情危重，若失治误治，常危及患者的生命。

1. 药毒伤络

肾毒性药物的误用或用之不当，一方面邪毒入里，直接伤肾；另一方面邪毒炽盛，耗伤阴津，肾失濡养，气化失司。

2. 湿热蕴结

湿热毒邪犯肺，热邪壅滞，肺气闭塞，水道通调失司，不能下输膀胱。

3. 瘀血内阻

瘀血败精阻塞于内，或痰瘀积块，或砂石内生，尿路阻塞，小便难以排出。

4. 气阴两虚

湿热毒邪，郁闭于内，燔营耗阴，营阴受损，津伤气脱，肾元受损，命门火衰，“无阳则阴无以生”，致膀胱气化无权，而溺不得生；或“无阴则阳无以化”，乃致水府枯竭而无尿。

二、西医发病机制

1. 肾血流动力学改变

对比剂可引起肾脏内血管收缩和舒张因子失衡，早期引起肾血流量短暂增加，随后内皮素和自由基等收缩血管因子升高、一氧化氮和前列腺素等舒张血管因子减少，肾动脉持续收缩、血流减少，髓质缺氧，氧分压下降，出现氧化应激损伤。

2. 肾小管直接毒性损伤

对比剂全部经肾小球滤过进入肾小管，排泄前在肾内停留一段时间，直接造成暂时或永久性肾小管毒性。

3. 其他

近来有学者提出对比剂的高黏度、对比剂引起内源性血红素加氧酶产生受抑制、肾谷胱甘肽过氧化酶活性下降、血清锌浓度下降等与对比剂肾病有关。

三、 临床表现

（一）临床表现

使用造影剂后 48～72 小时之内血肌酐的显著升高为对比剂肾病的典型表现。血肌酐的峰值一般在造影后第 4～5 日，第 7～10 日可恢复到原有水平。大多数患者表现为非少尿型肾衰竭，若出现少尿型肾衰竭，提示病情严重。

（二）相关检查

1. 尿液检查

尿常规检查提示肾小管功能异常，如尿液浓缩功能下降、尿酶排泄增加等。

2. 血液检查

典型造影剂肾病者，使用造影剂 1～2 日后，血清肌酐升高；4～5 日达到高峰，第 7～10 日可恢复到原有水平。

四、 诊断与鉴别诊断

（一）诊断

对比剂肾病的诊断主要依据血清肌酐水平的改变。目前，对比剂肾病诊断标准尚不统一，多采用的标准是应用含碘对比剂后2～3日内血肌酐水平较基线水平升高不少于25％或0.5mg/dl（44.2μmol/L），并排除其他原因所导致的肾功能障碍。

（二）鉴别诊断

1. 其他因素引起的急性肾损伤

同本章第一节鉴别诊断之“其他因素引起的急性肾损伤”。

2. 其他类别的药物性肾损害

（1）抗菌药物肾损害

抗菌药物肾损害临床表现多样，主要分为两类：第一类为中毒性损害，多见于氨基糖苷类抗生素，往往与药物剂量有关，首次给药潜伏期2日～2月，80％在3周内起病，再次给药潜伏期为3～5日。早期仅表现为近端肾小管功能损害、尿酶增加，重者出现非少尿型或少尿型急性肾衰竭。第二类为过敏反应，以β-内酰胺类最为常见，与特异性体质有关，潜伏期短，最短者仅15分钟，大多数在9日内出现，一般不超过2周。最早出现血尿、无菌性白细胞尿，也可表现为少量蛋白尿、腰痛，进一步发展为少尿型急性肾衰竭。此外可出现全身过敏反应、溶血性贫血、肝功能损害、淋巴结肿大，甚至合并剥脱性皮炎、多器官功能障碍综合征等。

（2）化疗药肾损害

同第一节鉴别诊断“化疗药肾损害”。

（3）中草药肾损害

具有不同程度的中药或中成药用药史和肾损害表现，用药与肾损害有明显的因果关系，并排除原发性、继发性肾脏病以及感染、原发性高血压等其他因素引起的肾脏损害，符合急性和（或）慢性肾衰竭的诊断标准。

3. 慢性肾衰竭

同本章第一节鉴别诊断之“慢性肾衰竭”。

五、治疗

（一）中医治疗

1. 辨证治疗

（1）药毒伤络

症状：发热，肌肤斑疹，瘙痒，肌肤酸痛，关节痛楚，血尿，心烦口干，小便灼热，大便干结，甚者可见晕厥，舌偏红，苔薄白或薄黄，脉弦滑兼数。

治法：祛邪解毒，清热养血。

代表方：消风散。

处方举例：生地黄 20g、当归 15g、白芍 15g、防风 12g、蝉蜕 15g、石膏 20g、知母 15g、苍术 12g、车前子 20g（包煎）、金银花 15g、连翘 10g、大黄 6g（后下）、甘草 10g。

（2）湿热蕴结

症状：突然腰痛，尿少尿闭，纳呆食少，恶心呕吐，胸闷腹胀，口中臭秽，甚至腹痛便秘，头痛头昏，烦躁不安，发热咽干，神昏谵语，或伴目黄尿黄，舌质红，苔黄腻，脉滑数。

治法：祛湿泻火，通腑降浊。

代表方：泄浊解毒汤。

处方举例：大黄 6g、芒硝 15g、槐米 20g、黄芪 30g、淫羊藿 15g、土茯苓 15g、蒲公英 10g、牡蛎 20g、藿香 10g、佩兰 10g、甘草 10g。

（3）瘀血内阻

症状：血尿，尿少尿闭，瘀斑累累，全身疼痛，恶心呕吐，舌瘀紫，苔腻，脉涩。

治法：活血祛瘀，通腑泄浊。

代表方：活血通腑汤。

处方举例：大黄 10g、芒硝 15g、黄芪 30g、淫羊藿 15g、赤芍 10g、丹参 15g、水蛭 10g、当归 15g。

(4) 气阴两虚

症状：小便清长，尿频量多，夜尿尤甚，面色无华，腰膝酸软，口渴多饮，心烦少寐，舌红少苔，脉沉细无力。

治法：益气养阴，补肾填精。

代表方：六味地黄丸。

处方举例：熟地黄 25g、山茱萸 15g、山药 15g、泽泻 10g、牡丹皮 10g、茯苓 10g、黄芪 30g、白术 10g、白芍 15g、麦冬 10g、甘草 10g。

2. 其他治疗

(1) 辨病治疗

①中成药：如升清降浊胶囊、百令胶囊、肾康注射液、丹红注射液。②外治法：同本章第一节外治法部分。

(2) 中医特色治疗

同本章第一节中医特色治疗部分。

(二) 西医治疗

1. 水化治疗

水化治疗可明确降低对比剂肾病的发生率，是目前唯一公认有效的预防措施。常用方案同前。对于心功能不全的患者，要注意补液量和控制补液速度，加强尿量监测。

2. 肾脏替代治疗

血液透析和腹膜透析均能有效清除对比剂，清除率为 50%～90%，血液透析尤其是血液滤过效果更好，但并不降低对比剂肾病的发生。

3. 其他

抗氧化剂N-乙酰半胱氨酸，被认为是通过扩张肾血管和抗氧化发挥肾保护作用。然而，目前的临床数据多来源于单中心、小样本研究，各实验设计存在异质性，其对对比剂肾病的确切防治作用尚存在争议。

六、 临床思路

典型的对比剂肾病是除外其他引起急性肾损伤的原因、使用对比剂后血清肌酐较基线增加不少于0.5mg/dl或不少于25%；临床上以出现一些列水、电解质、酸碱平衡紊乱，以及代谢产物潴留为特征，诊断不难。本病需与其他因素引起的AKI、其他类别的药物性肾损害和慢性肾衰竭等疾病相鉴别。

目前公认有效的预防措施是水化治疗，但肾脏替代治疗，尤其是血液透析在治疗对比剂肾病少尿期患者效果突出。在治疗过程中分清标本缓急，少尿期当加强通腑泄浊，使湿热瘀毒从大便分消；多尿期当加强固本，注重益气养阴，健脾益肾。

洪钦国教授认为，肾虚是对比剂肾病发生的内因，也是其发展过程中的必然趋势。肾脏受损，气化失司，水道闭阻，毒邪壅滞三焦是其主要病机。邪毒内侵者，毒素直接伤肾，使气化失司；同时由于湿热蕴结，灼津炼液，一方面耗伤肾阴，另一方面血行涩滞而为瘀。湿热与血瘀纠结缠绵，致使本病迁延难愈。洪钦国教授认为本病属本虚标实，故治法为补益肝肾，益气养阴，清热祛湿兼养血活血。

七、 预后

大部分患者肾功能可恢复，不可逆者少见。但存在基础肾脏病变，或已经表现为肾功能不全者，有可能不能恢复。该病目前没有有效的治疗措施，预防对比剂肾病的发生成为关键。

八、预防调护

（一）预防

①评估患者肾功能水平及合并病情况，如糖尿病、高血压、心力衰竭等，做好风险评估。②减少对比剂的使用剂量，有条件者，可选用对肾功能损害小的等渗对比剂，如碘克沙醇。③使用对比剂前后，充分水化。

（二）调护

患者应多喝水，宜清淡、优质低蛋白饮食，禁房事，避免使用肾毒性药物，注意适当休息，有助于恢复。

九、临床验案

患者刘某，男，56岁，初诊日期为2009年7月1日。因“排尿困难，尿少持续5日”入院。患者于2009年6月27日行冠脉造影术，术后第2日即出现排尿困难，尿少，纳差等症。在当地医院治疗数日，上述症状无改善，遂就诊于广州中医药大学第一附属医院门诊。时症见：小便点滴量少、色黄，发热口苦，神志昏，纳呆腹胀，恶心，大便秘结，舌质红苔黄腻，脉滑数。既往糖尿病10年。体格检查：体温37.6℃，血压160/90mmHg（21/12kPa）。神志萎靡，心肺听诊未见异常，腹稍胀，膀胱区叩诊呈鼓音，双肾区无叩击痛。辅助检查：血常规示白细胞计数8.0×10^{9}/L，红细胞计数4.1×10^{12}/L，血红蛋白126g/L；尿常规示尿蛋白（+）；肾功能检查示血肌酐478μmol/L，尿素氮43mmol/L。

中医诊断：癃闭（湿热蕴结证）。西医诊断：急性肾衰竭（对比剂所致）。治法：清热利湿，通腑泄浊。处方：大黄10g、芒硝15g、槐米20g、黄芪30g、淫羊藿15g、土茯苓15g、蒲公英10g、牡蛎20g、藿香10g、佩兰10g、甘草10g、沙参10g、麦冬15g、白茅根20g，7剂，水煎服，每日1剂。

复诊（2009年7月7日）：患者尿量增至1000ml/d，纳增，精神变佳，大便通畅，舌略红，苔薄黄，脉滑。其后中药守上方加减治疗至7月15日，复查血常规示

白细胞计数 $5.0\times10^9/L$，红细胞计数 $4.6\times10^{12}/L$，血红蛋白 135g/L；尿常规示尿蛋白阴性；肾功能检查示血肌酐 286μmol/L，尿素氮 12.7 mmol/L。

按语：本案究其缘由，乃由对比剂所致。对比剂的毒性伤肾，致肾气化失常，开合失调，湿热阻留，壅结三焦，三焦气化不利，终致排尿困难，小便点滴而出。本案病机关键为湿热浊邪壅结三焦。因此当用清热利湿，通腑泄浊之泄浊解毒汤加减治疗，重用大黄 10g 加强通腑之力，加白茅根使湿热浊邪从小便而出，考虑患者患有糖尿病，故加沙参、麦冬养阴益气补其虚，从而恢复三焦及肾脏的气化功能，使患者症状减轻。由于本案治疗时辨证准确，用药及时，使患者的病情短期内得到控制。

第三节　化疗药

化疗药肾损害是指除外其他引起肾损伤的原因，使用化疗药后出现肾功能受损表现，包括尿检异常、肾功能减退、肾脏影像学异常、肾脏病理学异常。

本病在肿瘤病人化疗中常有发生，约占治疗总数的 6%，特别是 60 岁以上的患者，由于年老肾动脉硬化，而化疗药物大多数引起的肾脏功能障碍的细胞毒药物主要损伤肾小管，可即刻发生，也可延迟发生，多出现于长期化疗用药或停药以后。

化疗药所致的肾损害，在中医学属“药毒”“肾虚”范畴。

一、 中医病因病机

中医认为，化疗药肾损害的病因包括湿浊中阻、瘀结水停、脾肾两虚。病位在肾，与脾、肺、膀胱密切相关。基本病机为脾肾两虚，运化失常，肾气不固，膀胱气化不利，毒邪壅滞体内。化疗药肾损害属正虚邪实之证。肿瘤患者，其基础病已导致瘀毒内蕴，五脏俱虚，加之外邪侵袭，肾脏分清泌浊功能由失常到渐丧失，毒邪壅滞体内，肝脾肾由虚入损，逐渐使肌体气化功能衰惫。肾为先天之本，脾为后天之本，脾阳根于肾阳，肾精不足，肾气受损，导致脾气脾阳两虚；脾阳不足，精微化生减少，不能补助肾精，则肾精不能化气，亦致肾气虚弱。两者相互影响，导致脾肾两虚，运化失常，气不化水，阳不化浊，湿浊内生，水湿中阻，气机不畅，脾胃升降失常，湿浊上升而恶心呕吐，故瘀毒内蕴、湿浊中阻是化疗药肾损害的重要病理环节。

1. 湿浊中阻

肿瘤患者，长期使用大毒之物，每逢化疗，则呕吐不止，日积月累，最伤脾阳，脾失健运，水液输布失常，湿浊内生。

2. 瘀结水停

久病体衰，正气亏虚，气虚血瘀，瘀血败精阻塞于内，或痰瘀积块，或砂石内生，尿路阻塞，水液输布失常，排泄障碍，泛滥肌肤而为水肿。

3. 脾肾两虚

肿瘤患者基础病已导致五脏俱虚，肾为先天之本，脾为后天之本，脾阳根于肾阳，肾精不足，肾气受损，导致脾气脾阳两虚；脾阳不足，精微化生减少，不能补助肾精，则肾精不能化气，亦致肾气虚弱。

二、西医发病机制

目前常用的有肾毒性的抗肿瘤药物有顺铂、环磷酰胺、异环磷酰胺、甲氨蝶呤、西妥昔单抗、帕尼珠单抗、丝裂霉素、吉西他滨和血管生成抑制剂等。其中，顺铂是最容易发生肾毒性的化疗药物之一，环磷酰胺和甲氨蝶呤都是肾病患者常用的免疫抑制剂之一，下面重点介绍这 3 种药物的具体肾毒性机制。

1. 顺铂

①对肾脏的直接细胞毒性：顺铂主要以游离形式从肾小球滤过，在肾小管液中的浓度约为细胞外液的 5 倍。顺铂进入细胞后可发生水合作用，其所含的不稳定氯化物配体可被水分子取代，产生带有正电荷的具有高度反应性的嗜电性产物，其中一些可能与肾毒性的发生有关。②造成肾脏的氧化性损伤：它可引起巯基、谷胱甘肽过氧化物酶减少，肾脏丙二酰二醛生成增加。③导致肾间质纤维化。④导致肾脏固有细胞凋亡。⑤其他：顺铂还可引起肾脏细胞的内质网钙泵活性增加，使细胞内钙质的自稳性破坏。

2. 环磷酰胺

环磷酰胺的直接肾毒性是水排出障碍以及临床上较常见出血性膀胱炎和膀胱慢性纤维化。大剂量环磷酰胺主要通过收缩入球小动脉，而影响肾小球滤过率或因其结晶堵塞远端肾单位，造成肾内梗阻病变，使肾小管对水的重吸收增加，甚至发生急性肾衰竭。

3. 甲氨蝶呤

甲氨蝶呤以原形和7-羟基甲氨蝶呤代谢产物从肾小球滤过并由肾小管排泌。除非以往有基础肾脏病，常规剂量（70mg/m^2）一般不引起肾毒性。甲氨蝶呤致肾衰竭主要有3种机制。①过敏反应：临床常以间质性肾炎为表现。②肾小管毒性：甲氨蝶呤能通过影响Na^+/H^+等离子交换导致肾小管细胞肿胀和死亡，此效应具有时间依赖性。③甲氨蝶呤代谢产物沉积造成肾小管阻塞：甲氨蝶呤以原形经肾脏排泄，或经肾小球滤过及肾小管分泌形成更难溶解的代谢产物7-羟基甲氨蝶呤后由肾脏排泄。大剂量（大于200mg/m^2）尤其在酸性尿中其代谢产物浓度超饱和，沉积于肾小管形成结晶，引起肾内梗阻。

三、 临床表现

1. 顺铂引起的肾损害

(1) 临床表现

顺铂引起的肾损害常在用药后短期内出现，最初表现为肾小管功能障碍及肾小球滤过率轻度下降。肾损害严重时有管型尿，少有肾小球性蛋白尿。尿视黄醇结合蛋白增加是反映早期顺铂肾毒性的有效指标。临床表现呈多样性，如多尿、尿酸化功能障碍、肾性失盐，尿钾、钙、磷、镁排出增加及范科尼综合征。其中尿镁的排出尤为显著，临床可出现低镁血症，严重者伴有低钙血症、手足搐搦。急性肾衰竭常发生于用药后1～2周，大多在停药后可恢复。

(2) 相关检查

①尿液检查：尿常规检查提示肾小管功能障碍（如尿β_2-微球蛋白增高，偶见远端小管酸化功能障碍），肾损害严重时有管型尿，少有肾小球性蛋白尿。尿视黄醇结

合蛋白增加是反映早期顺铂肾毒性的有效指标。尿钾、钙、磷、镁排出增加。②血液检查：血液生化检查提示血肌酐升高，低镁血症、低钙血症。

2. 环磷酰胺引起的肾损害

（1）临床表现

环磷酰胺引起的肾损害主要是引起出血性膀胱炎和膀胱慢性纤维化。前者常见于儿童，表现为膀胱黏膜充血和溃疡，病变呈自限性和可逆性。慢性改变为纤维化。大剂量应用环磷酰胺，40%病例可引起膀胱出血；部分可出现膀胱挛缩、严重尿道梗阻，可发展成肾盂积水。若环磷酰胺剂量达50mg/kg时，可引起远端肾小管直接抗利尿作用，尿渗透压升高，临床表现为稀释性低钠血症。这种作用常在用药后12小时内出现，停药后24小时可缓解。

（2）相关检查

①尿液检查：发生出血性膀胱炎时，尿液有血块，尿常规检查提示隐血阳性，高倍镜下红细胞数增加。使用环磷酰胺12小时内，尿液渗透压升高。②血液检查：使用环磷酰胺12小时内，血液生化检查提示稀释性低钠血症。③影像学检查：发生出血性膀胱炎时，彩超可发现膀胱壁不同程度增厚，内壁欠光滑、毛糙。

3. 甲氨蝶呤引起的肾损害

（1）临床表现

大剂量甲氨蝶呤中毒致急性肾功能不全为非少尿性，并且与过高的甲氨蝶呤血药浓度相关，血肌酐水平多数在1周内达高峰，在1～3周内恢复正常。

（2）相关检查

①尿液检查：尿常规检查提示肾小管功能障碍。②血液检查：血液生化检查提示血肌酐升高。血清药毒浓度检查提示甲氨蝶呤浓度明显升高。

四、诊断与鉴别诊断

（一）诊断

化疗药肾损害的诊断根据以下两点：①可能产生化疗药肾损害的药物应用史，包括特定的药物种类、药物应用的剂量、疗程、用药与肾损害发生的间隔时间、停药后肾损害的恢复情况等。②相应的肾脏受损表现，包括尿检异常、肾功能减退、肾脏影像学异常、肾脏病理学异常。

（二）鉴别诊断

1. 其他因素引起的急性肾损害

同本章第一节鉴别诊断之“其他因素引起的急性肾损害”。

2. 其他类别的药物性肾损害

（1）对比剂肾病

对比剂肾病是应用含碘对比剂后 2～3 日内血肌酐水平较基线水平升高不少于 25％或 0.5mg/dl（44.2μmol/L）并排除其他原因所导致的肾功能障碍。

（2）抗菌药物肾损害

同本章第二节鉴别诊断之“抗菌药物肾损害”。

（3）中草药肾损害

同本章第二节鉴别诊断之“中草药肾损害”。

3. 慢性肾衰竭

同本章第一节鉴别诊断之“慢性肾衰竭”。

五、 治疗

（一）中医治疗

1. 辨证治疗

（1）湿浊中阻

症状：尿少尿闭，纳呆食少，恶心呕吐，胸闷腹胀，口中臭秽，甚至腹痛便溏，头痛头昏，舌质红，苔白腻，脉滑。

治法：健脾祛湿，通腑降浊。

代表方：参苓白术散合升清降浊方加减。

处方举例：白扁豆10g、白术10g、茯苓15g、炙甘草6g、桔梗10g、莲子10g、党参15g、砂仁6g（后下）、山药20g、薏苡仁20g、法半夏10g、陈皮5g、竹茹10g、大枣10g、枳实10g、大黄5g（后下）、积雪草20g、槐花20g。

（2）瘀结水停

症状：尿少尿闭，全身水肿，面色晦暗黧黑，口干不欲饮水，恶心呕吐，舌质紫暗或有瘀点瘀斑，苔腻，脉细涩。

治法：活血祛瘀，化气利水。

代表方：桃红四物汤合五苓散加减。

处方举例：桃仁10g、红花5g、熟地黄10g、白芍10g、当归6g、川芎10g、桂枝10g、白术10g、猪苓10g、茯苓15g、泽泻15g。

（3）脾肾两虚

症状：小便清长，尿频量多，夜尿尤甚，面色无华，腰膝酸软，口淡不渴或口渴多饮，心烦少寐，大便溏薄，甚则五更泄泻，舌淡胖边齿痕，苔厚腻，脉沉细无力。

治法：温肾健脾，升清降浊。

代表方：金匮肾气丸合升清降浊方加减。

处方举例：熟地黄10g、山茱萸10g、山药20g、泽泻10g、牡丹皮10g、茯苓10g、黄芪30g、升麻10g、柴胡10g、法半夏10g、陈皮5g、大枣10g、枳实10g、大黄5g（后下）。

2. 其他治疗

（1）辨病治疗

①中成药：升清降浊胶囊、百令胶囊、丹参注射液、疏血通注射液、肾康注射液。②外治法：同本章第一节外治法部分。

（2）中医特色治疗

同本章第一节中医特色治疗部分。

（二）西医治疗

1. 水化治疗

在用药前、后充分水化，使尿量维持至少 100ml/h。常用方案同前。对于心功能不全的患者，要注意补液量和控制补液速度，加强尿量监测。

2. 药物治疗

硫代硫酸钠和还原型谷胱苷肽用于预防和治疗顺铂引起的肾损害。5-甲酰基-四氢叶酸，可以减少甲氨喋呤肾毒性。

3. 肾脏替代治疗

发生严重急慢性肾衰竭时，可行肾脏替代治疗。

六、 临床思路

化疗药肾损害的诊断根据以下两点：①可能产生化疗药肾损害的药物应用史，包括特定的药物种类、药物应用的剂量、疗程、用药与肾损害发生的间隔时间、停药后肾损害的恢复情况等。②相应的肾脏受损表现，包括尿检异常、肾功能减退、肾脏影像学异常、肾脏病理学异常。本病需与其他因素引起的 AKI、其他类别的药物性肾损害和慢性肾衰竭等疾病相鉴别。

治疗上，要注重预防，在使用化疗药物前，评估肾功能情况，谨慎选择药物；其次，如已有肾小球滤过率降低者和老年人应予以减量；化疗时应很好水化；避免联合使用有肾毒性化疗药。此外，要注重掌握药物的累积剂量以及加强对肿瘤化疗病人的长期随访。在治疗过程中分清标本缓急，少尿期当加强通腑泄浊，使湿热瘀毒从大便分消；多尿期当加强固本，注重益气养阴，健脾益肾。

洪钦国教授认为，脾肾两虚是化疗药肾损害的基本前提。脾肾两虚，运化失常，肾气不固，膀胱气化不利，毒邪壅滞体内是其主要病机。肾为先天之本，脾为后天之本，脾阳根于肾阳，肾精不足，肾气受损，导致脾气脾阳两虚；脾阳不足，精微化生减少，不能补助肾精，则肾精不能化气，亦致肾气虚弱。两者相互影响，导致脾肾两虚。肿瘤患者，长期使用大毒之物，每逢化疗，则呕吐不止，日积月累，最伤脾阳，脾失健运，水液输布失常，湿浊内生。久病体衰，正气亏虚，气虚血瘀，瘀血败精阻塞于内，或痰瘀积块，或砂石内生，尿路阻塞，水液输布失常，排泄障碍，泛滥肌肤而为水肿。洪钦国教授认为本病属本虚标实，故治法为温肾健脾祛湿，活血化瘀利水。

七、 预后

肿瘤患者，其基础病已导致瘀毒内蕴，五脏俱虚，若合并化疗药肾损伤，无论是急性肾衰竭，或者长期药物累积导致的慢性肾衰竭，皆预后不良。

八、 预防调护

（一）预防

预防和减少顺铂肾毒性的对策，主要有以下几个方面：①减少顺铂剂量和延长给药时间。②充分水化，在用药前、后充分水化，使尿量维持至少100ml/h，或顺铂剂量大于100～200mg/m^2时加用小剂量速尿，以增加尿钠排泄。③将顺铂加入高张盐水中输注，其不改变顺铂的药代动力学，又增加了顺铂的耐受性。④服用丙磺舒或妥拉唑啉，这2种药可抑制肾小管细胞对顺铂的摄取，减少顺铂在肾小管细胞内的浓度。⑤腹腔内化疗时，可静脉给予硫代硫酸盐等药，它可以和顺铂结合形成共价复合物，不再有肾毒性。⑥同时应用自由基清除剂（N-乙酰半胱氨酸）、谷胱甘肽等。

使用环磷酰胺时应加强水化，加用小剂量甲强龙、胃复安以减少胃肠道反应。硫乙磺酸钠同时应用可减少出血性膀胱炎的发生。另外，应注意药物的累积剂量以及远期肿瘤的发生。

甲氨蝶呤肾毒性的防治要注意以下几点：①在肾小球滤过率下降者和老年人要减量使用。②充分水化，使每日尿量大于3L，碱化尿液，使尿pH值维持在7以上，对减少甲氨蝶呤的肾毒性尤为重要。③常规给予5-甲酰基-四氢叶酸。也可使用甲氨蝶呤解毒剂羧肽酶，其能迅速降低甲氨蝶呤的血药浓度。

（二）调护

患者应多喝水，宜清淡、优质低蛋白饮食，禁房事，避免使用肾毒性药物，注意适当休息，有助于恢复。

九、临床验案

患者沈某，男，75 岁，初诊日期为 2002 年 2 月 10 日。因“尿少、恶心呕吐、口中尿味 7 日”入院。患者于 1997 年 8 月行“乙状结肠癌切除术”，术后病情稳定。2001 年 10 月 22 日在某肿瘤医院复查时发现结肠癌腹腔淋巴结转移。遂拟定化疗方案回广州中医药大学第一附属医院肿瘤科治疗。3 个疗程后，出现尿少，恶心呕吐，口中尿味，下肢浮肿，伴胸闷肢麻，乏力。否认既往史。体格检查：面色黧黑，营养不良，体型消瘦，下肢浮肿，舌肿大色紫暗、边有齿印、苔白厚腻，脉细涩。辅助检查：血液生化示尿素氮 11.96mmol/L，肌酐 190.9μmol/L，尿酸 456μmol/L。

中医诊断：药毒（瘀血阻络，湿浊内蕴，肾阳虚衰证）。西医诊断：急性肾衰竭。治法：活血化瘀，利水消肿，益肾温阳。处方：①生大黄 6g（后下）、生甘草 5g、川芎 6g、石菖蒲 6g、藿香 10g、苍术 10g、六一散 1 包、怀牛膝 10g、茯苓 10g、桂枝 10g、制附子 10g，共 5 剂，每日 1 剂，分 2 次服。②百令胶囊，每次 4 粒，每日 3 次。

复诊：药进 5 日后，尿量增多，呕恶已除，舌苔腻渐化，精神转振。复查肌酐 146μmol/L，尿素氮 4.2mmol/L，肾功能好转，遂按计划进行第 4 个疗程的抗肿瘤治疗。疗程中于上方中加姜竹茹 6g、砂仁 3g（后下），每日 1 剂，分 2 次服用。抗肿瘤治疗结束后，患者诉无明显不适。复查肌酐、尿素氮，均降至正常水平。

按语：《金匮要略》大黄甘草汤条云“食已即吐者，大黄甘草汤主之。”本方一是因其具攻下通腑之力使药毒冲逆之气下降于大肠，而呕恶自止，二是因其有清热解毒化瘀之功使内聚之药毒消散于无形，再配以活血化瘀，降逆止呕，温阳利水诸药加减运用而恙情告退。

第四节　中草药

中草药肾损害是指具有不同程度的中药或中成药用药史和肾损害表现，用药与肾损害有明显的因果关系，并排除原发性、继发性肾脏病以及感染、原发性高血压等其他因素引起的肾脏损害。

到目前为止，中草药肾损害，尤其是马兜铃酸肾病，已被认为是一个全球性的健康问题。自从比利时报道了第1例因服用减肥药导致马兜铃酸肾损伤病例，后续全球多个国家均有类似的中草药肾损伤的报道。虽然该病的确切发病率无法得知，根据对国内各类医药学期刊文献的不完全统计，20世纪90年代国内所报告的中药药物不良反应病例数近5000例，已较50年代以前上升了近200倍。据中国药学会对国内1551例药物不良反应病例的分析，中药药物不良反应所占的比例达3.8%，仅次于抗生素而位居第二。

一、中医病因病机

中医认为，中草药肾损害病因包括湿热蕴结、气阴两虚、肾气不固和脾肾阳虚。病位在肾，与脾、肝、肺、膀胱密切相关。其病机主要是肾虚，膀胱气化失司，毒邪壅滞体内。本病病性属邪盛正衰，标实本虚，标急本缓。一般初发之期多以邪实为主；病至后期，肾气受损，遂转为正虚为主。

1. 湿热蕴结

湿热毒邪犯肺，热邪壅滞，肺气闭塞，水道通调失司，不能下输膀胱。

2. 气阴两虚

湿热毒邪，郁闭于内，燔营耗阴，营阴受损，津伤气脱，肾元受损，命门火衰，“无阳则阴无以生”，致膀胱气化无权，而溺不得生；或“无阴则阳无以化”，乃致水府枯竭而无尿。

3. 肾气不固

禀赋不足，或久病缠身，劳伤过度，房事不节，或年老久病、体弱，皆可致肾气不固，膀胱气化失司，毒邪壅滞体内。

4. 脾肾阳虚

年老体弱或久病体虚，可致肾阳不足，命门火衰，肾为先天之本，脾为后天之本，脾阳根于肾阳，肾精不足，肾气受损，导致脾气脾阳两虚。

二、 西医发病机制

1. 药物的直接肾毒性

大多数药物均经肾脏排泄，再经肾小管的重吸收，肾小管内药物或毒性代谢产物浓度明显增高，因此，肾小管容易直接遭受药物损害。研究已证实含有马兜铃酸或其代谢产物的中药如果在细胞或组织中，尤其是在肾小管上皮细胞中储存，就可能造成不可恢复性的肾小管上皮细胞损害和细胞修复不良。

2. 肾小管上皮细胞转分化

在急性和慢性肾病病人肾活检标本中，观察到肾小管上皮细胞发生转分化并表达TGF-β1。

3. 肾小管间质缺血

肾小管间质对缺血敏感，进而导致间质纤维化和肾小管萎缩，表明缺血机制可能参与了肾病肾小管间质病变进展。

4. 免疫炎性反应

某些药物及其降解产物与肾小管或肾间质蛋白相互作用，使其成为半抗原或抗原，诱导自身抗体产生，形成抗原-抗体复合物，导致肾小球病和肾小管间质性肾炎。

5. 梗阻性肾病变

药物本身或其代谢产物沉积于肾小管内形成结晶，导致阻塞性病变。如大黄中鞣质与甘草酸反应生成大分子络合物沉淀，损伤肾小管上皮细胞。

三、临床表现

（一）临床表现

中草药肾损害的临床表现多种多样，包括全身症状和泌尿系统表现。全身症状有乏力、食欲不振、恶心呕吐、皮肤瘙痒、贫血、心慌、气短等。泌尿系统表现以急性肾衰竭和渐进性发展的慢性肾衰竭为主。渐进性发展者，早期主要表现为肾小管功能障碍，有低分子蛋白尿及尿酶活性增高，随后逐渐出现慢性肾小管间质功能不全而有多尿、夜尿等，最终发展为尿毒症。

（二）相关检查

1. 尿液检查

尿常规检查提示肾小管功能异常，如尿液浓缩功能下降、尿酶排泄增加等。

2. 血液检查

血液生化检查提示血肌酐升高，低钙、高磷等；血液分析检查提示血红蛋白下降。

3. 影像学检查

肾脏彩超检查提示双肾萎缩，皮、髓质分界不清，血流稀疏等。

四、 诊断与鉴别诊断

（一）诊断

参照药物性肾损害的诊断标准，具体如下：具有不同程度的中药或中成药用药史和肾损害表现，用药与肾损害有明显的因果关系，并排除原发性、继发性肾脏病以及原发性高血压、感染等其他因素引起的肾脏损害，符合急性和或慢性肾衰竭的诊断标准。

（二）鉴别诊断

1. 其他因素引起的AKI

AKI包括肾前性、肾性和肾后性因素。其中，药物导致的肾衰竭多为肾性或肾前性。肾后性AKI多有结石或腹膜后疾病导致的输尿管狭窄、前列腺肥大、前列腺肿瘤、膀胱颈肿瘤等，突发尿量减少。肾脏超声波和腹部CT检查可帮助鉴别。

2. 其他类别的药物性肾损害

（1）抗菌药物肾损害

同本章第二节鉴别诊断之“抗菌药物肾损害”。

（2）化疗药肾损害

同本章第二节鉴别诊断之“化疗药肾损害”。

（3）对比剂肾病

同本章第三节鉴别诊断之“对比剂肾损害”。

3. 慢性肾衰竭

同本章第一节鉴别诊断之“慢性肾衰竭”。

五、 治疗

（一）中医治疗

1. 辨证治疗

（1）湿热蕴结

症状：面色晦暗，四肢欠温，腰酸倦怠，胸闷呕恶，便秘溲赤，舌淡红苔黄厚，脉弦数或弦涩。

治法：温阳泄浊，和中降逆。

代表方：升清降浊方。

处方举例：法半夏 10g、陈皮 5g、茯苓 15g、土茯苓 15g、生甘草 10g、竹茹 10g、大枣 10g、枳实 10g、积雪草 20g、槐花 20g、虎杖 20g、大黄 5g（后下）。

（2）气阴两虚

症状：面色㿠白，气短神疲，心悸口干，耳鸣腰酸，恶心呕吐，尿少，舌红少苔，脉细数或沉涩。

治法：益气养阴。

代表方：六味地黄汤。

处方举例：西洋参 15g、熟地黄 10g、山药 20g、山茱萸 10g、牡丹皮 10g、泽泻 10g、泽泻 10g。

（3）肾气不固

症状：面色晦暗，头晕耳鸣，精神困惫，腰脊酸痛，尿少，或小便清长，舌质淡，脉沉弱。

治法：补肾固涩，化瘀泄浊。

代表方：五子衍宗丸。

处方举例：黄芪 30g、枸杞子 15g、菟丝子 15g、覆盆子 10g、五味子 5g、车前子 10g、三七 10g（先煎）、巴戟天 15g、淫羊藿 15g、肉苁蓉 15g。

（4）脾肾阳虚

症状：面色㿠白，神气怯弱，畏寒肢冷，腰膝冷而酸软无力，纳差，呕吐清水痰涎，全身水肿，尿少，舌淡胖，苔薄白，脉沉细或弱。

治法：补益脾肾，利湿泄浊。

代表方：济生肾气丸。

处方举例：制附子 10g（先煎）、肉桂 10g、熟地黄 10g、山药 20g、山茱萸 10g、牡丹皮 10g、泽泻 10g、茯苓 10g、车前子 10g、牛膝 10g。

2. 其他治疗

(1) 辨病治疗

①中成药：如升清降浊胶囊、百令胶囊、疏血通注射液、肾康注射液。②外治法：同本章第一节外治法部分。

(2) 中医特色治疗

同本章第一节中医特色治疗部分。

(3) 食疗

非少尿性肾衰竭患者，予胡萝卜 500g、新鲜白茅根 250g，或冬瓜 500g、海带 150g，或荸荠 200g、竹蔗 500g，煎水代茶饮。

（二）西医治疗

1. 对症支持治疗

对于慢性肾衰竭患者，应给予对症支持治疗，包括饮食调节、控制血压和血糖、维持水和酸碱平衡、纠正钙磷代谢紊乱、纠正贫血等。

2. 糖皮质激素

国内外均有中草药引起急性间质性肾炎的报道。确定为药物相关急性过敏性间质性肾炎患者，激素使用的指征为肾功能急剧下降、肾活检有弥漫肾损害及需要透析治疗的患者。对肾功能损害较轻和停用致病药物就能增加肾小球滤过率的患者则可不用激素。

3. 肾脏替代治疗

发生严重急慢性肾衰竭时，可行肾脏替代治疗。

六、临床思路

中草药肾损害是指具有不同程度的中药或中成药用药史和肾损害表现，用药与肾损害有明显的因果关系，并排除原发性、继发性肾脏病以及原发性高血压、感染等其他因素引起的肾脏损害，符合急性和或慢性肾衰竭的诊断标准。本病需与其他因素引起的 AKI、其他类别的药物性肾损害和慢性肾衰竭等疾病相鉴别。

治疗措施包括急性期的肾脏替代治疗、慢性期的中西医药物保守治疗。在治疗过程中，要特别注意，避免再次使用具肾毒性的中药。

洪钦国教授认为，肾虚是中草药肾损害发生的内因。肾虚，膀胱气化失司，毒邪壅滞体内是其主要病机。肾为先天之本，脾为后天之本，脾阳根于肾阳，肾精不足，肾气受损，导致脾气脾阳两虚；脾阳不足，精微化生减少，不能补助肾精，则肾精不能化气，亦致肾气虚弱。两者相互影响，导致脾肾两虚。湿热蕴结，灼津炼液，又可耗伤肾阴，致使气阴两虚。本病病性属邪盛正衰，标实本虚，标急本缓。一般初发之期多以邪实为主；病至后期，肾气受损，遂转为正虚为主。

七、预后

中药所致肾损害，尽管已停用中药，肾衰竭仍进行性发展，而且近半数患者需做肾脏替代治疗。

八、预防调护

（一）预防

①重视对中药肾毒性的认识，加强安全用药教育。②坚持辨证论治和“中病即止”的原则，避免长期和超剂量使用。③严格按照要求炮制，规范中药的名称，避免误服药物。④对于有肾毒性的中药慎重使用，尽量不用；若患者存在慢性肾脏病的基础，禁止使用肾毒性中药和中成药。⑤通过合理配伍减轻毒副作用。⑥针对患者体质差异，制定个体化给药方案。

（二）调护

患者应多喝水，宜清淡、优质低蛋白饮食，禁房事，避免使用肾毒性药物，注意适当休息，有助于恢复。

九、临床验案

我们治疗因长期服用治疗风湿类中草药致慢性肾功能不全氮质血症期 14 例和肾衰竭期 8 例患者，采用上述综合治疗措施，依据中医辨证或用通腑泄浊、和胃降浊，或升清降浊法合益气固肾活血方药内服治疗，加上大黄灌肠液保留灌肠，追踪观察最短 2 年，最长 8 年，平均 5.8±2.6 年，12 例患者肾功能改善，肌酐下降 60～230μmol/L，平均 110±32.81μmol/L，8 例患者肾功能稳定，2 例患者进入透析，取得较好疗效。

第十二章 妊娠期肾脏病

女性在妊娠期，机体为适应胎儿发育的需要，各组组织器官均发生一系列的变化，尤其是泌尿系统的变化更为明显，从而产生于妊娠有关的某些肾脏病。

第一节 妊娠期尿路感染

尿路感染是孕期最常见的并发症，包括无症状细菌尿、膀胱炎和急性肾盂肾炎。主要是由于孕期尿路扩张、积水，导致尿液滞留，使尿内细菌停留和繁殖生长，成为尿路感染的诱因。临床上表现为细菌尿、寒战发热、尿路刺激征、腰痛等症状。在怀孕早期，高热症状可使胎儿神经管发育障碍。

本病属于中医学“淋证”“子淋”等疾病范畴。

一、中医病因病机

本病主要是因孕妇孕期尿路扩张、积水，而孕妇尿中含有少量氨基酸、葡萄糖、蛋白质等营养物质，有利于细菌的繁殖；加上女性尿道及膀胱被增大的子宫压迫，造成输尿管蠕动减慢，从而导致本病的产生。中医对本病的认识可归纳为以下几个方面。

1. 心火偏亢

素体阳盛，孕后阴血下聚以养胎元，失于上承，使心火偏亢，移热于小肠传入膀胱而导致气化失常，水道不畅而引发本病。

2. 湿热下注

孕期或因洗涤用具、妇科检查器械不洁，或房事过频，污秽之邪随之内侵，伤于膀胱；或因嗜食辛辣膏粱厚味变生湿热，流注膀胱，致气化失司，水道不利而遂发此病。

3. 阴虚内热

素体阴虚之孕妇，孕后肾水养胎则阴液更亏，肾阴不足则阴火偏旺而移热膀胱，致膀胱气化失司，水道不利而发。

二、 西医发病机制

由于女性的生理功能会在妊娠期发生改变加上其自身泌尿系统结构的特点，妊娠期尿路感染发病率较普通女性高出 2 倍以上。引发原因具体如下：①在妊娠期免疫系统受到抑制，孕酮激素的分泌不断增长，造成尿道平滑肌松弛，蠕动变得缓慢，降低尿流的速度。②在妊娠期孕妇营养吸收能力增强，尿液里水溶性的维生素和氨基酸增多，这种生理性糖尿给细菌的生长提供了有利的空间。③在妊娠期随着子宫不断地右旋膨大压迫到输尿管，改变了肾脏的生理结构，在输尿管远端的 1/3 处出现平滑肌增生，降低了管腔容积，引起输尿管 2/3 以上的地方扩张，导致卵巢静脉一同扩张。④若孕妇有合并尿路结石，则会引起尿路梗阻、尿流不畅，在尿道口的细菌难以被冲洗，在阴道口处大量繁殖，同时梗阻加大尿路组织所受的压力，影响了组织血液的循环，削弱了黏膜的免疫力，增加了尿路感染的发病率。

三、 临床表现

1. 膀胱炎

占尿路感染的 60%以上。主要表现为尿频，尿急，尿痛，排尿不适，下腹部疼痛等，部分患者迅速出现排尿困难。尿液常混浊，并有异味，约 30%可出现血尿。一般无全身感染症状，少数患者出现腰痛、发热，但体温常不超过 38℃。如患者有突出的系统表现，体温大于 38℃，应考虑上尿路感染。致病菌多为大肠埃希菌，约占 75%以上。

2. 肾盂肾炎

(1) 急性肾盂肾炎

可发生于各年龄段，育龄女性最多见。临床表现与感染程度有关，通常起病较急。①全身症状：发热、寒战、头痛、全身酸痛、恶心、呕吐等，体温多在38℃以上，多为弛张热，也可呈稽留热或间歇热。部分患者出现革兰阴性杆菌败血症。②泌尿系统症状：尿频、尿急、尿痛、排尿困难、下腹部疼痛、腰痛等。腰痛程度不一，多为钝痛或酸痛。部分患者下尿路症状不典型或缺如。③体格检查：除发热、心动过速和全身肌肉压痛外，还可发现一侧或两侧肋脊角或输尿管点压痛和（或）肾区叩击痛。

(2) 慢性肾盂肾炎

临床表现复杂，全身及泌尿系统局部表现均可不典型。一半以上患者可有急性肾盂肾炎病史，后出现程度不同的低热，间歇性尿频，排尿不适，腰部酸痛及肾小管功能受损表现，如夜尿增多，低比重尿等。病情持续可发展为慢性肾衰竭。急性发作时患者症状明显，类似急性肾盂肾炎。

3. 无症状细菌尿

无症状细菌尿是指患者有真性细菌尿，而无尿路感染的症状，可由症状性尿路感染演变而来或无急性尿路感染病史。致病菌多为大肠埃希菌，患者可长期无症状，尿常规可无明显异常，但尿培养有真性菌尿，也可在病程中出现急性尿路感染症状。

四、诊断与鉴别诊断

（一）诊断

孕妇有尿路感染症状时，可取清洁中段尿液计细菌数，超过10万/ml，则可诊断；若尿液从耻骨联合上方穿刺取出，则当尿细菌数大于1000/ml，并有大量白细胞时可做出诊断。在诊断过程中应注意：妊娠早期应常规作中段尿细菌培养计数，以早期诊断尿路感染，特别是无症状性细菌尿，这样有利于防止妊娠后期发生症状性肾炎，减少妊娠期高血压疾病，降低早产和胎儿死亡率。具体诊断参照“尿路感染”章节。

（二）鉴别诊断

妊娠期尿路感染中以急性肾盂肾炎症状最为急剧，发生败血症、中毒性休克并致肾功能损害者，应注意与临产、胎盘早剥、妊娠合并肌瘤、急性阑尾炎等鉴别；产褥期应与子宫内膜炎鉴别。

五、 治疗

（一）中医治疗

1. 辨证治疗

（1）心火亢盛

症状：妊娠期间，小便频急，淋漓涩痛，点滴而下，小腹拘急，尿少色深黄，面赤心烦，甚者口舌生疮，舌尖红或有溃疡，苔黄而干，脉细滑而数。

治法：清热利湿止痛。

代表方：导赤散合小蓟饮子。

处方举例：生地黄 20g、麦冬 20g、知母 12g、灯心草 3 扎、黄柏 12g、淡竹叶 15g、车前草 15g、玄参 15g、甘草梢 6g。若小便热甚者，加栀子、瞿麦清热利水通淋；热盛津伤而口渴引饮者，加石斛、玉竹以养阴生津；口舌生疮者，酌加牡丹皮、黄连；热伤脉络，尿中带血者，加白茅根、藕节、大蓟、小蓟以凉血止血。

（2）湿热下注

症状：妊娠期间，突感小便频数短急，艰涩不利，灼热疼痛，尿黄赤，或恶寒发热，口干不多饮，胸闷食少，心烦口苦，舌红苔黄腻，脉滑数或弦数。

治法：清热利湿，通淋止痛。

代表方：八正散。

处方举例：栀子 15g、茯苓 15g、泽泻 15g、当归 6g、白芍 12g、黄柏 10g、通草 10g、生地黄 10g、车前草 15g、甘草梢 10g。若湿热因外感而起者，可加金银花、连翘、桔梗；若心烦口苦者，加柴胡、郁金；湿热伤络，小便带血者，酌加茜草根、生地榆、侧柏叶等。

（3）阴虚火旺

症状：妊娠期间，小便频数，淋漓不爽，灼热刺痛，尿少色黄，形状消瘦，两颧潮红，午后潮热，手足心热，大便干燥，舌红苔黄而干，脉细数。

治法：滋阴润燥，清热通淋。

代表方：知柏地黄汤。

处方举例：生地黄15g、白芍12g、淡竹叶15g、知母12g、黄柏10g、麦冬20g、山茱萸12g、茯苓15g、泽泻12g、牡丹皮10g、甘草10g。若阴虚较甚者，可加白薇、地骨皮；肠燥便秘者，可加草决明、何首乌；脉络受伤，尿中带血者，可加女贞子、墨旱莲、大蓟、小蓟。

2. 其他治疗

①三金胶囊每次3粒，每日3次。②尿感宁每次1～2包，每日3次，冲服。③清热利湿冲剂每次10～20g，每日3次。④双黄连注射液每次6g，加入5%葡萄糖溶液250ml中静脉滴注，每日1～2次。

3. 单方验方

①芭蕉根30g、墨旱莲30g，水煎服。治阴虚子淋尿中带血者。②鲜马齿苋或酸浆草1把，每日3次煎服。治子淋证属湿热者。③玉米须25g，水煎服。可清热利尿，固胎。④冬瓜汁1杯、蜂蜜1杯，调均频服。治孕妇小便不利。⑤玉米衣（紧贴米粒之嫩皮）25g、水1碗，煮成半碗饮用。可清热利尿，固胎。⑥生黄芪30g、白茅根30g、肉苁蓉20g、西瓜皮60g，加适量白糖，水煎，每日2～3次。适用于尿路感染之虚证。

（二）西医治疗

妊娠期尿路感染的治疗方法与一般尿路感染相同，可参考相关章节。但应注意根据细菌药敏试验结果，选用对胎儿无影响的抗生素，如氨苄青霉素、先锋霉素VI等。链霉素、四环素等对胎儿危险大；庆大霉素易损害胎儿大脑神经，氯霉素易引起灰婴综合征，均不宜选用。产前2～3个月不宜使用磺胺甲恶唑（SMZ）。

妊娠的尿路感染治愈后容易复发，故应定期复查尿细菌培养和计数，对反复再发的病例，可给予长程抑菌疗法。合并急性肾盂肾炎的孕妇，若治疗72小时后症状仍不减轻，则须根据胎龄考虑胎儿的存活性，以决定是否终止妊娠。

由于妊娠期尿路感染易感因素的存在，如尿流不畅或伴有膀胱输尿管返流，易引起肾小管间质损伤，因此临床上对孕妇无症状细菌尿者，亦应立即治疗。

六、临床思路

典型的妊娠期尿路感染有尿路刺激征、感染中毒症状、腰部不适等，结合尿液改变和尿液细菌学检查，诊断不难。临床上尿路感染首先应进行定位诊断，明确上尿路感染或下尿路感染，前者指肾盂肾炎，后者主要指膀胱炎。肾盂肾炎、膀胱炎又有急性和慢性之分，根据定位诊断，明确抗生素使用剂量及疗程；同时完善相关实验室检查，明确是否存在尿路引流不畅、结石、畸形、膀胱输尿管反流等结构或功能的异常，对于存在上述易感因素的复杂性尿路感染，应积极处理，必要时行外科手术纠正。本病需与尿道综合征、肾结核等疾病相鉴别。

急性膀胱炎、尿道炎，可单用中药汤剂、单方、中成药或口服抗菌药即可。对慢性反复发作性尿路感染，可用长疗程、联合使用抗菌药，但应注意根据细菌药敏试验结果，选用对胎儿无影响的抗生素，配合使用中药可以获得较好的效果。对各类抗菌药耐药、治疗无效的患者，中医以扶正祛邪为原则，可用健脾补肾，益气养阴，清热利湿，疏肝通络，活血化瘀等方法，提高疗效。对于存在多发性肾结石和尿路畸形、狭窄、梗阻等，加强溶石化石，活血软坚之力，也可增加疗效。

洪钦国教授认为，肾虚是子淋反复发作的内因，也是其发展过程中的必然趋势。实邪郁结下焦，气化失司，水道不利是其主要病机，同时由于湿热屡犯，或湿热流连不解，耗伤肾阴，病初多为肾阴虚兼夹湿热，病久则肾气亦虚，湿热亦有微甚之殊。久病多瘀，由于正气不足，气血耗伤，气虚则血行无力，阴虚则血黏而凝，血行不畅而形成血瘀。一旦形成，则又影响到整个疾病的转归，致迁延难愈。洪钦国教授认为本病属本虚标实，故治法为滋补肝肾，清热利湿通淋，佐以活血。补中有泻，滋中寓利，是遵肾之开合生理特点而设。

七、预后

对于本病需要高度警惕和重视，应早期诊断，及时有效治疗，则孕妇及胎儿无大影响。否则易演变为妊娠期高血压疾病、肾小管病、败血症，甚则中毒性休克等重症感染，亦易致胎儿流产、早产、胎儿死亡。

八、预防调护

增强体质，改善机体防御功能，消除各种诱发因素；少食辛辣肥甘厚味，节制房事。注意生殖器卫生，及时彻底地治愈生殖器炎症性病变，避免交叉感染。防止反复外感风寒，及时治愈咽痛、乳蛾肿大、烂喉痧等热性传染病，以及积极控制皮肤痈疽、脓疱疮等全身感染性病灶。不能选用对胎儿有影响的抗生素。

九、临床验案

患者马某，女，28岁，初诊时间为1995年3月22日。妊娠5月，尿频急涩痛3日，伴腰痛来诊。现症见：尿频、尿急、尿热涩痛，大便干结，腰酸腰痛，叩之为甚，腹痛漏红，下肢浮肿，舌质红，苔黄腻，脉数。清洁中段尿培养，大肠杆菌大于1×10^{6}/L。尿常规示蛋白（+），红细胞（+++），脓细胞（+）。

中医诊断：淋证（湿热蕴结证）。西医诊断：急性肾盂肾炎。乃肾虚湿热蕴结下焦，膀胱气化不利所致。处方：五淋安胎饮原方加苎麻根10g、白茅根10g、杜仲10g，水煎服。7剂后尿频急痛减轻，腰痛漏红、浮肿亦轻。尿常规示蛋白阴性，红细胞（+），脓细胞阴性。原方续服7剂症状消失，尿常规正常，尿菌转阴。停药后于第2、4、6周复查未出现复发。

按语：妊娠期尿路感染属于中医学“子淋”范畴。尿路感染治疗多从清利湿热，利尿通淋着手，代表方如八正散。但孕期尿路感染的治疗又有其特殊性，尤其是肾盂肾炎，可导致流产，因此通淋必须兼顾安胎，一味通淋利尿，会有动胎之虑，笔者曾有单用清利湿热而致腰腹疼痛、胎动胎漏之教训。后以《和剂局方》五淋散（当归、赤芍、栀子、甘草）为基本方加味，即成五淋安胎饮。方中萹蓄、瞿麦、蒲公英、赤苓、栀子、黄芩清利通淋，生地黄、赤芍、当归、生甘草清热凉血养胎，续断、桑寄生益肾安胎。诸药合用通淋而不动胎，共奏清热利湿，通淋凉血，益肾安胎之功。用于妊娠期尿路感染，取得了较好疗效。

第二节　妊娠期急性肾小球肾炎

急性肾小球肾炎在妊娠期发病较为罕见，如有发病或为慢性肾小球肾炎急性发作。其临床表现主要为水肿、血尿、高血压、肾功能不全及尿检异常，而且病人易发生流产、早产或死胎。

本病属于中医“血尿”“子肿”“子晕”等疾病范畴。

一、中医病因病机

本病多因急性链球菌感染后所致。中医认为该病初期多因外邪侵袭，内伤肺脾，致肺卫郁闭，水道不利，脾失健运，运输失职，水湿不化，泛滥肌肤或上蒙清窍而成；或热邪伤络，血不循经而致病。恢复期主要为余邪未清，正气损耗，以脾肾气阴损耗为虚，湿（瘀）浊内蕴为实。病理性质初期属实，恢复期以虚为主或虚实夹杂。病位在肾，与肺、脾、三焦、膀胱功能失调密切相关。

二、西医发病机制

急性链球菌感染后肾小球肾炎，多为β溶血性链球菌“致肾炎菌株”（常为A组链球菌中的Ⅻ型）感染后所致。常在上呼吸道感染、皮肤感染、猩红热等链球菌感染后发生。在妊娠期发病较为罕见。本病主要是链球菌胞壁成分M蛋白或某些分泌产物所引起的免疫反应致肾损伤。其发病机制有：①免疫复合物沉淀于肾脏。②抗原原位种植于肾脏。③肾脏正常抗原改变，诱导自身免疫反应。

三、临床表现

（一）全身表现

典型的临床表现为前驱链球菌感染后经1～3周无症状间歇期而急性发病，表现为水肿、血尿、高血压及程度不等的肾功能受累。约有半数患者为肉眼血尿，或同时伴有程度不同的蛋白尿。此外还常见有少尿、乏力、恶心、呕吐、头晕及腰部钝痛。而非典型临床表现可全无水肿、高血压及肉眼血尿，仅为镜下血尿。

（二）实验室及其他检查

1. 尿液检查

肉眼或镜下血尿，尿中红细胞多为严重变形红细胞。尚可见红细胞管型、上皮细胞、白细胞，尿蛋白一般为（＋）～（＋＋），尿纤维蛋白降解物（FDP）增高。

2. 血常规检查

常见轻度贫血，血细胞计数可正常或增加。

3. 血生化检查

血沉、抗链球菌溶血素O于急性期升高，肾小球滤过率下降，可有高氯血症性酸血症及轻度高血钾，血浆蛋白可轻度下降。

4. 血补体测定

早期血总补体及C3都明显下降，可视为急性肾炎病情活动的指标之一。

5. 肾活检

一般典型病例不需行肾活检。其急性期病理表现为弥漫性毛细血管内增生性肾小球肾炎，有广泛的新月体形成。

四、诊断与鉴别诊断

（一）诊断

典型急性肾炎不难诊断。于链球菌感染后1～3周，出现血尿、水肿、高血压，尿检查有肾小球性红细胞、红细胞管型、不同程度的蛋白尿，再加以血中补体C3的动态变化即可明确诊断。

（二）鉴别诊断

妊娠晚期的急性肾小球肾炎与重度妊娠期高血压疾病临床征象相似，但前者以血尿、红细胞管型及血清补体降低为特征，有助于与后者的鉴别。发生在妊娠 24 周之后的急性肾炎与先兆子痫难以鉴别，确诊有赖于肾活检及血补体水平测定。

五、治疗

（一）中医治疗

1. 辨证治疗

水肿和血尿的辨证及治法与一般水肿和血尿相同，但应注意勿过用滑利逐水及寒凉清热之品，以免伤其胎元，且在恢复期应结合孕妇阴血偏虚，利水重伤其阴的特点，益阴补肾，固冲安胎，以善其后。

发展期

（1）风水泛滥

症状：妊娠期间，突然发生眼睑、颜面浮肿，继则下肢及全身皆肿，尿少或尿血，色鲜红，伴恶寒发热，咽痛，咳嗽气急，舌红苔薄黄或薄白，脉浮数。

治法：疏风清热，宣肺行水。

代表方：越婢加术汤、银翘散。

处方举例：荆芥 15g、紫苏叶 15g、桔梗 12g、柴胡 12g、白术 10g、茯苓 15g、半枝莲 20g、茜草根 15g、小蓟 20g、甘草 6g。高热者，加生石膏、黄芩；咽喉肿痛者，加连翘；风寒偏盛者，去石膏，加防风、桂枝；咳喘者，加杏仁、前胡；尿血甚者，加三七粉、炒蒲黄等。

（2）水湿浸渍

症状：妊娠期间，全身浮肿，按之没指，甚则腹水胀满，小便短少或尿血，纳少倦怠，舌苔白腻，脉濡或沉缓。

治法：健脾化湿，通阳利水。

代表方：五皮饮合五苓散。

处方举例：桑白皮 15g、陈皮 6g、茯苓皮 20g、生姜皮 8g、白术 20g、猪苓 20g、苍术 12g、泽泻 15g、白茅根 20g、甘草 6g。尿血多者，加茜草根、生蒲黄、荠菜；纳呆腹胀者，加法半夏、厚朴、砂仁。

(3) 湿热（毒）浸淫

症状：妊娠期间，咽喉肿痛，或肌肤遍发疮毒，继则出现肢体浮肿，烦热口渴，尿少而黄赤，甚则鲜红或夹血块，大便秘结，舌苔黄腻，脉濡数或滑数。

治法：宣肺解毒，利湿消肿。

代表方：麻黄连翘赤小豆汤合小蓟饮子。

处方举例：连翘 15g、赤小豆 15g、生地黄 12g、小蓟 20g、栀子 10g、半枝莲 15g、蒲公英 15g、白茅根 20g、通草 8g、桑白皮 12g、牡丹皮 10g、生甘草 6g。方中麻黄可少用或不用。疮毒甚者，加金银花、紫花地丁；湿盛而糜烂者，加苦参、土茯苓；风盛而瘙痒者，加防风、地肤子、白鲜皮；尿血甚者，加三七粉、生蒲黄、茜草根等。

恢复期

(1) 湿热未清

症状：表证已解，水肿消退，口干不欲饮，胸闷纳呆，小便黄，大便干结，苔薄黄或黄腻，脉滑或濡数。

治法：清化湿热。

代表方：甘露消毒丹。

处方举例：黄芩 10g、藿香 12g、蒲公英 15g、连翘 12g、茯苓 20g、法半夏 8g、荠菜 30g、陈皮 5g、扁豆花 15g、甘草 6g。

(2) 阴虚

症状：水肿消退，口干，或者有低热盗汗、腰酸，小便黄或色淡红，大便干，舌红少苔，脉细数。

治法：滋阴清热。

代表方：知柏地黄汤、六味地黄汤。

处方举例：生地黄 20g、牡丹皮 10g、泽泻 10g、茯苓 15g、女贞子 12g、墨旱莲 12g、白芍 12g、地骨皮 15g、知母 10g、荠菜 30g、甘草 6g。有低热者，加银柴胡、白薇；咽干痛者，加玄参、西青果。

(3) 气虚

症状：水肿已退，或晨起面部消肿，神疲乏力，腰酸，气短纳呆，舌淡红，脉濡细。

治法：益气健脾。

代表方：参苓白术散或防己黄芪汤。

处方举例：党参 20g、黄芪 15g、白术 15g、茯苓 20g、山药 15g、陈皮 8g、仙鹤草 20g、桑寄生 12g、防己 10g、甘草 6g。镜下血尿不消者，加茜草根、血余炭；尿蛋白不除者，加芡实、金樱子。

2. 特色治疗

参考本书“急性肾小球肾炎”有关内容。

3. 其他治疗

(1) 专方验方

①康肾汤：黄芪 20g、当归 8g、川芎 8g、白术 15g、白茅根 25g、防己 10g、知母 12g、黄柏 12g、茯苓 15g、生地黄 15g、地龙 8g，煎服，15～35 日为一疗程，每日 1 剂。有清热利湿，养血活血之功效。②冬瓜 500g（连皮洗净）、赤小豆 40g，共煮汤，喝汤吃瓜。治疗妊娠期各型肾炎水肿。③玉米须 30～60g、葫芦 30g，煎汤代茶饮。适用于妊娠期急性肾炎伴有高血压者。

(2) 食疗

①鲫鱼 250g、赤小豆 30g，煮食，分 2 次服。适用于本病浮肿少尿者。②雄鸭 1 只（洗净）、猪蹄 200g，同炖熟后低盐调味，分 2～3 次食完，隔日 1 服，连服 10 日。适用于本病肝肾阴虚者。③党参 30g、芡实 20g、猪肾 1 个（洗净），共煮汤，低盐，每日 1 服，连服 7～10 日。适用于本病脾肾气虚者。

(二) 西医治疗

对妊娠期间发生的急性肾小球肾炎患者，更应注意临床并发症的治疗。具体治疗可参考“急性肾小球肾炎”的有关章节。治疗高血压者应将舒张压控制在 100mmHg (13.3kPa) 以下，多数孕妇能顺利分娩。至于是否终止妊娠，可参考“妊娠期高血压疾病”指征综合分析。

六、临床思路

妊娠期间感染链球菌后1～3周，出现血尿、水肿、高血压，尿检查有肾小球性红细胞、红细胞管型、不同程度的蛋白尿，再加上血中补体C3的动态变化，本病不难诊断。妊娠晚期的急性肾小球肾炎与重度妊娠期高血压疾病临床征象相似，应注意鉴别。中医辨证上，水肿应辨别阳水和阴水，还需分辨肾风、肾水、心水。

西医治疗上以对症支持治疗为主，同时防止各种并发症、保护肾功能，以利于其自然病程的恢复。中医治疗分发展期与恢复期，发展期治以疏风清热，利水化湿为主，恢复期治以补益脾肾，滋阴清化为主。注意勿过用滑利逐水及寒凉清热之品，以免伤其胎元，且在恢复期应结合孕妇阴血偏虚，利水重伤其阴的特点，益阴补肾，固冲安胎，以善其后。

吕仁和教授认为，肾炎水肿的治疗，应该分阶段、分层次，辨证论治。一般根据正虚分证型，邪实分症候。肾（气）阳虚型，治以补肾益气培元，活血利湿，常用益气固参汤，药用黄芪、党参、芡实、金樱子、猪苓、茯苓、石韦、益母草、丹参、泽泻、泽兰等；肾（气）阴虚型，治以滋肾养阴，活血利水，常用养阴固肾汤，药用生地黄、玄参、麦冬、女贞子、墨旱莲、猪苓、茯苓、丹参、茜草等。

七、预后

本病急性期预后好，长期预后各家报告不一。急性期伴重度蛋白尿且持续时间长，肾功能减低者预后差。

八、预防调护

①避风寒，注意清洁卫生。②饮食有节，慎食辛辣煎炸之品。③一旦发生呼吸道感染或皮肤感染，应及时给予治疗。避免使用对胎儿有影响的药物。

九、临床验案

患者张某，女，31岁，初诊时间为2014年11月6日。水肿2周，怀孕5个半月时发现血压 140/100mmHg（18.7/13.3kPa）、蛋白尿（++），双下肢水肿，血压最高达 170/100mmHg（22.7/13.3kPa），恶心欲呕，全身水肿，自觉肿胀。晨起较重，尿蛋白（+++），于某医院就诊，服用硝苯地平控释片 60mg，每日 1 次，无显效，医院建议引产。患者年龄较高，未曾生产过，且有 2 次流产史，其中 1 次自然流产，故拒绝引产。但目前下肢水肿严重，血压高，病势较危，遂来广州中医药大学第一附属医院就诊。现症见：双下肢高度水肿，恶心，腹胀，不思饮食，夜卧不安，乏力，小便少，色黄，舌淡胖，脉沉滑数。血压 150/100mmHg（20/13.3kPa）。患者既往体健，无家族遗传病。辅助检查：红细胞计数 3.23×10^{12}/L，血红蛋白 103g/L；24 小时尿蛋白定量 7848.2mg，尿常规示尿隐血（++），尿蛋白（+++）。治以健利脾肾，化气行水，佐以和胃止呕。予黄芪防己汤加减。处方：生黄芪 30g、炒白术 20g、防风 10g、防已 20g、地龙 10g、僵蚕 10g、大腹皮 20g、桑白皮 30g、厚朴 10g、茯苓 20g、泽兰 20g、莲须 10g、冬瓜皮 30g、车前草 30g、芡实 20g、山药 30g、神曲 10g、元参 10g、炒麦芽 20g、大枣 5 个。7 剂，水煎服，每日 2 次。

复诊（2014 年 11 月 13 日）：患者下肢水肿明显减轻，恶心呕吐症状消失，腹胀减轻，食欲增加，夜晚睡眠可达 5 个小时，小便色淡。血压 140/90mmHg（18.7/12kPa）。舌红苔薄白，脉沉弦。血常规示红细胞计数 4.74×10^{12}/L，血红蛋白 154g/L，尿常规示尿隐血（+），尿蛋白（+++），尿葡萄糖（±）。治法仍应健利脾肾，化气行水。予前方生黄芪增至 45g，炒白术减至 10g，桑白皮减至 20g，山药减至 20g，加白扁豆 10g、竹茹 10g、神曲 10g、砂仁 6g、杜仲 10g。7 剂，水煎服，每日 2 次。

再诊（2014 年 11 月 20 日）：患者下肢及全身水肿明显好转，基本无不适症状，夜寐可，小便适量，色清，舌淡苔薄白，脉滑。血压 140/95mmHg（18.7/12.7kPa）。尿常规示尿隐血（+），尿蛋白（+），治法如前。原方去白扁豆、炒麦芽、大枣、竹茹、神曲、杜仲，生黄芪减至 30g，继续服用，积极观察病情进展。后予玉屏风散合黄芪防己汤 20 剂以善后。随访 4 个月后顺利产子，母子健康。

按语：《金匮要略》记载，“皮水为病，四肢肿，水气在皮肤中，四肢聂聂动者，防已茯苓汤主之”。水在四肢中，故四肢肿，为黄芪主治，聂聂动者，属动悸类，为茯苓主治的记载。妊娠水肿的发生与妊娠时期特殊的生理有密切的关系。假若孕妇脏器素虚，加之孕胎负担，常导致脏腑精气不足，而至脾肾虚损加重，气化失司，水湿泛滥。方中黄芪味甘，性温，有补气升阳，固表止汗的作用，是补中益气的要药。白术、山药、白扁豆、大枣健中补气，坐镇中州，与黄芪配伍，可以增强黄芪益气利尿的作用。患者恶心、呕吐等症为胃气虚损，胃气不降的表现，故在二诊中加入竹茹、神曲、砂仁以调理中气，降逆止呕。“凡治肿者，必先治水；利水者必先通其道”。水湿泛溢肌肤，加之有孕在身，必然压迫血络，导致络脉瘀阻，此时单纯健脾利水，效果欠佳。此病治虽在脾，但其本在肾。肾者主水，司水道开合，肾若顽痰瘀阻，水道不通必然导致水肿，治须活血化瘀，祛除肾络中隐曲之处之瘀血，才能取得良效。但是此非一般活血药所能力及。有研究认为，普通的活血药只能对血栓表面起到一定作用，但不能作用于血栓的内核，唯独虫类药物，性善走窜，搜风通络效果力强，可以作用于微血栓的核心，起到真正活血化瘀之作用。其中地龙、僵蚕的应用主要是起到改善微循环的作用，从而有利于水肿的消退。尤其需要注意的是，此案患者是孕妇，胎儿气血未充，娇弱不受攻伐，故使用虫类药物应当谨慎，临床首选虫类搜剔作用最轻的一类，如僵蚕、蝉蜕、地龙等，假若效果不满意也绝不可使用全蝎、蜈蚣、水蛭之属，避免过于攻伐，损伤胎气。与此同时，也应同时使用补养气血，固护脾胃，滋补肝肾之类的扶正之剂，而且起效后应及时减小此类药物的使用，以免耗伤正气。

第三节　妊娠期肾病综合征

妊娠期并发肾病综合征属于继发性肾病综合征，临床较为常见，同样表现为三高一低，即高度水肿、大量蛋白尿、高脂血症和低蛋白血症。临床主要有 2 种类型：伴发于妊娠期高血压疾病的肾病综合征、周期性妊娠肾病综合征。其发病机制可能是孕妇肾脏对胎儿、胎盘释放异体蛋白或其他产物的免疫应答反应。此外，肾静脉血栓形成、糖尿病和肾淀粉样变也可系妊娠期肾病综合征的原因。肾组织免疫病理学及光镜下检查未见明显异常。本病孕妇多因低蛋白质血症和高度水肿而增加感染概率，从而影响胎儿发育。

本病属中医“子肿”范畴。

一、中医病因病机

中医认为本病多因妊娠期间，血气养胎，正气亏虚，复因饮食不节，损伤脾胃；

或房劳过度，损伤肾气；或素体肺虚，卫气不固，致肺、脾、肾三脏不能行水、制水、化水，水泛肌肤所致。病位在肾，与肺、肾、三焦、膀胱功能失调密切相关，病理性质以本虚为主或虚实夹杂。

二、 西医发病机制

发生于孕期的肾病综合征有3种类型：①伴发于妊娠期高血压疾病，是妊娠后期肾病综合征的最常见原因。②孕期发病，产后自发缓解，未孕期间肾脏正常，再次妊娠又复发，称为周期性妊娠肾病综合征。其发病机制被认为是肾脏对妊娠产物包括胎儿或胎盘释放的异常蛋白或其他产物的反应所致。患者早期出现蛋白尿，多无高血压。③妊娠期合并膜性肾病。

三、 临床表现

1. 大量蛋白尿

大量蛋白尿是指每日从尿液中丢失蛋白质多达3～3.5g。大量蛋白尿的产生主要是由于肾小球滤过膜通透性异常所致。正常肾小球滤过膜对血浆蛋白有选择性滤过作用。能有效阻止绝大部分血浆蛋白从肾小球滤过，只有极小量的血浆蛋白进入肾小球滤液，肾小球病变引起滤过膜对大、中分子量蛋白质选择性滤过屏障作用损伤，导致大分子蛋白和中分子白蛋白等大量溢出。其次，肾小球疾病时，肾小球基底膜组织结构功能异常，使带阴电荷的白蛋白滤过基底膜增多，出现蛋白尿。此外，肾小球血流动力学改变也能影响肾小球滤过膜的通透性，血压增高，蛋白尿增多，血压降低，蛋白尿减轻。肾内血管紧张素II增加使出球小动脉收缩，肾小球内毛细血管压力增加，亦可增加蛋白质漏出。

2. 低蛋白血症

低蛋白血症见于绝大部分肾病综合征患者，即血清白蛋白水平在30g/L以下，其主要原因是尿中丢失白蛋白，但两者可不完全平行，因为血浆白蛋白值是白蛋白合成与分解代谢平衡的结果。低白蛋白血症是肾病综合征的核心症状，长期低白蛋白血症会致营养不良。

3. 水肿

水肿是肾病综合征时最常见的症状。由于血管内渗透压下降，血管内容量下降，激活肾素血管紧张素系统、交感神经、血管加压素系统，共同作用，导致肾小管重吸收增加，水钠潴留，形成水肿。

4. 高脂血症

高脂血症是肾病综合征的主要特点之一。多种脂质成分改变，胆固醇、三酰甘油、低密度脂蛋白（LDL-C）、极低密度脂蛋白（VLDL-C）、中间密度脂蛋白、脂蛋白升高，而高密度脂蛋白（HDL-C）降低或无改变。

四、 诊断与鉴别诊断

（一）诊断

妊娠期间出现“三高一低”的临床表现，即可诊断为肾病综合征。

（二）鉴别诊断

1. 伴发于妊娠期高血压疾病的肾病综合征

为妊娠晚期最多见的临床类型。多在妊娠 24 周后出现大量蛋白质、低蛋白血症、高脂血症、重度水肿及高血压，是妊娠期高血压疾病引起的大量蛋白尿的后果，其胎儿死亡率较高。

2. 周期性妊娠肾病综合征

较少见。临床特点是在孕期出现肾病综合征，产后自发缓解，若再次妊娠又会复发，此种类型对母体及胎儿影响不大，预后较好。

五、治疗

（一）中医治疗

1. 辨证治疗

（1）肺虚感邪

症状：孕期面目浮肿，恶寒发热，咽喉疼痛，鼻塞流涕，小便频急而痛，诸症每遇风寒则反复发作，舌淡苔薄，脉细数。

治法：益气固表，宣肺利水。

代表方：玉屏风散。

处方举例：防风 15g、柴胡 12g、荆芥 12g、黄芪 15g、白术 12g、茯苓 20g、泽泻 12g、紫苏叶 10g、甘草 6g。

（2）脾虚湿盛

症状：妊娠期间，颜面、四肢浮肿，甚至遍及全身，按之凹陷，身重倦怠，脘闷纳呆，食少便溏，舌淡胖、苔白腻，脉沉缓。

治法：健脾行水。

代表方：白术散、参苓白术散合胃苓汤。

处方举例：党参 15g、白术 15g、茯苓 20g、大腹皮 12g、生姜皮 8g、陈皮 8g、法半夏 10g、砂仁 5g（后下）、猪苓 20g、玉米须 12g。

（3）脾肾阳虚

症状：孕期颜面、四肢浮肿，以下肢为甚，按之凹陷难起，头晕耳鸣，腰膝酸软，心悸气短，畏寒肢冷，大便溏薄，小便不利，舌淡苔白，脉沉细。

治法：健脾温肾，化气行水。

代表方：真武汤或实脾饮。

处方举例：制附子 6g、肉桂 3g、干姜 8g、茯苓 20g、白术 15g、山药 20g、杜仲 12g、白芍 15g、泽泻 15g，方中附子少用或不用。血压高者，加夏枯草、怀牛膝等；尿蛋白严重者，加黄芪、蝉蜕、玉米须等。

2. 其他治疗

食疗：①干葫芦（不去子）1个，水煎加红糖适量，分6次服，每日3次。适用于脾肾阳虚型子肿。②鲜车前草60g、鲜玉米须60g、水煎，顿服，每日1剂。适用于湿热阻滞型水肿。③鲤鱼头1个、冬瓜90g，将鲤鱼头去鳞洗净，冬瓜去皮切片，加水共煮至鱼熟瓜烂，吃鱼头喝汤。适用于脾虚型子肿。④黄花鱼150g、大蒜头30g，黄花鱼洗净、大蒜头切片，共煮至鱼熟服食。适用于脾肾亏虚型子肿。⑤鲤鱼或鲫鱼400g、赤小豆200g、陈皮10g、大蒜1个，将鱼开膛，去肠杂洗净，大蒜剥皮，四味加水共煮，鱼熟后吃鱼饮汤，每日3次服完。治妊娠后腿脚肿胀，小便短少等症。

（二）西医治疗

孕妇早期出现肾病综合征，而血压及肾功能正常，虽然皮质类固醇有效，但不宜使用。妊娠后期肾病综合征不需特殊治疗，产后可自行缓解。伴发于妊娠期高血压疾病的肾病综合征的治疗，参考本书“妊娠期高血压疾病”的有关内容。而周期性妊娠肾病综合征，可适当补充白蛋白，不需要特殊治疗，产后亦可自然缓解。若患者有患本病史者，不宜再妊娠。

六、临床思路

妊娠期间出现“三高一低”的临床表现，即可诊断为肾病综合征。发生于孕期的肾病综合征有三种类型，需进一步鉴别。中医病机关键在于肺、脾、肾三脏功能失调，以三脏气虚失司为主。时振声教授认为，肾病综合征水肿的辨证多本虚标实，本虚为肝脾虚损，标实为水湿、湿热、气滞、血瘀。

加强孕期宣教和管理，规范产前系统检查，及早发现、诊断妊娠期高血压疾病并积极治疗，对于预防和减少妊娠期肾病综合征的发生、降低围产儿死亡率及减少孕期并发症尤为重要。一旦确诊妊娠期肾病综合征，应在治疗妊娠期高血压疾病的同时，治疗肾病综合征，还应根据病情、有无并发症、治疗结果及胎儿宫内情况综合判断，抓住有利时机终止妊娠。

水肿治法，《黄帝内经》就有“开鬼门，洁净府，去菀陈莝”三法，《金匮要略》

更提出发汗、利小便“上下分治”的思路，后世医家如张介宾等，则提出了温补脾肾法，或重视行气利水。当代医家普遍重视活血化瘀，但妊娠期应慎用活血化瘀药，治疗当注意扶正培元，勿伤胎气。此外，还需注意勿过用滑利、峻下、逐水、耗散之品，以免伤胎元。

七、预后

本病为妊娠期所继发，若妊娠终止或产后一般可自然缓解，预后良好。但伴发于妊娠期高血压疾病者，如失治或误治，则预后不佳。

八、预防调护

①防过劳，避风寒。一旦有感染应积极及时治疗。②低盐或禁盐、优质高蛋白饮食，慎食肥腻辛辣食物。③若患者有患本病史者，不宜再妊娠。

九、临床验案

患者任某，女，27岁，宫内孕35周，第2胎，因“下肢浮肿且进行性加剧9日”以妊娠期肾病收入院。当时有头晕、头痛，恶心呕吐、纳呆，腰膝酸痛，体倦乏力，形寒肢冷，舌淡苔厚，脉沉细。在产科足月顺产1男婴，健在，产后上述症状加重，随转中医科住院治疗。检查：血压158/100mmHg，全身高度水肿，心肺正常，腹部膨隆，肝脾不大，腹水征阳性，肾区无叩击痛，双下肢指压性高度水肿。辅助检查：尿蛋白（＋＋＋＋），总胆固醇13mmol/L，血清总蛋白36g/L，白蛋白19g/L，球蛋白17g/L。

中医诊断：水肿（脾肾阳虚证）。西医诊断：妊娠期肾病综合征。治法：温阳利水，健脾补肾。处方：实脾饮合济生肾气汤加减，黄芪30g、党参15g、白术20g、茯苓20g、薏苡仁30g、肉桂20g、益母草30g、白茅根30g、附子20g（先煎），猪苓10g、牛膝10g、车前子10g。水煎服，每日1剂。

复诊：服药月余，水肿基本消失，尿蛋白（＋）～（＋＋），症状减轻，逐渐出现面红而圆，潮热盗汗，口苦咽干。在上方基础上加服知柏地黄丸治疗2月。同时西药采用泼尼松片 10mg，每日 3 次，并酌情配用利尿药，泼尼松服用 6 周后剂量减半，共治疗 3 个月，此时尚配服逍遥丸 12g，每日 3 次，病人症状体征消失，小便常规连检 5 次尿蛋白均为阴性，血清总蛋白升至 66g/L，总胆固醇降至 6.0mmol/L，完全缓解而出院。但仍坚持院外中药治疗 6 个月。主要服用参苓白术散和六味地黄丸以调理善后，理化检验结果均属正常，随访 1 年未复发。治疗期间，婴儿禁吮母乳。

按语：水肿治法，《黄帝内经》就有“开鬼门，洁净府，去菀陈莝”三法，《金匮要略》更提出发汗、利小便“上下分治”的思路，后世医家如张介宾等，则提出了温补脾肾法，或重视行气利水。本案治以温阳利水，健脾补肾，结合西医利尿、口服激素等治疗，效果显著。中西医各有优势，临床上结合为用收效更快。

第四节　妊娠期急性肾衰竭

急性肾衰竭是妊娠期较为少见的并发症，临产表现可为全身水肿，尿少尿闭，代谢紊乱及尿毒等，其预后较同龄女性其他原因所致的急性肾衰竭为差。

本病应归属于中医“关格”“癃闭”等疾病范畴。

一、中医病因病机

本病发生的常见原因有：产前（后）出血、妊娠期高血压疾病、弥散性血管内凝血、感染性休克、特发性产后肾衰竭、肝肾综合征、输血反应、肾毒性药物的应用等。中医认为由体虚，肾气不足，气化失常，浊毒内闭而成。

二、西医发病机制

妊娠期急性肾衰竭可发生于妊娠的各个时期，早中期多见于感染性流产导致的败血症，也可由于严重的妊娠反应导致的剧烈呕吐、脱水所致。中晚期则多见于各种原因的子宫出血引起的低血压，宫腔内感染造成的败血症，妊娠期高血压疾病的先兆子痫和子痫等。除此之外，尚有一些比较特殊的和妊娠相关的急性肾衰竭，如妊娠期急性脂肪肝，HELLP综合征等。总之，与其他的非妊娠期急性肾衰竭一样，缺血和中毒是妊娠期急性肾衰竭的主要原因。个别情况下，也可以见到梗阻性肾病导致的急性肾衰竭。

三、临床表现

（一）临床表现

妊娠期间常有流产、引产、胎盘滞留、宫内感染、子宫穿孔、腹膜炎等情况发生。临床表现为高热或休克，严重呕吐，伴少尿或无尿，血压升高，伴头痛，烦躁或昏睡，抽搐。

（二）相关检查

1. 尿液检查

尿沉渣可见红细胞、白细胞和管型及少量尿蛋白，尿肌酐及尿素氮排泄量明显减少。肾前因素所致者，尿比重大于1.025，尿钠降低，约为5mmol/d；肾性者，尿比重小于1.015，尿钠约25mmol/d。

2. 血液检查

血常规检查可有白细胞计数升高，血小板减少，网织红细胞增多，血清学检查可发现凝血因子及纤维蛋白原减少，血纤维蛋白原降解产物升高，血清钾、磷升高，血钙降低，血肌酐、尿素氮升高，二氧化碳结合力降低。

四、诊断与鉴别诊断

根据临床表现及实验室检查可明确诊断。具体可参考本书“急性肾衰竭”有关内容。

五、治疗

（一）中医治疗

辨证治疗

气阴两虚

症状：面色萎黄，神疲乏力，心悸气短，口干口渴，口中尿臭，食少纳差，呕恶腹胀，五心烦热，少尿或无尿，舌淡有齿痕，脉沉细无力。多见于急性肾衰竭少尿期。

治法：益气养阴，利湿化浊。

代表方：四君子汤合猪苓汤。

处方举例：党参15g、白术15g、茯苓15g、甘草6g、泽泻15g、枳壳10g、益母草20g、竹茹12g、法半夏8g、虎仗20g。气虚甚者，加生黄芪；阴伤甚者，加玄参、生地黄；虚热明显者，加知母、黄柏；脾肾阳虚明显者，加菟丝子、炒杜仲、干姜；湿浊未清，恶心呕吐者，加砂仁、制半夏、黄连，或配合大黄灌肠，方法同上。

（二）西医治疗

妊娠期急性肾衰竭以支持疗法及对症处理为主，须注意以下几点：①妊娠后期子宫出血常隐蔽而不易被发现，应当早期输血，以免发展至急性肾皮质坏死、肾小管坏死。②尿素氮、肌酐等代谢产物可通过胎盘影响胎儿，应当及早进行透析，使尿素氮维持在10.71mmol/L左右。透析时应注意水的平衡。而孕妇在透析时，黄体酮的透出可导致早产发生率增高，因此在透析时肌注100mg黄体酮可能有益。③及时补足血容量，积极抢救休克，避免使用肾血管收缩药物，保证充足的肾血流量，可预防急性肾衰竭的发生与加重。④产后特发性肾衰竭发病骤然，预后差，死亡率高，可用激素、肝素、链激酶、抗血小板药物及血浆置换等治疗。

六、临床思路

妊娠合并急性肾损伤属于妊娠期严重并发症之一，处理及时与否关系到母婴是否安全。妊娠合并急性肾损伤治疗关键在于早诊断，早干预，重视防治，做好孕期保健，严密观察妊娠并发症的早期症状。由于妊娠期急性肾损伤往往由多种原因导致，所以，除了积极处理肾衰竭以外，原发病的控制也十分重要，如控制好血压、感染、纠正贫血以及其他产科并发症等。由于妊娠的特殊性，在一些药物的选择上要慎重，一定要注意药物对胎儿的影响。

七、 预后

本病起病急骤，变化多端，变证多而复杂，若能早期诊断，及时抢救治疗，患者可冀转危为安；若失治误治，患者常因水湿停聚，浊邪壅塞三焦，升降不通，阴阳闭绝而死亡。本病患者一般病情预后要比同龄女性其他原因所致的急性肾衰竭为差。

八、 预防调护

①避风寒，卧床休息，积极治疗原发病，迅速去除导致急性肾衰竭的危险因素。②低盐低钾、优质低蛋白饮食，控制水分摄入量。若血容量不足，应快速、准确地补充血容量。③避免使用肾毒性药物。

九、 临床验案

患者张某，女，25 岁，初诊日期为 1991 年 3 月 16 日。患者原有甲状腺功能亢进病史，2 个多月前在妊娠 3 个月时因受风寒引起全身水肿，当地医院检查诊断为“急性肾炎”，治疗月余无效，做水囊引产后出现高热，腹痛，恶露腥臭，给氨苄西林治疗后出现皮肤药疹，突然无尿，呕恶不止，进一步检查诊断为“急性肾衰竭”，给血液透析 28 日，一直无尿，转广州中医药大学第一附属医院后给中药泻腑通浊，配合抗生素、血液透析治疗 20 日，病情无好转，并多次发生心衰。后症见：体温 36.5℃，心率 105 次/分，呼吸 22 次/分，血压 135/90mmHg（18/12kPa）。急危病容，胸闷胸痛，颈前结块肿大，心悸汗出，恶心呕吐，腹痛拒按，腰以下水肿，经闭，小便日解 50～80ml。舌质红，苔黄厚腻，脉滑数。辅助检查：血常规示血红蛋白 50g/L，白细胞计数 13.0×10^9/L，中性粒细胞比例 0.93，淋巴细胞比例 0.07；尿常规示亚硝胺（+）、蛋白（+++）、潜血（+++）、白细胞（++++）、红细胞 3～5/HP；血沉 43mm/h，尿及阴道分泌物细菌培养均为大肠杆菌生长；血生化示尿素氮 18.1mmol/L、肌酐 866μmol/L、二氧化碳结合力 16.6mmol/L；T_3 5.6ng/ml、T_6 100ng/ml；甲状腺抗体测定阳性；肾图示双肾功能重度损伤；超声心动图示左心负荷过重。

中医诊断：关格、腹痛、气瘿（邪毒伤肾，瘀水互结，心肾阳衰证）。治法：温补心肾，化瘀利水。处方：黄芪 60g、茯苓 30g、葶苈子 30g、附子 15g、红参 15g（另煎）、猪苓 15g、泽泻 15g，白术 10g、牡丹皮 10g、红花 10g、桃仁 10g、肉桂 3g（冲服）、鹿茸粉 0.6g（冲服），水煎服。配合血液透析治疗。

复诊：上方连服 9 剂，尿量渐增至日 700ml，胸闷减轻，仍心悸多汗，水肿未消。守上方去葶苈子，加浙贝母 10g、昆布 10g、海藻 10g、瓜蒌 30g，继服 18 剂，尿量增至日 1700ml，水肿渐消，胸闷、心悸明显缓解，停止血液透析。舌质淡、苔白腻、脉细数。尿常规示尿蛋白（+++）；血生化示尿素氮 7.85mmol/L，肌酐 239μmol/L、二氧化碳结合力 16.6mmol/L。辨证：邪气已退，心肾两虚，气血双亏。治则益气养血，阴阳双补。处方：白芍 30g、生地黄 30g、白芍 15g、赤芍 15g、麦冬 15g、太子参 15g、五味子 15g、玄参 15g、红参 15g（另煎），牡丹皮 10g、炙甘草 10g、甘松 10g、鹿茸粉 0.5g、肉桂 1g（冲服），水煎服。上方略有加减服用 3 月余，体质渐复，病情趋于稳定，带药回当地巩固治疗。

按语：本证病程迁延，病因多，病机十分复杂，既有忧思郁怒、气凝血滞，又有冲任虚损、湿热下注，兼有邪毒伤肾，气化无能，水凌心肺，正衰邪实交织，治疗殊感棘手。患者久病不愈，湿、热、瘀、毒内结，心肾俱衰辨证，权衡利弊，果断拟用温补心肾，化瘀利水之法，扶正祛邪，则使病机扭转，病情渐趋稳定，可为有胆有识，独具慧眼。

第五节 妊娠期高血压疾病

妊娠期高血压疾病（hypertensive disorders in pregnancy）是妊娠期特发的一种疾病，常于初次妊娠结束后症状迅速缓解，逐渐恢复正常。典型临床表现为高血压、蛋白尿和水肿，严重时出现头痛头晕、胸闷呕吐、失明，更甚者可出现抽搐、昏迷。国内多将本病分为轻、中、重三级，国外将其分为四类：子痫、慢性高血压、慢性高血压附加子痫前期、暂时性高血压。

本病可归属于中医"子肿""子晕""子痫"等疾病范畴。

一、 中医病因病机

妊娠期高血压疾病的发生与子宫和胎盘的缺血缺氧、弥散性血管内凝血、神经内分泌失调以及免疫因素等有关。肾小球特征性的病理改变为：肾小球毛细血管内皮下纤维蛋白沉积，内皮细胞肿胀，空泡形成并向腔内凸出，引起管腔狭窄。中医认为本病的发生皆因脏气本弱，妊娠重虚所致，可概括如下。

1. 禀赋薄弱

禀赋肾虚，命火不足，孕后胎阻气机，肾阴不得敷布，膀胱气化失职，水湿泛溢所致。

2. 阴血亏虚

素体阴虚，或劳累过度，或饮食不节，致营血不足，复因妊娠之后，精血亏虚，肝失濡养，肝阳上亢所致；或心火偏亢，风火相煽所致。

3. 痰火上扰

饮食不节，致脾虚运化失司，水湿停聚，聚液成痰；或素体阴虚，内热炽盛，灼津成痰，痰火交炽，上蒙清窍所致。

二、 西医发病机制

1. 免疫学

研究发现，妊娠期高血压疾病具有较高的遗传倾向，认为其发病与免疫失衡有关。目前认为妊娠是一种半同种移植现象，妊娠的成功在于妊娠母体的免疫耐受，一且这种免疫耐受被打破，会导致流产、妊娠期高血压疾病等疾病。

2. 胎盘或滋养细胞缺血

胎盘和母体组织间相互作用的异常可能是引起妊娠期高血压疾病发病的主要原因。多胎妊娠、羊水过多、初产等因素均可使宫腔压力过大，从而引起胎盘缺血，导致血管痉挛、血压升高。胎盘缺血引起的功能缺陷一般在妊娠 20 周前或临床症状出现前就已形成，到妊娠 20 周后则出现不同程度的妊娠期高血压疾病的临床症状。

3. 氧化应激

是指体内氧化与抗氧化作用失衡，主要倾向于氧化增强，抗氧化作用减弱。妊娠期高血压疾病发生、发展过程存在氧化应激，主要表现为脂质及蛋白质过氧化物明显增多，氧化应激的易患性也明显增加。在妊娠期高血压疾病时蜕膜动脉出现一种特征性的急性粥样化改变，可能与氧化应激反应、脂质过氧化增强有关。另外，妊娠期高血压疾病发生时参与氧化应激的某些酶活性增强，抗氧化作用减弱，抗氧化剂减少或活性下降。产生氧化应激的主要原因是胎盘的缺血，但胎盘缺血缺氧至什么程度可以导致氧化应激增强，尚待进一步探讨。

4. 遗传学

妊娠期高血压疾病具有家族遗传倾向，主要表现为母系遗传。家系分析发现，妊娠期高血压疾病患者一级亲属及二级亲属的发病率比无家族史孕妇明显增高，一级亲属比二级亲属要高，这表明孕妇对妊娠期高血压疾病有遗传易患性，且目前多倾向于多基因遗传，其具体的遗传规律目前尚有争议。随着人类基因组学研究的逐渐深入，从分子生物学角度研究妊娠期高血压疾病，寻找遗传易患基因，将为妊娠期高血压疾病的病因研究提供更多的依据。

5. 母体因素

妊娠期高血压疾病的发病机制也可能是母体和胎盘因素相互作用，引起氧化应激，从而造成广泛的内皮细胞功能失调而导致妊娠期高血压疾病的发病。研究发现，在妊娠期高血压疾病从临床前期发展到临床期期间，孕妇的血流动力学就出现了显著的改变，肾素-血管紧张素系统、一氧化氮水平、血小板和内皮细胞激活后一些活性因子的释放等参与了这一过程。同时在妊娠期高血压疾病孕妇普遍存在一种高血凝状态。血清中存在的多种凝血相关因子，脂质失调引起脂质氧化物水平升高等因素也可能与妊娠期高血压疾病发病有关。

6. 胎儿因素及母体—胎儿相互作用

在妊娠期高血压疾病孕妇血液中发现滋养层细胞，在死于肺梗死的孕妇肺组织中发现滋养层成分，说明胎盘与母体因素相互作用，参与了妊娠期高血压疾病的发病。胎盘滋养层成分对母体血管有一定的侵袭作用，母体为了减少这种侵袭作用，通过减少自身营养供给来减少胎盘的营养供给，导致胎盘缺血，进而导致妊娠期高血压疾病。孕妇循环系统中胎儿DNA以及母体DNA水平的升高与妊娠期高血压疾病的严重程度相关，胎盘可释放许多激素及活性物质到母体循环系统影响母体，引起妊娠期高血压疾病。

7. 环境及其他诱因

环境、孕妇年龄、生活习惯、种族、营养水平、妊娠合并其他疾病等多种因素都可能参与妊娠期高血压疾病的发病。孕妇本身有高血压、糖尿病、肥胖、胰岛素抵抗等可以增加妊娠期高血压疾病发病率。Kupferminc等的分子遗传学及基因组学研究认为，妊娠期高血压疾病是由多个母体及胎儿的基因相互作用以及环境等其他因素参与而引起的疾病。

三、 临床表现

（一）临床症状

初次妊娠，原有高血压、糖尿病或肾脏病史者易发，首次发病于妊娠20周以后。临床表现为突然出现高血压、水肿、蛋白尿，甚则出现头痛、视力障碍及抽搐、昏迷等。

（二）实验室及其他检查

1. 尿液检查

每日尿蛋白多于500mg，尚可见红细胞及管型。

2. 血液检查

血红蛋白及血细胞比容常见增高，发生弥散性血管内凝血时，血小板减少，凝血酶原时间延长，纤维蛋白原减少，血纤维蛋白原降解产物升高。个别病人血肌酐可迅速升高，子痫病人二氧化碳结合力降低。肾小球滤过率在妊娠期高血压疾病孕妇比正常孕妇降低25%～30%，但只有少数患者表现肾功能不全，极少数出现急性肾衰竭。

3. 眼底下检查

可见眼底动脉痉挛、视网膜水肿，甚至视网膜剥离，或有棉絮样物渗出和出血。

（三）临床分型

妊娠20周后出现高血压、水肿、蛋白尿等症状体征。临床可分轻、中、重三型。

1. 轻度

妊娠20周后出现水肿，高血压130/90mmHg（17.3/12kPa），或较基础血压升高30/15mmHg（4.0/2.0kPa），或每周体重增加超过500g者。

2. 中度

水肿、高血压、蛋白质3项中出现2项，血压小于160/110mmHg（21.3/14.6kPa），24小时尿蛋白总量不超过5g者。

3. 重度

①先兆子痫：血压大于160/110mmHg（21.3/14.6kPa）；24小时尿蛋白定量大于5g；可有血液浓缩，红细胞容积大于350mL/L，伴剧烈头痛、眼花、胸闷。此三项中具备两项即可诊断。②子痫：在先兆子痫的基础上发生抽搐及昏迷，或仅有昏迷。

上述血压标准以舒张压为主，如血压为150/110mmHg（20/14.6kPa）者应归入重度妊娠期高血压疾病；蛋白尿与舒张压有一项达到标准时，即应归入该类。

四、 诊断与鉴别诊断

（一）诊断

主要表现为水肿、蛋白尿、高血压，严重者可有抽搐与昏迷，因其症状和体征缺乏特异性，故须根据病史、好发因素、体检及辅助检查等综合分析，方能作出正确的诊断。了解血压升高的速度和程度是判断病情是否发展的重要指标。

（二）鉴别诊断

1. 妊娠兼有肾小球肾炎

妊娠期高血压疾病在妊娠前无肾脏病史，蛋白尿、高血压和水肿多出现于妊娠24周以后，尿沉渣中仅有少量管型和红细胞，分娩后，肾脏症状可迅速减轻乃至消失；而妊娠兼有肾小球肾炎者多在妊娠前已有肾脏病史及尿改变，尿沉渣中有较多管型和红细胞，分娩后肾脏症状仍存在。

2. 原发性高血压

妊娠期高血压疾病之高血压出现于妊娠20周以后，多有水肿，血压一般不超过200/120mmHg（26.7/16kPa），且往往伴有自觉症状，血尿酸及纤维蛋白原降解产物多增高，产后3个月症状体征消失；原发性高血压者原先已有高血压病史，一般不出现水肿，血压可超过195/120mmHg（26/16kPa）而无自觉症状，血尿酸及纤维蛋白质原降解产物多正常，产后3个月症状体征仍存在。

五、治疗

（一）中医治疗

1. 辨证治疗

（1）脾肾阳虚

症状：妊娠面目浮肿，下肢尤甚，按之如泥，心悸气短，腰酸无力，四肢厥冷，舌质淡、有齿痕，苔白润，脉沉细。

治法：温补肾阳，化气行水。

代表方：真武汤、实脾饮。

处方举例：制附子 6g、黄芪 15g、茯苓 20g、白术 15g、白芍 15g、杜仲 12g、干姜 6g、泽泻 15g、猪苓 20g。方中附子久煎，或易为桂枝通阳化气行水。呕吐者，去附子，加法半夏、竹茹、陈皮。

（2）肝肾阴虚

症状：妊娠头晕目眩，心悸，耳鸣，多梦易惊，颜面潮红，五心烦热，舌红绛，脉弦细数。

治法：滋补肝肾，育阴潜阳。

代表方：杞菊地黄汤、知柏地黄汤。

处方举例：枸杞子 12g、菊花 15g、生地黄 20g、山药 12g、山茱萸 12g、茯苓 15g、泽泻 15g、牡丹皮 12g、地骨皮 15g、知母 10g。阳亢明显者，加龟板、钩藤、石决明；阴亏较甚者，加女贞子、墨旱莲。

（3）肝风内动

症状：心悸，颜面潮红，手足抽搐，不省人事，舌质红，苔薄黄，脉弦滑数。

治法：平肝息风。

代表方：羚角钩藤汤或镇肝熄风汤。

处方举例：羚羊角粉 3g（冲服）、钩藤 20g、桑叶 15g、菊花 15g、贝母 10g、鲜竹茹 10g、生地黄 15g、白芍 20g、茯神 15g、甘草 6g。

(4) 痰火上扰

症状：妊娠晚期或分娩之时，卒然不知人事，四肢抽搐，头晕头痛，胸闷烦热，气粗痰鸣，舌红苔黄腻，脉弦滑或滑数。

治法：清热豁痰，开窍醒神。

代表方：牛黄清心丸或黄连温胆汤。

处方举例：牛黄 0.75g、朱砂 4g、黄连 10g、黄芩 15g、栀子 15g、郁金 10g，共炼白蜜为丸，每丸 1.5g，每次 1 丸，口服，每日 2～3 次。可配服鲜竹沥。

2. 特色治疗

(1) 安宫牛黄丸

每次半粒，每日 2～3 次，化服。本方清热开窍，豁痰解毒。治疗证属肝风内动或痰火上扰之妊娠痫证者。

(2) 紫雪丹

每日 3g，分 2 次口服或鼻饲。本方清热开窍，镇痉安神。治疗风火相煽型妊娠痫证患者。

(3) 醒脑静注射液

40ml 加入 5%葡萄糖溶液 250ml 中静脉滴注，每日 1 次。治疗肝风内动或痰火上扰型妊娠痫证者。

(4) 羚羊角粉

每次 0.5g，每日 2～3 次。治疗风火相煽型妊娠痫证患者。

(5) 龙胆泻肝口服液

每次 1～2 支，每日 3 次。治疗肝阳上亢型妊娠痫证患者，但不可久服，中病即止。

3. 其他治疗

(1) 专方验方

①沉香 25g、广枣 10g、生石膏 15g、紫檀香 15g、沙参 15g、红花 8g、白檀香 15g、寒水石 15g、肉豆蔻 15g、诃子 10g、山柰 15g、粉碎成细末，过筛混匀，每次 2～

4g，用羊汤、白开水、黄油少许混合冲服。治疗妊娠期高血压疾病、羊水过多有明显疗效。②鲜芦根 30g、冰糖 10g，煎汁当茶饮，每日 1 剂，连服 1 周。对妊娠早期高血压、浮肿效果良好。③龙胆草 10g、黄芩 6g、生地黄 10g、茯神 10g、羚羊角粉 3g、丹参 5g，水煎服。对肝火炽盛型妊娠痫证者效佳。

（2）针刺疗法

取风府、人中、内关、涌泉穴。抽搐，配曲池、合谷、阳陵泉、太冲穴；痰多，配足三里、丰隆、涌泉穴，可反复点刺，其余穴位用泻法，抽搐期间不宜留针。用于子痫发作的急治。

（3）敷贴疗法

蓖蒜膏敷贴法：蓖麻子 8 粒（去皮）、鲜石蒜 3 个。两药共捣烂如泥膏状，分为 2 份，敷贴双侧涌泉穴，外加纱布覆盖，胶布固定，24 小时后去药。未愈再贴 1～2 次。主治妊娠中后期，面目、下肢浮肿，小便短少者。

（4）食疗

①决明子 30g、杭菊 20g、墨旱莲 20g，加水煎取 300ml，加白糖适量，每次服 100ml，每日 3 次。治疗先兆子痫，但不宜久服。②冬瓜皮 50g、赤小豆 50g，水煎服（不能加盐），当茶饮，每日 1 剂。治疗孕妇水肿。③活田螺适量，大蒜杆 60g，煮食，不能加盐，每日 1 次，至孕妇水肿消退为止。

（二）西医治疗

治疗目的是防止子痫的发生，降低围产儿死亡率，减少母婴严重并发症和永久性高血压。治疗原则为解痉、降压、扩容，必要时终止妊娠。具体治疗方法如下。

1. 一般治疗

右侧卧位，卧床休息。这样可使右旋的子宫左移位，解除对下腔静脉的压迫，从而增加子宫的血流量，改善胎盘的血液循环。

2. 药物治疗

（1）解痉

①硫酸镁：适用于中、重度妊娠期高血压疾病，尤其是子痫前期的病人。首先以

25%硫酸镁溶液 10ml 溶于 25%葡萄糖液 10ml 中，缓慢静脉推注（不少于 5 分钟），然后用 25%硫酸镁溶液 60ml 溶于 5%葡萄糖液 1000ml 中静脉滴注，滴速控制在每小时 1g 左右，不超过 2g，睡前停止静滴，24 小时总量可达 30～35g。过量会抑制呼吸和心脏，甚至死亡，因此使用时必须注意。若膝反射消失，或呼吸少于每分钟 16 次，或每小时尿量少于 25ml，即应立即停用。若发生镁中毒时，立刻静脉注射钙剂。②肾上腺素能受体兴奋剂：适用于非糖尿病的妊娠期高血压疾病患者，可用利托君 50mg 加入 5%葡萄糖液 500ml 静滴，滴速为 60 滴/分。

（2）静镇

对硫酸镁有禁忌或疗效不明显时，可用镇静药物，但由于药物可通过胎盘对婴儿起抑制作用，故接近分娩时不宜使用。可选用苯巴比妥、地西泮、冬眠疗法、吗啡等。

（3）降压

当血压超过 200/120mmHg（26.6/16kPa）时，为防止脑血管意外、胎盘早剥等并发症，可应用降压药物。但降压的同时往往会降低重要脏器特别是子宫胎盘的血流量，对胎儿有一定的危害，因此应严格掌握适应证，降压以舒张压不低于 90mmHg（12kPa）为宜，且不宜选用降压作用强的药物。常用药物为肼苯达嗪、甲基多巴、硝苯地平等。其中以肼苯达嗪最常用。

（4）扩容

使时扩容可有效改善重要脏器的血液灌注，缓解病情，适用于重度妊娠期高血压疾病有血容量减少和血液浓缩的患者。而心血管负担过重、肺水肿及肾功能不全者禁用。扩容剂以胶体类为宜，如白蛋白、全血、右旋糖酐-40 和平衡液等，可根据病人有否低蛋白血症、贫血、电解质紊乱等适当选用。但不应盲目扩容，以免增加心脏负担，发生肺水肿和心力衰竭。

（5）利尿

仅用于全身严重水肿、肺水肿、脑水肿、血容量过多或高血压所致的充血性心力衰竭。一般不宜使用，特别不宜作预防用药。对已发生脑水肿和心力衰竭者，可用速尿。颅内压增高，即将抽搐或已经抽搐的病人，以及急性肾衰竭无尿者，可用甘露醇。

3. **终止妊娠**

妊娠期高血压疾病是孕期特有的疾病，终止妊娠病情可自行缓解，故在必要时终止妊娠对母有利。其适应证为：①重症病例经积极治疗 48～72 小时后，病情仍不能控制，胎龄超过 36 周者。②36 周前胎盘功能减退，胎儿成熟度示胎儿已成熟，经治疗后病情继续恶化者。③病程已达 8 周以上，伴原发性高血压者。

六、 临床思路

妊娠期高血压疾病的西医发病机制尚不明确，中医认为，本病的发生与体质因素有着密切的关系。素体脾肾阳虚或肝肾虚的女性，孕后发生妊娠期高血压疾病的体例明显升高。而胎体渐大，阻碍气机，或过食生冷，抑遏脾阳；或忧郁不舒，气机不畅，则是本病的重要诱因。妊娠期高血压疾病初期脾肾阳虚，气不化水而致水肿；后期病情发生，可见风、痰、火三邪相互交织。妊娠水肿多见脾虚、肾虚、脾肾阳虚、肺气郁闭、气滞证，而妊娠期高血压疾病多属阴虚肝旺证，子痫则多见肝风内动证。

治疗目的是防止子痫的发生，降低围生儿死亡率，减少母婴严重并发症和永久性高血压。治疗原则为解痉、降压、扩容，必要时终止妊娠。中医治疗当以“治病与安胎并举”。以水肿为主症者，应慎用温燥、寒凉、滑利之药，以免伤胎；以眩晕为主症者，注意养血安胎；而子痫为危急重症，一旦发作，急当熄风、安神、镇痉，并进行中西医结合抢救。

妊娠期高血压疾病并发脑血管意外的临床表现与出血部位密切相关，经镇静、解痉治疗无效时应怀疑有脑出血，可行 CT 或 MRI 检查确诊。妊娠期高血压疾病并发脑血管意外的治疗中应首先消除脑水肿，当发现并发脑血管意外时，无论是脑出血或脑梗死，一经确诊，应立即在全麻下行剖宫产术；若颅内血肿较大，应在解痉、降压、脱水基础上开颅清除血肿。孕期定期检查，及早预防，及时发现，积极有效治疗，多能为孕妇创造一个良好的预后，避免开颅手术，降低孕产妇的死亡率，提高其生存质量。

七、 预后

子痫是妊娠后期的继发病症，一旦终止妊娠或分娩后绝大部分患者可自行缓解或减轻，高血压不会持续存在，肾脏症状是否持续存在尚有争论。若不能早期及时诊断治疗，孕妇病情则继续恶化，预后不良，但死亡率不及10%。

八、 预防调护

①加强各级妇幼保健，普及产前检查，开展预测诊断，可降低本病的发生率及发展程度。若病情控制不满意，必要时应立即终止妊娠。②调节饮食，多摄入含钙高的食物、充分补充钙剂，防止子痫发生。③卧床休息，避风寒，保持良好的精神状态。

九、 临床验案

患者胡某，24岁，漳干乡农民。患者妊娠足月，临产前几日即精神紧张，头眩目花，胸闷吐涎，全身不适。近日来更添肌肉瞤动，手足发麻，随即出现口角颤动，四肢抽搐，神志欠爽，目睛发直，一日间歇性发作2～3次，于2日后娩出一女婴。在分娩过程中亦出现一次抽搐，产后2日仍神志时清时昧，间断性抽搐，腰背反张，二便失禁。经当地医院妇产科诊断为“子痫”，用西药处理疗效不显，建议送县城。因经济原因，恳求就地治疗。证见产妇晕厥卧床，呼之不应。其形矮胖，颜面黯晦，咬牙闭目，双拳握固有力。肢痪脊强，足腿浮肿，痰鸣流涎，唇红、舌苔黄糙而厚，六脉沉涩。询得恶露几日未下，腹硬满，触之灼手。缘时值长夏，暑湿当令，气候闷热，痰盛之体而恶露未行，瘀血挟暑秽痰浊上冒清空，神明为之动摇而遂发此证。刻下牙关紧闭，汤药难进，即以毫针先刺人中、双涌泉穴，行短促重刺激手法。针甫入须臾即见患者扭动头颈，整眉而作痛苦貌。继而拔针，另取足三里、合谷、三阴交、曲池、血海穴（均双穴），行中等刺激手法，留针20分钟，不时捻动针柄以增强感应。留针时遗尿一次，发出“嗯嗯”鼻音，肢体强直之状渐除，抽搐未再发作。出针后已睁眼看别人说话，神志清醒能点头示意，然表情淡漠，少言语，少腹胀硬，不欲饮食。翌日予生化汤加减一剂，下秽黑血团数次，少腹硬满减轻，能进稀粥，言语乏力，精神倦怠，余无所苦，遂回家将息，母子皆安。

按语：子痫为产科急症，并非鲜见，若治不得法或延误时机，多致母子危殆。其名最早见诸《巢氏病源》：“妊娠而发者，闷冒不识人，须臾醒，醒复发，亦是风阳太阳之经作痉也。亦名子痫，亦名子冒也。”本案分娩前后均现子痫诸证，产后瘀血未能及时排出，郁而生热，蒸化痰浊，互为胶结而阻碍气机升降，时邪复乘之上扰而致痉冒益甚。观其唇紫脉涩、闭目握拳，少腹硬满，抽搐有力等可知也。急则治其标，取针法以开窍通经，镇静止痉为上，复以生化汤加味之除旧布新，调和阴阳，不意此急证在短期内得获竞功。

第十三章　老年肾脏病

衰老又称老化，是生命进程中的最后阶段，是生物机体随年龄增长，器官结构和功能逐步退变，趋向死亡的现象。中国是世界上总人口和老龄人口绝对数量最多、人口老龄化增长速度最快的国家。预计到2040年，我国老年人口总数将增至3.74亿，占全国人口总数的24.8%；而80岁以上高龄老年人也将接近1亿，中国正在迅速向老龄化社会的高峰期迈进，因此，与衰老相关的老年性疾病正逐渐成为影响国人健康和社会发展的重要疾病。由于生理上的老化，老年人肾功能随年龄增长在逐渐减退，绝大多数学者认为，肾脏的衰老性改变通常始于40岁，50岁左右为加速期。伴随全身各器官功能减退，肾脏的组织结构渐渐发生改变，肾功能随之衰退，老年人常同时合并多种慢性疾病，导致老年肾脏病病因复杂、影响因素多、表现不典型及病情较重、病程迁延等特点。

老年人肾脏解剖学改变：年龄、血管病变、感染等因素导致肾脏形态改变。40岁过后，人的肾脏重量逐渐减轻，体积缩小、皮质变薄。肾脏的形态改变主要为肾小球硬化，造成功能性肾单位减少。硬化肾小球主要位于浅皮质层，尤其在肾被膜下。肾小球硬化的发展过程如下：基底膜逐渐增厚、分层、系膜基质逐渐增多，包曼囊纤维化，肾小球内功能性毛细血管数量减少，肾小球平均滤过面积减少，最终系膜基质透明变性，毛细血管塌陷、闭合，肾小球完全硬化。肾小管随年龄的增长而逐渐减少，肾小管萎缩程度与硬化肾小球数量密切相关。随着年龄增加，肾脏间质纤维化程度逐渐明显，使得肾小管之间的距离逐渐增大，间质体积增加。肾小动脉硬化，主要见于弓形动脉、直小动脉、小叶间动脉，弹力纤维和胶原纤维增加，内膜增厚，导致管腔狭窄，管壁纤维素样坏死，肾动脉及其较大分支可出现符合粥样硬化改变；肾脏的老化改变主要与肾血管的变化相关。

老年肾脏的功能学改变：人类的肾功能在40岁后逐渐进行性下降。随着年龄的增长，肾小管的吸收和排泄功能，尿液的浓缩和稀释功能、酸化功能与肾小球的滤过率和肾血流量相平行，均呈现下降趋势。老年人肾血流量的减少与随年龄增长的肾（小）动脉硬化、心排血量减少、缩血管与舒血管物质失衡有关。老年人内生肌酐清除率逐年下降，但老年人肌肉萎缩，内源性肌酐产生减少，另外肾小管代偿分泌肌酐增多。尽管内生肌酐清除率下降，但血肌酐无相应增高，因此老年人的血肌酐不能反映其肾小球滤过率水平。老年人肾小管浓缩稀释功能明显减退，随年龄增长肾单位数目减少，特别是间质常有纤维化，致使逆流倍增效果欠佳，剩余的肾单位出现渗透性利尿，从而使尿浓缩能力下降。

老年肾脏病受到衰老与疾病的双重影响，肾脏衰老的球性硬化和其他疾病引起的肾小球硬化很难区分，肾小球球性硬化数目及比例随年龄而变化，因此，在诊断老年肾脏病之前，必须细心研究病史、实验室检查、肾脏病理检查，以除外其他可能导致肾小球硬化的肾脏病。本章将就几种常见的老年肾脏病进行探讨。

第一节　急性肾小球肾炎

急性肾小球肾炎简称急性肾炎，是由免疫反应而引起的弥漫性肾小球损害，多数属于急性链球菌感染后肾炎。它是以急性发作的血尿、蛋白尿、水肿、高血压或伴短暂氮质血症为主要特征。急性肾炎常见于感染之后（潜伏期 2～4 周），故又称急性感染后肾小球肾炎。老年人急性肾小球肾炎近年来有日益增多的趋势；大部分起病隐匿，部分可有皮肤、呼吸道等链球菌感染的前驱病史，常缺乏典型的血尿、水肿、蛋白尿、高血压等临床表现。该病死亡率较高，常死于感染或其他全身衰竭的急性并发症，即使已经治愈的患者，其老年肾的组织学改变也未能完全恢复。

老年人急性肾炎一般可归入中医学“水肿”“尿血”“关格”等疾病范畴。

一、中医病因病机

中医对本病的认识可归纳为感受邪毒、饮食不当，阴虚内热和脾肾阳虚（详细内容参见本书第一章第一节）。本病的形成由肺、脾、肾三脏功能失调及气血运行功能失常所致。以肾为本，肺为标，脾为制水之脏。病机特点为邪毒内盛、阴阳亏虚。临床常表现为虚实夹杂，本虚标实。本病不同于青年患者，要注意老年人有正虚一面。

二、西医发病机制

多有溶血性链球菌感染史，常见于上呼吸道感染、猩红热、皮肤感染等链球菌感染后，感染的严重程度与急性肾炎的发生和病变轻重并不完全一致。本病主要由感染所诱发的免疫反应引起，肾小球的免疫复合物激活补体，导致肾小球内皮细胞及系膜细胞增生，并可吸引中性粒细胞及单核细胞浸润，导致肾脏炎症反应等病变。

三、临床表现

除急性起病，眼眶周围、面部及下肢水肿，高血压，蛋白尿的急性肾炎典型症状外，老年人急性肾炎可能还有三个特点：①部分具有冠心病的老年人在发生急性肾炎时，水钠潴留及高血压易导致急性左心衰竭，出现气急、不能平卧等表现。②血压突然升高容易发生高血压脑病，出现剧烈头痛、呕吐、抽搐、失语、瘫痪或昏迷等。③易发生急性少尿性肾衰竭。

实验室检查参考本书各论第三章第一节。

四、诊断与鉴别诊断

参考本书各论第三章第一节。

五、治疗

中医治疗及西医治疗方案参考本书各论第三章第一节。

六、临床思路

中医对急性肾小球肾炎的治疗，目前主要分为辨证论治及固定成方结合辨证加减用药两类，治法主要包括清热解毒化湿，宣肺祛风利水，活血化瘀利水等；具体参考本书各论第三章第一节。

七、预后

老年人急性肾炎预后较差，与其并发症多有关。因此及早预防和控制急性期的并发症如急性心力衰竭，高血压脑病、急性肾功能不全和急性感染等，可大大降低死亡率。从中医角度来看，早期多以风寒湿热毒为表现，若治疗及时得当，可有效地控制病情；若治疗失当，可迅速发展为关格、癃闭重症，预后多不良。

八、预防调护

①起居有常，顺应四时：早睡早起，不熬夜，不暴饮暴食，遇寒加衣被。②适当锻炼：平时多注意锻炼身体，多做有氧运动，打太极拳、五禽戏，步行等。③积极治疗感冒：若患了感冒病要积极治疗，不要拖延病情。

九、临床验案

患者杨某，男，35岁。初诊日期为1981年3月13日。一周前冒雨涉水，次日即见畏寒、发热、头痛、咽痛、咳嗽，继见眼睑浮肿，渐及双下肢浮肿，恶心欲呕，稀便溺短黄，舌苔白腻，脉浮滑，尿检蛋白（++），红细胞（+），白细胞2～4个，透明管型（++）。

中医诊断：急性肾炎（风邪袭肺，湿热内蕴证）。西医诊断：急性肾小球肾炎。治法：宣肺行水，清热利湿。处方：麻黄10g、连翘15g、赤小豆24g、薏苡仁10g、银花藤24g、蒲公英24g、白茅根30g、紫苏叶9g、黄连6g、佛手15g、生姜15g。嘱其低盐饮食。

复诊：服上方4剂，浮肿消而未尽，余证皆减，仍以上方去紫苏叶、黄连、生姜，加炒白术15g、茯苓皮24g、冬瓜皮24g，继服6剂，浮肿尽退，但觉头晕，腰酸乏力，舌边尖红，苔薄腻，脉沉细。尿检示蛋白（+），红细胞少，透明管型（+），虑其脾失健运、肾阴已伤，以六味地黄丸加银花藤、蒲公英、连翘、薏苡仁、芡实、冬瓜仁、白茅根等出入，调理月余，连续五次尿检阴性，数月后随访伤病已愈。

按语：水肿是急性肾炎的主症之一，“外感风邪，内蕴湿热，闭其肺之宣发，阻其肺之肃降，雾露之溉失司，水津无以四布，肾失气化，三焦决渎无权，通调水道失职则泛溢肌肤，此乃肺肾同病也”。治宜开上以复宣发；启下以复决渎，配合清热利湿，解毒凉血诸法治疗急性肾炎，每获良效。

第二节　急进性肾小球肾炎

国外学者报道，急进性肾小球肾炎在老年人常见，占原发性肾小球疾病的11%～16.5%，约占急性肾衰竭老年肾活检患者的50%，通常病理表现为新月体性肾炎。而国内报道在老年原发性肾小球疾病肾活检患者中仅占8.3%，低于国外报道。

中医学无“急进性肾小球肾炎”的名称，根据其临床表现可见于“水气”“尿血”“关格”等诸证中。

本病的中西医病机、诊断及鉴别诊断、中西医治疗方案参考本书各论第三章第二节。

老年患者的急进性肾小球肾炎以Ⅲ型新月体性肾炎较为多见，常见为ANCA相关性小血管炎。因此，对于临床表现为急性肾衰竭并伴有明显肾炎综合征或尿沉渣变化者，应注意询问病史，并检查全身各系统可能出现的其他临床表现，尽早进行血清ANCA的检测并创造条件及早肾活检。一旦确诊应该尽快给予糖皮质激素及细胞毒类药物的联合治疗，老年人仍可与青年人同样获得治疗反应并部分缓解。目前的资料显示，年龄并不是预后的影响因素。但因患者需要糖皮质激素或细胞毒的药物的冲击治疗，故应特别注意药物并发症的发生。根据病情及时减药并改为维持治疗，可以减少严重副作用的发生并改善老年患者的预后。急进型肾炎的预后很差，40%～50%的患者迅速进入终末期肾衰竭，需要长期维持透析治疗。其余患者常遗留慢性肾功能不全，需要给予慢性肾脏病的常规检测及长期治疗。

第三节　慢性肾小球肾炎

慢性肾小球肾炎简称慢性肾炎，系指多以蛋白尿、血尿、高血压、水肿为基本临床表现，起病隐匿，病情迁延，病变进展缓慢，同时可有不同程度的肾功能减退，最终将发展成为慢性肾衰竭的一组肾小球病。慢性肾炎大多数患病原因不清，有少数病例是由急性肾炎发展而来，占15%～20%；其好发年龄为30～50岁，占全部患者的54%。慢性肾小球肾炎在我国原发性肾小球疾病中位居首位，发病率高，起病隐匿，早期大多无相关临床表现，不易引起患者的重视。

中医学中无“慢性肾小球肾炎”的病名，根据其临床表现，可归于“水肿”“尿血”“腰痛”等病范畴。

一、 中医病因病机

本病的病因病机与青年人类似，肾乃先天之本，随着年龄的增长，肾气逐渐虚衰，体质下降，肾元亏虚，外邪乘虚而入，虚实夹杂，本虚标实相间为病。初起外邪侵袭是主要的诱发因素，风邪、水湿、湿热、湿毒等外邪乘虚侵袭人体，阻遏气机，气化失常而发病；久病则脾肾两脏俱虚，病久阳损及阴，气病及血，多种因素引起的命门火衰，三焦气化功能障碍，发为水肿。

二、 西医发病机制

参考本书各论第三章第三节。

三、 临床表现

在早期可能仅表现为尿蛋白增加，尿沉渣轻度异常，轻度高血压及（或）水肿，甚或有轻微氮质血症；而在晚期，则可表现为慢性肾衰竭。

四、 诊断与鉴别诊断

（一）诊断

1. 临床症状

少数病例由急性肾小球肾炎迁延不愈或隐匿性肾病发展所致。早期可表现为头昏、乏力、食欲不振、精神差等非特异性全身性症状。随着肾功能进一步减退，逐步累及多器官系统而出现贫血、出血倾向，恶心，呕吐，腹痛，腹泻，咳嗽，呼吸困难，头痛，烦躁，抽搐，意识障碍等。

2. 辅助检查

参考本书各论第三章第三节。

（二）鉴别诊断

1. 急性肾小球肾炎

多有明确的感染史和潜伏期，多无贫血、低蛋白血症及持续的氮质血症，血清C3常有动态变化特点，B超无慢性肾实质损害等证据等有助于与本病鉴别。

2. 继发性肾小球肾炎

如紫癜性肾炎等，依据相应的系统临床表现及特异性实验室检查，可以鉴别。

3. 隐匿型肾小球肾炎

主要表现为无症状性血尿和（或）蛋白尿，无水肿、高血压和肾功能减退。疾病的转归不同，慢性肾炎无自愈倾向，呈慢性进展。

五、 治疗

（一）中医治疗方案

参考本书各论第三章第三节。

（二）西医治疗

1. 一般性治疗

凡有水肿、高血压、大量蛋白尿，肾功能损害者均应适当休息，以减轻因活动导致的肾缺血而加重肾功能损害。同时避免感冒，避免使用肾毒性药物。水肿和高血压者应限制盐的摄入（小于 3g/d）。出现肾功能不全氮质血症者应给予低蛋白饮食及低磷、高热量饮食，并辅以必需氨基酸或α-酮酸治疗。

2. 控制血压

肾小球病变时引起肾内血管硬化，硬化的小动脉可进一步引起肾缺血而加重肾小球损害。常用控制血压的药物有钙离子拮抗剂、血管紧张素转换酶抑制剂（ACEI）、利尿剂等。

3. 糖皮质激素及细胞毒素的应用

对以蛋白尿为主，肾功能无异常，肾脏病理显示活动性病变明显而肾纤维化病变不显著的病例可参照肾病综合征予以治疗。

六、临床思路

中西医结合治疗慢性肾炎，需注意以下几个方面。

（1）解毒扶正并重

在慢性肾炎病程中，常伴见痈肿疮疔、咽喉肿痛、湿热下利等，皆阻碍气机之宣化，使水液运行逆乱，诱发或加重本病，可用五味消毒饮、普济消毒饮加减治疗；慢性肾炎长期精微物质丢失，致脏腑功能减弱，免疫力降低，易发生感染性疾病，可用扶正固本以祛邪，可用淫羊藿、冬虫夏草等药物。

（2）扶正重在脾肾

肾为先天之本，脾为后天之源，慢性肾炎反复水肿，病势缠绵，要重视调补脾肾。

（3）活血化瘀贯穿全程

慢性肾炎以虚为本，气虚无力推动血行，致气虚血瘀，再则病久入络，脉络受阻，瘀血而成，精微不循常道而泄漏，治当益气活血祛瘀贯穿始终，在辨证的基础上，常加用活血利水的益母草，养血行瘀的丹参，破血通瘀之莪术、水蛭，清热活血之大黄，通络活血之全虫、地龙。

七、 预后

本病病程长，症状反复，病情复杂，目前尚难治愈，但可以控制和延缓。其预后与并发症及诱发因素密切相关，如高血压、贫血、动脉硬化导致的心脏损害、感染等，若治疗不当，预后多属不良；若及时而正确治疗，可以控制和延缓病情。从中医来看，本病病理特点为本虚标实，病情复杂，治疗得当可延缓病情；若失治误治，迁延不愈而发展为虚劳、癃闭等重症，则预后不良。

八、 预防调护

慎起居，避风寒，适当锻炼，增强抵抗力，积极预防感冒，避免劳累。若有皮肤及其他伤口感染要积极治疗，避免使用肾毒性的药物；注意饮食调护，不宜过食生冷辛辣之品；调畅情志，不宜大喜大悲。

九、 临床验案

患者王某，女，68岁，初诊日期为1994年12月3日。患慢性肾炎两年，常因感冒、劳累而发浮肿，腰痛反复发作，多方治疗，迁延不愈。近半月来浮肿加剧，以下肢为甚，小便不利，腰痛，纳呆，腹胀，时有咳嗽咽痒。视其面色晦暗，舌质红，苔厚腻，切其脉滑略弦。尿检示蛋白（+++），红细胞20个，白细胞少许。血生化示尿素氮9.2mmol/l，血肌酐178μmol/l，血红蛋白80g/L。

中医诊断：水肿（湿热之毒壅滞三焦证）。西医诊断：慢性肾小球肾炎。治法：通利三焦湿热毒邪。处方：荆芥6g、防风6g、柴胡10g、羌活4g、独活4g、枳壳10g、桔梗10g、半枝莲10g、白花蛇舌草15g、生地榆15g、炒槐花12g、川芎6g、赤芍10g、茯苓30g。

复诊：服14剂，浮肿明显消退，小便量增多。尿检示蛋白（+），红细胞少许。继以上方出入，又服30余剂，浮肿尽退，二便正常。尿检示蛋白（±）；血生化示尿素氮4.9mmol/l，血肌酐85μmol/l，胆固醇4.2mmol/l。舌淡红，苔薄微腻，脉濡软无力，此大邪已退，正气不复之象。改用参苓白术散14剂善后，诸证皆愈，随访半年，未曾复发。

按语：本案为湿热毒邪，壅滞三焦所致，邪滞三焦，气化不利，使肺失宣降，脾失健运，肾失蒸腾，故浮肿，伴有咳嗽，纳呆，腹胀，小便短赤，舌红苔黄腻等，治以清利三焦湿热毒邪为法，使邪有出路，用自拟荆防肾炎汤。本方由荆防败毒散加减而成，方中巧妙的使用对药，荆芥、防风发表达邪，有逆流挽舟之用，柴胡、前胡以宣畅气机为功，羌活、独活出入表里，枳壳、桔梗升降上下，半枝莲、白花蛇舌草清热利湿解毒，生地榆、炒槐花清热凉血止血，更用川芎、赤芍、茯苓等药入血逐瘀，本方治宜通百，照顾全面，共奏疏利三焦，通达表里，升降上下，利湿解毒之功。

第四节　肾病综合征

肾病综合征是由多种病因和多种病理类型引起的肾小球疾病中的一组临床综合征候群，临床表现为大量蛋白尿（不小于3.5g/d），低蛋白血症（血浆白蛋白不大于30g/L），常伴有水肿、高脂血症。其中前两项为诊断所必需。肾病综合征是常见的老年肾小球疾病。老年人的原发性肾病综合征以膜性肾病常见，其次为系膜增生性及微小病变。继发性肾病综合征以肾淀粉样变、糖尿病肾病、恶性肿瘤、肾小球动脉硬化症引起为常见。中医无肾病综合征的病名，按照临床表现可归属于中医的“水肿”“腰痛”“癃闭”等范畴。

中医病因病机及辨证治疗与青壮年相似，可参考本书各论第三章第四节。但在临床治疗过程中，应强调活血化瘀法的使用，可酌情使用赤芍、丹参、红花、益母草、地龙、蜈蚣、土鳖虫等活血化瘀药物，或使用复方丹参针、复方川芎嗪针、血栓通等中药针剂静脉滴注。西医治疗方案于青壮年相似，但在成年人中随着年龄的增加，微小病变型越少见，因而对激素治疗效果不佳的病例相应增多。基于用激素治疗及其不良反应的考虑，老年性肾病综合征患者在治疗前应做肾穿刺活检来确定是否适用激素，即按不同的病理类型进行不同的治疗，适用激素的病人，应早期给予激素标准剂量及疗程治疗较好，若激素完全无效，加用细胞毒性药物也通常无效，以不使用为好，若为部分缓解，则可试用常规的细胞毒性药物。一般来说，年龄超过45岁的肾病综合征患者，或病史超过2～3年，激素疗效通常不好，膜性肾病易发生静脉血栓形成，特别是在使用激素的同时，故宜适当给予血小板凝剂抑制剂，如阿司匹林、双嘧达莫等药。

第五节　尿路感染

尿路感染是中老年人最常见的疾病之一。患者常有尿频、尿急、尿痛等不适感，有时还伴有腰酸、腰痛、发热等。本病好发于女性，10%～20%的女性在一生中都得过尿路感染，尤其是婚育期女性。但无论是女性还是男性，进入老年期后，患尿路感染的机会均会增加。据统计，70 岁以上尿路感染发病率高达 33.3%，80 岁以上的老年人可高达 50%。老年人一旦患有尿路感染，多数自觉症状不明显，病情反复，不易治愈，严重者还可引起肾衰竭、尿毒症等严重后果。故对老年人泌尿系统感染进行及时、合理的诊疗，尤其通过中西医结合的方法，具有重要的临床意义，一般能获得满意疗效。

中医学没有“尿路感染”的病名，根据其症状特征，可归入中医学“淋证”“腰痛”“血尿”“癃闭”的范畴。

一、　中医病因病机

本病病因为人体随年龄老化，年老体弱，肾气渐衰，周身气血运行迟缓，外邪乘虚而入，膀胱气化不利所致。本病病位在膀胱与肾，且与肝、脾有关。病机是湿热之邪蕴结下焦，导致膀胱气化不利。初起多邪实，病久不愈则变生他病，肾与膀胱互为表里，生理功能相生相存，病理改变互相影响。若肾虚制水失常，则下焦水道不利，易导致湿热蕴结，邪实也必伤及于肾。故本病病机关键主要在于“肾虚和下焦膀胱湿热”，以肾虚为本，膀胱湿热为标，属本虚标实之证。

二、　西医发病机制

现代医学认为老年人尿路感染发病率较高的原因有：中老年人排尿反射障碍，膀胱残余尿增多，膀胱内压增加，使其黏膜缺血，局部抗菌力减弱，有利细菌感染；膀胱颈梗阻（女性）或前列腺增生（男性）是老年膀胱残余尿增多，尿流不畅的常见原因，常因此诱发尿路感染；尿路结石也是尿路感染的诱因，主要与尿流不畅，病原体反复感染有关；泌尿系统肿瘤，主要由于局部抗感染能力降低，肿瘤压迫致尿流不畅而诱发感染；全身性因素，如糖尿病、高血压、慢性肾脏病以及长期使用皮质激素或免疫抑制剂的患者，其尿路感染的发病率亦增高。故对中老年人的尿路感染必须积极寻找原因，明确诊断，予以合理治疗，切勿掉以轻心，延误处理。

三、 临床表现

老年人患尿路感染，除部分有尿频、尿急、尿痛等尿路刺激症状外，常有发热，下腹部不适，轻度腰骶部疼痛，食欲减退，尚可出现遗尿、夜尿及尿失禁，也有部分患者表现为无症状性细菌尿，而老年人肾盂肾炎常存在尿潴留的因素，易引起尿路败血症而并发休克、死亡率甚高，应加以警惕。

实验室检查参考本书各论第六章第一节。

四、 诊断与鉴别诊断

实验室检查参考本书各论第六章第一节。

五、 治疗

中医及西医治疗方案参考本书各论第六章第一节。老年女性绝经后体内雌激素减少，容易引起尿路黏膜变薄，以及阴道 pH 值升高，局部抵抗力下降，而输尿管等平滑肌张力下降又可引起排尿不畅等，可引起反复发作的尿路感染，可采用雌激素替代治疗。如因泌尿系统结石、肿瘤、前列腺增生等造成尿流不畅而致感染，则应积极去除梗阻因素，同时配合抗感染，方可取得满意疗效。

六、 临床思路

对老年人尿路感染的治疗，首先应注意治疗基础病，去除梗阻因素，鼓励患者多饮水，充分水化，可使局部细菌稀释，冲洗黏膜，并可减轻肾髓质的高张状态。对老年女性尿道炎患者，可试行局部使用少量雌激素，对恢复下尿路的生理状态可能有益。目前一般认为，无论有无症状，凡是首次发现细菌尿的患者，均应给予单一疗程的抗生素治疗，由于老年人尿路感染的复发率和再感染率极高，因此对无症状菌尿者长期维持应用抗生素是不必要的，并不能使其复发率和病死率减低。只有当早期膀胱感染，伴有进行性肾功能损害及有上尿路感染症状存在时，才应对老年尿路感染患者给予更为积极的治疗。治疗过程中应随时根据尿培养及药敏试验调整用药，老年尿路感染患者难以治愈时，应注意耐药菌株或特殊病原体的存在。目前认为无症状菌尿及尿路感染对患者的肾功能确有影响，但其与终末期肾衰竭及死亡率之间的关系尚不清楚。

七、 预后

本病的预后转归，与老年人各脏器功能减退的程度、并存的疾病、免疫力下降、治疗不当等因素有关，若及时而正确的治疗，预后较好，否则肾功能恶化进展快，并发症多，预后不良。

八、 预防调护

（1）坚持多饮水

肾脏排泄的尿液，对膀胱和尿道起着冲洗作用，有利于细菌的排出，每日大量饮水，2～3 小时排尿 1 次，能避免细菌在尿路的繁殖，可降低尿路感染的发病率，这是预防尿路感染最实用有效的方法。在疾病的发作或缓解阶段，每日大量饮水，亦有利于疾病的恢复，饮茶水或淡竹叶代茶饮也有一定的预防作用。

（2）注意个人卫生

女性阴部及尿道口寄居着大量细菌，是发生尿路感染的先决条件。因此，要经常注意阴部的清洁，要勤洗澡，且不要用池浴或盆浴，要勤换内裤，在新婚、月经、妊娠和产褥期，尤应注意。

（3）尽量避免使用尿路器械和插管

尿路器械易把尿道远端的细菌带入膀胱和上尿路，尿路插管后易发生持续性菌尿，因此，应尽量避免使用。在必须使用时，要严格消毒，在尿路器械使用 48 小时后，宜作尿培养，以观察是否发生尿路感染。用尿路器械检查之前，已经有细菌尿的患者，宜先控制感染。有些患者当时虽无细菌尿，但以前曾有反复发作的尿路感染史或有尿路异常，在尿路检查或前后 48 小时宜服用抗生素以预防感染。在留置导尿的头 3 日，给予抗菌药可预防或延迟尿路感染的发生，但 3 日以后给药则无预防作用。另外，密闭式的引流系统连接尿路留置导尿管，可使尿路感染发生率明显下降。

(4) 去除慢性感染因素

糖尿病、慢性肾脏病、高血压等多种慢性疾病，全身抵抗力低，易发生尿路感染。因此，对上述疾病给予积极治疗，是平素日常生活中不可缺少的一个措施，也是治疗尿路感染的重要环节。

九、 临证验案

患者郑某，男，59 岁，农民。患者于 1985 年 3 月 5 日经 B 超提示前列腺炎，肛门指检有结节状肿物，前列腺液有脓细胞（+++），因不愿手术探查而就诊于中医。症见小便点滴不爽，尿时有刺痛感，尿后白浊少许，腰骶隐隐作痛，口干少饮，心烦不寐，大便通利，饮食尚可，视其舌苔黄腻，舌质瘀紫，切其脉象弦细而数。

中医诊断：淋证（湿热血瘀，蕴结下焦，肾阴亏损证）。西医诊断：尿路感染。治法：清利湿热，活血养阴。处方：白英 30g、白花蛇舌草 30g、石韦 30g、土茯苓 30g、益母草 30g、丹参 30g，夜交藤 30g、女贞子 30g、赤芍 15g、虎杖 15g、生地黄 15g、元参 15g、六一散 15g、桃仁 10g、红花 10g。

复诊：服用 6 剂以后，小便较前通畅，心烦不寐好转，原方去生地黄、元参，加何首乌 30g、半枝莲 30g，再服 6 剂，诸症缓解，腻苔已退。后以白花蛇舌草 60g、半枝莲 60g、六一散 15g、赤芍 15g，煎汁当茶频服，并用知柏地黄丸调理，半年后恢复正常，继续参加农业生产劳动，至今 4 年未见复发。

按语：前贤淋证属热的论述较多，也有属寒属虚的见解。如《景岳全书》云，“淋久水止，及痛涩皆去，而膏淋不已，淋如白浊者，此唯中气下陷及命门不固之证也”。又如《医学心悟》有“冷淋”一证，为“寒气兼闭，水道不行……金匮肾气丸主之”。这些论述说明温补法治疗淋证也是不可偏废的。

第六节　高血压

2014 年美国成人高血压治疗指南（JNC8）明确指出，对不小于 60 岁的高血压患者，启动降压治疗的血压界值为收缩压不小于 150mmHg（20kPa）或者舒张压不小于 90mmHg（12kPa）、并且对不小于 60 岁的不伴有糖尿病或慢性肾脏病的高血压患者降压目标值为小于 150/90mmHg（20/12kPa），对于不小于 60 岁且伴有糖尿病或慢性肾脏病的高血压患者降压目标值为小于 140/90mmHg（18.7/12kPa）；JNC8 将不小于 60 岁和 60 岁以下、或不小于 60 岁伴有糖尿病或慢性肾脏病的患者的高血压进行了区别化的分层和处理。

根据美国的长期随访观察，人群中收缩压和舒张压均随年龄而增长，在 30～84 岁之间收缩压呈线性增长，而舒张压到 50 岁时停止增高，甚至略有下降，因此，老年人的脉压明显增加，我国的资料显示，老年人的舒张压在 65 岁以后开始有所下降。流行病学的研究显示，老年高血压患者发生心血管事件，脑卒中，急、慢性肾衰竭的危险性都明显增加，收缩压的水平和各类并发症及死亡均有密切的相关性。此外，国内外对普通人群的流行病学调查资料均显示，40 岁以上人群中微量白蛋白尿及蛋白尿的发生率较高，而在高血压人群中更为显著。

中医学将高血压归属于“眩晕”“头痛”“水肿”等范畴。

一、中医病因病机

本病为本虚标实。多在脾肾俱虚基础上发生气、血、水运行不畅所致，瘀血贯穿于疾病始终。老年患者，久病多虚，脾虚升降失调，导致清阳不升，脾失健运，水湿之邪内郁，肾之阴阳失调，阴阳亏损，久病入络，气血耗伤，气虚则血行无力，从而脉络不通，瘀血阻滞，肾虚日久，水不涵木，肝风内动，肝阳上亢，均可发为眩晕。

二、西医发病机制

老年人中以原发性高血压最为常见，但需特别注意寻找病因，只有除外继发性高血压后才可诊断原发性高血压。老年人继发性高血压的常见病因为肾血管性高血压，65岁以上老年人群中肾血管病的发生率约为6.8%，其中尤以动脉粥样硬化性肾动脉狭窄（ARAS）以及进展性的缺血性肾病最为常见。根据国外报道，在尸检资料中，65～74岁的老年人ARAS的发生率为18%，大于75岁人群中可达42%，而大于85岁并伴有冠心病的人群中ARAS患病率高达86%；此类患者在终末期肾衰竭患者中约占15%。其他常见的继发性高血压原因包括：各种肾实质疾患、梗阻性肾病、肾脏肿瘤、多囊肾、非甾体消炎药引起的肾损害以及有关的内分泌疾病（如原发性醛固酮增多症或嗜铬细胞瘤）。老年人高血压的病因和发病机制与成年人相似。与增龄相关的影响因素包括以下几个方面。①血流动力学改变：在衰老过程中，主动脉及其主要分支血管中层的弹性纤维减少，动脉壁粥样硬化、大量胶原成分沉积使大动脉的弹性和顺应性明显降低，这是老年人收缩期高血压变化的主要原因。②神经体液因素变化：由于老年人对去甲肾上腺素及儿茶酚胺清除能力减退，上述物质的血浆浓度均随增龄而升高，同时老年人血管平滑肌上的β受体数目随着年龄增加减少，α受体数目不变或相对增多，因而导致交感神经的α受体功能亢进，随年龄增加，位于主动脉弓和颈动脉的高压型压力感受器敏感性降低，而位于心肺循环的低压型压力感受器功能正常，故老年人对体循环血压波动的缓冲能力下降。③盐敏感性与离子代谢的改变：老年人高血压通常呈盐敏感状态，其原因并不一定是由于盐摄入总量增加，而是由于老年人肾排钠能力下降，在钠负荷时肾脏适应性排钠能力降低或排钠反应延迟，这一特点在单纯收缩性高血压患者更为明显。④血小板功能的增强：血小板功能随增龄而增强，在血管内存在动脉粥样硬化斑块时，储存于血小板内的致血栓物质与缩血管物质（如血栓素B_2、血栓球蛋白、血小板第4因子、5-羟色胺等）均可较多地释放入血。这些物质，一方面通过其自身作用增强缩血管效应，另一方面又可通过影响血液黏滞度而使外周血管阻力增加。⑤老年人常见伴随存在的肥胖、吸烟、胰岛素抵抗及遗传因素影响也具有不可忽视的作用。

三、临床表现

一般来说，老年人高血压大多为轻中度，单纯收缩期高血压者多见，而恶性高血压者少见。高血压的临床症状常以神经系统和外周血管病变最为明显，体检时除血压增高外，其他体征的出现取决于靶器官受累的程度与部位。部分肾脏受累的表现为高血压肾损害，患者可有微量白蛋白尿或蛋白尿，但尿蛋白量一般不超过 1g/d。当老年患者应用血管紧张素拮抗剂后出现急性肾功能不全，老年高血压患者经 3 种高血压药物足量、正规治疗后血压仍难以控制、应用利尿剂后血压反而升高，或老年肾功能不全患者出现了不能解释的肾功能恶化，反复发生不明原因的肺水肿时，均应考虑到 ARAS 的可能。应根据患者的临床表现及检查进行评估并进行必要的影像学检查，必要时行肾动脉造影可明确诊断。

四、 诊断与鉴别诊断

参考本书各论第四章第四节。

五、 治疗

中医治疗及西医治疗方案参考本书各论第四章第四节，需注意 JNC8 对不小于 60 岁，或伴有糖尿病、慢性肾脏病患者启动降压治疗的血压界值及降压目标值与以往标准的区别。

六、 临床思路

由于老年人常常存在多种疾病，并使用多种药物，治疗方案应尽量个体化。老年人对药物代谢减慢，调整药物时达到稳态水平所需的时间延长，故其疗效出现相对缓慢。而在降压过程中，各种药物副作用的发生率明显增加，因此，原则上对老年高血压患者使用任何抗高血压药物的初始剂量，都应从最小剂量开始，每次增加剂量时应相对小剂量（一般相当于成人的半量）逐步增至有效为止。老年人用药时需注意监测血压及药物副作用，根据病情调整药物种类及剂量，此外要注意降压适度，尤其不要使舒张压降得过低，以免影响冠状动脉及其他重要器官的血流灌注。有效的药物治疗可使心脑血管并发症的发生率和死亡率明显降低，从而改善老年高血压患者的预后。高血压肾损害的病理基础是高血压，因此，控制血压是治疗高血压肾损害的首要手段。中医药辨证施治对高血压有较好的疗效，但由于肾损害时肾小球动脉硬化、肾小球滤过率下降，血压常常顽固难降，尤其是尿毒症期更为明显。此时若仅以中药控制血压常难以达到理想效果，常须与西药联合应用。

七、 预后

高血压性肾损害的预后因素，与原发性高血压引起的良性、恶性小动脉硬化不同。高血压性肾损害从发现高血压开始，未经治疗的情况下，平均生存期为 20 年，前 15 年多无并发症，后 5 年出现器官并发症，病人在进入尿毒症之前，多数死于心脑血管并发症。而恶性高血压引起的恶性小动脉硬化预后极差，未经积极治疗大多数病人死于尿毒症，一年死亡率达 80%～90%。但近年来随着强有力的降压药的应用及肾脏替代疗法的进展，本病的预后已大大改变。总的说，恶性高血压引起的恶性小动脉肾硬化与以下因素有关：血压控制程度、治疗时的肾功能情况。有人统计，经积极控制血压，进入尿毒症后采用透析疗法，1 年生存率为 94%，5 年生存率为 75%。

八、 预防调护

控制体重，戒烟戒酒，节制饮用咖啡及进行适当锻炼，均适用于老年高血压患者，但对严格限制钠盐摄入尚有争议。此外，适当增加含有钾、钙、镁离子及纤维素和多聚不饱和脂肪酸类食物的摄入，可能也对降压有一定效果。

九、 临床验案

患者邓某，女，75 岁，初诊日期为 2013 年 1 月 17 日。患者 44 年前妊娠后期出现血压升高，最高达 180/110mmHg（24/15kPa），诊断妊娠期高血压疾病，给予药物控制。产后出现水肿，尿蛋白（＋＋＋＋），24 小时尿蛋白定量大于 5g。开始中药治疗，间断复查，24 小时尿蛋白定量约为 5g。2001 年复查出现肌酐升高，2012 年 12 月肌酐 250.8μmol/L，尿素氮 9.6mmol/L。每日服用硝苯地平控释片 10mg，每日 2 次。症见尿中有泡沫，每晚起夜 2～3 次，畏寒、手足温，偶头晕，纳可，夜间双下肢抽筋，便溏，腰酸腿痛，双下肢水肿，行动不便，舌暗边有齿痕，苔白腻，脉沉弦。

中医诊断：水肿。西医诊断：高血压。治法：柔肝潜阳，活血利水。处方：生黄芪 50g、当归 10g、生牡蛎 30g、三七 10g、白芍 30g、炙甘草 5g、狗脊 20g、续断 20g、川牛膝 30g、荷叶 10g、佩兰 10g、清半夏 10g、炒薏苡仁 30g、六月雪 20g、积雪草 20g。30 剂，水煎服，每日 1 剂。

复诊（2014 年 3 月 5 日）：肌酐降至 200μmol/L 左右。服药后血压控制平稳，仍夜间双下肢抽筋，腰酸腿痛，便溏，舌暗边有齿痕，苔白腻，脉弦细。处方：前方加海藻 10g、茯苓 30g、炒白术 10g、补骨脂 30g。30 剂，水煎服，每日 1 剂。继服 30 剂，病情平稳。

按语：此患者已到病之末，出现畏寒、夜尿频多、双下肢水肿等阳虚表现，辨证属阴阳两虚，治宜阴阳双补。初诊方用温阳固肾方加减，配以生牡蛎软坚散结，三七、白芍、川牛膝养血活血，狗脊、续断补益肾阳。六月雪具有活血化瘀，通经利水，清热解毒，利湿泄浊之功，临床六月雪在肾脏病的治疗中具有独特优势，其在内可活血解毒，在外又可导热下泄，使湿浊之邪从小便而解，且一药多用使湿浊得化、瘀滞得消、热毒得解、经气得通、水邪得利。现代研究也发现，六月雪能降低蛋白尿、血尿素氮、肌酐水平。二诊时，患者复查结果较前好转，血压控制平稳，故守方继进，加茯苓、炒白术健脾除湿，补骨脂补肾壮阳，海藻软坚散结。

第七节　急性肾损伤

老年是急性肾损伤（acute kidney injury，AKI）的高危因素之一，老年人 AKI 发病率较一般人群为高，在病因、临床表现和诊断方面也有其特殊性，老年人对 AKI 的易感性增高，因此，加强预防在老年人尤为重要，治疗上应综合患者各方面具体情况，施以个体化治疗方案，而不应仅仅根据年龄做出选择，老年人 AKI 进展至慢性肾脏病或终末期肾病的概率，或者死亡率比青壮年患者高，但是年龄是否是其独立危险因子目前尚无定论。

急性肾损伤可归入中医学的“急性肾衰”“癃闭”“关格”“水肿”等范畴。

一、中医病因病机

参考本书各论第十四章。

二、 西医发病机制

老年人较其他人群更易发生 AKI，其可能的原因有如下几点。①老年人罹患某些容易导致 AKI 疾病的机会较多，如心力衰竭、严重感染、严重营养不良、肿瘤、肾血管疾病、尿路梗阻，以及诸多容易造成慢性肾脏损伤基础的疾病，如高血压、糖尿病、慢性肾脏病本身等。②老年人因为罹患某些疾病的机会较多，暴露于可能导致 AKI 的某些药物（如造影剂、镇痛药、某些抗生素、非甾体抗炎药、ACEI、ARB、利尿剂、麻醉药等）、手术或诊断操作（如血管造影检查）的机会也随之增多。③老年人的肝、肾对药物和毒素的清除和代谢能力下降。④年龄增高引起的肾脏结构和功能的改变，导致老年人的肾脏在应激或损伤状态下，代偿修复能力减弱。相较于年轻人，老年人的肾小球硬化、肾小球基底膜变厚、系膜区扩张、肾小管的数量和长度减少、肾单位尤其是皮质肾单位减少、肾血管壁增厚、肾血流量和肾小球滤过率减少、肾脏保暖和浓缩功能降低、一氧化氮生成减少、肾脏固有细胞易发生凋亡、增生能力减弱、局部生长因子（如上皮生长因子、胰岛素样生长因子-1、血管内皮生长因子等）减少，这些都使得老年人 AKI 的易感性增加。

若按照病因和发病机制分类，老年人 AKI 与一般人群 AKI 相同，也可分为肾前性、肾实质性和肾后性三大类，但是在分布上略有不同，肾实质性 AKI 中的急性肾小管坏死和肾前性 AKI 仍是老年人 AKI 最常见的类型，但是相比于年轻人，肾后性 AKI 在老年患者中更为常见，良性前列腺增生，前列腺癌，后腹膜或盆腔的恶性肿瘤，神经源性膀胱等都是老年人肾后性 AKI 常见的病因，某些肾实质性 AKI 本身发病率并不高，但是在老年患者中也比年轻患者更常见，如寡免疫复合物型快速进展性肾小球肾炎以及肾脏粥样硬化栓塞性疾病等。值得注意的是就某一具体老年人来说，其 AKI 常常是多种病因共同所致。

三、 临床表现

老年人 AKI 的临床表现与一般人群 AKI 相仿，但常不典型，加之并发症较多、较重，往往容易隐匿起病，以至于延误诊治，其不典型之处可表现为：因为肾脏浓缩功能差，常呈非少尿型；少尿型者可能少尿期较长，尿量恢复慢；多尿期尿量增加不明显，血清肌酐上升水平有时不能确切反映肾小球滤过功能受损程度等。另外，老年人往往基础疾病较多，加之 AKI 又易合并或并发感染、电解质紊乱、酸碱失衡、心力衰竭、消化道出血、心脑血管意外等，因此常导致多脏器功能衰竭。

实验室检查参考本书各论第十四章。

四、 诊断与鉴别诊断

老年人 AKI 目前的诊断标准与鉴别诊断与一般 AKI 相同，但是由于老年人肌肉含量较少，非少尿型老年人 AKI 较多见，所以，以血清肌酐上升或尿量减少为依据的诊断标准在老年人 AKI 的诊断中更加不敏感或反应迟滞后，导致老年人 AKI 的诊治常被延误。血清半胱氨酸蛋白酶抑制剂 C（Cystain C）水平不受年龄、瘦体质质量、感染或炎症状态的影响，有研究认为 Cystain C 较血清肌酐更敏感地反映老年人肾小球滤过率的变化，也能更好地预测老年人死亡和心血管事件的发生，因此，检测血清 Cystain C 水平有可能可以更早期、更准确地诊断老年人 AKI，但这还有待于进一步研究证实。因为肾后性 AKI 在老年人中比较常见，对老年人 AKI 应特别留心肾后性因素的排查，影像学检查及导尿可能帮助诊断和鉴别。当病因难以确定时，即使是老年患者，也有行肾穿刺活检的指征。

五、 治疗

参考本书各论第十四章。

六、 临床思路

对于本病的新的临床分期及严重程度的评估，目前在临床中尚未普及，各科医生对此病的认识有待提高。而在治疗上，目前研究热点主要是血液净化的应用，包括血液净化的时机，早期介入血液净化对病死率的影响，各种血液净化方式的选择及比较，连续性肾脏替代治疗（CRRT）治疗剂量的问题。CRRT 越来越受到广泛的关注，但就生存率而言，目前尚无足够资料提示间歇性血液透析（IHD）和 CRRT 哪种治疗模式效果更佳。临床上对于危重 AKI，或者血流动力学不稳定的患者应首选

CRRT，而无并发症的 AKI 可选择 IHD。CRRT 在支持脏器功能、维持内环境和血流动力学稳定、溶质的清除、营养支持治疗等方面具有其他血液净化方式所无法比拟的优势。

七、 预后

老年人 AKI 的病死率是否较年轻人高，以及年龄是否为 AKI 病死率的独立危险因子，目前还没有明确答案。虽然分别有研究证明老年人 AKI 的短期病死率和长期病死率均较年轻人为高，但是这也可能是老年患者并发症与并发症较多，病情较严重，临床上倾向于对老年患者的治疗相对不太积极有关。总之老年人是 AKI 的高发人群，老年人 AKI 的病因、临床表现有其自身特点，虽然预后似乎较差，但老龄并不一定是其独立的危险因素，老年人 AKI 仍应积极诊治，个体化选择治疗方案，强调重在预防。由于老年人人口基数大，老年人 AKI 发病率高，开展以老年患者为研究对象的相关临床研究，进一步提高防治老年人 AKI 水平，有助于减少慢性肾脏病或终末期肾病的总体发病率和降低 AKI 总体病死率。

八、 预防调护

老年人 AKI 的防治原则与非老年人 AKI 相同，但因为老年人对 AKI 易感性高，因此从预防着手尤为重要：①在进行各种治疗和操作前后及过程中，应注意了解肾功能状态，密切监测其变化，尤其是对原有慢性肾脏病和慢性肾功能不全的老年患者。②禁用和慎用肾毒性药物，尤其是避免肾毒性药物的联合应用，病情确实需要应用时，注意根据肾功能状态调整用量，必要时采取相应的预防措施（如水化和碱化预防造影剂肾病），同时密切监测肾功能变化。③始终注意维持老年人血流动力学的稳定，保证肾脏供血供氧。④老年人易发生感染，且感染征象可能较为隐秘，应尽量减少感染机会，一旦发生感染，尽早诊治。⑤需警惕老年人 AKI 常常是多种病因所致，在明确一种病因后，仍需全面考虑，积极防治其他可能导致 AKI 的因素。目前，并没有特别的针对老年人 AKI 的治疗措施，前述各项 AKI 的治疗措施，包括传统的肾脏替代疗法同样适用于老年人 AKI。关于老年人 AKI 是否行肾脏替代治疗以及肾脏替代治疗合适的时机和剂量，需要根据患者情况个体化选择，年龄不应作为制定临床治疗决策的唯一依据。

九、临床验案

患者胡氏，女，71 岁，退休，既往有慢性肾小球肾炎病史 5 年余，定期复查肾功能，肌酐维持在 95～120μmol/L。2013 年 11 月份，患者自觉近日劳累，偶感尿频，无尿急、尿痛，遂于今日来就诊。刻诊：面色偏黑，腰酸，神疲乏力，恶心明显，欲呕吐，大便偏干，两日未行，尿量较前明显减少，每日约 400ml，双下肢水肿，胃纳差，夜寐欠安。舌质淡暗苔薄白，脉弦细。查肾功能示血尿素氮 7.8mmol/L，血肌酐 332μmol/L，血尿酸 401μmol/L。尿常规示尿蛋白（＋＋），尿比重 1.010，尿隐血（＋），尿白细胞（＋＋）。

中医诊断：关格（脾肾气虚，毒瘀互结证）。西医诊断：慢性肾脏病基础上急性肾损伤。治法：健脾益肾，解毒化瘀。处方：制大黄 30g、川芎 15g、党参 10g、黄连 6g、土茯苓 15g、半夏 6g、陈皮 9g、冬虫夏草 3g、当归 9g、鬼箭羽 18g、丹参 12g、桃仁 9g、淫羊藿 15g、玉米须 15g、白豆蔻 6g。

复诊：服用 7 剂后，精神转佳，无明显恶心呕吐症状，腰酸时作，不能久坐，久卧，小便量可，每日约 1200ml，大便多，每日 2～3 次，查体见双下肢水肿改善明显。随症加减，继续服药 1 月余，患者上述诸症均有改善，复查肾功能示尿素氮 5.3mmol/L，肌酐 146μmol/L，尿酸 399μmol/L，尿常规阴性，遂嘱坚持服药，随访至今，肾功能已恢复正常范围。

按语：此患者既往有慢性肾炎病史，由肾功能的基础值测算，属于慢性肾脏病（CKD）3 期，此次肾功能减退突发加重，属于慢性肾脏病基础上的急性肾损伤（A on C）。根据其临床症候，辨其病机为正虚邪实，其正虚为脾肾两虚，邪实为浊毒、瘀血内阻，从而导致津液不得上承，混浊不能下泄，清浊相混，升降失常，其病程演变过程往往是因虚致实、邪实伤正，实邪中的浊毒、瘀血既是 CKD 的病理产物，又能阻滞气机，导致病情突然加剧、恶化。正虚邪实贯穿疾病的始终，湿毒、瘀血相互夹杂，弥漫三焦，从而形成 A on C 虚实并见、本虚标实之候。立足脾肾气虚、毒瘀互结病机认识，以补脾益肾，解毒化瘀为主要治则。在基础方上加当归、鬼箭羽、桃仁、丹参活血化瘀，加强体内多余代谢产物的排出。淫羊藿味辛、甘，性温，归肝、肾经，补肾阳，强筋骨，祛风湿。《素问·阴阳应象大论》曰，阳化气，阴成形；张景岳注，阳动而散，故化气，阴静而凝，故成形，可见补阳在补气中的重要作用。此处淫羊藿温补肾阳可使肾气更加充盈。白豆蔻味辛、性温，归肺、脾、胃经，功效化湿，行气，温中，止呕，可有效缓解患者恶心呕吐症状。玉米须味甘、淡，性平，归肾、肝、胆经，质轻渗降，具有利尿消肿，平肝利胆的功效。诸药同用，健脾益肾，畅达三焦，通腑泄浊，解毒化瘀，标本兼顾而获良效。

第八节　慢性肾衰竭

随着年龄的增加，老年人因各系统疾病和慢性肾脏病（CKD）的慢性进展可发生慢性肾衰竭（chronic renal failure，CRF），随着老年人口的迅速增长，老年人慢性肾衰竭及终末期肾脏病（ESRD）的诊治问题也日益突出，老年人终末期肾病已对医疗、社会、经济等各个方面产生了很大影响。以美国 KI/DOQI 指南指定的 CKD 诊断标准为依据，我国北京石景山地区对 CKD 的流行病学调查资料显示，40 岁以上普通人群中 CKD 患病率为 11.3%，其中肾功能下降者患病率为 5.2%，增龄被证实是导致肾功能下降的危险因素之一。尽管老年人中 GFR 降低与 ESRD 发生率增加之间的关系尚未明确，但有统计表明，美国的 ESRD 人群中超过 65 岁的老年人增长最快，年增长率已超过 10%。从上数据推测，我国的老年 ESRD 患者也必将呈进行性快速增长的趋势。

慢性肾衰竭相当于中医学“慢性肾衰”“关格”“癃闭”“溺毒”“虚劳”等范畴。

一、中医病因病机

中医认为，本病主要是由于老年人脏器功能日渐衰微，疾病迁延日久不愈，脏腑功能虚损所导致，病情逐渐发展并加重。病因一般认为大致有三个方面：①外邪侵袭，由表入里，病情反复而加重。②七情所伤，房室不节，起居失常。③素有肺、脾、肾亏损，复因感外邪而触发，或劳累过度，或治疗不当，使脏腑阴阳气血进一步失调，风、寒、湿、热、瘀、毒等实邪滋生。多种病因导致脾肾亏虚，脾虚则运化无权，津液水谷不得运化，聚而为湿、为水，壅塞三焦；气血生化不足，则面色萎黄晦暗，乏力神倦；脾虚不运，升降失司，湿浊之邪阻滞中焦，故纳差、恶心呕吐。肾气亏虚，先天之阳受损，气化无权，开合失司，肾脏不能主水，故出现小便不利，诸脏失煦，水湿弥漫三焦；肾阴不足，则阴不敛阳，则虚阳上亢，甚至出现风动。有形之邪日久，可化热，可成毒，可互结，可影响气血运行，而出现瘀血。各种邪气互结，反过来又影响脏腑的功能，使虚愈虚，实愈实，病程缠绵难愈，并形成恶性循环。由此可见，中医认为本病病机为虚实夹杂之证，以正虚为本，邪实为标，正虚以脾肾亏虚为主，邪实以水气、湿浊、瘀血、风动、热毒为要，正虚可致邪实，邪实作为病理产物，又可反过来成为加重正虚的病因，使虚愈虚，实愈实。本病涉及五脏六腑多个脏器，其中主要在脾肾。

二、 西医发病机制

在西方国家，导致老年人慢性肾衰竭的主要病因为高血压病、糖尿病肾病、动脉粥样硬化所致的缺血性肾血管疾病、梗阻性肾病，而肾小球肾炎及多囊肾等其他原因比较少见。我国老年人的病因分布情况尚缺乏确切的统计，根据近年来的临床或肾活检资料，慢性肾小球肾炎、慢性肾盂肾炎等感染或自身免疫相关的慢性肾脏病发病率可能仍占较高的比例。而与青年患者相比，老年人因慢性肾小球肾炎所致 CRF 者明显减少，而继发性疾病导致的 CRF 显著增多，与国外学者报告的结果相似。

三、 临床表现

老年人慢性肾衰竭的临床表现与其原发病因有关，往往隐袭起病，进展缓慢，症状不典型，除贫血、代谢性酸中毒、高血压及一般尿毒症症状外，神经精神症状常较为突出，水、电解质紊乱和心血管系统损害往往较重，由于受肌肉容积及营养状态不良的影响血清肌酐往往增高不明显，故容易误诊、漏诊或延误诊断。若采用肾活检方法，可发现临床上表现为 CRF 的老年人中有 20%尚存在可以治疗的病变，因此老年患者出现不明原因的短期内肾功能急剧恶化，有可能是在 CKD 基础上发生了 ARF，不应草率的诊断为 ESRD，要积极寻找并治疗可逆因素。

实验室检查参考本书各论第十五章。

四、诊断与鉴别诊断

参考本书各论第十五章“慢性肾衰竭”。

五、治疗

参考本书各论第十五章“慢性肾衰竭”。

六、临床思路

在治疗上，目前仍提倡采取中西医结合的治疗方式，来延缓肾功能下降的进展，尤其是在疾病的早中期阶段。如果病情发展至尿毒症阶段，则应积极进行透析治疗，采取透析与中医中药相结合的方法，在稳定内环境的情况下，改善患者的生活质量。

七、预后

慢性肾衰竭的预后转归，受多种因素的影响，如药物的治疗、高血压的控制、饮食蛋白的限制、并发症的治疗等。一般来说，经过积极治疗，尿量增多，临床症状减轻或消失，血肌酐和尿素氮水平明显降低，则病情可逐渐好转或稳定，预后较好；否则，失治误治，发展至后期，病情危重，预后多属不良，最终可导致阴竭阳亡而死亡。因此，临证应积极采用中西医结合治疗方法，必要时配合血液净化疗法以挽救患者的生命。

八、预防调护

预防慢性肾衰竭，首先是要在疾病发展到 CRF 前即应积极治疗导致 CRF 的病因，即 CRF 的“一级预防”，具体措施包括积极控制血压、血糖、改善心功能、减少蛋白尿，避免加重肾脏负担的因素，解除梗阻，积极治疗慢性肾脏病等措施。其次，是在 CRF 发生时亦应避免和防止导致肾功能急剧恶化的各种因素，如避免和积极治疗感染，纠正内环境紊乱，控制血压，纠正心衰，避免应用肾毒性药物等。如疾病发展至慢性肾衰竭，则应综合治疗，中西医结合，如进入尿毒症阶段，则应进行肾脏替代治疗，不可单纯依靠中医中药以免贻误治疗。慢性肾衰竭患者的饮食治疗很关键，平时应当根据 GFR 的情况来制定合理的饮食，控制蛋白质的摄入，以优质低蛋白饮食为主，尤其是少尿无尿患者，更应严格限制磷、钾的摄入过多。依靠食用植物油和碳水化合物来提供足够的热量，一般热量应在 125.6～167.4kJ/（kg·d）［30～40kcal/（kg·d）］。对于饮水量，应根据尿量来定决定，如每日小便量大于1000ml，则可不限制水的摄入；如尿量减少或出现血压升高、水肿、心力衰竭，当严格限制水钠的摄入。CRF 患者也应当补充维生素。

九、临床验案

患者杨某，男，47 岁，初诊日期为 2015 年 6 月 18 日。10 余年前在外院诊断为高血压病、肾结石，未规律服药治疗。1 周前出现头晕乏力，体力下降，在外院查血肌酐 730μmol/L，外院建议行血液透析治疗，因不愿透析来诊。症见：眩晕，神疲乏力，脘痞纳呆，呕恶，面色不华，大便不通，舌淡、苔黄厚腻，脉沉。

中医诊断：虚劳（脾肾两虚，湿浊滞留中焦证）。西医诊断：慢性肾衰竭。治法：健脾益气，降逆泄浊。处方：拟黄连温胆汤加减。法半夏 15g、石菖蒲 15g、陈皮 10g、竹茹 10g、枳壳 10g、蚕砂 10g、大黄 10g、三七 10g、土茯苓 20g、槐花 20g、虎杖 20g、丹参 20g、黄芪 30g、积雪草 30g、木香 5g。14 剂，每日 1 剂，水煎服。

复诊（2015 年 7 月 2 日）：大便得通，不呕，饮食渐好。上方去大黄，加佛手 15g，加强行气，再予 14 剂，煎服法同前。

三诊（2015 年 7 月 16 日）：症状改善，头不晕，饮食佳，体力渐复，复查血肌酐降至 639μmol/L。因患者尿量不少，无电解质紊乱，可暂缓透析。嘱其严格控制血压，低盐低脂优质低蛋白饮食，守上方随症加减，2～3 日 1 剂，服用半年，血肌酐多次复查，维持在 500μmol/L 左右，症状稳定，未接受透析治疗。

按语：本病例患者由高血压导致慢性肾衰竭，表现以湿浊壅滞中焦、脾胃功能失司为主，故治疗上健脾与降逆泄浊兼施，使邪有出路，血肌酐等毒素从大便排出体外，再辅以大剂量健脾益气药，泄实而不伤正气，从而使中焦通畅、气血运行。故长期服用本方，对于部分已达到西医透析指征的患者来说，可延缓其进入透析治疗，从而保证其生活质量。

第九节　老年人合理用药问题

药物损害，以及药物之间的相互作用，在老年患者中十分突出，其原因与老年人患病较多，服用药物种类多，以及药物代谢动力学和药效学方面的变化有关。

一、药代动力学的变化

随着衰老的进展，老年机体对药物的吸收、分布、代谢及排泄等均发生了很大的变化，因而使得许多药物的作用增强和作用更加持久，甚至在血浓度较低的情况下也可以出现毒副作用，因此老年人用药的安全范围很窄。

（一）吸收

老年人通常胃黏膜萎缩，胃酸分泌减少，胃肠道血流血量减少，运动减弱，这些变化主要影响主动转运机制吸收的药物（如葡萄糖、维生素 B、铁及钙剂等），而对大多数通过被动转运机制吸收的药物来说影响不大。当老年人患有胃肠道疾患或曾经做过手术时，若应用抗酸药物或缓泻剂，则可使地高辛、β受体阻滞剂、西咪替丁、氯丙嗪及烟肼等药物的吸收明显减少。

1. 分布

老年机体肌肉组织减少，总含水量降低，脂肪组织增多，机体组分变化，以及药物性质对药物分布产生影响。水溶性药物（如氨基糖苷类抗生素、对乙酰氨基酚等）在含水组织中分布减少，而血中浓度可增高，增加了药物毒性的危险性，而脂溶性药物（如地西泮、奥沙西泮、苯巴比妥、利多卡因等）在组织中分布增多，由于储存于脂肪中的药物缓慢释放，从而导致药物作用时间延长。

2. 血浆蛋白结合能力

年龄本身并不影响药物与血浆蛋白结合的能力，但当老年人营养状态较差，或疾病消耗时，其血浆蛋白减少，可使某些与血浆蛋白结合率较高的药物（如苯妥英钠、甲苯磺丁脲、保泰松、华法林、普萘洛尔、水杨酸盐等）与蛋白的结合率下降，而游离药物浓度可能增高，如同时应用 2 种血浆蛋白结合率较高的药物时，二者可竞争血浆蛋白的结合部位，使其中某一种的游离型药物比例会更加增高，上述变化导致老年人在接受与成人相同剂量的药物时发生副作用或毒性反应的可能性明显增加。相反，老年人罹患急性疾病时体内的 α-酸性糖蛋白浓度增加，可使血浆中游离药物减少。

3. 代谢

老年人肝脏萎缩，肝细胞数目减少，肝脏血流量减少，肝脏合成蛋白质的能力降低，与药物代谢有关的许多酶系（尤其是参与转化反应的酶，如氧化酶、脱氢酶等）活性降低，氧化作用减退，这些变化使主要经肝脏代谢灭活的药物或需经肝脏代谢方可活化的药物（如奎尼丁、普萘洛尔、茶碱类等）的半衰期或活性受到影响。此外，显著抑制细胞色素 P4503A4 酶的药物（如环孢素、红霉素等）若与他汀类药物合用时，可使他汀类药物的血药浓度增高，从而增加疾病发生的危险性。老年人肝脏代谢药物的能力，受吸烟、饮酒、饮食及疾病等诸多因素影响，个体差异很大，常规的肝功能检查难以预测。

4. 排泄

肾脏是药物以原形或生物转化产物排出体外的重要途径，大多数水溶性药物均由肾脏排泄，药物通过肾脏排泄的过程，包括肾小球的滤过、肾小管的排泌与重吸收等环节。由于老年人肾血流量下降，肾小球滤过率及肾小管各种功能（如浓缩稀释、酸化或碱化尿液、保钠等）的降低，使许多经肾排泄的药物（如洋地黄类、青霉素、氨基糖苷类抗生素、头孢类抗生素、别嘌呤醇、乙胺丁醇、普鲁卡因胺等）不能及时被清除，以致药物蓄积而出现毒性反应。老年人易患脱水、充血性心衰、低血压、尿潴留等，有发生肾脏损害的倾向，在有这些因素存在的情况下，老年人对药物的毒性作用就更为敏感。肾脏对药物清除能力的改变，可由肾小球滤过率的降低程度来判断，临床上可应用 eGFR 公式来进行计算。

老年人的药效改变除与上述药代动力学变化有关，还与老年人的内环境不稳定、受体敏感性增加、药物反应增强有关。许多研究表明，老年人各脏器功能及神经体液调节机制的变化，使其对各种药物的反应性发生了变化，也使一些药物的毒副作用明显增加。老年肾皮质血流减少，肾小球滤过率下降，老年人需依赖前列腺素的分泌来缓解肾素局部缩血管作用对肾小球滤过率的影响，因此，当使用非甾体消炎药时老年人肾功能损害的可能性极大；又如，老年人近端肾小管保钠功能减退，若不适当地应用利尿剂，就有可能引起低钠血症、低钾血症，甚至直立性低血压、意识障碍、心律失常等严重副作用。由此可见，充分认识老年人药代动力学的特点、合理用药，对保护老年人的肾功能极为重要。

（二）合理用药的措施

包括以下几个方面：避免滥用药，应根据病情变化，及时调整药物，将老年人的用药种类减低到最低水平，并尽量不用肾毒性药物；对主要经肝脏代谢的药物，应将剂量减少至常规成人剂量的1/2或1/3；对主要经肾脏排泄的药物应根据不同公式计算肾小球滤过率，并相应减量至常规成人剂量的1/2或1/3，或延长给药间歇；对于用药者应定期细致观察，监测其临床表现、肾功能及有关的生化指标，必要时监测血药浓度的动态变化，一旦出现毒副作用，立即给予及时处理。

第十四章　急性肾损伤

急性肾损伤（acute kidney injury，AKI）是指不超过 3 个月的肾脏结构或功能的异常，包括血、尿、组织检测或影像学方面的肾损伤标志物的异常，或肾小球滤过率小于 60ml/（min・1.73m^2）。AKI 可见于各科疾病，由于年代、各地区医疗水平以及诊断标准的差异，AKI 的发生率也不尽相同，在社会人群中其发生率为每年每百万人 175～722，住院患者的发生率为 0.15%～72%。年龄超过 60 岁的老年人占 31.6%，ICU 患者中的发病率为 4%～25%不等，这些人群中死亡率 28%～92%。

急性肾损伤可归属于中医学“癃闭”“关格”“水肿”等范畴。

一、　中医病因病机

本病发生多与外感六淫疫毒、饮食不当、意外伤害、失血失液、中毒虫咬、药毒伤肾等因素有关。

1. 外感六淫疫毒

邪从皮毛、口鼻而入，损伤肺卫，肺失宣肃，通调水道功能失调，不能将津液下输膀胱，导致小便不利，水邪壅滞三焦，肢体浮肿。

2. 热毒炽盛或误服毒物

毒邪充斥内外三焦，毒邪弥漫，阻遏气机，灼伤津液，损伤人体正气，导致热毒弥漫，肾失气化。

3. 饮食失节

湿热之邪困阻脾胃，脾胃运化失常；或下焦湿热，肾失气化，水液不得运化。

4. 意外伤害

严重外伤、挤压伤等导致瘀血内阻，气滞血瘀、经络痹阻，脏腑气化功能失调，导致小便不利。

5. 气脱津伤

失血失液，津液枯涸，气随血（津）脱，元阳欲竭而发病。

总之，本病病位在肾，涉及肺、脾（胃）、三焦、膀胱。病机主要是肾失气化，水湿浊瘀不能排出体外。初期主要为火热、湿毒、瘀浊之邪壅滞三焦，水道不利，以实邪居多，后期以脏腑虚损为主。

二、 西医发病机制

1. 肾前性因素

主要是引起肾脏灌注不足的各种原因，包括由于失血、液体丢失或体液的异常分布等因素所致的有效循环血容量不足；各种心肌疾病、心律失常、心脏瓣膜疾病、心包疾病、心力衰竭，或由于肺梗死、正压通气，扩血管药物的应用等因素引起的心脏排血量的减少；某些原因如血管紧张素转换酶抑制剂、非甾体类抗炎药等药物因素引起肾脏血管收缩。以上原因均能导致肾脏血供减少，导致肾小球滤过率降低，出现急性肾损伤的表现。

2. 肾实质性因素

①肾小球或肾微血管床病变：各种原因引起的急性肾炎，急进性肾炎、肾病综合征；某些系统性疾病引起的肾脏损害，如系统性红斑狼疮、血管炎、硬皮病等；某些血液系统疾病，如血栓性血小板减少性紫癜、弥散性血管内凝血、高黏血症等。肾小球疾病多是免疫性疾病，免疫复合物的形成、炎性细胞的浸润可损害肾小球基底膜，系膜细胞、纤维细胞增生，胶原、微血栓形成，导致肾小球滤过率下降。②肾小管病变：各种原因引起的肾脏低灌注；肌红蛋白、尿酸、肿瘤溶解、血红蛋白、骨髓瘤轻链蛋白等内源性毒素；抗生素、造影剂、抗癌药物、毒物及某些中药等外源性毒素。由于交感兴奋，血管内皮损伤，收缩血管物质增多，舒张物质减少，RAAS 系统激活等原因，导致肾血流动力学异常，肾脏灌注不足，肾内血流重新分布，缺血缺氧，导致肾小管尤其是亨氏襻肾小管细胞内 ATP 缺乏，此外，缺血再灌注、氧自由基损害，细胞因子以及某些药物、毒物等都可引起肾小管上皮细胞受损。③肾间质病变：使用

抗生素、非甾体抗炎药等药物引起的过敏性间质性肾炎；细菌、病毒、真菌等致病菌感染；移植肾急性排斥反应；肿瘤浸润（如白血病、淋巴瘤、肉样瘤等）。肾间质损害主要是体液和细胞免疫所致的免疫性炎症损伤。④肾脏大血管病变：肾动脉血栓形成、动脉粥样硬化、主动脉夹层、大动脉炎、静脉血栓形成等。动脉栓塞，肾脏灌注急剧减少，静脉栓塞，血液回流受阻，肾脏血管内血栓形成，肾小球滤过率下降。⑤不明原因。

3. 肾后性因素

主要是急性尿路梗阻、下尿路结石、血块、肿瘤、肿大的前列腺、狭窄等因素引起。尿路梗阻导致肾小球球后压力急剧增加，导致肾小球滤过率急剧下降，出现肾后性氮质血症。

随着现代社会疾病谱的变化，老年患者多患有高血压病、糖尿病、动脉硬化以及慢性肾脏病等疾病，再加上老年人随着年龄的增加，其肾小球滤过率会发生生理性的下降。在这种情况下，如一旦遇到某一因素的打击，如脓毒症、心衰加重，血压、血糖控制不佳，甚至体液的丢失，均极易导致 AKI 的发生。

三、 临床表现

急骤性发生少尿（小于 400ml/24h），个别严重病例可无尿（小于 100ml/24h）。但也有无少尿表现的，尿量在 400ml/24h 以上，称为非少尿型 AKI，其病情大多较轻，预后较好。对于少尿或无尿者，若处理恰当，数日至数周后会出现多尿期。此外，不论尿量是否减少，随着肾功能减退，可出现以下一系列临床症状。

（一）各系统症状

1. 消化系统

食欲减退，恶心、呕吐、腹泻，甚至出现应激性溃疡和消化道出血。

2. 循环系统

由于水钠滞留、电解质紊乱、酸中毒、贫血、氮质血症等因素，患者可出现血压升高、心律失常、心力衰竭、心包炎等。

3. 呼吸系统

可出现肺淤血、肺水肿，临床表现为咳嗽、呼吸困难、咳粉红色泡沫痰，主要是和水钠潴留、心力衰竭有关。也可发生肺部感染。

4. 神经系统

由于内环境紊乱，患者可出现兴奋、易激动、精神错乱、嗜睡、昏睡等表现，也可出现肌肉痉挛、腱反射减弱、癫痫发作等。

5. 血液系统

可有出血倾向及轻度贫血表现。

6. 水、 电解质和酸碱平衡紊乱

①代谢性酸中毒：主要是由于肾脏排酸能力减低，同时又因合并高分解代谢状态，使酸性产物明显增多。②高钾血症：除肾脏排钾减少外，酸中毒、组织分解过快也是原因之一。③低钠血症：多为水潴留引起的稀释性低纳。

（二）体征

由于少尿期水钠潴留，患者可出现水肿，甚则全身浮肿，高血压；合并肺水肿者，可出现两肺满布湿啰音；高钾血症者，可见心率缓慢、心律不齐，甚至心室纤颤、停搏；酸中毒者可见深大呼吸。

（三）主要并发症

1. 感染

是急性肾衰竭的常见并发症，也是主要死亡原因之一。尿路感染最为常见，其次是肺部感染和败血症。

2. 循环系统并发症

常见心律失常、心力衰竭、心包炎、高血压，甚至心包压塞。

3. 电解质紊乱

常见高钾血症或低钾血症。

（四）实验室及其他检查

1. 血液检查

可有轻度贫血，血钾浓度升高，血钠浓度正常或偏低，血钙降低，血磷升高；血 pH 值和碳酸氢根离子浓度降低。

2. 肾功能

急骤发生并与日俱增的氮质血症。①血尿素氮进行性升高，每日可上升 3.6～10.7mmol/L。血肌酐每日上升 44.2～176.8μmol/L。②电解质紊乱：少尿期可出现高钾血症，血钾可超过 6.5mmol/L，并可伴低钠血症及高磷血症。多尿期可出现低血钾、低血钠等电解质紊乱。③酸碱平衡紊乱：可出现酸中毒、二氧化碳结合力下降。

3. 尿液检查

尿比重降低且较固定，多在 1.015 以下，即呈等张尿（比重 1.010～1.016），蛋白尿［常为（＋）～（＋＋）］，尿沉渣常有颗粒管型、上皮细胞碎片、红细胞和白细胞；肾前性急性肾衰竭时，尿渗透浓度大于 500mOsm/L，急性肾小管坏死时，尿渗透浓度小于 350mOsm/L，尿与血渗透浓度之比低于 1.1。

4. 滤过钠排泄分数（filtration sodium excretion fraction，FE_{Na}）

FE_{Na}＝（尿钠×血肌酐）/（尿钠×尿肌酐）×100%。急性肾小管坏死及肾后性急性肾衰竭时大多 FE_{Na} 大于 1%；肾前性急性肾衰竭、急性肾小球肾炎和血管炎时 FE_{Na} 小于 0.1%。

5. 肾衰竭指数（renal failure index，RFI）

RFI＝（尿钠×血肌酐）/尿肌酐。用于鉴别肾前性急性肾衰竭和急性肾小管坏死，一般认为肾前性急性肾衰竭 RFI 小于 1，急性肾小管坏死时多见 RFI_a 大于 1。

6. 影像学检查

双肾超声显像可用于与慢性肾衰竭相鉴别。怀疑尿路梗阻时，尿路超声显像、腹部平片、CT 检查有助于诊断。判断肾血管堵塞等疾病时，X 线、核素检查、血管造影等对诊断有帮助，但需注意造影剂对肾脏的毒性作用。

7. 肾穿刺活检

为明确肾实质性急性肾衰竭的病因，可进行肾穿刺活检，并可判断治疗的有效性。在排除了肾前性及肾后性原因后，没有明确致病原因（肾缺血或肾毒素）的肾性 AKI 亦符合肾活检要求。此外，原有肾脏病出现 AKI 以及肾功能持续不能恢复等情况，也需行肾活检明确诊断。但需严格掌握适应证，注意病情严重、有出血倾向时不宜做此检查。

四、 诊断与鉴别诊断

（一）诊断

①常继发于各种严重疾病所致的周围循环衰竭或肾中毒后，但亦有个别病例可无明显的原发病。②急骤地发生少尿（小于 400ml/24h），在个别严重病例（肾皮质坏死）可无尿（小于 100ml/24h），但非少尿型者无少尿表现。③急骤发生和与日俱增的氮质血症，肾功能在 48 小时内突然减退，血清肌酐绝对值升高不小于 0.3mg/dl (26.5mmol/L)，或 7 日内血清肌酐增至 1.5 倍基础值，或尿量每小时小于 0.5ml/kg，持续时间大于 6 小时。血肌酐每日上升 44.2～176.8μmol/L，尿素氮每日升 3.6～10.7mmol/L。根据血清肌酐和尿量 AKI 可分为 3 期，见表 14-1-1。④经数日至数周后，如处理恰当，会出现多尿期。⑤尿常规检查：尿呈等张（比重 1.010～1.016），蛋白尿［常为（+）～（++）］，尿沉渣常有颗粒管型、上皮细胞碎片、红细胞和白细胞。

表 14-1-1　AKI 的分期

分期	血清肌酐	尿量
1 期	绝对升高≥26.5μmol/L（0.3mg/dL），或相对升高≥50%，但<1 倍基础值	<0.5ml/（kg·h）（6h≤时间<12h）
2 期	绝对升高≥1 倍，但<2 倍基础值	<0.5ml/（kg·h）（6h≤时间<12h）
3 期	升高至≥354μmol/L（≥4.0mg/dl），或相对升高≥2 倍，或开始肾脏替代治疗，或<18 岁患者 eGFR<35ml（min·1.73m^2）	<0.3ml/（kg·h）（时间≥24h 或无尿≥12h）

（二）鉴别诊断

首先排除慢性肾衰竭，其次应明确肾性、肾前性，还是肾后性急性肾衰竭。在明确为肾实质性后，需鉴别肾小管、肾小球、肾间质、肾血管病变引起的急性肾衰竭。

1. 急性肾衰竭与慢性肾衰竭的鉴别诊断主要从以下几方面考虑

（1）病史

明确既往有无慢性肾脏病史或可能影响到肾脏的全身疾病的病史，或有无导致急性肾衰竭的原发病因。

（2）临床表现

贫血、尿量增多、夜尿增多，常是慢性肾衰竭较常见的临床症状。

（3）肾脏大小

慢性肾衰竭患者的 X 线腹部平片或 B 超检查可发现双肾缩小，或形态上皮、髓质分界不清，而急性肾衰竭是肾脏大小正常或增大。

2. 肾前性 AKI 与急性肾小管坏死（acute tubular necrosis，ATN）的鉴别

补液试验：发病前有容量不足、体液丢失等病史，体检发现皮肤和黏膜干燥、低血压、颈静脉充盈不明显者，应首先考虑肾前性少尿，可进行补液试验，以观察输液后循环系统负荷情况。如果补液后血液恢复正常，尿量增加，则支持肾前性少尿的诊断。低血压时间长，特别是老年患者伴心功能不全时，补液后无尿量增多者应怀疑肾

前性 AKI 发展为 ATN。尿液检测对于区分 ATN 和肾前性 AKI 具有重要意义，同时结合血液检测结果，有助于两者的鉴别。但必须在输液、使用利尿剂或高渗药物前留取尿液标本，否则结果不可靠。

五、治疗

（一）中医治疗

1. 辨证治疗

少尿期

（1）热毒炽盛

症状：尿量急骤减少，甚至闭塞不通，发热不退，口干欲饮，头痛身痛，烦躁不安，舌质红绛，苔黄干，脉数。

治法：泻火解毒。

代表方：白虎汤合黄连解毒汤加减。

处方举例：石膏 30g、知母 15g、甘草 6g、黄连 6g、黄芩 10g、黄柏 10g、栀子 10g。若发热重者，加紫雪散以清邪热；口渴甚者，加石斛、天花粉以清热生津止渴；小便短赤或尿血者，加大小蓟、茅根、生地榆以清热利湿，凉血止血；腑实便秘者，加大黄或调胃承气汤以清泻阳明邪热；吐衄、发斑者，加生地黄、牡丹皮、玄参以凉血化斑。

（2）火毒瘀滞

症状：尿点滴难出，或尿血、尿闭，高热谵语，吐血，衄血，斑疹紫黑或鲜红，舌质绛紫，苔黄焦或芒刺遍起，脉细数。

治法：清热解毒，活血化瘀。

代表方：清瘟败毒饮加减。

处方举例：石膏 30g、生地黄 20g、水牛角 30g、栀子 10g、桔梗 10g、黄芩 10g、知母 20g、赤芍 15g、玄参 30g、连翘 15g、甘草 6g、牡丹皮 15g、鲜竹叶 10g。若尿血较著者，加小蓟、白茅根；神昏者，加石菖蒲、郁金以清心开窍；病重者，加用安宫牛黄丸。

(3) 气脱津伤

症状：尿少尿闭，汗出湿冷，气微欲绝，或喘咳息促，唇黑甲青，脉细数或沉伏，多见于吐泻失水或失血过多之后。

治法：益气养阴，回阳固脱。

代表方：生脉散合参附汤。

处方举例：人参 10g、麦冬 15g、五味子 5g、制附子 10g 等。失血血虚者，以当归补血汤加减。

多尿期

(1) 气阴两虚

症状：面色萎黄，全身疲乏，咽干思饮，手足心热，尿多清长，舌红少津，或舌淡有齿痕，脉细。

治法：益气养阴。

代表方：生脉饮加减。

处方举例：西洋参 15g、麦冬 10g、玉竹 15g、五味子 6g、黄芪 15g。若肾阴虚损，阴虚火旺，小便频数而烦热色黄赤者，加六味地黄丸合二至丸以补肾阴，清虚热；肾气虚损，肾气不固，小便清长而量多者，加肾气丸合桑螵蛸散以固肾气，司摄纳；气虚明显者，可加用六君子汤；若湿热留恋不解，纳差厌食，呕恶便溏，心烦苔黄者，加温胆汤以清热化湿；湿邪缠留者，可加用杏仁、薏苡仁、藿香、白豆蔻等化湿醒脾。

(2) 肾阴亏损

症状：腰膝酸软，尿多不禁，口干欲饮，手足心热，舌红苔少，脉细。

治法：滋阴补肾。

代表方：六味地黄丸加减。

处方举例：熟地黄 20g、山茱萸 15g、山药 30g、牡丹皮 15、茯苓 20g、泽泻 10g、狗脊 30g、杜仲 20g。

2. 中成药治疗

(1) 升清降浊胶囊（本院制剂）

由大黄、黄芪、半夏、土茯苓、益母草、附子、槐花等组成，具有和胃降逆，通腑泄浊，活血解毒功效，每次 6 粒，每日 3 次，口服。

（2）冬虫夏草制剂

金水宝或百令胶囊，每次 3～5 粒，每日 3 次，口服。也可用冬虫夏草 3～5g，炖服，每日或隔日 1 次。具有减轻肾脏损害，保护肾功能作用。

（3）醒脑静注射液或安宫牛黄丸

醒脑静注射液可用 20～40ml 加入葡萄糖注射液 250ml 静脉滴注，每日 1 次；安宫牛黄丸可口服或鼻饲，每次 1 丸，每日 2～3 次。

（4）生脉注射液或参附注射液

生脉注射液 20～60ml，稀释后静脉滴注，每日 1～2 次；参附注射液 50～100ml，稀释后静脉滴注，每日 1～2 次；紧急情况下，两者可以静脉推注。

3. 其他治疗

（1）中药灌肠

可用复方黄槐灌肠液（本院制剂，由大黄、槐花、积雪草等组成），具有通腑泄浊解毒功效。每次 200ml 加温水至 300ml，高位保留灌肠，保留时间 30～60 分钟，每日 1～2 次。

（2）结肠透析

能够在治疗的同时进行全结肠的清洗，彻底清洗了结肠内的粪便及体内毒素，又可减少结肠黏膜对肠内有毒物质的重新吸收，减轻了肾脏的负担。特别是对于小儿、老年人便秘及消化道出血合并肾衰竭者，起到一举多得的治疗作用。

（3）外敷

对于毒蛇咬伤或外伤引起的急性肾衰竭，肢体红肿热痛而皮肤未破损者，可外服加味双柏散（本院制剂），有明显减轻症状的作用。

（4）针灸

少尿期刺中极、膀胱俞、阴陵泉穴；耳针取肾、交感、内分泌穴；多尿期刺气海、肾俞、大椎、三阴交、关元、足三里穴；耳针取肾、膀胱、三焦、内分泌穴。

（二）西医治疗

1. 一般治疗

（1）纠正可逆因素

对于引起急性肾衰竭的原发可逆因素，如严重外伤、心力衰竭、急性大出血等应积极治疗，处理好感染、休克、血容量不足等。停用影响肾灌注或具有肾毒性的药物。

（2）营养支持

补充营养以维持整体的营养状况，有助于损伤细胞的修复和再生，提高存活率，首先要保证足够的热量供给。AKI 患者每日所需能量应为 1.3 倍基础能量消耗，一般需要量为每日 105～126kJ/kg（25～30kacl/kg）。

（3）积极控制感染

一旦出现感染迹象，应尽早使用有效抗生素治疗。根据细菌培养和药敏试验选择对肾无毒性或毒性小的药物，并按 GFR 调整用药剂量。

（4）维持水、电解质和酸碱平衡

少尿期应严格记录 24 小时液体出入量，量出为入，即每日入液量应为前日的尿量加上显性失水量再加上非显性失水量（约 500ml），纠正高钾血症及酸中毒。多尿期则须防止脱水及低血钾。

2. 对症治疗

（1）高钾血症

血钾超过 6.5mmol/L，心电图表现为 QRS 波增宽等变化，应该给予紧急处理：①静脉推注 10％葡萄糖酸钙液 10ml，于 5～10 分钟注完，如需要，可在 1～2 分钟后再静脉推注 1 次；5％碳酸氢钠液 100～200ml 静脉滴注；50％葡萄糖溶液 50～100ml 加入 6～12U 胰岛素缓慢静脉滴注。②口服聚磺苯乙烯钠散，每次 15～30g，每日 1～2 次或口服聚磺苯乙烯钙散，每日 15～30g，分 2～3 次服用。以上措施无效，血液透析是最佳的治疗方式。

(2) 代谢性酸中毒

应及时治疗，轻度酸中毒可用5%碳酸氢钠液100～250ml静脉滴注。对于严重酸中毒患者，应该立即选择透析治疗。

(3) 感染

是常见的并发症，应及早使用抗生素。应根据细菌培养和药物敏感试验选择对肾脏无毒性或毒性低的药物。

3. 透析疗法

对保守治疗无效，出现下列指征的急性肾衰竭患者，应考虑进行急诊透析：少尿或无尿2日；尿毒症症状明显；肌酐清除率较正常下降超过50%，或血尿素氮升高达21mmol/L，血肌酐升高达442μmol/L；血钾超过6.5mmol/L；代谢性酸中毒，二氧化碳结合力不大于13mmol/L；脑水肿、肺水肿或充血性心力衰竭。透析疗法包括血液透析、腹膜透析以及连续性肾脏替代治疗等。如达到急诊透析的参考指标则应采用透析疗法，可使患者度过少尿期，降低病死率和缩短病程。

六、临床思路

急性肾损伤是内科常见急症，重症监护房中约50%的患者可合并此症。对于高危患者，如出现少尿或无尿，原因不明的心力衰竭、急性肺水肿，电解质紊乱和代谢性酸中毒，突发的全身水肿或水肿加重等，就要考虑急性肾损伤的可能。明确急性肾损伤后，需鉴别肾前性、肾性、肾后性。及早发现，及早治疗，消除诱因、促进肾脏恢复、防治并发症，降低病死率。

洪钦国教授认为该病主要是由于感受外邪、饮食所伤、瘀血阻滞以及气津亏损等，其中，外邪侵袭以风热、湿热、疫毒、热毒为多；饮食致病有过食肥甘、辛热之品，或摄入有毒食物、药物等；瘀血阻滞主要是由挤压综合征引起；气津亏损则由于失血失液、休克、循环衰竭等引起。上述各种病因导致肺失宣降、脾失转运和升清降浊、肾失开合，三焦气化不利，而发生本病。根据本病邪盛正虚的特点，治疗原则以祛邪扶正为主，但临床上仍以祛邪为重点，其治法主要有清热利湿，通腑泄浊，泻火解毒，凉血止血，活血化瘀等。后期见气津亏虚，则以益气养阴，健脾滋肾等扶正治法为主，兼予清利余邪。此外，结肠药物灌肠疗法对本病疗效肯定，可配合使用。

七、 预后

及早诊断及救治，可提高患者存活率。AKI 预后与原发病、并发症、年龄、肾功能损害严重程度、诊断治疗是否及时、有无多脏器功能障碍和并发症等有关。肾前性因素导致的 AKI，如能早期诊断和治疗，肾功能多可恢复至基线值，死亡率小于 10%。肾后性 AKI 如果能及时解除梗阻，肾功能也大多恢复良好。肾性 AKI 预后存在较大差异，无并发症者死亡率在 10%～30%；合并多脏器衰竭时，死亡率高达 30%～80%。有些患者虽然肾功能恢复，但遗留肾功能减退，部分需要终身透析。

八、 预防调护

积极治疗原发病，如水肿、淋证、癃闭以及外伤、手术、失血等。避免使用肾毒性药物。积极抗休克、恢复有效循环血量。注意卧床休息，避免劳累，保暖，避免感染。保持心情舒畅。给予高热量、低蛋白、含丰富维生素又易于消化的饮食；少尿期，应“量出为入”，控制水、盐的摄入，多尿期要防止脱水及低血钾。

九、 临床验案

患者顾某，男，73 岁。初诊日期为 2007 年 7 月 16 日。因“尿少、浮肿 10 日”入院。10 日前无明显诱因出现全身浮肿、乏力，查血肌酐 1155μmol/L，尿素氮 29.3mmol/L，血红蛋白 84g/L。经 5 次透析后，血肌酐、尿素氮明显下降，水肿消退。但仍全身乏力，口干，纳差，腹胀不适，右上腹轻度压痛，小便量少，约 600ml/d，大便不通已 5 天，夜寐欠安。现症见：神疲乏力，口干，腹胀，大便不通 5 日，小便量少；舌质红，舌体偏胖，苔黄腻，脉弦。患者半月前有急性胆囊炎发作的病史，有糖尿病史多年，目前用胰岛素控制血糖，血糖稳定。查体：贫血貌，睑结膜苍白；两肺呼吸音低，未闻及明显干、湿啰音；腹平软，无明显压痛，双下肢轻度凹陷性浮肿。血常规示血红蛋白 64g/L，肾功能检查示尿素氮 6.43mmol/L、肌酐 232μmol/L。

中医诊断：水肿（湿热壅盛证），腹痛（湿热壅盛证）。西医诊断：急性肾损伤，急性胆囊炎，胆石症。治法：泻热通腑，理气化湿利水。处方：生大黄 10g、玄明粉 6g、枳实 10g、厚朴 6g、黄连 3g、黄芩 10g、青皮 10g、陈皮 10g、玉米须 30g、车前子 30g、赤茯苓 10g、猪苓 10g、金钱草 30g、甘草 4g。7 剂。另以灌肠方灌肠：制大黄 15g、土茯苓 30g、生牡蛎 30g、王不留行 30g。水煎取汁 100ml，每日 1 剂，保留灌肠。并维持血透治疗。

复诊（2007 年 7 月 23 日）：患者用药 1 周，病情明显转好，乏力、腹痛已不明显，无发热及腹胀；大便每日 2 次，24 小时尿量 1000～1300ml。查肾功能示尿素氮 6mmol/L，肌酐 189.3μmol/L。仍以原方治疗，停止血液透析。

再诊（2007 年 7 月 30 日）：患者病情平稳，无明显不适，自感精神较前好转，纳可，大便每日 2 次，24 小时尿量约 2000ml，舌质淡、苔薄，脉细弦。血压 130/80mmHg（17.3/10.7kPa）；血常规示血红蛋白 79g/L；肾功能示尿素氮 5.4mmol/L，肌酐 152.2μmol/L，尿酸 314μmol/L。予以出院，门诊随访；嘱其避风寒，慎饮食，定期复查。处方：黄芪 30g、当归 10g、党参 15g、生白术 15g、灵芝 30g、制大黄 15g、鬼箭羽 30g、怀牛膝 15g、桑寄生 30g、生甘草 4g，每日 1 剂。

按语：患者为老年男性，既往有糖尿病史多年，已有脾肾亏虚之机，加之胆道急性感染，致肾功能急剧受损而失其所主。中医辨证该患者证属本虚标实，脾肾亏虚为本，湿热内盛为标。该患者病已 2 周，以湿热之邪阻于胃肠所致的腑气不通为主要表现，症见大便 5 日不通，舌质红、苔黄腻，故以大承气汤合三黄泻心汤治疗，使二便得通，邪有出路而正安，故可停止血液透析。患者经一诊、二诊治疗后，腑气畅通，湿热邪毒得清，三焦气机通畅而病愈。邪祛则正安，后期调养则以调补脾肾以治其本，扶正最宜以缓图。

第十五章　慢性肾衰竭

慢性肾衰竭（chronic renal failure，CRF）是指各种原发性或继发性慢性肾脏病引起的进行性肾功能减退而致衰竭，临床以体内代谢产物和毒素潴留，水、电解质和酸碱平衡紊乱以及某些内分泌功能异常表现等为特征。曾有慢性肾衰竭、慢性肾功能不全、尿毒症等不同病名。

据国际肾脏病学会（ISN）和肾脏病基金联合会（IFKF）的估计，全球慢性肾脏病（CKD）患病率超过10%，即超过6亿人，而且发病率呈逐步增加的趋势，我国成人CKD总患病率达10.8%，患者预计近1.2亿，但CKD知晓率仅为12.5%。多数慢性肾脏病患者没有得到及时诊治，其中约2%最终发展到终末期肾衰竭（end-stage renal failure，ESRD）需要透析或移植治疗，危害很大。

本病归中医学“虚劳”“水肿”“腰痛”“癃闭”“关格”等病证范畴。

一、　中医病因病机

本病成因，与感受外邪、饮食不节、劳倦过度、药毒伤肾、大病久病、先天禀赋不足等有关。本病属本虚标实，即以脾肾虚衰为本，水湿、湿浊、湿热、热毒、痰饮、瘀血、风邪等为标。

1. 感受外邪

风热或风寒侵袭，肺失宣降和通调水道，三焦不利，水湿内停，伤及脾土；或久居湿地、冒雨涉水，水湿内侵，困阻脾阳，不能健运水湿或化生气血，均可使脾阳虚衰，久则及肾，以致脾肾阳虚，水湿浊邪不得气化而变生诸证。由于感邪性质不同，或寒化伤阳，或热化伤阴，从而出现阳虚或阴虚之证。

2. 饮食不节

长期嗜食肥甘厚味、辛热刺激之品，损伤脾胃，湿邪内生，湿郁化热可致湿热内蕴，损伤脏腑，阻滞气机；或过食生冷，脾阳被伤，不能健运，脾虚化生气血不足，先天之肾精无以充养等，均可引起脾肾亏虚，湿浊内生，从而产生本病。

3. 劳倦过度

生育过多，房劳过度，肾气内伤，不能化气行水而致水湿内停；或思虑过度，体劳耗气，损伤脾胃，耗伤气血，可引起脾失健运，水湿内聚，遂成本病。

4. 情志所伤

怒伤肝，思伤脾，恐伤肾。若情志不畅，肝气郁结，横逆犯脾，使脾失健运；或气机阻滞，血行不畅而成瘀血；或气郁化火，伤及肝肾，肝肾阴虚，甚则成肝阳化风之证。

5. 他病转化而来

水肿、淋证、消渴等病迁延不愈，导致脾肾虚衰；或妄投苦寒伤胃、辛热伤阴之品；或滥用有毒之物，或外伤等，均可导致脾肾亏虚，不能升清降浊，气化失常，引起湿浊羁留，发为本病。

6. 禀赋不足

先天禀赋不足，肾气亏虚，气化失司，水湿、湿浊潴留，导致本病。

综上所述，本病可由多种原因引起，病机以脾肾虚衰为本、浊毒潴留为标。脾虚不能升清降浊，化生气血，不断补充先天之精，肾虚不能气化固摄，以至精微物质不断泄漏而使正气更虚，水湿浊毒潴留更伤正气而使正虚更甚，以致清浊相混，升降失常，故可见尿闭、呕吐、纳呆、腹胀等。

病程日久，由气及阳、阴血，可出现气血亏虚、气阴两虚、阴阳两虚之证。在病变过程中，除浊毒贯穿本病的始终外，还常兼夹水湿、湿热、热毒、痰饮、瘀血、风邪等标实证，有时甚至几种病邪相兼为病，互相影响，并在一定条件下相互转化而使病情趋于更加复杂化。

CRF 的病机非常复杂，不同个体、不同时期表现不同，但总的来说属正虚邪实，虚实夹杂。本虚包括心、肺、脾、肝、肾诸脏器及气血阴阳之虚损，标实有外邪（风、寒、湿、热）、水湿、湿热、浊毒、瘀血等，其中又以脾肾虚衰为本，浊瘀内阻为标。

二、 西医发病机制

各种原发性或继发性慢性肾脏病如急性肾小球肾炎、急进性肾小球肾炎、慢性肾小球肾炎、慢性肾盂肾炎、糖尿病肾病、狼疮性肾炎、紫癜性肾炎、高血压肾病、尿路结石、尿酸肾病、慢性尿路梗阻、肾脏肿瘤、先天性肾脏病、血液病、慢性移植肾病等。

发病机制非常复杂，可分为两类。

1. 慢性肾衰竭进行性恶化的机制

机制尚未清楚，一般认为与以下因素有关：肾小球血流动力学改变、矫枉失衡、蛋白尿损伤、肾素-血管紧张素-醛固酮系统（RAAS）作用、肾小管高代谢状态、脂质代谢紊乱、高血压、转化生长因子-β1（TGF-β1）等。

2. 尿毒症各种症状的发生机制

与水、电解质、酸碱平衡失调以及尿毒症毒素、肾的内分泌功能障碍等有关。

三、 临床表现

（一）症状

慢性肾衰竭早期多无明显临床症状，或症状无特异性，或仅有夜尿增多、尿渗透压降低表现。发展到晚期，临床表现十分复杂，主要表现为代谢紊乱和各系统症状，两者又可互为因果，加重病情。

可有眼睑、下肢或全身凹陷性浮肿以及尿少，贫血，高血压等体征。

（二）各系统表现

1. 消化系统

早期出现食欲不振，上腹饱胀，然后出现恶心、呕吐、呃逆及腹泻。晚期病人呼出气中有尿臭味，伴有口腔黏膜糜烂、溃疡。常合并胃、十二指肠炎或溃疡，甚至出现消化道出血。

2. 心血管系统

高血压很常见，程度可轻重不等，重者发生高血压脑病。尿毒症性心包炎时出现心包区疼痛，伴有心包摩擦音，严重者可出现大量心包积液，甚至心包压塞。尿毒症性心肌病常在晚期患者中出现，临床表现多有心脏扩大、各种心律失常和充血性心力衰竭等，心力衰竭是尿毒症常见死亡原因之一。

3. 血液系统

贫血，一般为正细胞、正色素性贫血，且随肾功能进一步减退而加重。出血也常见，表现为皮下出血、鼻出血、月经过多及消化道出血等。白细胞计数多正常，部分病例可有粒细胞或淋巴细胞减少。

4. 精神、神经系统

早期多有乏力、头昏、注意力不集中、记忆力减退和睡眠障碍等症状，进而有淡漠、言语减少、意识障碍、无意识四肢运动等；晚期尿毒症脑病，出现嗜睡、谵妄、幻觉、目僵、大小便失禁，直至昏迷。周围神经病变表现为皮肤烧灼感、肢体麻木等。神经肌肉兴奋性增强，表现为肌肉痛性痉挛和抽搐等。

5. 呼吸系统

肺充血和肺水肿较常见，X 线检查典型表现为肺门两侧蝴蝶状阴影，称为“尿毒症肺”。易合并呼吸系统感染，可表现为支气管炎、肺炎、胸膜炎合并胸腔积液、间质性肺炎等。

6. 骨骼系统

慢性肾衰竭引起的骨骼病变称为肾性骨营养不良（又称肾性骨病），包括高转化性骨病和低转化性骨病，前者临床表现为纤维囊性骨炎，可伴有骨质疏松、骨硬化，合并有甲状旁腺素升高为其特点。后者表现为骨软化症，逐渐发展为无力型骨病，其发生与维生素 D 缺乏、铝中毒等有关。骨病临床症状不多，可表现为骨骼疼痛，行走无力或不便。

7. 内分泌系统

慢性肾衰竭时内分泌功能可出现紊乱，肾素、血管紧张素、泌乳素及胃泌素分泌过多，促甲状腺素、睾丸素、皮质醇较正常偏低，甲状腺、性腺功能低下，男性出现性欲缺乏和阳痿，女性可出现闭经、不孕。胰岛素、高血糖素及甲状旁腺素等在肾衰竭时其作用可延长。

8. 免疫系统

外周血淋巴细胞数减少，淋巴细胞亚群分布和功能异常。免疫球蛋白产生不足，机体免疫功能低下，易合并呼吸、消化、泌尿、皮肤等感染，甚至发展成败血症。

9. 皮肤

患者面色萎黄、晦滞、黧黑、虚浮，表现为尿毒症面容。皮肤干燥、脱屑、无光泽、色素沉着。皮肤瘙痒常见，有时皮肤出现瘀斑、瘀点。

10. 水、电解质及酸碱平衡失调

出现夜尿、多尿、低比重尿和低渗透压尿，尿少、水肿常见。易出现高钾血症，表现为肌肉疼痛或感觉异常、嗜睡、胸闷心悸、心率减慢，甚至心跳骤停。发生低钾血症时可见乏力、肌无力、腹胀、肢体瘫痪，重者发生严重心律失常和呼吸肌麻痹等。常发生低血钙、高血磷、代谢性酸中毒等。

（三）分期

按美国2002年肾脏病生存质量指南（K/DOQI）慢性肾脏病的分期，分为5期。

1期：肾损伤期，GFR正常或增加（GFR≥90ml/min·1.73m^2）。2期：肾损伤期，GFR轻度下降（GFR60～89ml/min·1.73m^2）。3期：GFR中度下降：GFR30～59ml/min·1.73m^2。4期：GFR严重下降：GFR15～29ml/min·1.73m^2。5期：肾衰竭期：GFR＜15ml/min·1.73m^2。

2012年K/DIGO把第三期分为3a（GFR59～45ml/min·1.73m^2）和3b（GFR44～30ml/min·1.73m^2），并据病因、GFR分级和白蛋白尿进行分级，提出白

蛋白尿与 GFR 一样是预测 CKD 进展的独立因素，并推荐用血肌酐和 eGFR（EPI 公式）来评估肾小球滤过功能，把 Cys-C（胱抑素-C）也纳入风险评估，对于慢性肾脏病预后的评估更加科学、全面、准确。

（四）相关检查

1. 血常规

有不同程度的正细胞、正色素性贫血，白细胞一般正常，血小板正常或降低。

2. 尿常规

尿比重、尿渗透压低，可见蛋白尿、血尿、白细胞尿、管型尿、糖尿等。

3. 肾功能检查

GFR 是反映肾功能最好的方法，临床常用以下指标来评估 GFR。

（1）血清肌酐（Scr）

当肾小球滤过功能明显下降（往往下降 50%左右）时，血肌酐浓度就会开始升高。由于血清肌酐浓度受体内肌肉容积的影响，故血清肌酐水平个体差异较大。例如，青壮年男性、运动员、体力劳动者，肌肉发达，肌容积大，或进食大量瘦肉者，血清肌酐浓度相对偏高；女性、长期卧床者、老年人、体力活动很少者、肌肉萎缩者，则血清肌酐偏低。因此对于老年人、体瘦者、长期卧床者，尽管血肌酐水平仍在正常范围，实际肾功能可能已有早期减退。

曾用 Cockcroft-Gault 公式计算 GFR，即 GFR＝［（140－年龄）×体重（kg）］×（0.85 女性）/Scr（mg/dl）×72/1.73^{2} 体表面积。

（2）内生肌酐清除率（Ccr）

Ccr 能较早地反映肾小球滤过功能损害程度。在多数成人中，当 Ccr 下降 50%左右时，血清肌酐才会开始升高。但由于血清肌酐水平个体差异较大，而且 Ccr 各计算方法均可能有一定误差，多数往往容易偏低，因此不能仅仅通过一次 Ccr 结果来评价肾功能。

（3）血清尿素氮浓度（BUN）

BUN 在反映肾小球滤过功能方面有一定参考价值，但影响因素较多，因此不能仅仅通过血中 BUN 浓度判断患者肾功能。

(4) 发射型计算机断层扫描 (ECT)

根据核素肾动态显像可测出双侧肾脏各自的 GFR。但其结果受核素衰减以及操作人员经验的影响，也存在一定局限性。

(5) 血清胱抑素 C (Cys C)

近年来认为血清胱抑素 C 是评价肾功能很好的指标，对 GFR 的敏感性和特异性分别为 94%和 95%，高于血肌酐的 94%和 80%，特别是能敏感反映早期 GFR 的下降。

4. 其他

血浆白蛋白、总蛋白常降低，常伴代谢性酸中毒、高血磷、低血钙、高血脂等，B 超、CT、MRI 等影像学检查常显示双肾缩小。

四、 诊断与鉴别诊断

(一) 诊断

1. 病史

有慢性肾脏病病史。

2. 症状与体征

出现恶心、呕吐、食欲不振或厌食、乏力、胸闷心悸、气促、头晕头痛等症状。可有眼睑、下肢或全身浮肿，尿少，贫血，高血压等体征。

3. 实验室检查

尿液检查有蛋白尿、血尿和管型尿，尿比重和渗透压降低；GFR 降低，血肌酐、尿素氮升高；血红细胞数、血红蛋白、血细胞比容下降；血 pH 值和总二氧化碳降低；低血钙、高血钾、高血磷；B 超示肾脏萎缩。

（二）鉴别诊断

1. 急性肾损伤

既往肾功能多为正常，由于外伤、手术、失血、失液、中毒、蛇咬伤、过敏、感染、休克等原因，短期内出现尿少或无尿，全身浮肿，恶心呕吐，食欲不振，疲乏腹胀，心悸气促等，尿液检查有蛋白尿、血尿，尿比重和渗透压降低，血肌酐、尿素氮进行性上升，出现高血压、高血钾、代谢性酸中毒等，B超示双肾增大。

2. 其他肾小球疾病

如急性肾炎、急进性肾炎、肾病综合征等，也可见浮肿尿少、恶心呕吐、食欲不振、乏力、高血压等，血肌酐、尿素氮一过性升高等，但B超检查见双肾正常或增大，一般无贫血或贫血不严重，随着尿量增多，浮肿消退，肾功能恢复正常。

五、治疗

（一）中医治疗

1. 辨证治疗

本虚证

（1）脾肾气（阳）虚

症状：体倦乏力，气短懒言，腹胀纳呆，腰膝酸软，夜尿清长，便溏，甚者见畏寒肢冷，腰冷痛，舌淡边有齿印，苔白，脉沉迟。

治法：健脾益气温肾。

代表方：参芪地黄汤、金匮肾气丸。

处方举例：但应注意的是，本型患者在使用温阳药物时多与大黄等同用，以达到温通的目的，否则单用或过用温阳药物如附子、桂枝、干姜等易伤肾阴而使肾功能进一步恶化。

(2) 气阴两虚

症状：面色少华，气短乏力，腰膝酸软，皮肤干燥，口干不喜饮，或有手足心热，或手足不温，大便不调，尿少色黄，舌淡有齿印，脉沉细。

治法：益气养阴。

代表方：生脉散、六味地黄汤。

处方举例：气血亏虚者，方用八珍汤合当归补血汤。脾不统血而出现呕血、便血、紫斑等，用归脾汤加三七 10g、紫珠草 30g，同时口服紫地宁血散 4～8g，每日 2～3 次，或冰冻紫地合剂 50ml，每日 3 次；或云南白药 1g，每日 3 次。

(3) 肝肾阴虚

症状：头晕头痛，口干咽燥，五心烦热，腰膝酸软，神疲乏力，大便干结，尿少色黄，舌淡红，苔少或无苔，脉细数。

治法：滋养肝肾。

代表方：杞菊地黄丸、二至丸。

处方举例：肝阳上亢者，用天麻钩藤饮加减；肝风内动者，方用羚羊钩藤汤或大定风珠加减。

(4) 阴阳两虚

症状：倦怠乏力，畏寒肢冷，手足心热，口干欲饮，腰酸膝软，小便短黄，大便稀溏，舌淡胖而润，边有齿印，脉沉细。

治法：阴阳双补。

代表方：金匮肾气丸、右归丸。

处方举例：若兼见气虚者，加黄芪 20g、党参 20g；血虚者，加何首乌 15g、白芍 15g、当归 10g；若见汗出如油，面白肢冷，脉微欲绝者，为阳虚欲脱，急用参附汤加龙骨、牡蛎以回阳固脱；若阴阳气血俱虚，选用鹿茸丸加减。

标实证

(1) 湿浊

症状：面色灰滞，神疲乏力，恶心呕吐，纳呆厌食，脘腹胀闷，口黏欲饮，口有尿臭味，舌淡苔白厚腻，脉沉细。

治法：和胃降逆，通腑泄浊。

代表方：温胆汤。

处方举例：本型是慢性肾衰竭最常见的一种类型，本型治法也是基本的治疗方法。若痰浊上蒙清窍，症见嗜睡或神志蒙眬，表情淡漠，或喉中痰鸣，舌苔白腻，脉弦滑，用涤痰汤合温脾汤以化汤开窍。

（2）湿热

症状：口苦口干，胸脘痞闷，小便短黄，大便秘结或不爽，苔黄腻，脉滑数。

治法：清热化湿，和胃止呕。

代表方：黄连温胆汤，酌加六月雪30g、虎杖20g、半边莲30g等。

处方举例：若热入心包，症见神昏谵语，烦躁不安，口噤不开，舌体卷缩，急宜清心开窍，服用安宫牛黄丸、至宝丹等，也可用醒脑静30～40ml，加入5%葡萄糖溶液250～500ml中静脉滴注，每日1～2次。

由于本病在不同的阶段均可有不同程度的血瘀征象，因此，在辨证基础上酌加活血化瘀药物如丹参、益母草、三七、桃仁、红花、水蛭等，对于缓解病情、提高疗效，有一定的意义。但也需注意，活血化瘀药物不可滥用，否则有引起出血的危险。

2. 其他治疗

（1）辨病治疗

临床常用温胆汤加减为主治疗慢性肾衰竭，处方为法半夏、枳壳、竹茹、土茯苓、制大黄、黄芪、白术、丹参、三七、土鳖虫、槐花、积雪草、蚕沙、煅牡蛎等，达到益气扶正，通腑泄浊，活血通络作用。湿浊重，加石菖蒲、佩兰；兼湿热，加黄连、芦根；恶心呕吐明显，加紫苏叶、黄连、生姜；纳呆，加神曲、鸡内金。

（2）中成药

如本院制剂升清降浊胶囊、尿毒清颗粒剂、肾衰宁、百令胶囊、肾肝宁肾康注射液和肾康栓等，对于保护肾功能，缓解临床症状，降低血尿素氮、肌酐水平，有一定的疗效。

（3）保留灌肠

灌肠是将一定量的溶液通过肛管，由肛门经直肠灌入结肠，借输入的药物，达到治疗的目的。广州中医药大学第一附属医院常用灌肠方为：生大黄60g，牡蛎30g，积雪草30g，水煎取汁200～300ml，每次保留60分钟，每日1～2次。

也可以采用结肠透析机，通过中西医结合结肠清洗、透析、给药方法来排除体内的毒素，具有临床操作方便、安全、有效的特点，每周 1～2 次即可。

（4）外治法

如用肾衰水浴方浸泡：紫苏叶、木瓜、土茯苓、细辛等组成药浴方，使用时加 38～40℃水 200L，浸泡 0.5～1 小时，对消除水肿，改善一般症状，特别是皮肤瘙痒有效。

（5）针灸

针刺治疗慢性肾衰竭，可根据不同的病情而选择穴位。如调整全身状态，可选用中脘、气海、足三里、三阴交、肾俞等穴；增加肾血流量，可选用中脘、肾俞、心俞、三焦俞等穴；促进排尿，可选用关元或中极、肾俞、三焦俞、阴廉等穴。

也可用补肾健脾，温肾壮阳，活血化瘀的中药如附子、肉桂、黄芪、当归、补骨脂、仙茅、生大黄、地龙等制成药饼；穴位分成两组，交替使用，每日 1 次，每次每穴灸 2 壮，12 次为 1 疗程，疗程间休息 3 日，共灸 6 个疗程。

（二）西医治疗

1. 非透析治疗

（1）一般治疗

优质低蛋白饮食，根据肾功能水平，每日蛋白摄入量为 0.4～0.8g/kg，尽可能减少植物蛋白质摄入。注意高热量、维生素的摄入，并按病情补充钙、铁和锌等。蔬菜和水果通常不受严格限制，但对高钾者应避免摄入过多。此外，应注意避免劳累和感染。

（2）控制血压

降压目标为：尿蛋白大于 1g/d，血压控制在 130/80mmHg（17.3/10.7kPa）；尿蛋白小于 1g/d，血压控制在 140/90mmHg（18.7/12kPa）。常用降压药物有 RAAS 抑制剂（包括血管紧张素转换酶抑制剂 ACEI 和血管紧张素受体阻滞剂 ARB）、钙通道阻滞剂（CCB）、β 受体阻滞剂、α 受体阻滞剂等。

（3）RAAS 抑制剂

RAAS 抑制剂因具有良好的肾脏保护、延缓肾功能恶化、降低蛋白尿以及减少心血管事件的发生而在临床应用广泛。但需注意，ACEI 和 ARB 适用于肌酐在

265μmol/L 以下者，而肌酐超过 265μmol/L 者则应慎用。如果使用后血肌酐升高大于 30%或 GFR 下降大于 30%，则需停用。此外，双侧肾动脉狭窄、重度肾衰竭患者慎用。对于维持性透析高血压患者，可以使用 ACEI 和 ARB，但应注意其副作用如高血钾、皮疹、粒细胞减少、贫血加重、刺激性干咳等。

(4) α-酮酸疗法

α-酮酸是氨基酸前体，通过转氨基或氨基化作用在体内可转变为相应的氨基酸。应用 α-酮酸治疗慢性肾衰竭，可获得较好的疗效，但需注意长期服用后部分患者可出现高钙血症。

(5) 肠道吸附

氧化淀粉制剂口服后，能与肠道内尿素结合而从粪便排出，降低血尿素氮。常用的有包醛氧淀粉，5～10g，每日 3 次。但该类药物口感较差，可引起消化道症状，不适宜消化道出血的病人。

(6) 纠正贫血

慢性肾衰竭病人贫血非常常见，应视病情补充铁剂和叶酸，如血红蛋白低于 50g/L，且有明显贫血症状时，可适量输洗涤红细胞或红细胞悬液。重组人类红细胞生成素（rHuEPO）是治疗肾衰竭贫血最有效的药物。一般初始剂量为每周 80～120U/kg，分 1～3 次皮下注射。一个月后如果患者血红蛋白（Hb）上升小于 10g/L，则在原基础上增加 25%剂量，直至达到目标值：血红蛋白 110～120g/L 或血细胞比容（Hct）0.33～0.36。rHuEPO 的主要副作用是高血压、头痛、癫痫发作、高血钾、动静脉内瘘管堵塞等。对于疗效不好的患者，应注意有无感染、出血、缺铁、用量不足、纯红细胞再生障碍性贫血等情况，并及时予以纠正。

(7) 高钾血症

高钾血症应寻找发生因素，如组织分解、酸中毒加重、发热、摄入过多、输库存血以及药物，如保钾利尿剂螺内酯及氨苯蝶啶、血管紧张素转换酶抑制剂、肝素、β 受体阻滞剂、非甾体抗炎药等。发生高钾时除限制钾摄入外，采用利尿、纠正酸中毒、肠道排钾等方法降低血钾。其中，可利美特（聚苯乙烯磺酸钙散剂）一种口服钾离子交换树脂，每日口服 1～2 包（5～10g），可有效降低血钾 1mmol/L，是目前比较安全有效的口服肠道排钾药。当血钾大于 6.5mmol/L 出现心电图高钾表现时，必须紧急处理，可采用：①10%葡萄糖酸钙液 10～20ml 缓慢静脉注射。②5%碳酸氢钠液 100～200ml 静脉滴注。③静脉注射 25%～50%葡萄糖液 50～100ml，同时皮下注射胰岛素 6～12U，也可用 10%葡萄糖液 500ml 加胰岛素 8～12U 静滴。经上述处理无明显改善者，应立即进行透析治疗。

(8) 慢性肾脏病矿物质骨代谢异常（CKD-MBD）

CKD-MBD 是近年来肾脏病的基础和临床研究的热点，CKD 发展到后期常引起钙磷代谢障碍、继发性甲状旁腺功能亢进、肾性骨营养不良、心血管疾病等多种并发症，导致患者的生活质量严重下降和预后不良。因此必须引起足够重视。①低钙血症：除了饮食补充外，还要合理使用活性维生素 D 及其类似物，临床主要有骨化三醇、阿法骨化醇和帕立骨化醇等。首次使用时，应从小剂量开始，建议根据免疫反应性甲状旁腺激素（iPTH）、血钙、血磷水平对活性维生素 D 及其类似物进行剂量调整。此外，还可同时补充维生素 D，但应注意高钙血症的发生。②高磷血症：除了限制磷的摄入、加强透析清除血磷外，还可使用磷结合剂，如铝剂（氢氧化铝，一般不超过 4 周）、含钙磷结合剂、不含钙磷结合剂等。其中，不含钙磷结合剂有碳酸镧、碳酸司维拉姆等，适合高磷血症伴高钙血症患者。③继发性甲状旁腺功能亢进：可选择使用活性维生素 D 及其类似物和拟钙剂（西拉卡塞）等药物。但如果 iPTH 超过 1000pg/ml、药物治疗效果无效、影像学检查发现甲状旁腺结节超过 1cm 者，应考虑甲状旁腺切除术或甲状旁腺射频消融术等。

(9) 其他

支持、对症治疗，抗感染，纠正心衰等。

2. 肾脏替代治疗（RRT）

(1) 血液透析

血液透析是慢性肾衰竭患者常用和有效的治疗方法，适用于慢性肾脏病第 5 期（肾衰竭期）患者。其治疗机制是利用半透膜原理，将患者血液与透析液分别引进透析器，在透析膜两侧呈反方向流动，借助膜两侧的溶质、渗透和水压梯度，通过扩散、对流、吸附来清除代谢产物。通过超滤和渗透清除体内潴留过多的水分，同时可补充碱基等需要的物质，纠正电解质和酸碱平衡紊乱，从而部分替代肾的排泄功能，但不能代替内分泌和代谢功能。一般每周行血透 3 次，每次 4 小时。主要并发症有失衡综合征、低血压、发热、心血管并发症、透析骨病、透析痴呆等。对于心血管功能不稳定、不能耐受常规血液透析以及多脏器功能衰竭患者，可改用血液滤过（HF）

或连续性肾脏替代治疗（CRRT）来治疗。

（2）腹膜透析

腹膜透析是利用腹膜作为半透膜，置入腹透管后向腹腔内注入透析液，依靠膜两侧的毛细血管内血浆及腹膜腔内的透析液中的溶质浓度梯度和渗透梯度，通过弥散和渗透原理以清除体内代谢废物和潴留过多的水分，同时由腹透液中补充必要的物质，不断更换新鲜腹透液反复透析，达到清除尿毒症毒素，调节水、电解质、酸碱平衡失调的目的。腹膜透析适应证与血液透析相似，但对中分子物质的清除、保存残余肾功能方面较血液透析为好，尤其适用于儿童、心血管功能不稳定的老年人、糖尿病肾病及不宜作血液透析者。目前常采用持续性非卧床腹膜透析（CAPD），其设备简单，容易操作，可在家中进行。每次入液 2L，停留 4 小时后再交换透析液，每日 3～4 次。也有腹膜透析机可供选择，使用方便，腹膜炎发生率明显减少，但费用相对昂贵。

腹膜炎是腹膜透析最主要和最严重的并发症，应及时诊断，正确处理。其他并发症还有腹腔脏器损伤、出血、透析管移位、透析管堵塞、营养丢失综合征、腹膜失超滤等。

（3）肾移植

肾移植是器官移植中数量最多、效果最好的一种移植技术，已成为目前治疗晚期肾衰竭的常规有效方法。一旦获得成功，可以大大提高患者的生活质量，恢复正常人的生活和工作。肾移植供肾有同种异体活体供肾和同种异体尸体供肾 2 种，由于受到肾源等限制，目前大多数终末期肾病患者尚不能普遍进行肾移植。随着医学技术的不断发展，肾移植的成功率在明显提高，据报道，迄今为止，世界上肾移植患者最长已存活超过 43 年，我国已有存活超过 30 年的患者。因此，肾移植已成为终末期肾病患者最理想的治疗方法。

六、临床思路

早、中期患者可以中医辨证治疗为主，始终要强调脾肾虚衰为本、浊瘀阻滞为标的病理机制。要注意配合使用其他中医疗法如虫草制剂、保留灌肠、静脉滴注等以提高临床疗效。同时注意饮食、生活调护，可以长期保持肾功能稳定。但对于合并高血压、水电解质紊乱、感染、心衰等，应配合西医的对症处理。

维持性血液透析和腹膜透析患者，配合使用中药能改善症状，提高机体免疫力和生存质量。对于肾移植后出现各种并发症如肾功能延迟恢复、感染、肝损害、慢性移植肾病等，中医治疗有一定优势。

积极治疗原发病和纠正可逆因素是治疗慢性肾衰竭的关键，应尽可能找到引起慢性肾衰竭的原因并及时得到纠正，可以使部分患者肾功能好转，甚至恢复正常。

对于慢性肾脏病患者，要有一体化防治策略，包括早期诊断和预防、延缓肾功能进展措施和替代疗法（透析和肾移植）等，以达到最好的治疗效果。

七、 预后

受多种因素影响，如年龄、病因、并发症、治疗合理与否、低蛋白饮食、营养状况等，多数患者最终发展成为 ESRD 而需透析或肾移植治疗。

八、 预防调护

（一）预防

由于本病的发展常常是一个长期慢性的过程，在这一进程中，许多因素对其预后转归产生影响。因此，积极、正确的调护措施，对于控制本病有重要的意义，临证应注意以下几个方面：①积极治疗水肿、淋证、癃闭、消渴等，终止或控制病情的发展。②注意休息，禁止劳累过度，特别是房劳过度。③严格限制蛋白质的摄入量并尽量以优质蛋白为主，如鸡、鱼、猪肉、奶、蛋等。对于伴尿少、高血钾病人，应限制含钾丰富的食品的摄入。保证供给足够的碳水化合物。④及时、正确、积极治疗原发病。积极预防、治疗各种感染，避免使用肾毒性药物。⑤保持心情舒畅，树立长期与疾病斗争的信心。

九、 临床验案

患者陈某，女，82 岁，初诊日期为 2009 年 7 月 30 日。因“反复浮肿、乏力、纳差 4 年余，气促胸闷发作 6 小时”入院。缘患者于 2005 年 3 月出现双下肢凹陷性水肿，到中山医科大学第二附属医院就诊，发现血肌酐高达338μmol/L，诊断为“慢性肾衰竭，氮质血症期”，未经系统治疗。2008年12月病情逐渐加重，血肌酐达789μmol/L，并伴心力衰竭，曾行血液透析治疗3次，后因透析时低血压休克不能耐受而改腹膜透析，但1次后也因不能耐受而拒绝继续透析治疗，此后未再进行治疗。此次入院前6小时因起床小便而突然出现胸闷气促，呼120救护车接回收入广州中医药大学第一附属医院肾病科。入院时精神倦怠，极度消瘦，胸闷气促，端坐呼吸，大便质烂，每日5～6次，尿频，尿急，排尿不出，呕吐不止，饮食难进，舌淡苔腻，脉细弱无力，导尿后引出混浊血性尿液约800ml。血分析示血红蛋白72g/L，白细胞计数7.05×10^9/L，中性粒细胞比值90%；血生化示钾离子8.78mmol/L，总二氧化碳结合力3.2mmol/L，尿素氮90.01mmol/L，血肌酐1548μmol/L，渗透压294mOsm/L；尿培养耳葡萄球菌生长；X线胸片示双侧肺炎。

中医诊断：虚劳病（脾肾衰败，湿浊内蕴证）。西医诊断：慢性肾衰竭（尿毒症期）伴高钾血症及重度代谢性酸中毒，尿路感染，肺部感染，慢性心功能不全。西医处理：予碳酸氢钠纠正代谢性酸中毒及高血钾，同时营养支持及抗感染治疗，患者及家属坚决拒绝透析治疗，只同意保守治疗。中医治法：以补脾开胃为主，辅以止血泄浊。处方：党参20g、黄芪20g、法半夏15g、陈皮6g、土茯苓20g、淮山药30g、白茅根20g、小蓟10g、藕节炭15g、三七3g、甘草6g、生姜5片。7剂，水煎服。

复诊：7剂后，患者病情稳定，精神好转，进食改善，血尿减轻，胸闷、气促消失，效不更方，在原方基础上加车前草20g。

再诊：再服4剂，血尿消失，尿液渐清，处方调整为党参20g、黄芪20g、法半夏15g、陈皮6g、土茯苓20g、淮山药30g、白茅根20g、玉米须20g、车前草20g、桃仁10g、丹参15g、炙甘草6g。服3剂后，2009年8月13日复查血生化示钾离子3.85mmol/L，总二氧化碳结合力22.5mmol/L，尿素氮24.93mmol/L，血肌酐329μmol/L，渗透压281mOsm/L。病情基本控制，精神健旺，纳眠可，二便调，2009年8月14日予原方带药出院。出院后坚持服用百令胶囊及升清降浊胶囊，间断服用健脾益肾、利湿泄浊汤药，目前病情稳定，体重增加，生活自理，肾功能亦稳定。

按语：患者入院时病情危重，身体极度虚弱，饮食不进，虽然尿毒症毒素水平极高，但若妄然攻邪，必致正气虚脱，后果堪舆。此时抓住“虚劳日久，诸药不效，而所赖以无恐者，胃气也”的理论，以固护脾胃之气为重点，饮食得进，正气逐渐恢复，反而有利于祛邪；同时患者明显血尿，处方时适当兼顾止血，但要避免选用苦寒碍胃之药物。脾胃之气有所恢复病情稳定后，再补脾益肾与通腑泄浊同用，选补肾之百令胶囊与升清降浊胶囊长期服用，缓缓图功以巩固疗效。

第十六章　肾脏替代治疗

第一节　血液透析

血液透析（hemodialysis，HD）是清除血液中各种内源性和外源性毒素能力强、效率高的血液净化方式之一。临床适用于各种原因导致的急性或慢性肾衰竭，水负荷过度（急性肺水肿、严重肾病综合征等），电解质紊乱，某些药物或毒物中毒。这是终末期肾脏病患者应用最多的肾脏替代治疗方式，不少终末期肾病患者依靠这一种治疗方式已超过10～30年，并获得相当的生活质量。

一、血液透析的原理

根据吉布斯-唐南（Gibbs-Donnan）膜平衡原理，半透膜两侧液体各自所含溶质浓度梯度差及其所形成的不同渗透浓度，可使溶质从浓度高的一侧通过半透膜向浓度低的一侧移动（弥散作用），而水分则从渗透浓度低的一侧向浓度高的一侧渗透（渗透作用），最后达到半透膜两侧液体中的溶质与渗透压的动态平衡。血液透析就是根据这个原理，通过半透膜互相进行弥散、渗透达到动态平衡，从而清除病人体内蓄积的废物、过多的水分与电解质，而病人体内所需的某些物质可以从透析液中得到补充，达到降低病人血中有毒物质的浓度，纠正水、电解质和酸碱平衡的治疗作用。

二、血液透析装置

（一）血液透析体外循环机（透析机）

1. 透析液供给（循环）及监护系统

透析机的一个重要的功能，是根据临床治疗需要设定流量、温度和透析液化学含量，以一种自动防故障方式，使这些参数持续保持在正常可接受的范围内输送透析液；另一个重要功能是根据透析的处方，在透析过程中超滤清除一定量的水。

2. 血液循环及监护系统

依靠蠕动泵驱动，作为体外循环的动力，将血液从患者体内引出，经透析器透析后，再经患者血管通路回入患者。血液经静脉穿刺针回入患者体内前先通过一个收集滴壶，监测静脉回流压。较先进的系统在血液管路的动脉端和静脉端均有压力检测器，以监测血流压力，了解循环阻力。

（二）透析器

血液透析器（hemodialyzer）是血液透析治疗的关键部分，由透析膜以及支持结构组成。由透析膜所分隔的两个液区，血液在膜的一侧流过，其流经部分称为血区，透析液在膜的另一侧流过，其流经的部分称为透析液区。根据透析器构型又可分为中空纤维型、平板型和蟠管型，目前以中空纤维型透析器最为常用。

（三）水处理及供给系统

由于血液透析患者的血液长期与透析液中水经透析膜大量接触，即使水中极微量有害物质，其累积量进入人体也会引起多种不良后果，甚至死亡。透析液的细菌污染会对患者产生短期和长期危害。因此需要注意保证水净化过程中的细菌学检查达到有关部门要求的标准。

（四）浓缩液制备

（1）材料

包括酸性浓缩液（A 液）和碱性浓缩液即重碳酸盐（B 液）2 种浓缩液；粉剂和水剂 2 种剂型。

（2）浓缩液混合系统

一般在透析液供给（循环）系统中自动配比混合。

（3）浓缩液输送系统

输送方式有 2 种，包括浓缩液中央供应输送系统以及小桶灌装后，送给每台透析机。

（五）透析液制备

现代透析液供给装置均依靠自动将事先准备好的含不同电解质的酸性浓缩透析液，与经处理的透析用水经加热器加温，去气泡后以一定比例（通常水与酸性浓缩液以35∶1比例）混合，然后再将重碳酸盐以相似比例加入，生成最终透析液。透析液成分主要包括电解质、碱剂和（或）葡萄糖。

三、适应证

（一）急性肾衰竭

血液透析治疗急性肾衰竭的目的：清除体内过多的水分及毒素；维持酸碱平衡；为临床用药及营养治疗创造条件；避免出现多器官功能障碍综合征等并发症。

凡急性肾衰竭合并高分解代谢者［每日血尿素氮上升不小于10.7mmol/L（30mg/dl）、血清肌酐上升不小于176.8μmol/L（2.0mg/dl），血钾上升1～2mmol/L，碳酸氢根离子下降不小于2mmol/L］应立即进行透析。

非高分解代谢者，符合下述第一项并有其他任何一项者，即可进行透析：①无尿48小时以上。②血尿素氮不小于21.4mmol/L（60mg/dl）。③血清肌酐不小于442μmol/L（5mg/dl）。④血钾不小于6.5mmol/L。⑤碳酸氢根离子小于15mmol/L，二氧化碳结合力小于13.4mmol/L。⑥有明显水肿、肺水肿、恶心、呕吐、嗜睡、躁动或意识障碍。⑦误输异型血或其他原因所致溶血、游离血红蛋白大于12.4mmol/L。

（二）慢性肾衰竭

血液透析治疗慢性肾衰竭的目的：①维持患者生命，恢复工作。②对有可逆性因素慢性肾衰竭急性加重患者，血液透析治疗可帮助渡过危险期。③配合肾移植。血液透析不仅可作为肾移植患者的术前准备，而且可作为移植后出现急性肾衰竭，急、慢性排斥反应或肾移植失败的应急措施。

透析指征：①内生肌酐清除率小于10ml/min。②血尿素氮大于28.6mmol/L（80mg/dl），或血清肌酐大于707.2μmol/L（8mg/dl）。③血尿酸增高伴有痛风者。

④高钾血症。⑤代谢性酸中毒。⑥口中有尿毒症气味，伴食欲丧失和恶心、呕吐等。⑦慢性充血性心力衰竭、肾性高血压或尿毒症性心包炎一般治疗无效者。⑧出现尿毒症神经系统症状，如性格改变，不安腿综合征等。

（三）急性药物或毒物中毒

凡能够通过透析膜清除的药物及毒物，即分子小，不与组织蛋白结合，在体内分布较均匀，均可采取透析治疗。应在服毒物后 8～12 小时内进行，病情危重者可不必等待检查结果即可开始透析治疗。下列情况并非透析禁忌证：①呼吸暂停。②难治性低血压。③昏迷。④肺部感染。⑤原有肝、肾、肺疾患或糖尿病者。

通过血液透析可以清除的药物有：①镇静、安眠、麻醉药。巴比妥类、格鲁米特、甲丙氨酯、甲喹酮、副醛、水合氯醛、氯氮平、地西泮等。②醇类。甲醇、乙醇、异丙醇等。③止痛剂。阿司匹林、水杨酸类、非那西丁、对乙酰氨基酚等。④抗生素类。氨基糖苷类抗生素、四环素、青霉素类、利福平、异烟肼、磺胺类、万古霉素等。⑤内源性毒素。氨、尿酸、乳酸、胆红素等。⑥金属类。铜、钙、铁、钴、镁、汞、钾、锂、铋等。⑦卤化物。溴化物、氯化物、碘化物、氟化物等。⑧兴奋剂。苯丙胺、甲基丙胺、单胺氧化酶抑制剂、苯乙肼、异唑肼等。⑨其他。砷、硫氰酸盐、苯胺、重铬酸钾、利舍平（利血平）、地高辛、麦角胺、樟脑、四氧化碳、环磷酰胺、氟尿嘧啶、一氧化碳、奎宁、氯磺丙脲等。

（四）其他疾病

严重水、电解质及酸碱平衡紊乱，一般疗法难以奏效者；肝性脑病，肝肾综合征；肝硬化顽固腹水。

四、禁忌证

近年来，随着透析技术的改进，血液透析已无绝对禁忌证，只有相对禁忌证：①休克或低血压［收缩压小于 80mmHg（10.7kPa）］者。②严重的心肌病变导致的肺水肿及心力衰竭。③严重心律失常。④有严重出血倾向或脑出血。⑤晚期恶性肿瘤。⑥极度衰竭、临终患者。⑦精神病及不合作者或患者本人和家属拒绝透析者。

五、血液透析治疗方案

血液透析治疗方案取决于：①残余肾功能。②心血管稳定性。③蛋白质的摄入量。④体表面积。⑤工作量。⑥透析器面积和透析液性质。⑦透析方式。

国内外各中心采用的透析方式有：适时透析（timely initiation of dialysis），也称健康透析（health start），开始透析时患者几乎没有尿毒症症状；晚期透析，也称按常规开始透析（usual start），当肾小球滤过率小于 5ml/min·1.73m^2 或出现尿毒症症状时才开始透析；递增透析（incremental dialysis）是指当患者每周尿素清除指数（KT/V）小于 2.0 开始透析，透析剂量随残余肾功能的逐渐减少而增加，总 KT/V 小于 2.0 以上，尽可能提高透析患者的残余肾功能；足量透析（full dose dialysis）不考虑患者的残余肾功能，只要达到透析标准就开始足量透析治疗。

每日透析有 2 种方式，一种是日间短时每日透析；另一种为夜间长时每日透析，这种透析方式克服了常规血液透析患者体内溶质水平及水分处于非稳定状态和呈锯齿状的波动。

（一）透析频度和时间

透析频度和时间尚无统一标准，每周总时数有 5 小时、8 小时、13.5 小时和 15 小时不等。近年来，国内外研究表明，判断透析充分与否的指标及制定合适的血液透析治疗方案的方法已日趋完善。临床上所谓透析充分是在摄入一定量蛋白质情况下，血液透析使血中毒素适量清除，并在透析间期保持较低的水平；通过透析超滤清除透析间期体内增长的水分；透析过程安全平稳，透析后感到舒适，不发生心血管意外及水、电解质、酸碱平衡失调；长期透析的患者日渐康复，并发症少，经济又省时。

近年来大多数学者提出血尿毒氮作为衡量透析充分与否的小分子溶质清除指标，还有报道用尿素动力模型及 β_2-微球蛋白（β_2-MG）的清除作为评价清除大分子溶质的充分性指标，并提出多种监测干体重的方法使脱水更加适量，以期制定合适的透析治疗方案。

（二）抗凝剂的应用

血液透析抗凝有两个主要目标：一是尽量减轻透析膜和血路管道对凝血系统的激

活作用，维持透析器和血路的通畅；二是尽量减少全身出血的发生率，即抗凝血作用局限在体外循环的透析器和血路中。目前虽然有多种抗凝剂选择，但仍无一种理想的抗凝方法。

1. 全身肝素化法

肝素首次剂量为 0.5～10mg/kg，透析前从静脉注入体内，追加剂量 5～10mg/h，同时要监测活化部分凝血活酶时间，后者需延长 80%。透析结束前 30～60 分钟停止使用肝素。优点是使用方便，过量时可用鱼精蛋白迅速中和。缺点是出血发生率高，药动学多变，血小板减少等。

2. 低分子肝素化法

低分子肝素（LMWH）是一种新型抗凝药物，主要通过抗 Xa 活性而达到抗凝作用，而抗凝血酶活性较弱，血小板减少少见，凝血时间延长不显著，故出血危险性也相对较低。一般首剂给 3000～4000U，维持量为 750U/h，或予以单次剂量 5000U 注入，可使血液透析 4 小时透析器不发生凝血。

3. 无肝素透析

对高危患者及合并有凝血机制障碍的患者可采用无肝素透析。无肝素透析最好采用生物相容性好的透析器。首先用含肝素 5000U/L 的等渗盐水预充透析器和体外循环通路 10～15 分钟，透析前须用等渗盐水冲洗透析器及血路，血流量应保持在 250～300ml/min，每隔 15～30 分钟用 100～200ml 等渗盐水冲洗透析器，同时关闭血液通路，适当提高跨膜压以去除额外冲洗液。透析中须避免在血液管道中输血，以免增加凝血的危险。

4. 局部枸橼酸抗凝法

须以枸橼酸的强大弥散清除作为基础。大多数学者推荐从动脉端输入枸橼酸，从静脉端用氧化钙中和，为了避免代谢性碱中毒和高钠血症，须同时使用低钠（约 117mmol/L）、无碱基及无钙透析液。该技术具有较高的尿素清除率，透析器或滤器有效使用时间长，缺点是代谢性碱中毒发生率高，须监测血游离钙、血气等。

六、 血液透析常见并发症的治疗

（一）透析失衡综合征

透析失衡综合征为一组全身性和神经系统症状，常伴有脑电图异常，可发生于透析时或透析刚结束时。早期表现为呕吐、恶心、不安、头痛等，严重者有意识障碍，甚至昏迷。中医学尚无相应病证名，临床可参阅“眩晕”“头痛”等论治。

1. 病因病机

现较一致的观点认为引起本病的病因与急性脑水肿有关：血透时周围组织的尿毒素等溶质被快速清出，而脑中的毒素因有血脑屏障清出相对较慢，脑组织相对于周围组织呈高渗，水分从血浆中移入脑组织而引起脑水肿。本病多发生在血透诱导阶段诱导不充分引起。中医无类似病证记载，可参考“痰饮”“头痛”“厥证”等的治疗。其中医病因病机可归纳为以下几方面。

（1）痰浊上犯清窍

患者初次血透或血透结束后，外周痰浊快速清出，脑腑痰浊稽留，上犯清窍而见头痛、无力、恶心、呕吐，时有四肢肌肉抽搐等。

（2）痰浊蒙蔽清窍

患者初次血透或血透结束后，外周痰浊快速清出，脑腑痰浊独重，夹水邪蒙蔽清窍而致头晕、视物模糊，甚则神志不清等。

2. 临床表现及实验室检查

血透过程中或血透结束后患者出现呕吐、头晕、头痛，重者可出现神志异常，甚则昏迷不省人事为本病主要临床表现。本病无特殊实验室检查。

3. 诊断与鉴别诊断

（1）诊断

根据临床表现同时除外其他原因引起者可诊断为本病。

(2) 鉴别诊断

本病主要与脑血管意外相鉴别：前者无定位症状，且临床症状大多数在 24 小时内缓解，不遗留后遗症状。

4. 中医治疗

(1) 辨证要点

辨部位：本病病位在脑，与肾、肝、脾有关。

辨轻重：病机为痰浊上犯清窍型病情轻，大多在 24 小时内完全缓解；病机为痰浊蒙蔽清窍型病情重，部分病人可有生命危险。

(2) 治则治法

涤痰泻浊，醒脑开窍。

(3) 分证论治

痰浊上犯清窍

症状：全身乏力，头痛，头晕，呕吐清水痰涎，视物模糊，舌质淡红，苔白腻，脉弦。

治法：涤痰泻浊。

代表方：温胆汤。

处方举例：陈皮 9g、法半夏 12g、枳壳 12g、竹茹 10g、胆南星 12g、猪苓 20g。

痰浊蒙蔽清窍

症状：头晕，胸闷不适，纳呆，甚至神志不清，痰多，循衣摸床，舌质淡红，苔白腻，脉滑或沉。

治法：涤痰泻浊，醒脑开窍。

代表方：安宫牛黄丸。

处方举例：用醒脑静针 30ml＋5％葡萄糖液 250ml，静脉滴注。亦可选用中药安宫牛黄丸或至宝丹。

(4) 其他疗法

针灸、食疗等疗法对本病多无效

5. 西医治疗

(1) 轻度失衡

减慢血流，有肌痉挛时可用高渗盐水或高渗糖水。若处理后疗效不明显者，可考虑提前停止透析。

(2) 重度失衡

严重痉挛时静注地西泮 5～10mg；若伴惊厥、意识障碍或昏迷，任何时候都应停止血透，并予支持疗法，注意呼吸道通畅，必要时行人工呼吸。

6. 预后

随着血透技术的发展，重度失衡目前已较少发生。轻度失衡经积极处理，预后良好，部分病人可自行缓解。

7. 预防调护

充分诱导尤为重要，初次血透尿素氮降低应控制在 30%以内，透析液钠离子浓度应与血浆钠离子浓度接近，对慢性血透有失衡倾向者开始透析 30～60 分钟时应减慢血流。

(二) 低血压

血透相关性并发症发生率极高，达 20%～30%。引起低血压的确切原因尚不清楚，分析与以下因素有关：①血容量快速、大量减少（其常见原因包括脱水过多，透析液钠浓度过低，干体重设置过低等）。②血管收缩不良（包括透前服用抗高血压药物、透析液温度过高）。③心脏因素等。

1. 病因病机

本病属中医“眩晕”“脱证”等范畴。其中医病因病机包括以下两方面。

(1) 气阴两虚

患者因透析间期体重增加较多，血透脱水过多、过快，阴液丢失过多、过快。若患者原有脾肾衰败，气血先亏，又添阴虚，从而形成气阴两虚之证。

（2）气随液脱

患者脱水过多、过快，阴液大量亏损，气随液脱，亦可形成本病。

2. 临床表现及实验室检查

患者早期可有乏力、气短、汗出，有的患者可有腹痛、四肢冰冷，透析血流量不足，血压下降幅度大于基础血压25%，严重者血压测不到。心跳增快。

3. 诊断与鉴别诊断

（1）诊断

本病根据临床表现及血压下降幅度大于基础血压25%，诊断可明确。

（2）鉴别诊断

本病主要与其他原因引起的低血压相鉴别。后者可察到相应的引起低血压的原因，与透析多无相关性。甚则充分透析后低血压可改善（如高钾血症）。

4. 中医治疗

（1）辨证要点

辨气血阴阳：患者乏力、心慌、四肢麻木、腹痛、汗出，查体见血压下降、心率快，为气阴两虚；若患者四肢不温，面色苍白，冷汗淋漓，或汗出如珠如油，血压下降，甚或测不到血压，为气随液脱。

辨缓急：血透相关性低血压发病急，变化快，若不积极采取有效治疗措施，病人可有生病危险。相对而言气阴两虚型较气随液脱型低血压程度及病情均轻。

（2）治则治法

本病病情危重，应采用有效的中药针剂积极治疗。因病情发展快，内服中药汤剂时间不允许。治疗原则为益气养阴和益气固脱。

（3）分证治疗

气阴两虚

症状：乏力明显，心慌，汗出，四肢不温，面色苍白，血压下降至低血压水平，舌质淡红，脉沉细。

治法：益气养阴。

代表方：独参汤、生脉饮。

气随液脱

症状：心慌，气促，胸闷，四肢厥冷，大汗出，汗出如珠、如油，休克血压（甚则血压测不到），脉沉细微。

治法：益气固脱。

代表方：参附汤。

（4）其他疗法

本病在针灸、食疗等方面尚无经验。

5. 西医治疗

（1）预防措施

①采用容量超滤控制的透析机。②控制病人体重增加不大于1kg/d。③病人超滤后体重不低于干体重。④保持透析液钠浓度等于或高于血浆钠浓度。⑤透析前不给予降压药。⑥采用碳酸氢盐透析。

（2）治疗方法

①去枕头低仰卧位。②静脉快速静滴0.9%生理盐水100ml。③超滤率调至零。④必要时吸氧。⑤亦可使用高渗盐水、高渗葡萄糖（糖尿病肾病患者除外）、甘露醇、白蛋白、碳酸氢钠等。⑥大多数低血压患者经上述治疗可纠正，对不能纠正者可使用多巴胺、阿拉明等升压药。

6. 预防调护

①透析期间控制饮水，每日体重增加量控制在0.5～1.0kg。②透析前一餐不服降压药。③对有营养不良的患者应鼓励进食蛋白质等营养物质。④低血压时应将血液速度调慢，注意患者的保暖，将可调钠浓度调高，将透析液温度调高。

（三）发热寒颤

血透相关性发热、寒颤在血透过程中相当常见，居血透并发症之首。近年来随着水处理技术及消毒技术的日渐完备，本症发生率已有所下降。

本症可参考中医学“外感发热”“内伤发热”进行论治。

1. 病因病机

引起本症的原因可分为感染性和非感染性。由感染性引起的血透相关性发热可分为与血管通路有关的感染和与血管通路无关的感染（尿路感染、肺炎、腹内感染等）；非感染性发热包括残余福尔马林、透析管道残留纤维蛋白、透析液温度过高、过敏反应、超滤过多产生脱水热等。其中中医病机可分为以下几方面。

(1) 外感邪毒

患者正气亏虚，邪毒从患者透析管路、透析液、尿路、呼吸道等侵入，正邪相争而引起发热寒颤。

(2) 气阴两虚

超滤过多、过快，而形成气阴两虚，产生发热（多无寒颤）。

2. 临床表现及实验室检查

由非感染性因素引起的发热多发生在透析后 1 小时之内，大多数伴有寒颤，给予地塞米松针（或非那根针）后症状可缓解；由感染性因素引起的血透相关性发热多发生在血透开始 1 小时之后，有的发生在血透结束后。

3. 诊断与鉴别诊断

根据本病的临床表现可诊断为血透相关性发热。

4. 中医治疗

(1) 辨证要点

辨病机：外感邪毒型可有外感症状、寒颤；气阴两虚型多无。

(2) 治疗原则

清热解毒。外感邪毒型治以清热解毒，气阴两虚型治以益气养阴。

(3) 分证论治

外感邪毒

症状：血透开始后出现发热，全身不适，寒颤，虽近衣被恶寒不减，脉数。

治法：清热解毒。

代表方：柴葛解肌汤。

处方举例：柴胡 15g、葛根 20g、生石膏 20g（先煎）、枳壳 12g、羌活 12g、黄芩 15g、竹叶 12g、知母 12g。透析中若出现发热、寒颤症状明显者，可予肌内注射柴胡针。

气阴两虚

症状：多为低、中度热，多发生在脱水过多的病人，无寒颤，脉细数。

治法：益气养阴。

代表方：生脉饮。

(4) 其他疗法

本病的其他疗法请参阅《中医内科学》涉及外感发热、内伤发热部分内容。

5. 西医治疗

(1) 对因治疗

因中央静脉导管引起者，予拔管并适当使用抗生素治疗。怀疑全身其他部位感染者，应作相应检查明确诊断后，选用敏感抗生素治疗。对脱水热引起者，可予停止超滤，并静推高渗糖。

(2) 对症处理

将透析液温度调低；静脉推注地塞米松或静脉滴注氢化可的松；肌内注射复方氨基比林。

6. 预后转归

本病的预后取决于引起发热的原因。在解除病因后发热可得到治疗。

7. 预防调护

①寒颤明显者应将透析液温度适当调低。②加强双腔管护理。若由临时性血管通路感染引起者，应立即解出血管通路，并适当应用药物治疗。③有其他潜在感染灶者，应作相应的处理。

七、 临床验案

患者苏某，男，72 岁，初诊日期为 2016 年 7 月 6 日。患者因“血液透析后反复出现乏力 1 月余”就诊。患者有糖尿病及高血压病史 15 年。3 年前因发展为慢性肾衰竭（尿毒症期）进行血液透析，每周 3 次，每次 4 小时。患者 1 个月前无明显诱因自觉头晕、乏力，伴腰酸，胃纳差，恶心，大便溏。查血压 115/65mmHg（15.3/8.7kpa）；血红蛋白 98g/L，血清白蛋白 33g/L，血肌酐 778μmmol/L，尿素氮 12.45mmol/L，血液透析时血压可降至 80/55mmHg（10.7/7.3kPa），诊断为慢性肾衰竭，血液透析，透析低血压。为明确诊断及进一步治疗，转诊于广州中医药大学第一附属医院。就诊时症见：头晕，腰酸，乏力，畏寒，消瘦，大便溏。体格检查：体温 36.8℃，血压 105/55mmHg（14/7.3kPa）。神清，眼睑不肿，咽部淡红，双侧扁桃体不肿大，心界向左下轻度扩大，双肺呼吸音清晰，腹软，肝脾未扣及，双肾区叩击痛弱阳性，双下肢不肿，神经生理反射存在，未引出病理反射。舌质淡暗、苔白，脉沉细滑。辅助检查：血常规示血红蛋白 98g/L；生化示血清总蛋白 58g/L，白蛋白 33g/L，血肌酐 780μmmol/L，尿素氮 12.5mmol/L，天冬氨酸转氨酶、丙氨酸转氨酶未见明显异常；血、尿蛋白固定电泳，血清免疫球蛋白，血清补体等均正常；B 超示双肾萎缩。

中医诊断：虚劳（脾肾气虚证）。西医诊断：慢性肾衰竭（尿毒症期），血液透析（透析后低血压）。治法：健脾补肾，益气温阳。处方：山茱萸 15g、黄芪 20g、党参 15g、当归 10g、川芎 12g、茯苓 15g、白术 15g、续断 10g、薏苡仁 20g。7 剂，水煎服。

复诊：患者 7 日后查房复诊，病情有改善，头晕，透析后血压维持在 95/60mmHg（12.7/8kPa）。恶心等症状好转。

按语：该患者既有脾气虚，又有肾气虚，伴有湿邪。患者腰酸、乏力、畏寒为肾气虚的表现；纳呆、便溏是脾虚夹湿的表现。脾主运化水谷，脾虚运化失常则神乏、纳差、便溏。故其本虚病位主要在脾、肾。患者舌淡白，是为脾肾亏虚，夹有湿邪中阻，因而湿热病邪的病位主要在中下焦，特别是以中焦脾胃和下焦肾为主。故辨证为脾肾气虚。患者虽然以虚证为主，但属虚中夹实，因此，在扶正的同时不忘祛邪。扶正方面主要是补益脾肾；祛邪方面在祛湿的时候，应特别注意，祛湿不伤正气。在选方用药方面注意不能过于通利，应以淡渗为主。

第二节　腹膜透析

腹膜透析是利用尿毒症患者自身腹膜的半透膜特性，通过弥散和对流的原理，规律、定时地向腹腔内灌入透析液并将废液排出体外，以清除体内潴留的代谢产物、纠正电解质和酸碱失衡、超滤过多水分的肾脏替代治疗方法。是目前治疗终末期肾病的主要替代疗法之一。20 世纪 60 年代，我国开始开展腹膜透析疗法治疗慢性肾衰竭，并取得了很好的效果；70 年代开展持续性非卧床腹膜透析（CAPD），80 年代 CAPD 治疗在国内已初具规模；90 年代后，双联管路连接系统的应用使腹膜炎发生率明显降低。随着透析管路连接系统的简化更新、新型腹膜透析液生物相容性的提高，自动腹膜透析技术的持续革新和医保制度的日趋完善，腹膜透析的整体技术不断进步，透析患者的技术生存率和患者生存率逐年提高。

在中医学中，腹膜透析属于“虚劳”或“慢性肾衰”的范畴。

一、中医病因病机

中医认为，行腹膜透析的尿毒症患者病因病机包括先天不足、肾病日久、年老体虚、脾肾亏虚、毒物伤肾等，“久必及肾”“穷必及肾”也。病位主要在肾，与脾胃关系密切，也可涉及心、肝、肺等各个脏腑。尿毒症主要病机是脾肾衰败，脾虚健运失司，肾虚膀胱开合不利，均致湿浊毒邪羁留，浊邪壅塞三焦。三焦气血运行不畅，浊瘀阻滞，以致清阳不升，浊阴不降，尿毒浊邪可犯胃、射肺、凌心、上脑、动风、入血而出现各种尿毒症证候。腹膜透析治疗后，尿毒浊邪可减，但腹膜透析液留滞体内，上顶膈肌，下压胃肠，脾胃虚弱、气血阴阳不足的情况仍然突出，加之腹透液中的葡萄糖摄入过多，又导致体内膏脂积存，更加阻碍气血运行，久之气滞、痰湿、浊毒、瘀血交结。其特点为正虚邪实，虚实互见，标本错杂，病机复杂，临床证候多种多样。

二、腹膜透析的基本原理

腹膜具有转运溶质及清除水分的功能。腹膜对溶质的转运主要通过弥散原理，而对水分的清除则是通过渗透超滤原理。溶质在毛细血管和腹腔之间的净弥散率与溶质浓度差、跨膜压力差、腹膜面积和介质的温度呈正相关，与溶质分子量平方根及腹膜厚度呈负相关。

腹膜透析液是腹膜透析的重要组成部分，主要由三部分构成：渗透剂、缓冲液、电解质。现行市场上所使用的透析液大多以葡萄糖为主要渗透剂。

腹膜透析液应符合以下基本要求：①电解质成分与正常人血浆成分相近。②缓冲液（如醋酸盐、乳酸盐、碳酸氢盐）用于纠正机体的酸中毒。③无菌、无毒、无致热源。④生物相容性良好。⑤允许加入适当的药物以满足不同病情的需要。

理想的腹膜透析液还应该满足以下要求：pH 值在生理范围附近；等渗透压；渗透剂不易吸收；以碳酸氢盐为缓冲剂；可提供部分营养物质；葡萄糖降解产物少。

三、腹膜透析的适应证、禁忌证和退出指征

（一）适应证

腹膜透析适用于急、慢性肾衰竭，高容量负荷，电解质或酸碱平衡紊乱，药物和毒物中毒等疾病，以及肝衰竭的辅助治疗，并可进行经腹腔给药、补充营养等。

（1）慢性肾衰竭

下列情况可优先考虑腹膜透析：①老年人、婴幼儿和儿童，腹膜透析不需要建立血管通路，可避免反复血管穿刺给儿童带来的疼痛、恐惧心理；对易合并心血管并发症的老年人心血管功能影响小，容易被老年人和儿童接受。②有心、脑血管疾病史或心血管状态不稳定者，如患心绞痛、心肌梗死、心肌病、严重心律失常、脑血管意外、反复低血压和顽固性高血压等。③血管条件不佳或反复动静脉造瘘失败。④凝血功能障碍伴明显出血或出血倾向，如颅内出血、胃肠道出血、颅内血管瘤等。⑤尚存较好的残余肾功能。⑥偏好居家治疗，或需要白天工作、上学者。⑦交通不便的农村偏远地区患者。

(2) 急性肾衰竭或急性肾损伤

①一旦诊断成立，若无禁忌证可早期腹膜透析，为后续的药物及营养治疗创造条件。②尤其适用于尚未普及血液透析和连续性肾脏替代治疗（CRRT）的基层医院。

(3) 中毒性疾病

对于急性药物和毒物中毒，尤其是有血液透析禁忌证或无条件进行血液透析患者，可考虑腹膜透析治疗。

(4) 其他

充血性心力衰竭；急性胰腺炎；肝性脑病、高胆红素血症等肝病的辅助治疗；经腹腔给药和营养支持。

(二) 禁忌证

(1) 绝对禁忌证

①慢性持续性或反复发作性腹腔感染或腹腔内肿瘤广泛腹膜转移，导致腹膜广泛纤维化、粘连，透析面积减少，影响液体在腹腔内的流动，使腹膜的超滤功能减弱或丧失，溶质的转运效能降低。②严重的皮肤病、腹壁广泛感染或腹部大面积烧伤者，无合适部位置入腹膜透析导管。③难以纠正的机械性问题，如外科难以修补的疝、脐突出、腹裂、膀胱外翻等会影响腹膜透析有效性或增加感染的风险。④严重腹膜缺损。⑤精神障碍又无合适助手的患者。

(2) 相对禁忌证

①腹腔内有新鲜异物。②腹部大手术 3 日内，因腹部留置引流管，若进行腹膜透析会增加感染的概率，需在手术后 3 日或以上才能行腹膜透析治疗。③腹腔有局限性炎性病灶。④炎症性或缺血性肠病或反复发作的憩室炎。⑤肠梗阻。⑥严重的全身性血管病变导致腹膜滤过功能下降。⑦严重的椎间盘疾病，腹内压增高可加重病情。⑧晚期妊娠、腹内巨大肿瘤及巨大多囊肾者，腹腔容量明显缩小，透析效果欠佳；但如果腹腔有足够交换空间和有效腹膜面积仍可选择腹膜透析。⑨慢性阻塞性肺气肿，腹膜透析使膈肌抬高影响肺通气，加重患者呼吸困难，且易并发肺部感染。⑩高分解代谢，常规腹膜透析不能充分清除，如增加透析剂量和交换频率、改变透析模式如用自动腹膜透析（APD）、潮式腹膜透析（TPD）、持续循环腹膜透析（CCPD）等，也可有效治疗高分解代谢患者。⑪硬化性腹膜炎。⑫极度肥胖，尤其是肥胖伴身材矮小

的患者常存在置管和透析充分性的问题。⑬严重营养不良，常存在手术切口愈合和长期蛋白丢失的问题。⑭其他，如不能耐受腹膜透析、不合作或精神障碍。

（三）退出指征

（1）溶质清除不足

持续存在的 Kt/V 或 Ccr 不达标，如每周总 Kt/V 小于 1.7 或总 Ccr 小于 50L/1.73m^2并有尿毒症症状，通常考虑透析不充分。可退出腹膜透析或在腹膜透析基础上每周增加 1 次血液透析。

（2）腹膜功能衰竭、超滤失败

对于各类腹膜衰竭，尤其是腹膜高转运状态、硬化性腹膜炎、腹膜广泛粘连等患者应退出腹膜透析。

（3）难治性腹膜炎或隧道严重感染

可暂时退出腹膜透析，用血液透析过渡，待炎症控制后可重新置入腹膜透析导管。

（4）真菌性腹膜炎、结核性腹膜炎

应尽早拔除腹膜透析导管，退出腹膜透析，并予以相关治疗。

（5）腹膜透析相关并发症

如腹膜透析后出现胸腹漏、严重疝气、肠穿孔和涤纶套破损可暂时退出腹膜透析，并发症控制后可重新进行腹膜透析。

（6）腹膜透析技术故障暂时不能正常透析者

可临时退出腹膜透析，改为血液透析，待技术故障解决后可重新腹膜透析治疗。

（7）血糖难以控制的糖尿病患者。

（8）肾移植或血液透析。

四、腹膜透析的并发症

（一）非感染并发症

腹膜透析相关的非感染并发症主要分为五大类：第一类，腹膜透析导管功能障碍，如导管移位、导管堵塞等。第二类，腹腔内压力增高所导致的疝、渗漏等。第三类，糖、脂代谢异常等。第四类，腹膜功能衰竭。第五类，营养不良、心血管并发症、钙磷代谢紊乱等并发症。其中，前四类并发症在腹膜透析患者中尤为高发。第五类在血液透析和腹膜透析患者中的发生率相似。

（二）感染并发症

腹膜透析相关感染并发症包括腹膜透析相关腹膜炎、出口处感染和隧道感染，其中后两者统称为导管相关感染。以腹膜透析相关腹膜炎为代表的腹膜透析相关感染是腹膜透析最常见的急性并发症，也是造成腹膜透析技术失败和患者死亡的主要原因之一。

五、治疗

（一）中医治疗

1. 辨证治疗

（1）脾胃虚弱

症状：面色萎黄，食少，神倦乏力，少气懒言，大便溏薄，肠鸣腹胀，舌质淡，苔白，脉弱。

治法：健脾益气。

代表方：陈夏六君汤。

处方举例：党参 30g、白术 15g、茯苓 15g、生姜 15g、陈皮 15g、甘草 6g、法半夏 10g、黑枣 10g。若畏寒肢冷，合附子理中丸；食滞消化不良，加焦三仙。

（2）肾阳不足

症状：腰背酸痛，遗精，阳痿，面色黧黑，畏寒肢冷，双下肢浮肿，按之凹陷如泥，下利清谷或五更腹泻，舌质淡胖，有齿痕，苔白，脉沉迟。

治法：温补肾阳。

代表方：右归丸。

处方举例：附子 10g、肉桂 3g、山茱萸 15g、菟丝子 10g、鹿角胶 3g、熟地黄

10g、山药 15g、枸杞子 15g、当归 10g、橘皮 10g、白术 15g、黄芩 10g。若有五更泻，合四神丸。

（3）脾肾两虚

症状：小便不甚赤涩，但淋沥不已，时作时止，遇劳即发，腰酸膝软，神疲乏力，舌质淡，脉细弱。

治法：健脾益肾。

代表方：无比山药丸。

处方举例：山茱萸 15g、茯苓 15g、巴戟天 15g、赤石脂 15g、山药 30g、杜仲 15g、菟丝子 15g、肉苁蓉 30g、五味子 10g、干地黄 15g、泽泻 10g、法半夏 10g、陈皮 10g。若脾虚气陷，症见小腹坠胀，小便点滴而出者，可与补中益气汤同用；若肾阴亏虚，症见面色潮红，五心烦热，舌红少苔，脉细数者，可与知柏地黄丸同用。

（4）心气不足

症状：心悸，气短，劳则尤甚，神疲体倦，自汗，舌质淡，脉弱。

治法：益气养心。

代表方：七福饮。

处方举例：酸枣仁 15g、远志 10g、党参 30g、白术 15g、炙甘草 10g、熟地黄 10g、当归 10g。自汗多者，可加黄芪、五味子益气固摄；饮食少思，加砂仁、茯苓开胃健脾。

（5）心脾两虚

症状：体倦乏力，纳差食少，心悸气短，健忘，失眠，面色萎黄，心悸，气短汗出，舌质淡苔白薄，脉细缓。

治法；益气补脾，养血安神。

方药：归脾汤。

处方举例：党参 30g、黄芪 30g、白术 15g、炙甘草 10g、生姜 10g、大枣 10g、当归 10g、茯神 10g、酸枣仁 15g、龙眼肉 10g、远志 10g、木香 6g、栀子 10g。

2. 其他治疗

（1）辨病治疗

①有尿，残余肾功能尚可的：百令胶囊 1～2g，每日 3 次，益肾扶正。②食欲不

振：保和丸、保济丸、陈夏六君子丸。③腹痛腹泻：藿香正气滴丸、黄连素、腹可安等根据证型选用。④感冒：小柴胡颗粒。

(2) 针灸疗法

①腹胀纳差：足三里穴位注射，艾灸上脘、中脘等穴。②高血压：艾灸涌泉穴，针刺太冲穴。③失眠：耳穴压豆。

(3) 食疗

①湿浊重者：白扁豆50g、炒苡仁50g、茯苓30g、瘦肉或鲫鱼50g、生姜30g，加水煮至150ml，饮汤吃肉。②膏浊者：三七10g、焦山楂15g，加瘦肉20g，炖服。

(二) 腹膜透析处方制定及调整

1. 腹膜透析治疗模式

目前常规使用的腹膜透析模式主要有：持续非卧床腹膜透析（continuousambulatory peritoneal dialysis，CAPD）；间歇性腹膜透析（intermittent peritonealdialysis，IPD）；夜间间歇性腹膜透析（nocturnal intermittent peritoneal dialysis，NIPD）；持续循环腹膜透析（continuous cycling peritoneal dialysis，CCPD）和潮式腹膜透析（tidal peritoneal dialysis，TPD）等。由自动循环式腹膜透析机操作时，又称为自动腹膜透析（automated peritoneal dialysis，APD）。①CAPD适用于绝大多数患者，推荐应用。②APD适用于要求不影响日间正常生活、提供全自动治疗的患者、少年儿童、超滤效果差以及需要大剂量透析的患者。③IPD仅适用于部分残余肾功能较好的患者、腹膜透析置管术后早期开始透析的患者以及腹膜高转运超滤效果差的患者。

2. 初始处方的制定

开始腹膜透析时，应首先制定初始透析处方。透析后2～4周进行初次腹膜平衡试验，同时进行透析充分性评估，根据评估结果调整透析处方，直至达到治疗目标。初始透析处方的制定依据，主要依据是患者的临床状态、体表面积及残余肾功能。①临床状态：根据患者的意愿和生活方式确定透析模式（CAPD或APD），根据患者容量状态决定透析液的葡萄糖浓度。一般首先从1.5%葡萄糖腹透液开始，但是如果容量超负荷不能通过其他方法纠正，可以适当提高腹膜透析液的葡萄糖浓度。②体表面积：一般来说，体表面积大的患者需要较大的透析剂量。③根据残余肾功能，提供参考的初始透析剂量。肾小球滤过率（GFR）大于 2ml/min：CAPD　2L×（2～4）次/d，CCPD　2L×4 次（8～10h/夜间）＋（0～2）L/日间；肾小球滤过率（GFR）不大于 2ml/min：CAPD　2L×（3～5）次/d，CCPD　2L×4 次（8～10h/夜间）＋2L×（1～2）次/日间。

3. 腹膜透析处方调整的目标

腹膜透析处方调整的目标是实现最佳的溶质清除和液体平衡。肾脏和腹膜的小分子溶质清除率目标值是每周 Kt/V 不小于 1.7。保持液体平衡对改善患者预后至关重要。

4. 腹膜透析处方调整的依据

对于维持性腹膜透析患者，调整腹膜透析处方的依据包括腹膜转运特性、残余肾功能、患者的临床状态及体表面积。①腹膜转运特性：腹膜透析开始后 2～4 周须进行腹膜平衡试验（PET），此后每 6 个月重复 PET。②根据腹膜转运特性调整透析处方：高转运患者应缩短透析液留腹时间或采用 APD；平均转运患者适合 CAPD 以及 APD；低转运患者需适当增加透析剂量或者较大剂量的 APD 治疗。动态观察 PET，有助于及时调整透析处方，实现透析充分性。

六、 临床思路

尿毒症进入腹膜透析，虽已是肾脏病的终末期，中医中药治疗同样有重要意义。腹膜透析配合中药，可以减轻患者的临床症状，改善营养状态，提高生活质量。原因有四：其一，可以增加蛋白质合成和促进造血，直接改善腹透患者的营养状态；其二，减轻患者的消化道症状，提高了食欲，增加营养摄入；其三，可化痰燥湿行气活血排毒，减轻体内毒邪羁留，净化了内环境，延长红细胞的寿命，可改善肾性贫血；其四，调补气血阴阳，扶正可祛邪，以平为期，维持体内处于相对稳定的状态。还可以针对并发症进行防治，如腹透相关感染等，中医中药都有重要意义。进一步，还可从防治腹膜透析相关性腹膜纤维化、改善腹膜转运功能等方面进行更多的探索。

洪钦国教授认为，腹膜透析患者并发症治疗应紧扣脾胃，以调整恢复脾胃功能为首要考虑。脾为后天之本，运化水谷精微，只有脾胃功能正常，患者才能饮食正常，精微物质得以补充，气血才能充足，正气相对旺盛，才能恢复气血阴阳平衡，也有利于减少各种并发症。本病属本虚标实，标实多见湿浊、瘀血、膏脂，扶正亦能祛邪，脾胃正常也有助于祛邪。

七、预后

尿毒症腹膜透析患者已进入终末期肾脏病，往往本虚标实，多个脏腑功能均有损害，病情复杂，并发症多，临床证候多种多样，预后较差，但如能积极配合治疗，可以带病延年，提高生活质量，甚至可以恢复相对正常的工作生活学习。

八、预防调护

（一）预防

严格控制血压、水分摄入，维持合理的干体重，透析剂量合理充分，操作时严格遵照无菌原则，每日检查护理出口处和腹透管有无松脱、裂纹。

（二）调护

低盐低脂饮食，蛋白质每日摄入 1g/kg。保持良好的卫生习惯，保持大便通畅，勿便秘亦不能腹泻，在身体条件允许下适当参加工作、社会活动、家务学习等，有助于保持良好的心态，树立对抗疾病的信心。

九、临床验案

患者何某，男，41 岁，初诊日期为 2015 年 12 月 16 日。以“腹膜透析 5 年，反复腹痛、腹透液混浊半年”就诊。患者患有慢性肾小球肾炎，17 年前开始血肌酐逐渐升高，5 年前在广州医学院附属第二医院开始行腹膜透析治疗，情况稳定。近半年来反复腹痛、腹胀、腹透液混浊，多次因“腹膜透析相关性腹膜炎”住院治疗，遂来广州中医药大学第一附属医院肾病科求诊。入院后予头孢唑林＋妥布霉素加入腹透液中抗感染治疗 5 日，无明显好转，考虑为难治性腹膜炎，予拔出腹透管，改行血液透析治疗，予静脉滴注头孢哌酮钠舒巴坦钠继续抗感染治疗。但患者腹痛、腹胀、恶心等症状仍无明显好转，2016 年 1 月 8 日复查腹部彩超提示腹腔大量积液，予留置腹腔引流管持续引流。改予哌拉西林舒巴坦静脉滴注抗感染，并加强营养支持补充白蛋白等，引出腹水仍混浊，伴神疲乏力，纳呆，腹胀，腹痛。体格检查：腹部术后改变，伤口基本愈合，全腹轻压痛，上腹反跳痛。舌淡红，苔黄腻，脉弦细。辅助检查：腹透液常规示白细胞计数 $3\times10^9/L$、红细胞计数 $15\times10^9/L$；多次腹透液培养示阴性；腹部 CT 示腹腔中量包裹性积液，腹膜增厚，腹腔脂肪间隙模糊，考虑为腹膜炎。

中医诊断：虚劳，腹痛（脾胃虚弱，湿浊阻滞证）。西医诊断：腹膜透析相关性腹膜炎，腹透导管拔除术后。治法：理气化湿，消食止痛。处方：予藿朴夏苓汤加减，藿香 15g、厚朴 15g、法半夏 10g、茯苓 30g、枳壳 15g、炒白术 15g、救必应 15g、焦山楂 10g、生姜 15g、紫苏叶 15g、甘草 5g。每日 2 剂，煎汤分服。服药后引流腹水量逐渐减少，腹胀腹痛缓解，于 2017 年 1 月 19 日拔出腹腔引流管后出院。

但出院数日后患者再次出现腹胀、腹痛、恶心等症状，1 月 25 日复查腹部彩超：腹腔大量包裹性积液。再次留置腹腔引流管，腹水培养为溶血性葡萄球菌，予万古霉素静脉滴注并留腹抗感染，中药仍以藿朴夏苓汤加减。治疗 3 周余，患者仍腹痛腹胀，每日腹腔引流 100～150ml 淡黄色液体。后患者前往广州中医药大学第二附属医院拟手术治疗，但评估认为身体状况不宜手术，只予抗感染及对症营养支持等处理，治疗约两月仍无明显改善。患者遂于 4 月 26 日再次返回广州中医药大学第一附属医院求治，症见：精神疲倦，乏力，时头晕，腹腔引流管出口处疼痛，可引流出淡黄色腹水，量 100～150ml/d，恶心欲呕，纳差腹胀，眠一般，少尿，大便烂。舌淡苔白厚腻，脉细滑。西医方案同前，适当补充人血白蛋白。中药治法：健脾益气，利湿化浊。处方：异功散加减，党参 15g、黄芪 30g、茯苓皮 15g、白术 12g、炙甘草 10g、山茱萸 30g、陈皮 15g、白芍 20g、桂枝 15g，复渣分服。服药 1 剂后，腹水引流量即明显减少；3 剂后基本无引流液排出，予拔除引流管出院。此后患者在广州中医药大学第一附属医院门诊维持血液透析，腹痛、腹水未再复发，病情稳定。

按语：本例患者诊断明确，难治性腹膜透析相关性腹膜炎，半年内反复发作，拔管后敏感抗生素规范治疗，炎症仍未能完全控制，炎症性腹水、腹胀、腹痛持续 3 个月。中医初期辨证湿浊较盛，治疗先以藿朴夏苓汤加减。取得一定疗效，但未能根治。加用健脾益气药后效果明显，腹水完全消失，方中还有一味山茱萸，取其收敛固涩之功，桂枝通阳化气利水之效。同时配合敏感抗生素杀灭细菌，中医则扶正以抗邪祛邪，二者合用可增效，邪去后继续扶正以巩固疗效。

第三节　肾移植术后常见并发症的中医治疗

肾移植是终末期尿毒症患者最有效的治疗手段，目前已有越来越多的患者通过肾移植而恢复了健康。但是，肾移植术后仍然面临不少问题，有些问题处理不好可能会影响移植肾功能，严重者甚至导致患者死亡。我们应用中医药治疗肾移植后并发症方面已有 17 年历史，积累了一定的经验。中医药在改善肾移植术后患者临床症状、促进肾功能恢复、减少或防止并发症发生、提高生存质量等方面有一定的优势，应不断总结经验，使更多肾移植患者受益。

一、肾功能延迟恢复

肾功能延迟恢复是肾移植术后常见并发症，处理不当，易引起感染、心衰、出血等并发症，甚至导致移植失败、死亡。症见无尿或少尿，面浮肢肿，腹胀，神疲乏力，恶心纳呆，舌淡，苔白厚，脉滑。实验室检查见血肌酐、尿素氮不降，下降缓慢或进行性升高，彩超显示移植肾血供丰富，血管阻力指数多为正常。中医辨证多为肾气不足，瘀血、水湿、浊毒为患，治疗上除采用透析方法清除水湿、浊毒治标外，还应注意益肾活血通络以标本同治，促进肾功能的尽快恢复，常用中药为黄芪、白术、茯苓、泽泻、薏苡仁、淮山药、山茱萸、菟丝子、牛膝、丹参、桂枝、白茅根等。另外，还可以配合使用百令胶囊、丹参注射液、疏血通以及西药前列地尔注射液等，有利于移植肾功能的恢复，缩短无尿期或少尿期，减少并发症的发生。

对于肾移植后引流液多、不易拔管的患者，中医辨证多属脾肾气虚、不能固摄津液所致，治疗上除注意健脾益气治本外，还可以用收涩固摄之药如煅牡蛎、淮山药、芡实等以治标。

二、营养不良

肾移植术后随着肾功能恢复正常，多数患者全身情况逐步得到改善，贫血、营养不良等状况明显好转。但也有部分患者出现面色萎黄或苍白无华，面浮肢肿，身体瘦弱，神疲乏力，恶心呕吐，口淡无味，食少便溏，脘腹胀大，食后尤甚，舌淡，苔白腻，脉沉细，常见于移植前长期腹膜透析患者。实验室检查肾功能正常或基本正常，但低蛋白血症和贫血无明显改善。若营养不良长期不能纠正，容易合并感染、血药浓度低而引起排斥反应等并发症，从而导致移植肾功能的丧失，甚至引起患者死亡。中医辨证为脾胃虚弱，湿浊中阻，治宜健脾和胃，芳香化浊，常用二陈汤、六君子汤加减，法半夏、陈皮、木香、茯苓、白术、淮山药、紫苏叶、佩兰、石菖蒲、白豆蔻、生姜、大枣、神曲等。经过中医治疗，配合清淡、富含营养饮食，病人逐渐胃纳佳，面色红润，体重增加，精力充沛，临床症状消失，肾功能、血浆蛋白和血红蛋白恢复正常。

三、感染

感染是肾移植后常见而严重的并发症，可发生于肾移植后任何时间，但常在术后3个月左右发生，是术后最常见的并发症和死亡原因。移植后1年内发生率50%～70%，死亡率约10%。

主要原因是患者自身存在潜在或隐性感染、免疫功能低下、手术创伤及并发症、各种有创诊疗措施等。

感染的病原谱广泛，包括细菌、真菌、病毒、结核、原虫、支原体、寄生虫等。常见的感染部位有呼吸道、泌尿道、消化道、皮肤黏膜、颅内以及伤口等感染，也有发展为菌血症、败血症。其中以肺部感染最常见，常合并多重感染，是肾移植后最主要的死亡原因之一。

1. 肺部感染

肺部感染以痰热壅肺为多，治疗以清热化痰为主，药用苇茎30g、冬瓜子30g、桃仁10g、薏苡仁30g、杏仁10g、瓜蒌子20g、浙贝母15g、半夏12g、橘红10g、鱼腥草 30g、茯苓 15g、枳壳 12g。

巨细胞病毒引起者，可根据不同辨证情况，酌情使用清热解毒，清热利湿，滋阴清热，甘温除热等方法，可获得较好的疗效。

由病毒引起的上呼吸道感染，多以风热毒邪为主，药用金银花 15g、连翘 15g、牛蒡子 12g、桔梗 10g、薄荷 10g（后下）、板蓝根 30g、僵蚕 10g、赤芍 12g、芦根 30g、蝉蜕 6g、白茅根 30g。

2. 疱疹

约 15%肾移植病人发生单纯疱疹或带状疱疹，一般来说，不会引起严重后果，但如果处理不当，也可增加患者痛苦，遗留疼痛等后遗症，甚至合并多重感染而影响移植肾功能，应引起重视。临床症见患处皮肤呈大小不等、集聚一处或数处的丘疱疹、小水疱，常排列成带状，多见于腰肋部、面部，疼痛剧烈，可伴有轻中度发热，身体不适，食欲不振，口干口苦等，舌红，苔黄，脉滑数。中医认为是正气不足，感受湿热毒邪所致，治疗应急则治标，以清热解毒，利湿活血为法，用五味消毒饮加减，金银花、野菊花、蒲公英、紫花地丁、紫背天葵、黄柏、土茯苓、苦参、红花、赤芍等。若发热，加柴胡、黄芩、生石膏、板蓝根；病在腰部，加龙胆、黄芩、栀子；病在眼周，加柴胡、黄芩、菊花；病在口唇，加黄连、栀子。此外，可用紫金锭或新癀片，温开水或米醋适量调匀后外涂患处，每日 2～3 次。中医内服外用治疗单纯疱疹或带状疱疹，对于缓解症状、缩短疗程等，疗效很好。

3. 尿路感染

尿路感染在肾移植术后也很常见，与免疫功能低下、留置导尿管有关。症见尿频，尿急，尿痛，下腹部胀痛不适，或伴发热，腰痛，口苦口干，舌苔黄腻，脉滑数。辨证多属膀胱湿热，方用八正散加减：车前草 15g、凤尾草 15g、马鞭草 15g、瞿麦 12g、白茅根 30g、墨旱莲 15g、白花蛇舌草 30g、玉米须 30g、滑石 15g、薏苡仁 30g、甘草 6g。

四、 药物性肝损害

由于常规使用抗排斥药物如环孢素、他克莫司、硫唑嘌呤、霉酚酸酯等，约 1/3

肾移植术后患者出现肝功能损害，特别是乙型肝炎病毒、丙型肝炎病毒感染者，严重者可引起肝衰竭而死亡。有些因减少或停用抗排斥药物而出现排斥反应，甚至导致移植肾丧失功能。临床可见全身黄染，神疲乏力，脘腹胀闷，恶心纳呆，口苦口干，小便黄赤，舌红苔黄腻，脉滑数。中医辨证多为湿热阻滞，胆汁外溢所致，治疗宜清热活血，利湿退黄，用茵陈蒿汤、四逆散加减，茵陈、栀子、大黄、柴胡、枳壳、茯苓、薏苡仁、猪苓、陈皮、丹参、郁金、鸡骨草等。中医治疗药物性肝损害疗效确切，副作用小，值得推荐临床应用。

五、 红细胞增多症

红细胞增多症在肾移植术后比较常见，发病率约为22%，如果长期得不到纠正，容易导致血栓形成，影响移植肾的长期存活。西医治疗多采用放血疗法、服用茶碱类药物和ACEI类药物，但由于副作用较大，临床应用受到了限制。患者症见身体肥胖，面色紫暗，皮肤紫纹或痤疮较多，可见皮肤紫癜，耳红目赤，尿黄便结，舌暗红或有瘀斑、瘀点，苔黄而干，脉弦数。证属中医瘀热互结于内，治疗宜活血化瘀、清热凉血解毒，用桃红四物汤、犀角地黄汤加减，桃仁、红花、生地黄、赤芍、川芎、牡丹皮、玄参、麦冬、大黄、白花蛇舌草、丹参、甘草等。大多数患者经中医治疗后，临床症状好转，全血红细胞数和血红蛋白降低至正常水平，血液高黏滞状况得到明显改善。

六、 尿崩症

肾移植术后相当长时间内，患者小便多而清长，伴口淡纳差、神疲乏力、舌淡苔白，脉沉细。多属脾肾气阳不足，不能固摄缩尿，可用健脾益气，补肾固摄法，药用黄芪30g、党参15g、五味子10g、白术12g、茯苓15g、菟丝子15g、山药30g、益智仁15g、芡实15g、补骨脂15g、覆盆子15g、煅牡蛎30g（先煎）。

七、 慢性移植肾肾病

慢性移植肾肾病（chronic allograft nephropathy，CAN）是自身抗原依赖和非自

身抗原依赖的多种因素作用的结果，是有别于环孢素 A 毒性、高血压等血管疾病、反流或感染的独立疾病，临床上表现为无其他原因的进行性移植肾功能减退，和与动脉舒张压增高和蛋白尿增加相关的血清肌酐水平缓慢增高。迄今为止，对于 CAN 的治疗尚缺乏特效的方法，CAN 已成为阻碍移植物长期存活的主要原因，防治 CAN 具有重要的意义。中医辨证多为湿热蕴结，浊瘀内阻，治以清热活血、利湿化浊为主，用法半夏、土茯苓、大黄、生牡蛎、积雪草、三七、丹参、槐花、蚕沙、土鳖虫、玉米须等。初步临床观察显示，中药在改善患者临床症状、减少 24 小时尿蛋白定量、降低血肌酐水平、改善肾功能和提高生存质量等方面，有较好的疗效，值得进一步研究。

此外，对于其他肾移植术后并发症，如多尿或少尿、发热、便秘、高血压、皮质醇增多症等，中医辨证论治也可获得较好效果，这些均有待于今后进一步积累、总结经验，使中医在肾移植领域发挥自己应有的作用。

八、 临床验案

患者陈某，男，32 岁。因肾移植术后，持续发热 1 月就诊。患者因慢性肾衰竭，在外院做肾移植手术，手术成功，但术后持续发热，初疑为细菌感染，用大量抗生素无效，又疑是真菌感染，加用抗真菌药治疗仍无效，最后诊断为巨细胞病毒感染。症见：已持续发热 1 月，每日上午发热，体温多在 38.5～39.5℃，至傍晚渐退，伴倦怠乏力，气短懒言，口干不欲饮，汗出热不解，舌稍淡、苔薄白，脉洪大而虚。

中医辨证为气虚发热，治以甘温除热法，方用补中益气汤加减。处方：黄芪 30g、白术 12g、当归 12g、陈皮 6g、升麻 6g、炙甘草 6g、柴胡 9g、党参 20g、白薇 20g。3 剂而热减，7 剂热退，出院。

按语：此例高热不退，似白虎汤证，但白虎汤证口渴引饮，脉洪大有力，本例则口干而不欲饮，脉洪大而虚，是为辨证关键，且因术后发热不退，正气已虚，又有气短、舌淡、脉虚等气虚表现，故用补中益气汤益气升陷，甘温除热，加白薇泻阴中伏火以退虚热。正如李东垣所说："当以甘温之剂补其中而升其阳，甘寒以泻其火则愈。"后又治 1 例肾移植术后发热不退女患者，诊为巨细胞病毒感染，仍用上法治愈。

第四节　血液透析通路的建立与并发症处理

慢性肾脏病终末期患者，如果不能接受肾移植和腹膜透析，需终身依靠血液透析维持生命，血液透析通路是他们赖以存活的生命线。目前我国终末期肾衰竭患者估算有100万～200万人。许多老龄、糖尿病尿毒症患者，由于血管条件差或者周围血管耗竭，透析通路建立困难，是肾内科医生面临的重大挑战。本节对血液透析通路的建立原则、常用类型和并发症处理做一简要介绍。

一、血液透析通路建立的基本原则

理想的血液透析通路，应该包括以下特点：①开通率高。②并发症少。③能提供足够的血流量。④能够即刻使用。⑤费用低廉。但目前常用的透析通路还不能完全达到上述理想标准，目前推荐首选自体动静脉内瘘。当自体动静脉内瘘无法建立的时候，次选移植物内瘘，中心静脉导管应作为最后的选择。关于血管通路的建立时机，当预计患者半年内需进入血液透析治疗，或者GFR小于15ml/（min·1.73m^2）、血清肌酐大于6mg/dl（528μmol/L），糖尿病患者GFR小于25ml/（min·1.73m^2）、血清肌酐大于4mg/dl（352μmol/L）时，应该由血管通路医师进行相关评估。对于CKD4期、5期的患者，需要强调上肢血管的保护。如果前臂或者上臂血管能建立动静脉内瘘，则不要行上肢静脉穿刺、静脉置管、锁骨下静脉置管等。

二、血液透析通路的常用类型与并发症

（一）中心静脉留置导管

1. 临时性中心静脉置管

临时性中心静脉置管主要用于急诊透析和尿毒症患者动静脉内瘘未成熟时期的透

析治疗，以及其他短期内实施的血液净化治疗。一般使用临时性中心静脉导管通过seldinger技术置入股静脉、颈内静脉或者锁骨下静脉。右侧颈内静脉较粗，且与右侧头臂静脉和上腔静脉三者几乎成一直线，插管较易成功，因此临床上首选右侧颈内静脉作为穿刺，对于有明显的充血性心力衰竭及呼吸困难不能平卧的患者除外。股静脉置管发生血栓概率、感染风险增加，不作为首选置管途径，当颈内静脉插管困难，或者严重心衰、呼吸困难的患者，可考虑股静脉置管。锁骨下静脉置管技术难度较大，发生血胸、气胸等并发症相对较多，损伤动脉后止血困难，并且置管后容易发生中心静脉狭窄，将导致后期同侧或者双上肢无法建立动静脉内瘘。因此应尽可能避免采用锁骨下静脉穿刺置管建立透析通路。

2. 长期性中心静脉置管

长期导管血管径路，常常选用带涤纶套的双腔导管。长期导管的导管外壁有一个环形的涤纶毡套。导管埋入皮下后，周围组织长入涤纶毡套，从而起到固定导管和防止细菌入侵的作用。可根据置入的部位，选择不同长度的导管。一般右颈内静脉置管，选用总长度36cm、涤纶套到导管顶端长度19cm的长期导管；左颈内静脉置管，选用总长度40cm、涤纶套到导管顶端长度23cm的长期导管；股静脉置管，选用总长度44cm或者50cm，涤纶套到导管顶端长度27cm或34cm的长期导管。长期导管的适应证：已经进行了动静脉内瘘手术但内瘘还未成熟的患者；生存期有限的慢性肾脏病5期患者，比如高龄，合并恶性肿瘤；血管条件差、无法建立动静脉内瘘的患者；心功能差，不能耐受动静脉内瘘分流的患者；等待肾移植患者。但需要强调，等待肾移植患者，不宜在准备手术侧的股静脉留置长期导管。

3. 中心静脉留置导管的并发症及处理

（1）术中并发症

常见的术中并发症包括气胸、血胸、纵隔出血、误伤动脉、空气栓塞、心包压塞、淋巴管损伤、神经损伤等。术中并发症常常与操作的技术错误有关，因此强调要熟悉置管部位的解剖结构，仔细操作，术后常规行胸片检查。①气胸：发生气胸后可以无任何临床表现，也可表现为胸痛、呼吸困难、咳嗽，严重时出现颈静脉怒张、低血压。查体见同侧呼吸音减弱或者消失，X线胸片可以确诊。根据症状轻重给予吸氧、观察，必要时胸腔闭式引流，一般多可缓解。②血胸、纵隔出血：常常是由于导丝未能顺利进入静脉而强行扩张引起。一旦发生胸膜腔出血，由于胸膜腔负压，出血往往不易停止，可迅速发生呼吸困难、血流动力学不稳定，需要紧急处理，立即行胸管引流或者胸廓造口术。因此在进行扩张前，必须确定导丝可自由进出血管，并且进行扩张的血管是静脉。③误穿动脉：穿刺时如误伤动脉，应立即拔针，按压10～15分钟以确切止血，否则可能发生血肿。当发生一侧颈部血肿时，禁止在对侧颈部再次穿刺，应改为股静脉置管。推荐在超声引导下进行穿刺，直观、安全、有效，可以明显提高穿刺成功率。④空气栓塞：空气栓塞的发生率很低，注意在穿刺针撤去注射器、置入导丝之前，嘱患者勿深呼吸，置入导丝动作迅速，以免空气由穿刺针尾端进入。其临床表现有突发气急、呼吸困难、咳嗽、右室流出道梗阻、低血压、缺血缺氧等。处理上需对侧头低位，通过导管抽吸空气，心室穿刺抽气，急诊体外循环等。⑤心包压塞：心包压塞不常见，主要原因是置管过深导致置管穿出心腔。出现发绀、颈静脉怒张、呼吸困难、低血压、心音遥远等心包压塞表现。此时应立即中止置管操作，抽吸心包内积液，必要时行心包穿刺减压。⑥淋巴管损伤：好发于左侧颈内静脉置管。在左侧颈内静脉与锁骨下静脉汇合处有胸导管汇入。如果损伤胸导管，可导致乳糜胸。此时应拔除导管，胸腔引流直至破口愈合。⑦神经损伤：颈内静脉穿刺时穿刺针过于靠外或者股静脉穿刺时位置不当，可能损伤臂丛神经或者股神经。

(2) 术后并发症

导管功能不良、感染、中心静脉血栓和狭窄。①导管功能不良：早期导管功能不良多由于置管扭曲或者置管位置不当，导管末端未到达上腔静脉和右心房的交界处，处理上可以在放射监视下重新调整置管位置到位即可。晚期导管功能不良多由于管腔内血栓形成、导管周围纤维鞘形成包裹导管等。管腔内血栓形成首选尿激酶溶栓，尿激酶10万U溶入10ml生理盐水中，按管腔容积加0.1ml尿激酶封管，30分钟后抽出尿激酶溶液，检查导管腔是否抽吸通畅，如果不通可再次重复数次，直至导管通畅。②感染：感染是长期导管的严重并发症，可表现为出口感染、隧道感染到严重的败血症，处理不当可能导致拔管，需要积极应对。出口处感染多表现为皮肤出口处红肿、脓性分泌物，未波及涤纶套外的隧道，也无发热等全身表现。此次需加强局部换药，可使用双氧水和5%聚维酮碘冲洗伤口，同时留取分泌物培养，并使用抗生素10～14日。经验用药首先考虑抗革兰阳性球菌药物，如万古霉素，必要时加用抗革兰阴性菌药物，如果培养为真菌，则需拔除导管。隧道感染是指距离导管皮肤出口1cm以上的涤纶套外隧道感染。按压隧道可见分泌物从导管皮肤出口处流出。处理上也需要局部清洗联合静脉抗生素 2 周，经验抗生素治疗同前，根据药敏调整用药。如果治疗 2 日以上无明显好转，应当拔除导管，并避开感染部位重新置入新的导管。导管相关的败血症，多表现为透析开始后 1～2 小时出现畏寒发热。应及时行导管尖端培养和外周血或导管血培养，并立即开始静脉抗生素治疗至少 3 周。如果患者临床病情不稳定、发热等全身症状持续超过 36 小时，应当拔除导管，并且新的长期导管必须在抗感染疗程结束并且血培养阴性至少 48 小时后才可以进行。③中心静脉血栓和狭窄：较长时间留置中心静脉置管后可能发生中心静脉狭窄。原因与导管反复刺激导致血管内膜增生、感染、血流动力学改变等因素相关。中心静脉狭窄早期可无任何表现，后期出现静脉引流区域肿胀、静脉迂曲扩张、呼吸困难、头痛、吞咽困难等。中心静脉狭窄的诊断主要依靠影像学检查，其中数字减影血管造影是诊断的金标准。中心静脉狭窄的治疗方法包括外科手术重建和经皮血管成形术（percutaneous transluminal angioplasty，PTA）。外科手术重建风险高、创伤大，应当尽量避免。PTA 手术微创，对血管破坏小，但 1 年通畅率低，对于弹性狭窄或者早期发生的再狭窄，可使用支架治疗。

（二）自体动静脉内瘘

1. 自体动静脉内瘘的建立

自体动静脉内瘘具有安全性好、血流满意、使用寿命长、并发症低、对患者生活影响少等优点，因此是首选的长期透析通路。标准术式是前臂头静脉—桡动脉动静脉内瘘。在患者前臂腕关节附近分离出头静脉和桡动脉，然后将头静脉远心端结扎，近心端和桡动脉行端侧吻合。当前臂无合适头静脉时，可在肘关节处利用上臂头静脉和肱动脉或者桡动脉起始段作吻合，建立上臂动静脉内瘘。上臂内瘘术后一般可获得较充沛的血流量，但可供穿刺的血管长度较短，内瘘血管压力较高，容易出现穿刺点血肿。自体动静脉内瘘建立后，一般需要 4～8 周时间，才能发育成熟使用，有些病人甚至需要 4～6 个月才能使用。理想的动静脉内瘘，需要满足以下特征：动静脉内瘘血管内径大于 6mm；血流量大于 600ml/min，动静脉内瘘血管距皮肤深度不大于 6mm。

2. 并发症及处理

动静脉内瘘的常见并发症包括：血管狭窄、血栓形成、血管瘤形成、动静脉内瘘高流量、窃血综合征、动静脉内瘘血管感染、肿胀手综合征等。

（1）血管狭窄

血管狭窄是自体动静脉内瘘最常见的并发症。高流量、高压力的动脉血进入静脉，会引起局部病理变化，导致一系列并发症。狭窄的具体发生机制还不清楚，但基础的病理改变是血管内膜增生，且以动静脉吻合口处最容易发生。其他容易狭窄部位包括动静脉内瘘血管穿刺部位、动静脉内瘘相关静脉汇入深静脉处、供给动静脉内瘘血流的动脉狭窄等。对于狭窄的处理方法，主要包括腔内介入治疗和外科开放手术，腔内介入治疗主要包括球囊扩张和支架置入，临床上需要根据患者狭窄的具体情况灵活选择。

（2）血栓形成

动静脉内瘘血栓形成常常存在解剖学异常的基础，其中血管狭窄是造成血栓形成的最主要原因。其他如低血压、过度脱水、高凝状态、局部感染、穿刺拔针后压迫不当等因素，也是导致血栓形成的原因。自体动静脉内瘘血栓形成后，首先考虑药物溶栓治疗。药物溶栓操作简单，创伤小，一般要求 48 小时以内尽早溶栓，超过时间效果不佳。本透析中心的经验溶栓方案：距离动静脉内瘘吻合口近心端 3cm 位置穿刺静脉留置针，针尖指向吻合口，尿激酶 30 万 U＋生理盐水 40ml 微泵注射 2 小时，如未通，给予低分子肝素 0.2ml 皮下注射，4 小时后再次重复尿激酶微泵注射一次，如血管再通，及时进行超声检查，明确是否存在血管狭窄并予相应处理，如仍未通，再次给予低分子肝素 0.2ml 皮下注射，第 2 日重复以上方案。超过 2 日不通则放弃溶栓。溶栓失败后可考虑手术打开取栓或 Fogarty 导管取栓。强调在动静脉内瘘血栓形成后，不能仅仅满足于溶栓、恢复血流再通，需要进一步完善影像学检查，了解有无狭窄及狭窄部位，给予及时处理。

（3）血管瘤形成

血管瘤包括真性血管瘤和假性血管瘤。真性血管瘤多因区域穿刺导致，血管瘤形成后血液产生涡流，刺激近端血管内膜增生，血管腔狭窄，从而使瘤腔内压力进一步升高，血管瘤逐渐扩大。当血管瘤压迫表面皮肤发生坏死感染或者血管瘤大于相邻正常血管直径 2 倍以上时，需要行瘤体修复手术。假性血管瘤见于透析时穿刺误伤内瘘血管后壁，不易压迫而形成血肿，可通过手术缝合修补血管破损口，清除血凝块。

（4）动静脉内瘘高流量

手术建立动静脉内瘘后，随着动静脉内瘘血流量增加，心脏的容量负荷逐渐加重。当动静脉内瘘血流量大于1000ml/min，或者每分钟流量大于心脏每分钟排血量的20%，可能会诱发充血性心力衰竭。此时可通过吻合口缩窄缝合，将动静脉内瘘血流量调整至400～600ml/min。

(5) 窃血综合征

动静脉内瘘建立后，动脉血通过吻合口流向阻力低的静脉，导致本来由该动脉供血的组织出现缺血症状，称为窃血综合征。动静脉内瘘位置越靠近近心端，窃血综合征发生率越高。对窃血综合征的处理主要根据患者的临床症状和体征。仅仅表现为手指发冷、苍白、发绀等而无疼痛，或者透析或活动时出现疼痛，可以局部热敷、使用血管扩张药物。当休息时也有明显疼痛，或者出现溃疡、坏死时，则需要外科手术处理。

(6) 动静脉内瘘血管感染

自体血管动静脉内瘘的感染多见于穿刺部位的蜂窝织炎，表现局部出现红、肿、热、痛，严重时寒战、发热等全身菌血症表现。做好动静脉内瘘侧肢体的皮肤清洁、穿刺时严格无菌操作，是防止感染的首要措施。一旦发生感染需及时使用抗生素，并同时送细菌培养。一般感染抗感染2周，发生全身感染时抗生素使用4周。

(7) 肿胀手综合征

表现为术侧手部持续肿胀、皮肤颜色变暗、上肢静脉曲张、皮肤糜烂等。肿胀手的出现，常常提示动静脉内瘘侧肢体静脉回流障碍，如中心静脉狭窄、闭塞。常见于既往长期颈部留置中心静脉导管、有心脏起搏器置入史、有缩窄性心包炎等器质性心脏病等情况。血管造影可以明确诊断，腔内介入治疗可有效解除中心静脉狭窄，但费用昂贵。如肿胀手综合征症状严重，拒绝介入治疗时，应结扎动静脉内瘘。

(三) 移植物动静脉内瘘

1. 移植物动静脉内瘘的建立（AVG）

随着透析时间延长，患者自体血管资源逐渐趋于枯竭，或老年、糖尿病患者的前臂无合适表浅静脉建立动静脉内瘘时，需要考虑移植血管动静脉内瘘。目前最广泛使用聚四氟乙烯（PTFE）人造血管作为移植血管。K/DOQI指南建议，移植血管动静脉内瘘建立的时机为预计血液透析开始前3～6周。AVG建立的部位包括上肢、下肢和胸腹壁。一般以上肢建立AVG部位和方式较多。常见的部位包括：在腕关节附近的桡动脉与肘关节附近的头静脉、肘正中静脉、贵要静脉或肱静脉之间建立直形的前臂 AVG；在肘关节附近的肱动脉或桡动脉起始段与肘关节附近的头静脉、肘正中静脉、贵要静脉或肱静脉之间建立襻形的前臂 AVG；在上臂肱动脉或腋动脉与贵要静脉、肱静脉或腋静脉之间建立襻形的上臂 AVG。下肢 AVG 可能导致下肢静脉高压水肿、动脉窃血、穿刺暴露不便等问题，因此一般不作为首选，仅在上肢血管资源耗竭或者中心静脉闭塞无法建立上肢动静脉内瘘时，才予考虑。部位一般在腹股沟附近的股动脉与股静脉或者大隐静脉之间建立襻形的 AVG。胸腹壁 AVG 只在四肢血管资源耗竭时才考虑，手术操作复杂，不到万不得已一般不宜采用。AVG 建立后并不能立即使用。手术后 3～6 周移植物与周围组织紧密粘连愈合，腔隙消失，造瘘侧肢体水肿消退，就可以穿刺使用。在 AVG 建立之前，需要全面的血管评估。包括：与血管径路相关的病史和体检；对动静脉的影像学评估，用于 AVG 吻合的静脉内径不小于 3mm，动脉内径不小于 2.5mm；对可能存在中心静脉狭窄者进行中心静脉的评估。

2. **并发症及处理**

人造血管动静脉内瘘的常见并发症包括：血管狭窄、血栓形成、血清肿、感染、窃血综合征和肿胀手综合征等。

(1) 血管狭窄

人造血管动静脉内瘘血管狭窄的发生和自体内瘘有所不同。人造血管内瘘血管狭窄最好发部位是静脉吻合口处。静脉吻合口狭窄首选腔内血管成形术，必要时可行支架置入术。动脉吻合口如发生狭窄，也首选腔内血管成形术，腔内介入失败或者效果不佳时，考虑手术重建。

(2) 血栓形成

人造血管动静脉内瘘的血栓形成发生率较高。早期血栓形成多与手术技术有关，如吻合口狭窄、移植血管在隧道内扭曲、术中血管内膜受损、吻合口血肿压迫等。也与患者本身状态如低血压、高凝状态、糖尿病等血管内膜病变等有关。晚期血栓形成多继发于血管狭窄，也与穿刺使用不当、血红蛋白过高、脱水导致严重低血压等相关。溶栓方法和自体内瘘相似，穿刺点选择人造血管动脉侧。如果溶栓失败后可考虑手术打开取栓或 Fogarty 导管取栓。

(3) 血清肿

人造血管内瘘开通血流后，可以观察到血清由人造血管壁微孔渗出，也叫冒汗现象。血清肿表现为移植血管周围均匀弥漫性肿胀，多发于术后1～3日，持续2周左右。术后抬高患者肢体、局部硫酸镁湿敷等有助于肿胀减轻。

(4) 感染

人造血管内瘘一旦感染，处理棘手，常常需要切除移植的人造血管才能控制感染。所以强调预防为主，包括术中严格无菌操作、围术期应用有效抗生素预防感染、术后至少2周后才能开始使用人造血管内瘘、穿刺时严格遵守无菌操作规范。一旦感染，需要评估感染程度，如果只是局部皮肤或人造血管周围轻度感染，及时抗感染可能挽救人造血管，如药物治疗难以控制，需要及时切除感染的人造血管。

(5) 窃血综合征

人造血管的内径较大，所以窃血综合征的发生率高于自体血管动静脉内瘘。术中动脉吻合口不要超过动脉本身内径的3/4，一般治疗同前述，如肢体缺血严重，需及时结扎人造血管内瘘。

(6) 肿胀手综合征

表现和处理同自体动静脉内瘘并发症。

第十七章　免疫抑制剂的临床应用

近年来免疫抑制剂和具有免疫调节作用药物的应用发生了很大变化。新的药物不断出现，而有的药物则逐渐退出历史舞台。近年来临床上各种治疗方案的制定倾向于汲取循证医学的证据，治疗上推崇联合用药而不增加单个药物的副作用。但各种药物的作用机制并不完全清楚。

本章主要简单阐述目前常用的免疫抑制剂和免疫调节剂的作用机制及其在原发与继发性肾脏病中的临床应用。其中包括环磷酰胺、苯丁酸氮芥、硫唑嘌呤、来氟米特、甲氨蝶呤、吗替麦考酚酯、钙调磷酸酶抑制剂等。

一、硫唑嘌呤

硫唑嘌呤可以减少 T 淋巴细胞和 B 淋巴细胞的数量及抑制抗体产生，还可抑制 NK 细胞活性、减少中性粒细胞迁移和抑制内皮细胞增殖。硫唑嘌呤吸收后迅速分布到全身，其血浆半衰期为 3 小时，一般耐受性良好。常见副作用包括胃肠道反应、骨髓抑制和感染。除一般致病微生物以外，还可见巨细胞病毒、单纯疱疹病毒和人类乳头瘤病毒感染。硫唑嘌呤可静脉用药也可口服用药，常用于治疗类风湿关节炎、预防器官排异、炎症性肠病等，硫唑嘌呤还可成功用于 ANCA 相关血管炎的维持治疗。

二、环磷酰胺和苯丁酸氮芥

环磷酰胺和苯丁酸氮芥属于烷化剂。该类药物既可影响增殖的细胞，也可影响处于静止期的细胞，其免疫抑制强度与剂量和疗程呈正相关。环磷酰胺可减少 T 淋巴细胞和 B 淋巴细胞，从而抑制细胞和体液免疫。环磷酰胺常见的副作用有脱发、恶心和呕吐，骨髓抑制、膀胱毒性、性腺毒性和致癌危险。苯丁酸氮芥与环磷酰胺的副作用基本一致，也有性腺毒性。但存在两点区别：首先苯丁酸氮芥没有膀胱毒性，其次苯丁酸氮芥诱发血液系统恶性肿瘤，特别是急性髓细胞白血病的发生率高于环磷酰胺。

对于既往危及生命的自身免疫性疾病如系统性红斑狼疮和小血管炎，环磷酰胺的应用具有里程碑性的意义。对于弥漫增生性狼疮性肾炎，美国国立卫生研究院（NIH）的前瞻、随机对照研究证明在应用糖皮质激素的基础上每月静脉点滴环磷酰胺的疗效优于单独应用甲泼尼龙和口服环磷酰胺。而且间断静脉点滴环磷酰胺可以诱导狼疮性肾炎的缓解、预防疾病进展而保护肾功能、减少发生终末期肾衰竭的危险。病情极为活动者同时应用甲泼尼龙冲击则更快诱导缓解，而10年后的毒副作用并不明显。对于系统性血管炎如累及多系统的韦格纳肉芽肿病，既往认为口服环磷酰胺的诱导缓解率高于间断静脉点滴环磷酰胺。但近年发现二者对系统性ANCA相关小血管炎的诱导缓解率相似，静脉用药的累积剂量低且毒副作用较少，但维持缓解期复发率较高。苯丁酸氮芥对系统性红斑狼疮、小血管炎和膜性肾病有一定疗效。但由于具有导致血液系统恶性肿瘤的危险而限制其进一步应用。

三、 甲氨蝶呤

目前被广泛应用于类风湿关节炎和其他自身免疫性疾病和炎症性疾病。甲氨蝶呤是二氢叶酸还原酶的抑制剂，具有抗细胞增殖作用。其用于类风湿关节炎的原理在于抑制淋巴细胞增生，近年的证据显示甲氨蝶呤还具有免疫调节作用如增加细胞外的腺苷。

甲氨蝶呤耐受性较好。多数副作用较轻，包括乏力、不适、恶心、呕吐（多发生在用药24小时内）、脱发、黏膜溃疡和类风湿结节加重。用药同时每日补充叶酸可显著减少副作用且不影响疗效。较为严重的副作用是肝毒性、肺毒性和骨髓抑制。甲氨蝶呤开始的口服剂量为每周7.5mg，以后每周逐渐加量，最高可达每周30mg。治疗开始之前应全面检测血常规、肝肾功能和病毒性肝炎指标，治疗过程中应每4～8周复查一次。甲氨蝶呤也可用于治疗韦格纳肉芽肿病，但疗效不如环磷酰胺。对韦格纳肉芽肿病患者中病情较轻者，可用于诱导缓解或用于经过环磷酰胺和糖皮质激素诱导治疗缓解后的维持缓解治疗。

四、 来氟米特

来氟米特属于异噁唑（isoxazole）衍生物。已经成功用于类风湿关节炎、自身免疫性疾病和器官移植。来氟米特的活性代谢产物为A771726，可抑制淋巴细胞的增殖，还可抑制酪氨酸激酶，干扰细胞内信号途径而影响细胞生长和转化。口服来氟米特约 80%被胃肠道吸收，与进食无关。肾衰竭患者不需要调整剂量。肝功能不全有可能影响来氟米特转化为 A771726 并影响其清除。服用利福平可使 A771726 的水平增加多达 40%，与甲氨蝶呤联合使用可使转氨酶水平上升。因此当两种药物合用时应注意监测药物副作用。来氟米特常见的副作用为腹泻、腹痛、恶心、口腔溃疡、脱发、皮疹、感染以及肝酶上升。该药可安全地与糖皮质激素或非甾体消炎药合用。用药之初应检测肝功能，以后每 4 周复查一次，稳定后可延长监测周期。与甲氨蝶呤联合应用更应注意监测肝功能。近年来氟米特已经用于器官移植、自身免疫性疾病和原发性肾脏病。

五、 吗替麦考酚酯

20 世纪 80 年代吗替麦考酚酯（mycophenolatemofetil，MMF）被开发，MMF 在肝脏被水解成为有活性的霉酚酸（MPA）。MPA 可以选择性抑制淋巴细胞的增生，减少人单核细胞与内皮细胞的黏附。MPA 不但可以抑制 T 淋巴细胞，还可抑制 B 淋巴细胞，增加 MPA 的剂量还可以抑制成纤维细胞和平滑肌细胞增殖。MMF 胃肠道的副作用较为常见且为剂量依赖性，包括恶心、呕吐、便秘、腹痛和消化不良，减少药物剂量或停药可缓解。出血性胃炎和胰腺炎罕见，停药后可缓解。应用 MMF 还可以出现白细胞减少、贫血和血小板减少，严重者可发生严重贫血。肝、肾毒性罕见。

循证医学证据证实 MMF 联合环孢素 A 和糖皮质激素用于预防器官排斥的一线药物，其疗效较环孢素 A 和糖皮质激素更好，移植肾的存活率和患者的存活率均得以提高。MMF 被广泛用于非器官移植领域，包括自身免疫性疾病和与免疫炎症反应相关的肾小球疾病。国内外的多中心对照研究均证实 MMF 联合糖皮质激素可用于狼疮性肾炎的诱导缓解和维持缓解治疗，其疗效与环磷酰胺相当，而副作用较少。

六、 亲免素结合剂

亲免素（immunophilin）是一组可结合一系列免疫抑制剂的蛋白质。其可结合的免疫抑制剂包括环孢素 A、他克莫司（tacrolimus，FK506）和西罗莫司（sirolimus），后者又称为雷帕霉素（rapamycin）。

环孢素 A（cyclosporinA，CsA）是 11 个氨基酸组成的环形肽，已经被广泛用于器官移植以预防排斥反应和移植物抗宿主病，以及自身免疫性疾病。FK506 也是从真菌中分离出来的具有免疫抑制活性的药物，体外研究发现其免疫抑制效果与 CsA 类似。

环孢素 A 和他克莫司最为常见的毒副作用为肾毒性、神经毒性和高血压。其他常见的毒副作用还有胃肠道功能紊乱（食欲减退、恶心、呕吐、腹痛及腹泻等）、感染、肝损害、疲劳等。多数毒副作用在药物减量或停药后恢复，但也可能造成永久性肾功能不全。环孢素 A 所特有的常见副作用还包括齿龈增生、痤疮和多毛。西罗莫司的副作用与环孢素 A 和他克莫司有较大区别，肾毒性、神经毒性和高血压不常见，其最为常见的毒作用为高脂血症（如高胆固醇血症）和血液系统毒性（如白细胞和血小板减少）。

环孢素 A 在自身免疫性疾病中已经得到较为广泛的应用。在针对糖皮质激素抵抗的膜性肾病患者的前瞻、随机对照研究中，环孢素 A 联合小剂量糖皮质激素可以使 75%的患者得到部分或完全缓解，而安慰剂对照组只有 22%。环孢素 A 在狼疮性肾炎的治疗中也被证实有效。

他克莫司近年来也开始用于肾小球疾病，但其在肾脏病中的疗效和安全性还有待大宗病例的前瞻对照研究来进一步证实。

虽然环孢素 A 和他克莫司治疗肾小球疾病具有肯定的疗效，但由于其固有的肾毒性和需要定期监测血浓度则限制了其临床应用。针对难治性患者，如确需使用上述药物应尽量采用最小有效剂量并定期监测肾功能。

由于患者免疫功能低下，加之免疫抑制剂的长期使用，感染成为自身免疫性肾小球疾病的常见并发症，也是导致患者死亡的重要原因。中医药在预防和控制感染方面有其独特的优势，值得临床推广。

（一）活血化瘀中药

动物实验表明，活血化瘀中药可减少免疫抑制剂的用量，减轻其副作用，保护肾组织和肾血管。主要药物有丹参、赤芍、桃仁、红花、川芎等，常配合清热解毒，益气养阴等药物，有较好的疗效。

（二）雷公藤制剂

雷公藤制剂与环孢素 A 有协同作用，联合用药可增强免疫抑制作用，从而减少免疫抑制剂用量，环孢素A有抑制霉菌作用，而雷公藤制剂有抑制细菌作用，两者合用有利于控制霉菌和细菌感染，对慢性肾小球肾炎有显著疗效，有利于原发病的治疗。

（三）冬虫夏草

冬虫夏草能扶正强身，对骨髓无抑制作用，对肝、肾功能无毒性作用，可使患者保持较高的抗感染能力，人工培养的冬虫夏草制剂目前已成为免疫抑制剂使用患者的常规联合用药。

（四）清热解毒中药

长期服用免疫抑制剂易并发肺部感染，以痰热壅肺为多，治疗以清热化痰为主，药用苇茎30g、冬瓜子30g、桃仁10g、薏苡仁30g、瓜蒌子20g、半夏12g、橘红10g、鱼腥草30g；若并发尿路感染，治疗以车前子10g、滑石15g、凤尾草30g、瞿麦15g、白茅根30g、石韦20g、珍珠草30g、灯心草10g；如由病毒引起的上呼吸道感染，药用金银花15g、连翘15g、牛蒡子10g、板蓝根15g、僵蚕10g、赤芍15g、芦根30g、白茅根30g；带状疱疹者，予金银花15g、蒲公英30g、野菊花15g、紫花地丁30g、生地黄15g、黄柏12g、土茯苓30g、甘草6g。

（五）补益类中药

因服用免疫抑制剂引起肝功能损害者，采用滋养肝肾，疏肝健脾等治疗方法，可明显改善患者临床症状及肝功能，常用药物有茵陈、栀子、大黄、田基黄、茯苓、薏苡仁、丹参、黄芪、鳖甲、枸杞子、白术等；长期服药，脾肾阳气不足者，予健脾益气，补肾固摄，药用黄芪、党参、五味子、白术、菟丝子、山药、益智仁、补骨脂、覆盆子等，临床常常收到很好的效果。

第十八章　肾脏病临床常用中西医护理方法

第一节　普通肾脏病患者的护理

各期肾脏病患者由于机体代偿能力、免疫能力均有所下降，可引起各种并发症。住院时间长、次数多，甚至需接收透析调治，易产生各种不良的心理反应。因此必须掌握病情变化、心理状态，及时做好各项护理，使患者的肾功能、心理健康获得不同程度的恢复，以提高生活质量、促进疾病恢复。肾病患者的肾脏功能随着年龄的增大而逐渐衰退，为了尽可能地延长肾脏功能，一定要养成有计划、有规律、合理正确的生活习惯，防止病情进一步恶化发展为肾衰竭。

一、　一般护理

1. 环境舒适

每日定时开窗通风，室内温、湿度适宜，做好空气消毒，为患者创造良好的调治环境。

2. 注意休息

休息是保护肾脏的重要措施之一，病人减少活动可减少新陈代谢，从而减少肾脏的负担。急性期必须卧床休息1～2周，以免病情加重，恢复期病人可适当活动，但忌过度劳累。有蛋白尿或血尿症状，但症状轻微或肾脏功能正常时，应该适度运动，以保持体力和精神，过度静养反而有损健康。刚开始运动时，运动量要小，每日慢慢增加运动量。

3. 合理饮食

饮食调治是肾脏病调治的一项重要措施，应据肾脏病种不同、疾病发展的不同阶段区别对待，如急性肾衰竭者应给予高碳水化合物、高热能、多种维生素的清淡食物；浮肿、尿少、高血压、心衰者应严格限盐，盐的摄入小于 2g/d；少尿应限制含钾高的食物如香蕉、橘子、冬菇等。蛋白质应视病情的不同阶段予以限制：慢性肾炎者应适当给予高蛋白饮食，每日 1.2～1.5g/kg 为宜，以优质蛋白为佳，如鸡蛋、牛奶、鱼、瘦肉等，以补充尿中长期丢失的蛋白质；慢性肾衰竭患者血中尿素氮、肌酐升高时，应给予低蛋白饮食，每日 0.5～0.8g/kg 为宜，尿毒症期应每日 18～20g；维持性透析患者，应酌情增加蛋白质的摄入量。

肾脏病多表现为虚证，饮食调理原则以扶正固本为主，即重在补肾，调整肾中阴阳，佐以通利膀胱，清泄湿浊。但肾脏病多种多样，其病因、病原各异，临床表现不尽相同，在食物选择、饮食宜忌上存在很大差异，应在审明病因基础上，因人、因证、因症、因时而异。每位患者遵循“低盐分、低蛋白、高热能”食疗原则前题下，根据自己的病情、调治方式来合理选择相关食物，如主食中的麦淀粉，肉类中的猪肉，蔬菜中的藕、萝卜，水果中的苹果、梨等，制成食品或药膳。选择食物还应考虑到季节的变化，尽量选择符合时令的蔬菜水果，此为中医所言“天人合一”，即生活习惯、饮食习惯与自然适应。患者在选择药膳时也应根据医生的建议，辨证施膳。肾阳虚患者饮食应以补肾壮阳，温肾利水为原则，常见食物如虾、麻雀、狗肉、羊肉、韭菜、肉桂、干姜、海马等；肾阴虚患者饮食以滋阴补肾，清虚降火为宜，常见食物有豆角、甘蔗、木耳、鲍鱼、甲鱼、石斛、玉竹、鳖甲、桑椹等；气血两虚患者应以益气养血为主，常见食物如番茄、葡萄、胡萝卜、龙眼肉、红糖、红枣、当归、白芍、人参等；湿热内蕴者宜清热祛湿，宜食绿豆、冬瓜、西瓜、苦瓜、赤小豆、李子、青鱼、鲤鱼、车前子、白茅根等；瘀血阻滞者应活血化瘀，凉血止血，宜食藕、山楂、丝瓜、茄子、黑木耳、益母草、白茅根等。

肾不主水则水湿积聚而发生水肿，常用排水消肿的赤小豆、薏苡仁、鲤鱼、鲫鱼、冬瓜、黄瓜等。肾失藏精之功则肾精亏虚，常用涩精止遗，壮阳填精的山药、芡实、虾、龟、鳖肉、羊肉、牛鞭、猪肾、羊肾、老母鸡等。据“咸伤肾”“淡渗湿”原则，饮食宜淡忌咸，古有“淡食多能补”之说。长期自觉地遵守饮食调治，严格按医嘱选择食物品种，改善烹调方法，使得食饮可口，增进食欲。此外，要注意脾胃功能状况，若脾胃不健，则虚不受补，无法吸收。此时应先调脾胃，然后再进食补。

4. 生活护理

患者应注意保持口腔、皮肤的清洁，尿毒症患者用过氧化氢液擦洗口腔，每日 2

次，长期应用激素、免疫抑制剂者应勤洗澡、换内衣以防止皮肤感染，长期卧床病人应定时翻身、擦背以避免压力性损伤的发生。限制饮酒、抽烟，可以有效抑制肾病发展。肾脏病患者要保持环境安静、身心安定，急躁不安会导致血压升高，给肾脏带来负担，所以，肾病患者要注意保持身心愉悦。

5. 服药护理

应熟悉调治肾病常用药物的毒副作用、使用方法，用药后密切注意病人的反应。不同的利尿剂均可以促进体内多余的水分和盐分的排泄，服用会导致尿量增多，体内水分减少。降压药的种类也非常繁多，经常会联合用药，但长期服用有副作用，所以一定要遵医嘱服用，并定期复查。长期应用激素时会出现感染、消化性溃疡、糖尿病等严重副作用，还会出现脸部水肿的满月脸等症状，应在医生的建议下合理服用，勿随意增减药物。免疫抑制剂也是较常使用的一类药物，副作用较小，但是服用期间若出现任何不良反应都要及时反馈给医生。

服用中药调治期间应根据证型选择饭后温服或凉服，有胃肠道症状时可分多次少量服用。水肿严重者应服婴儿量。服用通腹泄浊类中药时，会出现大便次数增多的症状，但若进展到大量腹泻时需咨询医生是否停服。

6. 心理护理

慢性肾病由于病程缠绵，调治难度较大，病人多方求医又加重其经济负担，其心理特点为悲观焦虑，忧郁恐惧，精神紧张，悲哀冷漠，情绪低落，意志脆弱并减退，侥幸心理，较固执甚至偏激等，随血尿化验结果时有波动；另外，对一些检查如肾穿、静脉肾盂造影等有恐惧心理，或对激素疗法、透析疗法等调治措施持怀疑态度，或成为精神负担。应多接近病人，关心、同情、安慰患者，耐心解释，给患者以安全感、信任感，使其树立信心，保持乐观情绪，解除不必要的思想负担，积极配合调治。

7. 健康教育

病人及家属要了解肾病常识，使患者对自己的病情有足够的认识；了解患者的饮食习惯，介绍与所患肾病相关的饮食知识，如食品中蛋白质、钾、钠、磷含量等，以供患者正确食用；强调预防感染的重要性，发生感染时要及时就医，注意保暖，注意个人卫生，避免过劳；少去公共场所，以减少交叉感染。

8. 对症护理

（1）肾性水肿

肾性水肿常出现于组织疏松处，如眼睑、会阴部等。眼睑、面部水肿者可抬高床头予半卧位，阴囊水肿可用阴囊托托起，保持皮肤清洁，常擦洗皮肤和换衣服，轻轻按摩皮肤受压部位，严重水肿者应经常变换体位，以免发生皮肤感染、压疮。水肿严重者严格控制入量，每日准确记录入量、尿量和体重，控制静脉输液速度，尽量减少肌内注射，防止因吸收不良致药液外渗损伤皮肤，若必须进行肌内注射，应严格消毒局部皮肤，绷紧皮肤后再推药，使进针前后的组织不在一条线上，以避免药液外渗。对局部水肿严重部位，可用芒硝制成粉末，用小布袋装袋后敷于局部，达到渗透性吸水作用。

（2）肾性高血压

定时测量、记录血压，对血压不稳定的中至重度高血压和应用降压作用较强的降压药、新近使用降压药者，增加测血压次数，注意观察心率、心律、呼吸、尿量的变化，注意环境的安静，避免情绪波动等。接收降压调治者要按时、按量服药，按病情不同适当限制水盐摄入。对重度高血压患者，注意观察有无头痛、喷射性呕吐、黑矇、视力障碍等高血压危象表现；观察肢体运动和面部肌肉、舌肌运动的改变，以及性格、智力、记忆力等神经精神系统症状的变化，防止脑血管意外的发生。血压在不同的时间段会有不同的变化，所以，一定要在每日固定的时间段测量血压。除了通过服用降压药控制血压外，可以辅助一些中医治疗方法，如用王不留行在心、肾、交感、神门、降压沟等耳部反射区行耳穴压豆治疗。

（3）肾区疼痛

肾盂肾炎引起的肝区疼痛在急性期时应休息，通过抗菌药物调治、多饮水等措施控制炎症后，疼痛会很快消失。肾结石的疼痛是一种发作性的剧烈疼痛，一般沿侧腹向下腹、大腿两侧和外阴部放射，疼痛剧烈时会引起反射性呕吐，疼痛时常伴有血尿，疼痛剧烈时要注意观察尿液外观、病情改变，注意有无肾梗塞或肾静脉血栓形成等肾血管急性病变。

（4）膀胱刺激征

泌尿系统感染引起者应多喝水，以达到清洁尿路的目的，并注意会阴部清洁，预防交叉感染。尿道炎者应注意局部处理。有尿路刺激征者应按时服药，不应随时停药。新病人的尿液培养标本应在药物调治前采集，留取中段尿标本做细菌培养。

9. 其他护理

(1) 避免诱因

慢性肾炎的反复发作常与感染、受凉、劳累、使用肾脏毒性药物（如链霉素、庆大霉素、丁胺卡那霉素、抗真菌药物等）等因素有关，应避免这些诱发因素。若发现水肿或水肿加重，尿液泡沫增多，血压增高或有急性感染时，应及时到医院就诊，患者不能擅自用药。

(2) 肾病与妊娠

研究表明妊娠前慢性肾脏病患者的血压、肾功能是决定该患者能否顺利度过妊娠的主要因素，因此，女性肾脏病患者应在医生建议下充分评估后决定是否妊娠。

第二节　血液透析患者的护理

一、血液透析血管径路的护理

（一）自体动静脉内瘘的护理

1. 动静脉内瘘围手术期护理

动静脉内瘘手术围手术期的护理，对动静脉内瘘手术的成功有直接的影响。

(1) 术前准备工作

①术前解释：给患者解释手术的意义及必要性。血液透析为尿毒症患者目前有效的治疗方法之一，动静脉内瘘是进行血液透析的基本保证，是血液透析患者的生命线，让患者明白手术的重要性，能够接受、配合手术。同时向患者说明手术的方式和麻醉方法，手术的基本过程和术后可能发生的并发症，使患者对手术有充分的思想准

备，不会产生过度焦虑。②手术部位的护理：做好手术部位皮肤的清洁，嘱患者术前用肥皂温水清洗 2～3 次。

(2) 动静脉内瘘术后护理

①嘱患者抬高患肢至肩膀水平以上，以利于静脉血回流，减少术侧手臂的肿胀。②观察动静脉内瘘吻合口处有无渗血，如发现渗血及时告知医生处理。③观察动静脉内瘘血管是否通畅。每日用听诊器听诊是否有血管杂音，如听不到杂音，先检查局部是否包扎过紧，并及时告知医生处理。④观察动静脉内瘘侧手臂手指末梢血供情况，如有无手指发冷、疼痛、麻木等缺血情况。⑤根据情况更换敷料，注意无菌操作，避免包扎过紧。

(3) 动静脉内瘘术后的患者自我护理

动静脉内瘘的自我护理是内瘘能够长期使用的一个重要环节，因此必须指导患者如何正确地进行动静脉内瘘自我护理的实施。①保持术侧肢体的清洁，敷料干洁，以防术口感染。②避免内瘘侧肢体受压，衣袖要宽松，不能佩戴过紧的饰物，不能提重物，睡眠时避免向有内瘘的肢体侧侧卧。③指导患者如何正确判断内瘘的通畅性，用手指触摸内瘘处血管，有振颤感，或用非术侧耳朵听诊血管杂音，有杂音，表示动静脉内瘘通畅，否则应及时告知医生。④术后 1 周内，抬高患肢至肩膀水平以上，指导患者活动手指，以减轻肿胀；术后 1 周可进行早期功能锻炼，以促进内瘘成熟：每日捏橡皮健身球 3～4 次，每次 10～15 分钟；或用止血带压住动静脉内瘘的流出道，再进行握球练习，每日 3～4 次，每次 5～10 分钟。⑤动静脉内瘘不宜过早使用，首次穿刺使用最好在成型术后 4 个月，至少 6～8 周。

2. 动静脉内瘘的日常护理

做好患者的日常健康宣教，让患者真正了解动静脉内瘘是其生命线的真正含义，懂得自我保护生命线，在思想上重视，在行动上积极关爱。①保持动静脉内瘘侧肢体的皮肤清洁，透析当日用肥皂水清洗干净。②透析结束后，用纱布球压迫止血，如需要可用弹力绷带加压包扎，压迫力度以穿刺点不出血，同时能触到压迫部位近心端血管振颤为度，10～15 分钟可去除弹力绷带，0.5～2 小时可去除纱布球。如在拆除纱布球时仍有出血，应继续用纱布球按压直至不出血为止。告知患者透析当日，穿刺点避免接触到水，以防感染。③如动静脉内瘘周围皮肤出现红、肿、痛、痒等，应及时就诊。④如穿刺部位出现皮下血肿，24 小时后可用热水外敷，但要注意温度不宜太高，以防烫伤，并用多磺酸粘多糖乳膏（喜疗妥软膏）外涂；如内瘘血管出现硬化，也可用多磺酸粘多糖乳膏外涂。⑤预防低血压的发生。指导患者控制液体摄入，透析间期体重增加量控制在干体重的3%～5%，不要超过5%，透析间期体重增加过多很容易发生低血压。如发生透析低血压时，要听诊确认动静脉内瘘通畅，方可拔除内瘘针，否则应告知医生进行处理。⑥指导患者如何判断动静脉内瘘是否通畅。用手指触摸内瘘处血管，有振颤感，或用非术侧耳朵听诊血管杂音，有杂音，表示动静脉内瘘通畅。如杂音或振颤消失，或动静脉内瘘处有疼痛，应及时就医。每日检查动静脉内瘘3～4次，以便及早发现问题。⑦动静脉内瘘侧肢体衣着要宽松。造瘘侧手臂注意保暖，不能接触冰冷、高温物体或环境，不能用于抽血、输液，不能佩戴过紧饰物，不能提重物，睡眠时避免压迫动静脉内瘘侧肢体。⑧教会患者动静脉内瘘出血的紧急处理方法。避免动静脉内瘘侧手臂外伤，如发生动静脉内瘘出血，应立即按压出血点，仍有出血可以同时按压动静脉内瘘吻合口，同时马上就医。

3. 动静脉内瘘使用期间的护理

（1）穿刺前准备

①透析当日用肥皂水清洗干净动静脉内瘘侧手臂，特别是涂擦过药膏的一定要把药膏清洗干净。②穿刺前患者处于舒适体位，手臂摆放好。③穿刺前告知患者，如患者处于睡眠状态，应叫醒患者，以免患者因疼痛惊醒，移动穿刺肢体，导致穿刺血肿发生。

（2）穿刺前评估

穿刺前要对动静脉内瘘进行评估，确定动静脉内瘘处于功能良好状态，才能进行穿刺。①望诊：观察动静脉内瘘侧手臂皮肤有无皮疹、红肿、瘀斑，以及手指末端的动脉血供和近心端的静脉回流情况。如有感染或血管瘤形成的区域，应避免进行穿刺。②触诊：仔细地摸清血管的走向、深浅和血管弹性，触摸血管是否有搏动、震颤，判断血管弹性和通畅度。③听诊：用听诊器沿血管走向听诊动静脉内瘘杂音，判断有无异常情况。

（3）穿刺点的选择

①“动脉”穿刺点，指把血液从动静脉内瘘引出的穿刺针，要旁开动静脉内瘘吻合口4cm以上，针尖朝离心或向心方向穿刺均可。②“静脉”穿刺点，指把血液输回动静脉内瘘血管的穿刺针，旁开“动脉”穿刺点4cm以上，针尖朝向心方向穿刺。

③对于新动静脉内瘘的首次穿刺，“动脉”穿刺点应尽量远离吻合口，穿刺针最好是向心方向穿刺，不易出现浸润块。

(4) 穿刺前消毒

以穿刺点为中心，直径大于5cm，用5%聚维酮碘消毒两遍，待消毒液自然风干后再进行穿刺，不宜用纱块或棉签擦去未干的消毒液，以免影响消毒效果。

(5) 穿刺针预冲

穿刺针穿刺前，应该用生理盐水预冲，不宜用未预冲的“干针”进行穿刺。

(6) 显露血管穿刺

提倡使用三点固定法显露血管进行穿刺。穿刺前用止血带于近心端阻断动静脉内瘘血流，会使动静脉内瘘压力很快升高，特别是新建动静脉内瘘，因血管壁相对薄而脆，穿刺时很容易发生血肿和穿刺点周围浸润块。因此，穿刺时最好不用止血带，用三点固定法进行穿刺。左手的拇指和示指捏在穿刺点近端血管以固定动静脉内瘘血管，半阻断血流使血管充盈。右手的拇指和示指持针，中指绷紧穿刺点远端的皮肤向远端用力，起到固定和显露动静脉内瘘血管的作用。针尖斜面朝上与皮肤成25°进针，进入血管后放低角度，平行将针体送入血管。左手的拇指和示指立即松开，以降低动静脉内瘘血管内的压力。回抽血液顺畅，确认穿刺针进入动静脉内瘘血管后，固定穿刺针。

(7) 动静脉内瘘穿刺方法

动静脉内瘘穿刺方法有3种：扣眼法、绳梯法、区域法。前2种方法不会造成动静脉内瘘血管瘤形成，提倡使用此2种方法，避免区域法。

(8) 拔针后止血

指压法，以示指和中指按压，一指垂直于皮肤的进针点，另一手指垂直压住血管进针点。按压力度为以穿刺点不出血，同时能触到压迫部位近心端血管振颤为度。

(二) 移植血管动静脉内瘘的护理

1. 人造血管动静脉内瘘术后护理

①观察动静脉内瘘侧手臂手指末梢血供情况，如有无手指疼痛、麻木等缺血情况。②观察动静脉内瘘吻合口处有无渗血，如发现渗血不止应及时通知医生处理。

③观察动静脉内瘘血管是否通畅。用听诊器听诊是否有血管杂音，如听不到杂音，及时告知医生处理。④手术后早期，患者会出现不同程度的水肿，抬高术侧肢体，并尽早进行握拳、松开锻炼，以利于水肿消退。

2. 人造血管动静脉内瘘日常护理

①保持动静脉内瘘侧肢体的皮肤清洁，透析当日用肥皂水清洗干净。②控制透析间期体重增加，服用降压药时应监测血压，防止低血压造成人造血管的失功。③教会患者如何判断动静脉内瘘的通畅性：由于人造血管壁厚、弹性差，触摸搏动不明显，教会患者或家属用听诊器，每日至少3次在动静脉内瘘吻合口、近端、远端听诊，发现血管杂音偏轻或偏响，或出现动静脉内瘘侧手臂疼痛都应及时与医生联系。④教会患者动静脉内瘘出血的紧急处理：出血时立即按压出血点，仍有出血可以同时按压动静脉内瘘吻合口，同时马上就医。⑤如穿刺部位出现皮下血肿，24小时后可用热水外敷，但要注意温度不宜太高，以防烫伤，并用多磺酸粘多糖乳膏外涂。

3. 人造血管使用期间的护理

（1）穿刺前的准备

①透析当日用肥皂水清洗干净动静脉内瘘侧手臂，特别是涂擦过药膏的一定要把药膏清洗干净。②穿刺前患者处于舒适体位，手臂摆放好。③穿刺前告知患者，如患者处于睡眠状态，应叫醒患者，以免患者因疼痛惊醒，移动穿刺肢体，导致穿刺血肿发生。

（2）人造血管动静脉内瘘穿刺前评估

穿刺前必须对人造血管动静脉内瘘血管进行评估，确定人造血管动静脉内瘘血流方向以及功能状态是否良好，才能进行穿刺。人造血管启用时机：人造血管植入皮下隧道，和周围组织存在间隙，一般需要4周，至少2周后，待人造血管和周围组织紧密愈合，腔隙消失后才可以穿刺进行血液透析。

①望诊：观察动静脉内瘘侧手臂皮肤有无皮疹、红肿、瘀斑，以及手指末端的动脉血供和近心端的静脉回流情况。如有红肿或血管瘤形成的区域，应避免进行穿刺。②触诊：仔细地摸清血管的走向、深浅和血管弹性，触摸血管是否有搏动、震颤。③听诊：用听诊器沿血管走向听诊动静脉内瘘杂音，判断有无异常情况。由于人造血管弹性较差，触诊时的搏动振颤感通常较弱，因此听诊非常重要。④判断血流方向：

襻型人造血管动静脉内瘘在穿刺前，必须要明确血流方向。可参考手术记录，或采取驱血试验；或从中阻断血流，触摸两侧血管，有搏动者为动脉侧，无搏动者为静脉侧。

（3）穿刺点的选择

①“动脉”穿刺点，指把血液从动静脉内瘘引出的穿刺针，要旁开动静脉内瘘动脉吻合口 4cm 以上，针尖朝离心或向心方向穿刺均可。②“静脉”穿刺点，指把血液输回动静脉内瘘血管的穿刺针，旁开“动脉”穿刺点 4cm 以上，并旁开动静脉内瘘静脉吻合口 4cm 以上，针尖朝向心方向穿刺。

（4）穿刺前消毒

以穿刺点为中心，直径大于 5cm，用 5%聚维酮碘消毒两遍，待消毒液自然风干后再进行穿刺，不宜用纱块或棉签擦去未干的消毒液，以免影响消毒效果。

（5）穿刺针预冲

穿刺针穿刺前，应该用生理盐水预冲，不宜用未预冲的“干针”进行穿刺。

（6）穿刺方法

穿刺时穿刺针末端连接 10～20ml 注射器，穿刺时进针角度要稍微大于自体动静脉内瘘，针尖斜面朝上与皮肤成 45°进针，进入血管时力度要稍大，进入血管后会有比较明显的突破感，然后降低进针角度，平行将针体送入血管。回抽血液确认穿刺针完全在血管内后，固定穿刺针。

动静脉内瘘穿刺方法有 3 种，即绳梯法、扣眼法和区域法。由于区域法穿刺易出现假性血管瘤形成甚至破裂大出血，因此区域法穿刺不宜用于人造血管动静脉内瘘穿刺。人造血管动静脉内瘘穿刺，目前推荐使用绳梯法穿刺。扣眼法穿刺是自体动静脉内瘘的首选穿刺方法，但不适用于人造血管动静脉内瘘的穿刺。

人造血管动静脉内瘘建立后，如果有合适的自体浅表静脉可用，可以在人造血管穿刺一针，做动脉引血，静脉回血通过自体浅静脉穿刺来完成，这样可以减少人造血管的穿刺，减轻对血管壁的切割损伤。

（7）人造血管的按压止血

人造血管和自体血管不同，管壁的弹性和收缩性不及自体血管，拔针后要依靠血栓形成而止血，因而止血时间会比较长。以示指和中指按压，一指垂直于皮肤的进针点，另一手指垂直压住血管进针点，特别强调血管进针点的压迫，以免出现穿刺点的血肿或浸润块。按压力度要适中，人造血管内壁不及自体血管内膜光滑，因此既不容易止血，又很容易血栓形成。按压力度是既能保持穿刺点不出血，动静脉内瘘血管还保持血液流动，在压迫近心端有血管振颤扪及，或用听诊器可听到杂音。按压时机也很重要。一手持纱块，两指放置于按压位置，另一手拔针，针尖离开皮肤的瞬间予以按压，按压时手臂可稍抬高，以利于止血，要关注止血时间，止血时间超过10分钟应与医生联系，看是否需要调整抗凝剂剂量。

（三）中心静脉留置导管的护理

带涤纶套深静脉留置管的开通率虽然不及动静脉内瘘，并发症也较多，但能为一些特殊的患者建立长期血管径路，可作为动静脉内瘘的补充。感染是留置导管常见的并发症。导管感染有时会导致败血症的发生，可以直接威胁患者的生命，所以在操作过程中严格遵守无菌原则十分重要。

1. 中心静脉留置导管的护理操作

（1）透析前管路连接操作

①打开包裹中心静脉导管的敷料。②戴手套。③打开无菌治疗巾1/4面，垫于中心静脉双腔导管下。④分别螺旋式消毒导管保护帽、导管及导管管夹。⑤检查导管夹子处于夹闭状态，取下螺帽，弃掉。消毒后的导管置于治疗巾1/2无菌面。⑥消毒导管口。⑦分别用2～5ml注射器回抽2ml导管内封管肝素液，同时检查有无凝血块，弃去。如有血凝块，用另外一支注射器回抽，将血凝块抽出，弃去。⑧判断导管通畅后，连接体外循环的动静脉管路，建立体外循环。

（2）透析结束脱离管道护理操作

①治疗结束，回血完毕后，夹闭导管夹子，将动静脉导管与循环管路连接处断开，同时放置于无菌治疗巾上。②分别消毒导管动静脉管口。③用20ml注射器分别往动静脉导管腔内正压脉冲式推注生理盐水10ml冲洗导管腔，肉眼观察，导管外露部分没有血液残留，遵医嘱注入抗凝剂封管液，同样也要用正压推注方式，推注完毕，立即夹闭导管夹。④无菌肝素帽封闭动静脉管口，双层无菌纱布包扎，胶布固定。

（3）留置导管的换药

①检查敷料是否干燥，有无血渍、污渍。②戴手套。③揭开敷料，检查中心静脉

留置导管处有无渗血、渗液，有无红肿，皮肤有无破损，缝线有无脱落。④用碘伏消毒液棉球或棉签，以置管处为中心顺时针旋转消毒，消毒范围 8～10cm。⑤伤口敷料贴于置管处皮肤上，并塑型，注明换药时间。

2. 中心静脉留置导管的日常护理

①留置导管期间应做好个人卫生，保持局部的干燥、清洁，如需沐浴，勿将导管及皮肤出口处淋湿，以免感染。②导管固定良好，勿将导管扭曲、打折。穿脱衣服时勿牵拉到导管，以免引起导管脱出。③指导患者一旦导管脱出时，应立即压迫止血，并立即到医院就诊。④告知患者，此血液透析导管为血液透析专用径路，因此尽可能不作他用，比如输液、抽血等。

二、 血液透析患者液体摄入指导

维持性透析患者只有维持体内液体平衡，才能避免由于液体负荷过多而引起一系列的并发症，提高患者的生活质量。患者体重的改变是液体平衡最好的指标，而体重变化与液体摄入密切相关，所以应指导患者根据体重变化情况调整液体的摄入。

让患者了解进液量与体重的关系，纠正患者的不良饮食习惯。避免高钠饮食，每日钠摄入量应限制在 2g 以内，尽量少吃腌制品及加工品，尤其是味精、盐，避免摄入含水量多的食物，如稀饭、面条等。

让患者了解水平衡与远期心血管并发症的关系，尽可能避免水负荷过多引起的心力衰竭、高血压和肺水肿，以及透析过程中不能耐受大量超滤而出现的低血压、呕吐、肌肉痉挛等症状。

透析间期每日定时自测体重，确认自身的干体重情况，根据体重的变化情况调整水分的摄入。测量体重应注意排尽大小便后，排除饮食、衣服的影响。

液体摄入量包括饮水量和固体食物以及药物等所含的所有水分。两次透析间期体重增长不超过干体重的 3%～5%为宜。进水量为前 1 日尿量加 500ml 不显性失水量。

教会患者控制饮水的小技巧：尽量避免进食含水量多的食物，如稀饭、汤汁、牛奶等；将 1 日可饮的水，用带有刻度的容器装好，分配饮用；指导患者如何减少口渴，如以小冰块含化代替饮水，食用酸酶、薄荷糖刺激唾液的分泌等。

三、 血液透析患者的饮食及营养护理

现代的血液净化技术发展迅猛，使慢性肾衰竭患者的生存时间延长，生活质量显著提高，慢性肾衰竭患者的饮食疗法无论对透析前患者还是长期维持性透析患者都具有十分重要的意义。因为透析治疗常有蛋白质和氨基酸的丢失，所以对于长期维持性透析患者膳食原则应该适当放宽，蛋白质的摄入量升到 1.0～1.2g/（d·kg），能量的摄入应维持在（1.38～1.47）$\times 10^3$J/（d·kg）［（1.39～1.47）$\times 10^3$J/（d·kg）］。尽管这个营养标准对维持稳定状态的透析患者氮平衡可能是充足的，但对缓解透析前营养不足是不够的，特别是在透析前存在分解代谢亢进者。饮食疗法，可改善透析的效果（体重、心胸比率、血压、血生化、贫血），从而保持慢性维持性血液透析患者健康舒适的生活，有助于恢复社会活动和工作。

（一）一般原则

1. 饮食疗法的指征

饮食和药物一样，也需要有适应证。对于没有适应证指征的饮食护理是强加给患者的不必要的束缚，甚至是起相反作用的。

2. 个体化饮食

对于每个透析患者的饮食护理都没有一个完全一样的饮食，应根据每个患者的需要制定合理的饮食护理方案。个体需要也在不断变化，需持续改进，经常调整。

3. 全面考虑

对每个透析患者的食谱制定要考虑多方面因素，如性别、年龄、工作性质、饮食习惯、营养状态、对饮食护理的顺应性，有无糖尿病、高血压、水潴留、高脂血症、高钾血症、高磷血症、低钙血症、维生素缺乏等。

4. 基本目的

（1）增强患者的体力

适应和增强日常生活和社会活动能力。

(2) 摄取适量蛋白质

摄取的蛋白质在质和量上，既要维持氮平衡和防止蛋白质缺乏，又要尽可能减少蛋白质代谢产物的蓄积。

(3) 调节水、电解质平衡

保持干体重状态，配合透析治疗。保持体液中电解质钠、钾、钙、磷正常化。

5. 饮食护理内容

第一重要的是蛋白质，其次是热量、钾、钠、进水量、磷、钙、维生素及正常含量的微量元素（特别是长期透析的患者）。各透析中心每年都会遇到一些因营养不良而造成透析困难的病例，还有一小部分患者显然因饮食不当导致急性左心衰竭或高钾血症而死亡。

(二) 诱导期饮食

1. 蛋白质

此期患者的饮食从严格的蛋白限制，逐渐移行为自由饮食。蛋白质摄取量从0.5～1.0g/（kg·d）逐渐增加到1.2～1.5g/（kg·d）。透析后之所以能够增加蛋白质摄入量是因为：蛋白质代谢产物可以通过透析排除体外；透析时丢失一定量的蛋白质和氨基酸；透析本身有促进蛋白异化作用，造成氮的负平衡。

2. 热量

透析前都有不同程度的食欲减退，都伴有恶心、呕吐、进食量少、热量不足。开始透析治疗后，经过超滤，多数患者很快食欲改善，食量增加，并可摄取高热量膳食。透析患者比健康人需要更高的热量，安静状态下每千克体重每日需（1.5～1.9）×10J，使干体重逐渐增加，体力恢复。为了尽快恢复体力，应该多吃高热量食物，透析中可以进食一次，含钾多的食物最好在透析前半小时吃。脂肪的热量是糖类和蛋白的两倍多，但要注意增加不饱和脂肪酸，以便减少发生动脉硬化的危险。

3. 钠和水

诱导期对少尿、无尿、水肿、高血压和心力衰竭的患者，应限制钠和水。随着透析后水肿消退，高血压和心力衰竭好转，钠和水逐渐放宽。

透析治疗开始后进水量应接受医生指导，遵守规定的进水量。可允许进水量为每日排尿量加500ml。判断水分限制的最好指标是体重的变动，两次透析间期体重增加应控制在1.5kg以内为宜。盐过多引起口渴，能增加饮水量，限制盐就可以自动减少饮水量。

(三) 透析期的饮食疗法及护理

透析治疗开始后，饮食限制可以比透析前放宽。患者在饮食上遇到的困难减少，食物由单调乏味变得美味可口，离正常人的生活更接近了。

1. 基本原则

透析患者饮食疗法的基本目的：①要增强患者的体力，适应和增强日常生活和社会活动能力。②摄取的蛋白质在质和量上，既要维持氮平衡和防止蛋白质缺乏，又要尽可能减少蛋白质代谢产物的蓄积。③调节水、电解质平衡，保持干体重状态，配合透析治疗。保持体液中电解质钠、钾、钙、磷正常化。

2. 透析饮食的标准

透析饮食专门为规律透析患者（1～2次/每周透析）制定的。但也可以吃自由饮食。透析饮食包括两个方面。

(1) 营养管理

蛋白质的量和质、热量、维生素和矿物质、微量元素。

(2) 水、电解质管理

水、钾、钠、钙、磷等。透析饮食的标准，见表18-2-1。

表18-2-1　透析饮食的标准

食品成分	摄取量	注意事项
热量	(1.47～1.88) × 10^3 J/kg，其中糖类占40%～50%，脂肪占30%～40%	避免热量不足和减肥
蛋白质	每周2次透析者：1g/kg。每周3次透析者：1.2～1.5g/kg	2/3为含必需氨基酸多的高生物价动物蛋白质

续表

食品成分	摄取量	注意事项
食盐	每周 2 次透析者：3～5g/d。每周 3 次透析者：5～8g/d	尿少、水肿、高血压和心力衰竭时严格限制
钾	<1300mg/d（根据排泄量）	高钾血症，使血清钾保持在 5.5mmol/L 以下
磷	<800～900mg/d	与蛋白摄入量有关
水	进水量＝尿量＋500ml。透析间期体重增加：每周 2 次透析者<2.5kg，每周 3 次透析者<2.0kg	除饮用水外还包括饭菜及各种固体食物和药物所含的水
维生素	补充 B 族维生素	防止维生素缺乏

（四）规律性透析患者的饮食疗法

慢性肾衰竭患者规律性透析后，患者的饮食限制较血液透析前已基本改善，接近正常人饮食。氮质血症、水潴留、高钾血症、酸中毒都因规律性血液透析肾脏替代疗法而接近正常水平。维持性血液透析患者的饮食目标与肾衰竭其他病期的目标基本相同，即提供足够营养，同时防止并发症。

四、血液透析患者的用药护理

血液透析患者常合并有多种疾病，往往应用多种药物，会发生药物的相互作用；而且由于药物排出途径的改变，药物的作用和副作用也会发生改变。因此，对透析患者的用药须兼顾保证疗效和防止副作用两个方面，多数药物须调整治疗方案，包括用药剂量和（或）用药时间间隔。

血液透析患者通常使用以下几类药物：抗凝剂、抗贫血药物、降压药、降糖药、调节矿物质代谢药物、维生素、中药制剂等。对血液透析患者的用药护理应遵循以下原则：①首先选用肾毒作用相对较小的药物，如确需应用某些有肾毒性的药物，则应根据相应方法减少药物剂量，或延长用药间隔。②患者应在专科医师的指导下服药，勿擅自增减药量、停服或调整服药方法。③服用降压药时，指导患者自我监测血压；服用降糖药时，应自我监测血糖，以便观察药物的疗效以及时调整方案。④认为中草药无害的观点是不科学的。服用含钾的中草药可导致患者发生高血钾；某些草药可能影响血压；血液透析患者应注意慎用含钾高和影响血压的药物。⑤中草药与其他药物也可能产生相互作用，指导患者勿擅自服用中草药，应在专科医师的指导下服用。

五、血液透析患者的运动指导

运动疗法：又称运动治疗，是指根据疾病的特点和患者自身的功能状况，借助于器械和（或）医生的徒手技术（手法操作）及患者自身的力量，利用力学原理，通过主动和被动运动使身体局部或整体功能得到改善，身体素质得以提高的一种治疗方法。

（一）目的

①通过运动训练的方式，最大限度的恢复透析患者已经丧失或减弱的运动功能，提高其自身身体素质，改善疲乏无力状态。②预防和治疗肌肉萎缩、关节僵硬等全身并发症。③恢复患者生活自信，改善工作能力。

（二）作用

①提高神经系统的调节能力。②增强心肺功能。③提高活动耐受能力。④维持和恢复运动器官的形态和功能。⑤对糖代谢的影响。运动有利于保持血糖的稳定。这种作用在运动后的一段时间内仍起作用。⑥对脂质代谢的影响。运动可使三酰甘油降低，HDL 胆固醇升高，从而起到降低血脂的量和质的作用。⑦对钙磷代谢的影响。运动可使血清钙磷乘积水平下降。⑧对周围组织代谢的影响。反复运动有利于周围组织特别是肌肉组织的新陈代谢，使透析患者的运动能力得到一定的恢复。

（三）适应证

①接受维持性血液透析治疗至少 3 个月以上（原则上无年龄限制）。②血压相对稳定（原则上收缩压小于 140mmHg（18.7kPa），舒张压小于 90mmHg（12kPa）。③无心力衰竭表现。④血红蛋白大于 80g/L。⑤心功能（NYHA）1～3 级。⑥运动能力＜4Mets。⑦安静时或运动试验负荷小于 4Mets 时无心肌缺血加重或心绞痛发生。⑧最大摄氧能力大于 16ml/（kg·min）。⑨患者知情同意。⑩身体状况综合评估

符合运动训练要求。

（四）禁忌证

①未控制的高血压，收缩压大于 180mmHg（23.9kPa），舒张压大于 100mmHg（13.3kPa）或肺动脉高压。②体位性低血压（卧、坐位转立位）不小于 20mmHg（2.67kpa）。③未得到控制的充血性心力衰竭。④严重的或影响血流动力学的心律失常，如室性早搏成对出现、多源性室性早搏、RouT（室性早搏在 T 波易损期上）、未控制的心房纤颤、室性心动过速、未安装起搏器的三度房室传导阻滞、安静心电图 ST 段水平下移＞0.3mm。⑤不稳定性心绞痛。⑥重度瓣膜狭窄（中—重度主动脉瓣狭窄、二尖瓣病变）。⑦肥厚型心肌病。⑧严重的心包积液。⑨严重的肾性骨病。⑩血栓性静脉炎。⑪急性全身性疾病，如急性炎症、传染病及其他发热性疾病。⑫脑血管疾病急性期。⑬高度水肿。⑭严重的糖尿病视网膜病变。⑮未被控制的重症尿毒症，如透析前血肌酐大于 21.4mmol/L（60mg/dl），血钾大于 6.0mmol/L，碳酸氢根离子小于 20mmol/L、血磷大于 1.93mmol/L。⑯患者不配合或拒绝运动者。

（五）原则

①患者自愿接受运动。②运动前进行全面的医学检查，着重对心功能进行评估。③要在自我感觉良好时运动，发热或感冒后，注意在临床痊愈 2 日以上才可恢复运动。④空腹时不要运动，宜在饭后 2 小时进行。⑤根据季节和环境调整运动，在过热和严寒的气候下应适当减少运动强度和运动时间。⑥穿着与环境温度相应的宽松、舒适、透气的衣服，在阳光直射下应穿浅色衣服并戴遮阳帽，训练时应着运动鞋、跑鞋等，以减少运动损伤。⑦运动前后测量脉搏、血压，并做好记录。⑧透析患者应以有氧运动作为运动的主体。⑨注重运动自我感觉，不可勉强，如有不适，立即中止。⑩运动应能完成并留有余地，谨防过度。⑪运动应循序渐进，逐步适应。⑫专业的运动应在专业人员的指导下进行。

六、血液透析并发症及护理

血液透析并发症根据其发生的时间分为即刻并发症和远期并发症。前者是指并发症发生在透析过程中，发生快，病情重，需立即治疗；后者是指并发症发生在透析相当长一段时间后，起病缓慢，但病情重危害大，需加强预防。

（一）即刻并发症

血液透析过程中或在血液透析结束后数小时内发生的与透析治疗本身有关的并发症，称之为血液透析急性并发症或即刻并发症。

1. 低血压

低血压是血液透析过程中常见的急性并发症之一，发生率为25%～50%。低血压可造成透析血流量不足，以致超滤困难，透析不充分等。有症状的低血压也是透析患者提早结束透析的主要原因，所以应尽量避免。

（1）透析相关的低血压

①有效血容量减少：最为常见。其中发生于透析开始后1小时内的血压下降称透析早期低血压，主要原因是体外循环血流量增加，血管的收缩反应低下，引起有效血容量不足所致，多见于年老体弱、心血管不稳定的透析诱导期患者。透析中、晚期低血压，多见于超滤过多（低于干体重），过快（大于毛细血管再充盈率）。当溶质消除过快时，血浆渗透压迅速下降，驱使水分向组织间和细胞内转移，也可导致有效血容量减少发生低血压。②醋酸盐透析液不耐受：患者可因血管扩张，外周阻力降低而导致心排血量下降，引起低血压。③透析膜生物相容性较差：可产生一系列扩血管炎性因子，诱发低血压。④致热原反应等。

（2）患者自身因素相关的低血压

①自主神经功能紊乱：多为压力感受器反射弧缺陷，导致心血管的代偿机制障碍，血压不稳定。②内分泌性因素：如心钠素、前列腺素代谢失衡及激素功能障碍。③使用降压药物：如血管紧张素转换酶抑制剂（ACEI），特别是透析前服用降压药物，降低了机体对容量减少引发的缩血管反应，容易发生透析中低血压和透析后体位性低血压。④尿毒症所致的心肌疾病、心包炎、心功能不全、心律不齐等。⑤严重感染、重度贫血、低蛋白血症、严重创伤、出血、剧痛等。

（3）临床表现

少部分患者发生低血压时无任何症状，但大多数患者有自觉症状，打哈欠、便意感、背后酸痛等往往是发生低血压前的先兆症状，需细心观察并及早处理。低血压典型症状是恶心、呕吐、冷汗、肌肉痉挛等，重者常表现为呼吸困难、面色苍白、头晕、焦虑、黑矇、心率加快、一过性意识丧失，甚至昏迷。因此，在整个透析过程中，需常规监测血压。

(4) 处理

透析患者发生低血压时应迅速将患者平卧，头低位，同时减少血泵流速，调低超滤并立即快速静推生理盐水 100～200ml，多数患者可缓解。必要时可给予高渗葡萄糖液、血浆和白蛋白，以提高血浆渗透压。上述处理后仍不好转，应立即使用升压药物，并应积极寻找有无其他诱发原因，以便采取相应的抢救措施。

(5) 预防

对于首次透析患者要解除思想顾虑和惧怕心理，主张诱导透析。伴有严重贫血患者（血红蛋白小于 50/L），透析前开始输血，管路要预冲盐水。出现严重低蛋白血症者，可输入血浆、白蛋白和其他胶体液以维持其血浆渗透压。在透析方案上应尽量使用生物相容性好的透析膜，主张碳酸氢盐透析。超滤量应控制在患者体重的 5%以内。反复出现透析性低血压患者考虑改变透析方式为可调钠透析、序贯透析或血液滤过。同时注意透析前停服降压药物，改在透析后服用。积极处理患者心血管并发症和感染。口服选择性的 α_1受体激动剂盐酸米多君（midodrine）可以减少透析过程中低血压的发生。

2. 透析失衡综合征

透析失衡综合征指在透析中、后期或结束后不久出现的与透析有关的以神经系统症状为主的一组综合征，发生率为 3.4%～20%。易发生于最初几次透析和使用大面积高效透析器时。

(1) 原因

①血脑屏障学说：大多数学者认为其与脑水肿有关。透析过程中脑组织及脑脊液中尿素氮和肌酐等物质浓度下降较慢，血浆渗透压相对于脑细胞而言呈低渗状态，水从外周转入脑细胞中，引起脑水肿。②低氧血症致脑缺氧。③弥散学说：透析时酸中毒纠正过快，而二氧化碳、碳酸氢根离子的弥散速度不同而使脑脊液的 pH 值下降，导致脑脊液及脑组织反常性酸中毒等。

(2) 临床表现

早期表现为恶心、呕吐、不安及头痛等，进一步发展为定向力障碍、嗜睡等。严重者表现为抽搐、精神失常、惊厥、扑翼样震颤、癫痫样发作、木僵、昏迷，甚至死亡。

（3）处理

轻者予吸氧，静脉注射高渗溶液，可酌情予镇静剂，缩短透析治疗时间。症状严重者则应立即终止透析，静滴20%甘露醇并根据病情采取必要的抢救措施。

（4）预防

吸氧有助于预防所有患者的透析失衡综合征的发生。对尿毒症毒素严重患者，应采取诱导透析，并可改变血液净化方法如血液滤过、可调钠透析或序贯透析。必要时透析前使用苯妥英钠。

3. 肌肉痛性痉挛

在透析治疗中，肌肉痛性痉挛发生率约20%，并常与低血压有关，但极少数患者肌肉痉挛时，先前无低血压倾向。

（1）原因

迄今原因不十分清楚。可能与低钠、低钙、迅速脱水或脱水过多引起细胞外液容量下降和渗透压下降以及使用低钠透析液有关。可能血浆钠浓度的急性下降导致血管收缩，肌肉痉挛。

（2）临床表现

肌肉痛性痉挛多发生在透析的中后期，尤以老年人多见。肌肉痉挛性疼痛为主，好发于下肢如足部、腓肠肌，少数以腹部表现突出。一般持续约10分钟，患者焦虑难忍。

（3）处理

可采取降低超滤速度，输入生理盐水100～200ml或10%氯化钠液10～20ml或用高渗糖水可使症状缓解。配合中医的穴位按摩，可提高疗效。①下肢腓肠肌痉挛：以点按法按摩委中、承山穴，力度由小逐渐到大，再由大变小，以患者能耐受为度，再以拍打法放松小腿部至足底。②足部小腿部肌肉痉挛：点按法按摩太冲、涌泉穴。③手指部位肌肉痉挛：点按法按摩合谷、内关、手三里穴。④腹部肌肉痉挛：点按法按摩中脘、内关穴。

（4）预防

对高危人群，应采用高钠透析液透析。对经常发生痉挛者应重新考虑调整干体重，减少超滤率。采取碳酸氢盐透析，或改变透析方式如序贯透析，血滤也有助于减少肌肉痛性痉挛。

4. 心律失常

发生率约50％，是猝死的主要原因之一。

（1）病因

导致透析中心律失常主要病因仍是电解质异常或酸碱平衡紊乱，如高血钾、低血钾、低碳酸血症等，透析前服用降压药物，尤其是透析患者因纠正心力衰竭常服用洋地黄制剂，在同时伴发低钾的时候最易引起心律失常。ACEI的服用可引起高钾血症而致心律失常。患者并发的心肌病变、冠心病、心力衰竭、心包炎、严重贫血等也易诱发心律失常。

（2）临床表现

临床上可出现各种类型的心律失常，以心房扑动、心房颤动最为常见，室性心律失常以频发室性期前收缩为主，严重者可有心室颤动。临床症状常无特异性，可伴心悸、头晕、黑矇、晕厥，严重时可发生阿—斯综合征甚至猝死。

（3）处理

应根据不同病因和心律失常类型给予相应处理，见有关章节，但需注意药物在透析患者体内的潴留和毒性作用。应及时请心血管专家协助治疗。预防上，从病因入手，纠正电解质和酸碱平衡紊乱等。对顽固性反复发作，尤其合并有严重器质性心脏病患者应改为腹膜透析。

5. 透析相关性低氧血症

在血液透析时，动脉血氧分压可下降9.8～19.5mmHg（1.3～2.6kPa），并持续到血液透析结束后2小时。对于一般的患者，这样的血氧分压下降通常不会引起临床症状，但对于原有严重的心、肺疾病的患者，这样的改变是有害的。

（1）原因

透析相关性低氧血症发生机制至今尚不完全明了，可能与以下因素相关。①肺通气功能减低：如醋酸盐透析时，血中的二氧化碳从透析液中丢失，引起低碳酸血症，使肺通气量下降。醋酸盐在体内代谢，耗氧量增加，二氧化碳产生不足，致呼吸商（$RQ=VCO_2/VO_2$）下降。碳酸氢盐透析时，若透析液中碳酸氢盐浓度过高（大于35mmol/L），易发生碱中毒，引起呼吸抑制，肺通气量下降。②肺内弥散障碍：使用生物相容性低的透析膜可激活补体，引起白细胞在肺毛细血管积聚，通气和换气功能失调，使肺泡及动脉氧含量下降。肺内微小血栓引起肺循环障碍。③其他原因：醋酸盐对心肌及呼吸中枢有直接抑制作用，尚可通过血管扩张作用干扰肺局部血流，引起 pH 下降，导致低氧血症。

（2）表现

患者一般无症状。老年人因心肺储备功能不足，易出现症状。原有心肺功能障碍的患者，可有明显的临床症状，如低血压、醋酸盐不耐受（出现恶心、呕吐、头痛、胸闷、抽搐、面色潮红以及相对严重的透析后不适）。可诱发心功能不全，导致呼吸困难、气紧、发绀、心律失常等，甚至发生危及生命的心功能不全。

（3）处理

予鼻导管给氧（2L/min），对严重低氧血症患者，可予面罩吸氧。对初次透析或原有心肺功能不全患者，应在透析过程吸氧。尽量避免醋酸盐而改用碳酸氢盐透析，但注意碳酸氢盐浓度不宜过高。使用生物相容性好的透析膜，如 PAN 膜、PS 膜或 PMMA 膜等高分子合成膜。

6. 透析器反应

由于使用新透析器而产生的一组综合征。临床上分为两型：A 型（即刻过敏反应）和 B 型（非特异性胸背痛）。

（1）A 型较少见

病因：可能与环氧乙烷诱发 IgE 介导的免疫反应有关。新近报道服用 ACEI 的患者，使用 PAN 膜透析时也可发生。

临床表现：常发生在透析开始的 5～30 分钟内，包括呼吸困难、焦虑不安、荨麻疹、皮肤瘙痒、流涕、腹部痉挛、血管性水肿等。

处理：轻者不必处理，症状可随透析逐渐消失。重者应立即停止血液透析，夹住透析管路，把血液和透析器丢弃，并积极对症处理，包括吸氧和用肾上腺素、抗组胺药和激素。透析前应充分冲洗透析器，以清除残余的有毒物。若反应严重，避免使用同样膜材料和消毒方法的透析器。

（2）B型最常见

病因：可能与膜的生物相容性有关。

临床表现：一般在透析开始的前1小时出现，主要表现为胸痛伴或不伴背痛，少数伴有不同程度的恶心、皮肤瘙痒和难以表达的不适感。

处理：多数症状并不严重，可自行缓解。可吸氧、使用抗组胺药和止痛药，勿需终止透析。复用透析器或使用生物相容性更好的透析器可减少发生。

7. 空气栓塞

空气栓塞指透析过程中，空气进入人体引起的血管栓塞，是透析治疗中的严重并发症，常有致命性危险。主要原因为泵前输液、泵前血管通路破裂及回血不慎将空气驱入多见。

（1）常见原因

①动脉血管通路泵前补液，未及时夹住管道，致使空气被吸入血流。②血管通路破损，尤其是血泵前管道破裂，因负压作用，极易吸入空气。③血管通路及透析器内空气未排尽，联机循环接通后，空气被推入血中。④内瘘穿刺针周围漏气，管道连接不严，接头处松动。⑤透析机除气设备失灵，如肝素注射器漏气或空气捕捉器破损。⑥透析膜破损及透析液内含有大量空气，而透析机除气泵失灵使空气弥散入血。⑦透析结束时回血不慎，将空气驱入血中。

（2）临床表现

少量空气呈微小泡沫缓慢进入血液时，可溶解入血或由肺呼出，不发生任何症状。若气泡较大，漏气速度较快，一次进入5ml以上时，可发生明显的气体栓塞症状，表现为血压迅速下降、发绀、抽搐、昏迷，甚至因呼吸、心搏骤停而死亡。空气缓慢持续进入时，出现倦怠，面色潮红，心跳加快，刺激性咳嗽，胸闷，呼吸困难，喉头阻塞感，心前区疼痛，头痛，晕厥。

（3）处理

一旦发生空气栓塞应立即夹住静脉管道，停止血液透析，同时患者取头低位，左侧卧位，抬高下肢，使空气进入右心房顶端，不进入肺动脉和肺。当出现严重心脏排血障碍时，应考虑行右心室穿刺抽气。急诊处理过程中，切忌行心脏按摩，以免空气进入肺血管床和左心室而引起全身动脉栓塞。吸纯氧，有条件可在高压氧舱内加压给氧。静推地塞米松减轻脑水肿，注入肝素及右旋糖酐-40（低分子右旋糖酐）改善微循环。

（4）预防

空气栓塞是威胁患者的严重并发症，治疗较困难，应以预防为主：①透析管道连接要牢固，静脉穿刺前要认真排除管道气泡，注意管道是否破裂。②慎用泵前补液。③操作人员要严格操作规程，回血时，必须精力集中，及时夹住静脉管道。④随时注意空气捕捉器的液面在3/4处，并确保空气报警装置的灵敏。

8. **溶血**

急性溶血是透析时严重的急性并发症之一。

（1）急性溶血

主要发生原因包括：①透析机温控系统失灵，透析液温度异常（超过51℃时，可引起严重的溶血，患者可因高钾血症而死亡。47～50℃时，可发生延迟溶血）。②血泵和管道内红细胞的机械损伤。③透析液浓度异常，特别是低钠引起血浆低渗透压，使红细胞肿胀破裂。④残留的消毒剂（如环氧乙烷、甲醛溶液）与细胞接触发生还原反应，损伤细胞。⑤透析用水中的氧化剂和还原剂（如氯胺、铜、硝酸盐）引起红细胞脆性增加。⑥血液透析中异型输血。

（2）临床表现

患者常感胸部紧压感、腰背痛，可伴有发冷发热、血红蛋白尿、呼吸困难，严重者出现高钾血症，血细胞比容下降，静脉回路血液呈紫红色或淡红色。

（3）处理

一旦透析时发生溶血应立即关闭血泵，停止透析，夹住静脉管道，丢弃体外循环血液。并给予患者吸入高浓度氧，并输入新鲜血。在纠正溶血原因后，严重高钾血症者可重新开始透析治疗。

（4）预防

主要预防步骤包括：①透析器及管道连接前要充分冲洗，以清除残留的消毒剂和化学试剂。②透析用水要使用反渗装置处理，并定期维护。③透析机需装有高温监视装置。④严密监测透析液的浓度及质量。

（二）远期并发症

血液透析远期并发症是维持性透析患者在透析数年后相继出现的，诸如继发甲状旁腺功能亢进、透析性骨病、透析性痴呆、透析相关性淀粉样变、铝中毒及病毒性肝炎等并发症的总称。这些远期并发症的出现使透析治疗的复杂性进一步增大，对透析工作者的要求进一步增加。

1. 心血管系统疾病

在血液透析的远期并发症中，心血管系统疾患占的比例最高，危害性最大，是血液透析患者最常见的死亡原因。

（1）高血压

高血压是心、脑血管并发症最重要的独立危险因素。据统计，有近80%的尿毒症患者伴有高血压，尤其在肾小球肾炎、原发血管病变或糖尿病肾病透析患者中高血压发病率高达90%～100%。

病因：尿毒症患者血压持续增高的主要因素与其心排血量和总外周血管阻力增加等密切相关，包括：①钠、水潴留导致容量负荷增加。②肾素-血管紧张素系统（RAS）激活，其血浆肾素活性显著增高。③细胞内游离钙增加与甲状旁腺激素水平增高。④自主神经系统病变导致交感神经系统紊乱等。

防治措施：①保持干体重。所有患者应通过限制水、钠摄入和透析达到并维持干体重，如此可使65%～80%的患者高血压达到控制。②合理使用降压药。20%～30%的患者在采用饮食控制和透析治疗达到干体重后，仍需用降压药以控制血压。多主张首选血管紧张素转换酶抑制剂和钙通道阻滞剂，或加用β受体阻滞剂，但需注意透析当日最好在透析结束后服用降压药以防透析中低血压的发生。③对难治性高血压，应积极寻找原因对症治疗，如患者对饮食控制和服药的依从性；降压药的剂量、给药时间及药物之间的相互作用；同时存在肾动脉狭窄、甲状腺功能亢进症或甲状旁腺功能亢进症、高钙血症等。

（2）左心功能不全

病因：综合因素所致，包括高血压、水钠潴留、贫血、动静脉瘘、动脉粥样硬化、尿毒症毒素蓄积、营养不良和低蛋白血症等。

临床表现：由于左心室顺应性明显减低，当容量负荷加重时极易引起肺充血和急性肺水肿，相反，当水钠丢失和容量减少时，又易使心排血量锐减，引起冠状动脉灌注不足，诱发心绞痛或心肌梗死。

防治措施：充分透析可改善心肌收缩功能，因此充分合理的脱水以维持透析患者理想的干体重甚为重要。应选用碳酸氢盐透析。此外，要积极控制高血压、纠正贫血和进行营养支持。

（3）心包炎

心包炎是慢性肾衰竭晚期的常见并发症，按其发生时间与透析治疗开始先后的关系分为早期心包炎和迟发性心包炎两大类。

病因及发病机制：发病机制尚未完全肯定，可能与尿毒症毒素蓄积；水、钠潴留；病毒感染；免疫异常；血小板功能异常、凝血机制障碍以及血液透析时全身肝素化炎等因素有关。

临床表现：①早期心包炎（尿毒症心包炎），多见于透析治疗开始前或治疗后不久（2 周内）尚未充分透析的尿毒症患者，表现为心前区不适、闷痛，以立位或前倾位较明显；心包摩擦音几乎存在于所有心包炎患者中，但常在 2～4 日内消失。对于在透析过程中经常出现低血压的尿毒症性心包炎患者，应考虑大量心包积液的存在。心电图检查结果无特异性，房性心律失常为常见的心律改变，X 线检查可见心影扩大，超声心动图对诊断心包积液有较大价值。②迟发性心包炎（透析相关性心包炎），是指透析治疗开始后（2 周～2 个月后）才出现的心包炎或心包积液，患者常无明显临床症状，心包摩擦音发生率较低，血液透析时易有难以解释的低血压。可以通过超声心动图诊断心包积液的存在。当发展至缩窄性心包炎时，主要表现为右心功能不全，极易误诊为充血性心力衰竭。处理上，首先要鉴别是早期心包炎或迟发性心包炎，因两者在治疗方法的选择上有所不同。前者以加强透析为主，一旦确立尿毒症心包炎的诊断应立即着手透析。通常每周进行 5～7 次透析，每次 4～6 小时，连续 2～4 周采用高效大面积透析器并减少肝素用量，或无肝素透析或采用局部肝素化，以防心包血性渗出。迟发性心包炎亦需加强透析，每周 3 次，每次 6 小时，但单纯加强透析难以使积液消失，甚至在肝素应用时，血性心包炎反而加剧或发生心包压塞。此时可改用腹膜透析，或血液滤过，或连续性动静脉血液滤过。对皮质激素和吲哚美辛的应用尚有不同看法，多数研究者认为它们不能改变病理学变化，因此仅应用于有高热或全身中毒症状者。有报道用氟羟泼尼松龙通过导管注入心包腔内治疗心包炎取得良好疗效。对缩窄性心包炎应尽早进行心包剥离及部分心包切除术。

(4) 冠状动脉疾病

透析患者直接死于冠状动脉疾病者占10%。动脉粥样硬化是造成冠状动脉疾病的主要原因。主要预防措施包括控制高血压、高脂血症，纠正贫血，防治甲状旁腺功能亢进症，控制钠摄入，保持透析间期体重稳定，避免过多、过快超滤脱水。心绞痛或心肌梗死的治疗与非透析人群处理原则相同。

(5) 心内膜炎

慢性肾衰竭患者继发心内膜炎者占5%，易感因素包括尿毒症本身引起免疫力低下，免疫抑制剂的应用，创伤性治疗手段引起血管内膜损伤、内渗和心脏内膜损伤等。细菌主要来源于血管通路与血管进路。据报道致病菌中70%为金黄色葡萄球菌，其次为表皮葡萄球菌。细菌性心内膜炎的诊断通常比较困难，症状和体征均缺乏特异性。发热不明显或偶有发热，但对长期或反复发热者，应该想到细菌性心内膜炎。依靠心脏杂音来诊断心内膜炎特异性较差，因尿毒症引起的贫血、心瓣膜钙化、高血压及动静脉内瘘等都可产生或改变心脏杂音。但经常进行心脏听诊尤其必要，对近期出现的杂音应高度怀疑心内膜炎的发生。超声心动图和彩色多普勒检查发现瓣膜反流和赘生物以及血培养阳性是细菌性心内膜炎可靠的诊断证据，其他如血白细胞升高、血沉加快、血清C-反应蛋白阳性和脾脏肿大等有助诊断。治疗上，根据细菌培养及药物敏感试验选择适当的抗生素。剂量要足，疗程要长，一般应达6周。有进行性瓣膜损伤或进行性心力衰竭，或有复发性血管栓塞者，可考虑心脏瓣膜置换术。

(6) 心律失常

尿毒症患者发生心律失常的危险性明显增加，这些因素包括尿毒症心肌病变，缺血性心脏病，心包炎，钾、钙、镁或酸碱代谢异常，系统性疾病如心肌淀粉样变、贫血、药物中毒等。原无心脏病患者，严重心律失常的发生并不常见，血液透析亦不增加异位心律的发生。原有心脏疾患的尿毒症患者伴发心律失常者达50%，且其中1/4的患者可能由于血液透析诱发严重心律失常，如二联律、室性心律、室性心动过速或心房颤动。急性发生的严重心律失常多因高钾血症、低钾血症、病毒感染、心肌钙化或洋地黄类药物中毒等引起。防治应戒烟和停止饮用咖啡，纠正诱发因素如贫血、电解质紊乱、酸中毒，避免低血压及低氧血症。药物治疗与非透析患者基本相同，但一些药物剂量要相应调整。药物治疗无效者可采用电转复或安装心内起搏器等措施。

(7) 脂质代谢紊乱

据报道60%的慢性透析患者存在高脂血症，多数属Ⅳ型。现已证明与患者体内载脂蛋白代谢异常有关，使脂蛋白的构成上发生改变，患者血中的极低密度脂蛋白及其中的三酰甘油含量增加，而高密度脂蛋白及所含的胆固醇减少。上述脂代谢紊乱的主要原因除尿毒症本身导致肝内脂蛋白酯酶活力下降，使三酰甘油合成增加和消除减少外，血液透析中长期大量肝素抗凝加重高脂血症，醋酸盐在肝内代谢转化为胆固醇和脂肪酸，以及某些药物如β受体阻滞剂等的长期应用亦对脂代谢产生影响。戒烟，忌酗酒并鼓励患者进行适度体育活动，血液透析中减少肝素用量，尽量采用碳酸氢盐透析等有助于减缓高脂血症发生。治疗上以饮食疗法为主，多进食富含纤维素的食物，提倡低脂肪、低胆固醇、低糖饮食，每日按规定热量的摄入，辅以降脂药物治疗时，应考虑尿毒症患者可能引起的药物蓄积以及血液透析对该药物的清除能力，指导药物剂量。

2. 透析相关性淀粉样变性

透析相关性淀粉样变性首先在患腕管综合征的透析患者中发现，之后证明在关节、骨骼及内脏器官中都可发生，是长期透析患者的一种全身性并发症。这种淀粉样变性的基本成分是β_2-微球蛋白（β_2-microglobulin，β_2-MG），其分子量为11815Da，主要存在于血液，也可存在于滑液、脑脊液、羊水、精液、房水、初乳及唾液中。健康人β_2-MG的合成量为每日150～200mg，约95%的β_2-MG经肾脏代谢，因此一旦肾脏损害，血中β_2-MG浓度会高达10～60倍的正常值。

（1）β_2-MG相关性淀粉样变的危险因素

长期β_2-MG的积累是β_2-MG相关性淀粉样变形成的必要因素，长期血液透析的患者透析的时间越长发病率越高。研究表明，开始透析的年龄也是β_2-MG相关性淀粉样变的一个独立危险因素，年龄越小发病率越高。透析膜对β_2-MG相关性淀粉样变的形成有一定影响，行连续性不卧床腹膜透析（CAPD）或用高通量生物相容性较好的透析膜的患者，血清β_2-MG浓度比用铜仿膜者低30%，并能够延缓β_2-MG相关性淀粉样变的形成。代谢性酸中毒能够刺激β_2-MG产生，对β_2-MG相关性淀粉样变的形成有促进作用。

（2）临床表现

β_2-MG对关节组织有较高的亲和力，首先沉积在软骨表面，逐渐累及滑膜、关节及肌腱。在透析治疗五年内，病变部位最初无细胞成分及骨质损害，也缺乏临床症状及放射学征象，不容易发现，早期诊断主要依靠病理学检查。当β_2-MG相关性淀粉样变部位有巨噬细胞聚焦时，可引起关节炎及骨囊肿形成。此时常见临床表现为腕管综合征，患者经常会有手指麻痛的症状，尤其是做内瘘的手更为严重，晚上睡觉时或透析治疗时，疼痛会加剧，甚至无法睡眠或进行透析治疗，严重影响生活质量。关节受累常是对称性的，主要是大关节。β_2-MG 相关性淀粉样变脊柱关节炎损害表现为椎间隙狭窄，椎板囊肿形成而无明显骨质增生。病变发生在硬脊膜外及颈椎时可引起四肢感觉、运动异常和枕部神经痛。骨囊肿形成所致的病理性骨折多发生在股骨颈，其他可见于舟状骨及第一、第二颈椎关节部位。

内脏器官淀粉样物质沉积一般发生在透析 10 年以上的患者，多数病变较轻，比关节要晚数年出现，主要病变部位在血管壁，往往缺乏明显的临床表现，偶见有肺动脉高压引起的心力衰竭、胃肠道出血、肠穿孔、梗死或慢性腹泻、巨舌及舌结节等。透析治疗超过 15 年，几乎百分之百会出现症状。

(3) β_2-MG 相关性淀粉样变的治疗与预防

针对 β_2-MG 相关性淀粉样变形成的有关危险因素采取措施，对减轻和缓解 β_2-MG 相关性淀粉样变的形成可能有一定作用，如预防和积极治疗各种感染（尤其是病毒感染），纠正代谢性酸中毒等。β_2-MG 相关性淀粉样变引起的关节疼痛多选用对乙酰氨基酚（paracetamol）或右旋丙氧芬（dextropropoxyphene），非甾体类抗炎药易致胃肠道出血，不宜使用。上述治疗无效者可用低剂量泼尼松 0.1mg/（kg·d）。

长期 β_2-MG 的积累是 β_2-MG 相关性淀粉样变形成的必要因素，因此对于透析患者如何增加 β_2-MG 的清除是治疗和预防的关键，同其他尿毒症的中分子毒素一样，β_2-MG 的透析清除量与透析时间呈正相关，延长透析时间可清除更多 β_2-MG。在现有的常用透析方式中，首先要选用生物相容性好的透析膜，对于 β_2-MG 清除效果以血液透析滤过最好。另外，在各种血液透析方式治疗中，选择超纯透析液也至关重要，即使使用普通的透析器，也能显著降低腕管综合征的发生。腹膜透析无法清除 β_2-MG，除非存在残余肾功能。总的说来，以目前的透析治疗方式，并不能使患者血中的 β_2-MG 浓度降到正常。

在等候移植的患者中应优先选择有 β_2-MG 相关性淀粉样变的患者行肾移植，成功的肾移植可迅速改善其关节表现，阻滞 β_2-MG 相关性淀粉样变的进展，从根本上解除 β_2-MG 相关性淀粉样变形成的原因。

3. 继发性甲状旁腺功能亢进症

继发性甲状旁腺功能亢进症（2-HPT）是指继发于慢性肾衰竭（CRF）本身和长

期接受透析治疗所致的甲状旁腺功能亢进产生的一组综合征。临床可出现神经、消化、心血管和骨骼等各系统的病变。而其中肾性骨病几乎累及每个终末期肾衰竭患者，严重影响长期透析患者的生活质量和存活率，一直是临床研究和防治的重点之一。

（1）发病机制

CRF 导致的 2-HPT 和活性维生素 D_3 缺乏是基本病因。研究证明，当患者肾功能由正常下降至 25ml/min 时，体内钙、磷代谢失衡，出现低血钙及高血磷症，刺激免疫反应性甲状旁腺素（iPTH）逐渐升高，促使溶骨释出钙以期平衡低血钙症。但由于肾功能的继续恶化，磷经肾排出进行性减少而持续堆积升高，同时钙也因维生素 D_3 无法经肾活化，而呈持续低钙血症。因此 iPTH 持续上升，直到开始透析治疗时，多数患者已出现高 iPTH，发生 2-HPT 及相关全身性病变。另外，肾脏是磷盐唯一的清除器官，尿毒症所致高磷血症本身可直接刺激甲状旁腺细胞增生及分泌，使其基因表达上调，因此高血磷较低血钙更能影响甲状旁腺功能亢进的发生。甲状旁腺素分泌升高的同时，也会直接刺激甲状旁腺细胞增生，并使得维生素 D_3 受体数目减少。血液透析治疗本身既不能完全消除上述病因，更不能使已发生的病变完全修复。

（2）临床症状

多数患者在 2-HPT 病变早期无临床表现，症状也常不典型，须靠定期检查才能早期发现早期治疗。相对较严重的并发症如纤维囊状骨炎等，在透析治疗不久即可发生。由于 iPTH 升高，常导致细胞内的钙浓度升高，产生全身细胞器官功能不良。晚期常伴多系统多器官受累表现或病变症状，包括关节炎；骨痛；肌病变、肌肉无力及肌腱自动断裂；皮肤瘙痒；转移性软组织钙化、血管钙化引起皮肤溃疡及坏死；骨骼变形、成长迟缓及骨髓纤维化，导致贫血；心脏病变，心脏前壁增厚，心肌细胞间质纤维化，心脏长大，收缩无力；失眠等中枢脑神经病变、周围神经病变、性功能异常等；免疫功能下降，容易感冒及感染；脂肪代谢异常，出现三酰甘油及低密度脂蛋白升高，高密度脂蛋白下降等。

值得注意的是钙磷乘积及血磷浓度是决定是否会有转移性软组织钙化的关键，软组织钙化如造成心脏血管钙化，会导致死亡率上升。Black 等报道血磷大于 6.5mg/dl，则死亡率升高 27%。同样的，钙磷乘积大于 $65mg^2/dl^2$，则死亡率升高 34%。事实上，透析患者尸检结果显示，高达 60%的患者已有心脏血管钙化的现象。甚至钙磷乘积在 55～$60mg^2/dl^2$ 时，就可出现心血管钙化。最近的研究也证实钙磷乘积越高，心脏血管死亡率越高。因此，须维持钙磷乘积小于 55mg²/dl²。

（3）治疗

美国肾脏科医学会 1994 年建议，维持血中 iPTH 浓度在 60～200pg/ml。其治疗措施包括：①轻度到中度 2-HPT：iPTH 浓度在 200～600pg/ml，可口服活化维生素 D_3，每周 3 次，每次 0.5～2.0μg。注意睡前空腹口服活化维生素 D_3，可以减少高血钙或高血磷发生。②中度到重度 2HPT：iPTH 浓度在 600～1200pg/ml，可用注射活化维生素 D_3，每周 3 次，每次 2.0～4.0μg。此时可使用活化维生素 D_3脉冲式治疗每周 2 次，或口服活化维生素 D_3的同形物（Paricalcitol，Doxercalciferol），以减少高血钙或高血磷发生。③重度到极重度 2-HPT：iPTH 浓度在 1200～1800pg/ml，可注射活化维生素 D_3，每周 2～3 次，每次 4.0～6.0μg。④极重度以上 2-HPT：iPTH 浓度在 1800pg/ml 以上，可注射活化维生素 D_3，每周 2～3 次，每次 6.0～8.0μg。可考虑手术或局部甲状旁腺乙醇注射治疗。

在活化维生素 D_3治疗时，要特别注意维持钙磷乘积仍须小于 60mg²/dl²，以预防组织血管钙化发生；如果超过 65mg²/dl²，则须暂时停药一周。直到其下降至 60mg²/dl²以下时，再继续用药。

手术及局部乙醇注射适应证：①甲状旁腺素非常高或骨切片已经有纤维囊状骨炎变化。②排除铝中毒引起骨病变的可能。③符合下列任何一项，有任何持续性高血钙、钙磷乘积大于 70mg²/dl²，严重皮肤瘙痒、骨折、骨变形或皮肤因血管钙化坏死，都可考虑手术治疗。④局部甲状旁腺乙醇注射较手术的危险性低。虽然手术的方法差异很大，但是否成功主要决定于外科医师的技术，而非使用的方式。

甲状旁腺功能亢进的患者手术后，因骨大量吸收钙质，经常会发生骨吸收饥饿综合征（bone hungry syndrome），出现严重低血钙（小于 7.0mg/dl）、抽搐、心律失常等。故常在术前 5 日，给予活性维生素 D_3，每日口服 0.5～1μg 或每次透析后注射 1.5～2.0μg。手术后，持续使用到血钙恢复正常为止。同时也可以饭前或饭后 1 小时口服钙元素 1～2g。无论是手术还是局部乙醇注射治疗，约有 1/3 的患者复发，故仍须做好钙磷的控制。

（4）预防

①预防性的给予活性维生素 D_3，维持 iPTH 小于 200pg/ml，但应大于 60pg/ml。iPTH 水平有异常波动，则须追踪检查。②维持血磷小于 5.0～5.5mmol/L，但大于 2.5mmol/L。③钙磷乘积小于 55mg²/dl²以下。④限制高磷食物，使用新的磷树脂结

合剂（Renagel）或铁、镁磷结合剂。

4. 慢性炎症反应

透析患者的炎症反应，尤其是慢性炎症反应，最近几年来得到世界肾脏医学界的重视及研究。在此，就最近的医学研究作一简述。

（1）基本概念

目前，已得到公认的慢性炎症反应最常见的标志物是“CRP”（C-reactive protein），即 C-反应蛋白。CRP 是炎症反应的直接产物，可能由细胞炎症因子 IL-6 直接刺激肝脏合成。研究发现，透析患者 CRP 的平均值较一般正常人高 8～10 倍。CRP 及其他炎症反应物如纤维素原或脂蛋白，能加速患者血管硬化。最近的医学研究发现，CRP 与透析患者生存质量及预后密切相关，因此 CRP 浓度可作为判断透析患者预后的指标之一。

（2）慢性炎症反应对透析患者的影响

CRP 对透析患者的影响是多方面的，现已发现：①血红蛋白、白蛋白及营养指标下降。随着 CRP 值的上升，透析患者的营养指标呈下降趋势，白蛋白、血红蛋白、血中肌酐浓度及蛋白质同化指标均有不同程度下降。伴随 CRP 值的上升，白细胞中的中性粒细胞数目会上升，但淋巴细胞数目会下降。中性粒细胞大于 4500/μl 以上，死亡的相对危险明显升高。淋巴细胞小于 1750/μl 及大于 2000/μl，死亡相对危险性也增加。②CRP 值的升高与重度血管硬化及冠状动脉疾病的高发相关。

（3）透析患者发生慢性炎症反应的可能原因

①由患者本身的肾脏病进展及尿毒症毒素累积所引起。即使患者尚未开始透析治疗，随着肾功能的恶化，慢性炎症的指标包括细胞因子、CRP 值都会随着上升。②由透析治疗相关因素所引起。特别是血液透析治疗使用了含致热原、内毒素的不干净透析液、生物组织相容性差的透析器膜，腹膜透析使用含糖高的生物相容性不好的透析液等，都会引起炎症反应。③因长期使用中心静脉导管或人造血管进行血液透析治疗所引起。使用此类血管代用品，较一般血管透析的患者，有高达 0.5～3 倍的死亡相对危险性。事实上，这些代用品可能引起潜在的败血症及炎症反应，造成营养及蛋白质合成不足，以致死亡率上升。特别是无功能的人造血管残留物，更易引起潜在的感染及葡萄球菌败血症的发生。患者的白蛋白浓度常小于 3.5g/dl，且 CRP 值往往大于 25mg/L。曾有研究报告显示，如果将有潜伏感染的人造血管残留物去除，则患

者的血红蛋白及白蛋白，均明显上升，而CRP值及铁蛋白浓度明显下降。④氧化反应导致的氧化应激（oxidative stress）经常发生在透析患者身上。患者体内的晚期糖基化终末化产物（advanced glycosylation end products，AGEs），晚期蛋白氧化产物（advanced oxidation protein products，AOPPs）生成增加，刺激IL-6等炎症因子产生，IL-6进一步使肝脏合成CRP增加。另外氧化应激也使β_2-MG变成类淀粉沉淀，使患者易患感染、贫血、营养不良、动脉硬化等并发症。事实上，氧化应激与炎症反应可能互为因果，共同作用而影响患者透析质量。

（4）治疗方法及预防

①使用生物相容性好的透析器及超纯透析液，使用生物相容性好的腹膜透析液，都可以减少炎症反应发生，而降低CRP值。②给予口服维生素E或维生素E附着的透析器，以中和氧化应激的毒害作用。有研究发现，每日服用维生素E 500mg可以提升患者的血红蛋白，改善动脉硬化，并能减少心脏血管疾病的发生。维生素E可减少氧化产物的发生及IL-6的生成，因此口服维生素E，可能是一有效的抑制炎症反应的方法。最近有人将维生素E附着于透析膜上，做成透析器，此种透析器对透析膜引起的氧化反应，应该有所助益。③给予血管紧张素转换酶抑制剂（ACEI），以减少血管的收缩、降低IL-6浓度及增强一氧化氮（NO）的扩张血管的生物活性。患者使用ACEI要注意预防高钾血症。另外给予他汀类降脂药也有助于减轻炎症反应。④切除有潜伏感染的残留人造血管，尽量避免长期使用导管及人造血管透析治疗，都可以减少炎症反应发生，而降低CRP值。

第三节　腹膜透析护理

腹膜透析（peritoneal dialysis，PD），简称腹透，是利用腹膜作为半透膜，向腹腔内注入透析液，借助两侧的毛细血管内血浆及腹膜腔内的透析液中的溶质浓度梯度和渗透梯度，通过弥散和渗透原理以清除机体代谢废物和潴留过多的水分。透出液中的代谢废物和潴留的过多水分随废旧透析液排出体外，同时由腹透液中补充必要的物质。通过不断重复向腹腔内灌入新鲜腹膜透析液——透析液在腹腔内停留一定时间——排出陈旧透析液的周期，则可达到清除毒素、脱水、纠正酸中毒和电解质紊乱的治疗目的。腹膜透析方法有间歇性腹膜透析（IPD）、持续性非卧床腹膜透析（CAPD）、自动腹膜透析（APD）。

腹膜透析适应证：所有终末期肾脏病患者，尤其是老年人、儿童、糖尿病、原有心脑血管疾患者、有明显出血倾向者、有残余肾功能（尿量大于400ml/d）的患者。其他适应证如：急性肾功衰竭、中毒、慢性肝脏疾病、急性肝功能衰竭合并急性肾衰竭、充血性心衰等。

腹膜透析的禁忌证：腹腔感染或肿瘤所致腹膜广泛粘连或纤维化、腹壁广泛感染或腹壁严重烧伤或其他皮肤病。

一、 腹透透析操作的护理要点

(1) 环境

尽可能设专用房间，空气流通，洁净、干燥和光线良好。温湿度适宜，每日用消毒液湿式清扫、擦洗桌椅、地面，每日定时进行紫外线空气消毒并通风换气，腹透前尽量减少房间内走动，操作时关闭门窗及空调，避免灰尘飞扬，减少污染。

(2) 用物

透析所用物品必须按要求灭菌、消毒、清洁。检查透析液的有效期、浓度、包装是否合格，液体有无浑浊、絮状物，有无渗漏等。

(3) 操作者

操作前剪去多余的指甲，按七步洗手法洗手、戴口罩。透析结束应消毒接口处，拧紧碘伏帽并用纱布包裹好。每次灌完透析液一定要更换新的碘伏帽，进行灭菌消毒，不得重复使用碘伏帽。

(4) 腹透液

透析液输入腹腔前要干加热至37℃，透析过程中灌注透析液的速度不宜过快，IPD的灌注量一般为每次500～700ml，保留腹腔内30～60分钟后放液，每日6～8次；CAPD灌注量一般为每次2000ml，保留腹腔内4～8小时后放液，每日3～4次。

(5) 观察与记录

做好每日的透析记录，内容包括：透析液的放入、保留和放出时间；透析液的浓度、进液量；透出液量；透析过程中所加的药物。计算每日的超滤量，观察透出液的颜色及病人生命体征变化。

二、管道护理

（1）导管的护理

管道要固定在专用腰带内；裤子不要太紧，不要压住管道及隧道处皮肤；尽量不使用刺激性的物品，如乙醇溶液、沐浴露等；不要折管，否则容易折断、漏水；不要让热、火等接触导管；不要在导管周围使用剪刀等利器；不要在身上缝衣服，防止刺破。

（2）钛接头的护理

经常检查钛接头有无松动，少许松动时要及时拧紧；若松动范围较大，要用蓝夹子夹闭进口端，用碘伏纱块包扎后回医院更换短管；若钛接头已脱出，立即用新碘帽套上，纱块包扎后回医院更换短管。

（3）连接短管的护理

经常检查连接短管与钛接头有无松动，少许松动时要及时拧紧；若松动范围较大，要用夹子夹闭进口端，用碘伏纱块包扎后回医院更换短管；每半年更换一次，若短管已污染，需随时更换。

三、运动护理

适当的运动很重要，运动应遵循三、五、七原则（即每次 30 分钟，每周 5 次，运动的强度以心率加年龄不超过 170 为宜），应结合自身具体情况，循序渐进，并取得医生的认可。当出现发热、急性感染、严重心血管病变、体能状况变坏、骨折、新发疾病未被治疗、糖尿病病人低血糖等情况时不宜运动。运动锻炼时间可选择早晨与傍晚，但应避免在炎热或过度寒冷气温下运动，也不宜在饱餐后。透析病人可以选择的锻炼形式有：柔韧性锻炼，包括颈关节、上下肢关节、髂关节的活动，它能使关节灵活，便于完成行走、弯腰、下蹲等动作。增强肌力的锻炼，包括肱二头肌、肱四头肌、腰大肌等，它能使肌肉变得更强壮，使负重和对抗助力能力增强。心血管功能锻炼（有氧运动），包括散步、骑车、慢跑、游泳、太极拳、八段锦等，它能使心、肺、循环系统正常的工作得到改善，增加心血管系统的耐力，不易感至疲劳。如果运动后加重了关节或骨骼病变、短管牵拉，应停止运动。

四、饮食护理

（1）合理安排饮食

饮食宜低盐低脂，可以多吃优质动物蛋白，富含B族维生素和维生素C的食物，含丰富纤维素的食物，如全麦面包、糙米、粗面面条和高纤维麦片，这样可以减少发生便秘，而便秘容易导致腹腔感染。

（2）摄入适当的蛋白质

腹膜透析时，每日丢失的蛋白质5～15g，腹膜炎时蛋白质丢失成倍增加。如果饮食摄取的蛋白质不够，则身体肌肉分解，所以必须注意科学的摄入蛋白质。即要求患者蛋白质的摄入量为0.8～1.2g/（kg·d），要以优质蛋白为主，如鱼、瘦肉、牛奶、鸡蛋等含必需氨基酸丰富的动物蛋白。蛋白为70～80g/d，其中优质蛋白质应占50%～70%，尽量少摄入植物蛋白，如花生、豆类及其制品，因其含非必需氨基酸多。

（3）控制碳水化合物（热量）的摄入

食物里的碳水化合物大多来自主食和甜食的糖和淀粉，如米饭、面包、面条等。腹膜透析患者热量摄入为35kcal/（kg·d），腹膜透析液中的葡萄糖也可以带来热量，这些多余的热卡可以使体重增加。如果体重已经超重，就要避免吃糖类、甜食以及含有大量脂肪的食物，如奶油、肥肉、全脂牛奶等。

（4）控制水的摄入量

每日摄水量=前一日尿量+全日超滤量+500ml。如出量在1500ml以上，病人无明显高血压、水肿等，可正常饮水。如口渴可在饮品中加柠檬片或薄荷叶；将部分饮品做成冰块，含在口中有较佳止渴效果。

（5）低盐、低脂饮食

若无明显水肿，每日不超过3g食盐；水肿较明显每日不超过1g；食物以清淡为主，少吃含钠高的食物，如咸肉、火腿、香肠、腌制品、咸饼干、熏鱼、罐头、土豆片、坚果等。少用高钠调味品，如酱油、食盐、味精、蚝油及各种现成酱料。可适当尝试用一些低钠的调品料来增加菜肴的美味，如胡椒粉、醋、糖、酒、五香粉、花椒、八角、香菜、陈皮、姜、蒜头、柠檬汁、青柠汁等。

（6）限制食物中钾的摄入

人体血钾维持在3.5～5.4mmol/L比较合适。肾衰竭后则不能适当地排钾，血液中钾升高，可引起心跳节律失常。腹膜透析患者高血钾不常见，因腹透液是不含钾的，每次腹膜透析后都有一部分钾被排至透析液中。有尿的患者不必限制食物中钾的摄入，如果患者蛋白摄入低，饮食不好，常常发生低钾血症，需要进食高钾饮食或给予钾制剂。含钾高的食物，如新鲜水果类（香蕉、橙、提子、荔枝、龙眼等）、蔬菜类（西红柿、土豆片、蘑菇），水果汁，啤酒和红酒及豆制品、花生、紫菜、海带等。

（7）限制食物中磷的摄入

正常人饮食中磷的摄入量为1～1.8g/d，磷几乎存在于所有的食物，尤其在牛奶、猪肝、肉类、鱼类、紫菜、豆类、干果中含量最高。当肾功能损害时，磷在体内蓄积，出现高磷血症。血中磷升高可引起血钙降低，继之产生甲状旁腺功能亢进，最终导致肾性骨病。腹透患者常需要高蛋白饮食，摄入的蛋白质越高，含磷亦越多，腹透能排出一部分磷，皮肤排出小部分，磷沉积于皮肤引起瘙痒。因此高磷饮食应避免食用。

（8）低嘌呤饮食

忌食虾、蟹、老火汤、啤酒、菇类等高嘌呤的食物。尿酸高容易引起关节痛。

（9）正确的烹饪方法

除了要注意各种食物成分的摄入量以外，正确的烹饪方法也可以帮助达到理想的饮食治疗效果。

五、常见并发症的预防及护理

（1）皮肤隧道口及隧道感染

是指腹膜透析导管从腹膜外经肌肉、皮下组织至皮肤出口处的通道及出口处感染。表现为皮肤硬结、红肿、皮肤出口处溢脓及高度增生的肉芽组织形成。

导致皮肤隧道口及隧道感染的危险因素：隧道处长期受压、隧道囊肿、腹膜渗漏、腹膜炎等。

预防及护理：定期清洗皮肤隧道口，可采用生理盐水和聚维酮碘液定期清洗并消毒皮肤隧道口，并以无菌纱布覆盖，清洗、消毒间隔一般不超过一周。术后保持伤口敷料清洁、干燥，妥善固定导管，避免过多牵拉导管，换液时动作要轻柔。定期清洗隧道口皮肤。

(2) 腹膜炎的预防及护理

腹膜炎症状是指腹痛、发热、腹膜透析液混浊。若出现腹膜透析液混浊，无论有无腹痛，应怀疑腹膜炎。

诊断标准：①症状与体征，如腹透液混浊。②白细胞计数大于 1×10^8/L，其中中性粒细胞占50%以上。③透出液培养，检出致病菌。如三条标准中符合两条，诊断可成立。

预防与护理：进行腹膜透析时要保持操作环境干净，光线充足，保持换液桌面清洁，换液时关闭风扇和窗户，防止尘埃飞扬。操作前要洗手戴口罩，操作时不要对着管口咳嗽、打喷嚏。更换透析液时，必须遵循正确的操作步骤，严格执行无菌操作。预防出口处和隧道感染。注意导管出口处的护理，用碘伏清洗导管口周围皮肤，然后用盐水擦洗管口（避免碘伏长期刺激管口，产生肉芽），并以无菌透气敷料覆盖，每日或隔日进行一次，一般在洗澡后进行。嘱病人保持排便通畅，减少细菌穿过肠壁进入腹壁的机会。纠正营养不良，充分透析、加强营养、注意残余肾功能保护等。切实做好家庭腹膜透析病人及家属的培训。一旦出现腹膜炎，即用1.5%葡萄糖透析液2L＋肝素8mg冲腹，整袋液体灌入腹腔内，不停留，立即引流出来，直至引流液清亮；若出现纤维蛋白性透析管阻塞，可腹腔内注射尿激酶。将腹腔内透析液引流完全，干腹，在无菌操作下进行更换连接短管。用无菌操作方法留取第一袋混浊透出液标本，送实验室行常规细菌培养和药敏试验检查。根据培养和药敏试验结果调整用药。严重感染者在腹腔用药的同时给予全身应用抗生素，多数患者在治疗48小时后临床症状改善。抗生素治疗时间一般为细菌培养阳性后7日，总疗程为14～28日。如为绿脓杆菌和耐甲氨西林的表皮葡萄球菌及金黄色葡萄球菌，疗程要满28日。拔管：抗生素治疗无效时及结核性腹膜炎经治疗无效后，应考虑拔管。一旦诊断为真菌性腹膜炎，则应拔除导管，使用抗真菌药物。可考虑在1～2个月后重新置管。